YOGA **BODY PLAN**

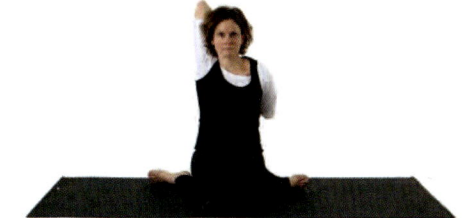

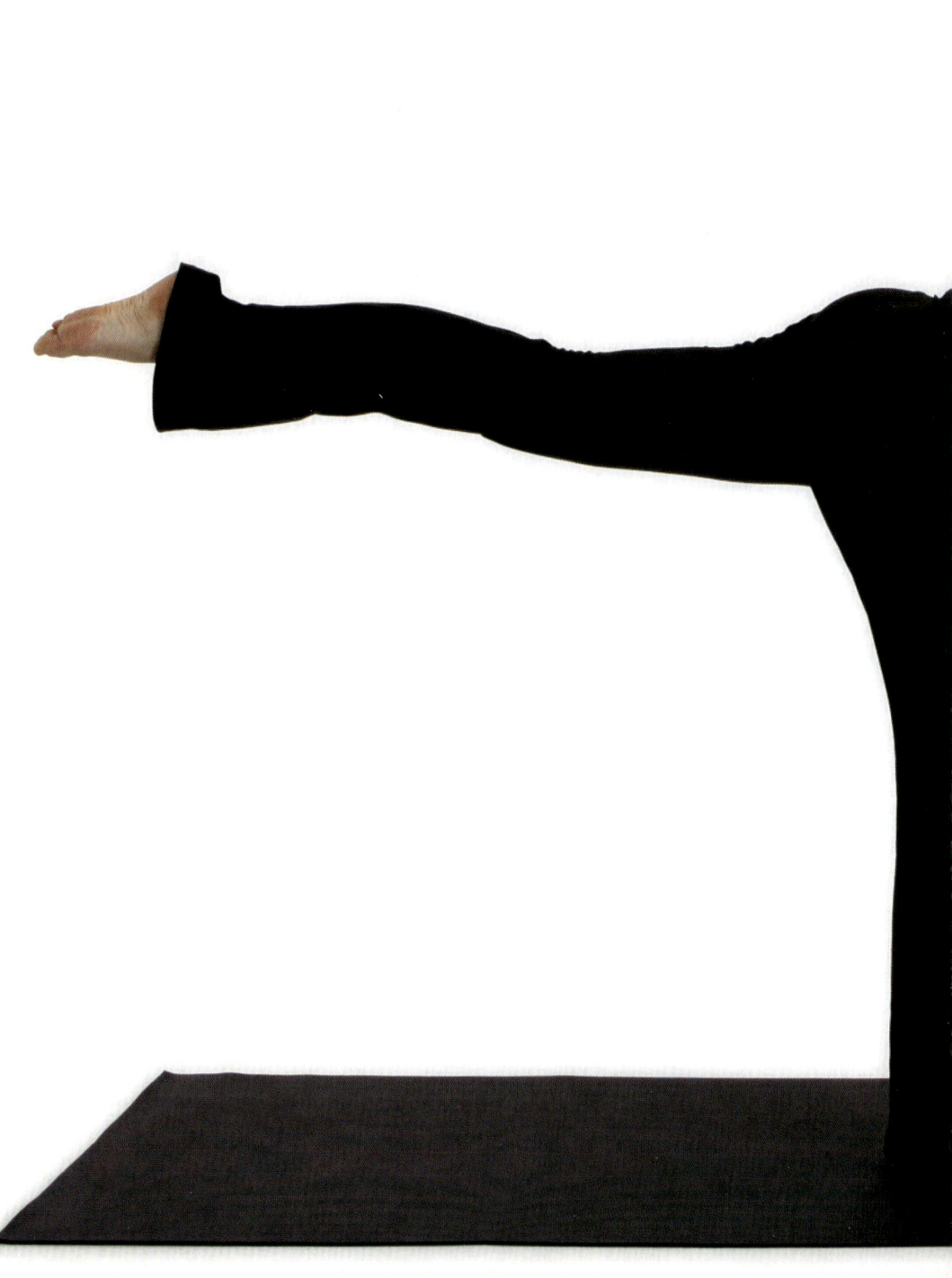

Kirsten Hüster

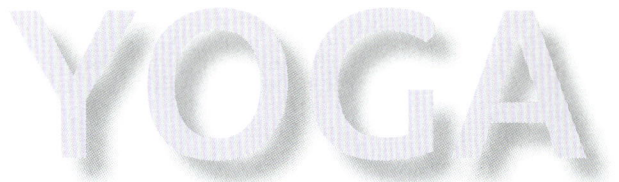
YOGA BODY PLAN

34 Komplettprogramme mit den besten 400 Übungen

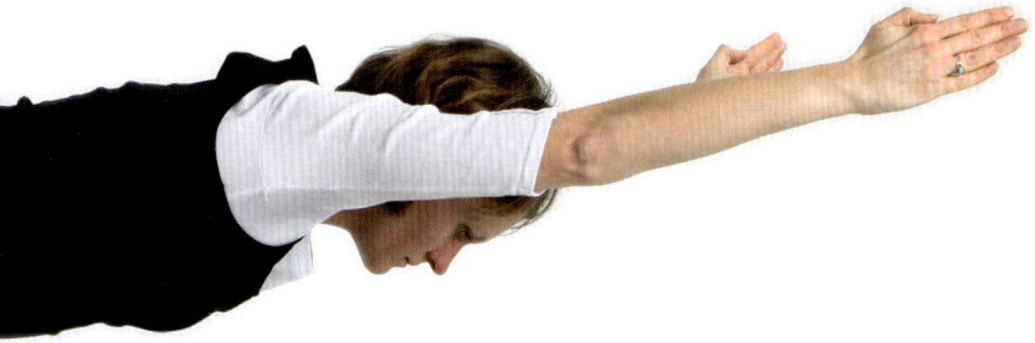

- **Yogahaltungen**
- **Bewegungsabfolgen**
- **Atem-, Meditations- und Entspannungsübungen**

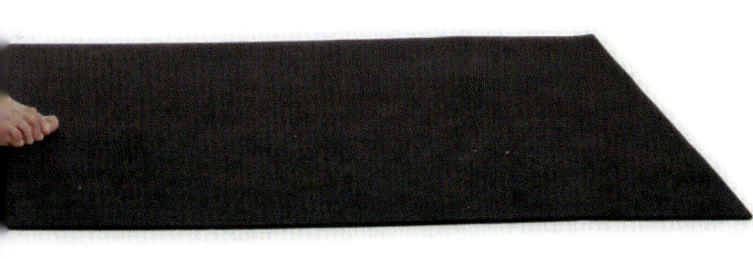

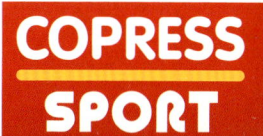

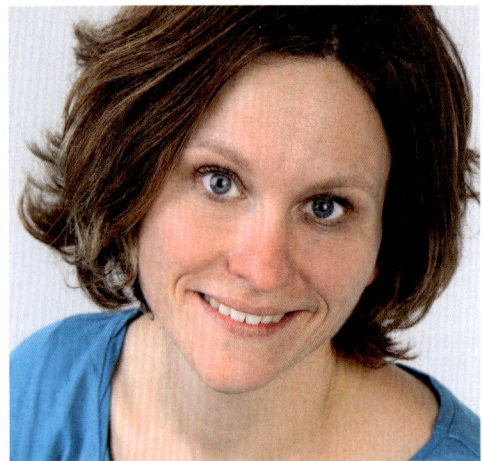

Kirsten Hüster, Jahrgang 1975, ist Sportlehrerin, Herzsportübungsleiter und ausgebildete Yogalehrerin. Seit 2002 ist sie Übungsleiterin für Aquafitness, Krafttraining, Herzsport, Yoga und Aquayoga. Kirsten Hüster ist verheiratet und hat zwei Kinder.

Impressum

Produktion:
VerlagsService Dr. Helmut Neuberger
& Karl Schaumann GmbH, Heimstetten

Umschlaggestaltung:
Stiebner Verlag

Umschlagfoto:
© Alexander Yakovlev – Fotolia.com

Fotografie Innenteil:
Laura Boucsein – laura.boucsein@web.de
Fabian Stratenschulte – fabian@stratenschulte.de

Bibliografische Information
der Deutschen Nationalbibliothek
Die Deutsche Nationalbibliothek verzeichnet diese Publikation in der Deutschen Nationalbibliografie; detaillierte bibliografische Daten sind im Internet über http://dnb.d-nb.de abrufbar.

Die Ratschläge in diesem Werk sind von den Autoren sorgfältig erwogen und geprüft worden. Für die Richtigkeit der Angaben kann jedoch keine Haftung vom Autor bzw. Verlag und deren Beauftragten übernommen werden.

2. Neuauflage 2011

© 2010, 2011 Copress Verlag
in der Stiebner Verlag GmbH, München
Alle Rechte vorbehalten.
Wiedergabe, auch auszugsweise,
nur mit ausdrücklicher Genehmigung des Verlags.
Gesamtherstellung:
Stiebner, München
Printed in Germany
ISBN 978-3-7679-1036-2
www.copress.de

Inhalt

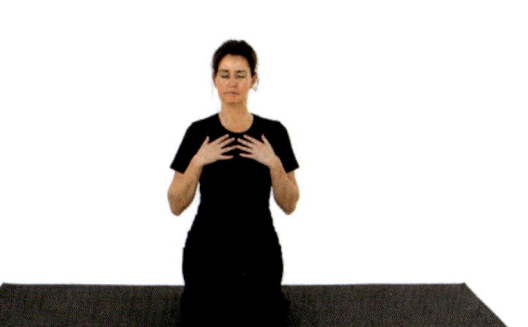

Zu diesem Buch	8
Einleitung	9
Theoretischer Teil	10
Strukturelemente für ein Yoga-Programm	12
Gründe für eine Zielorientierung	14
Physiologische Gründe	14
Psychische Gründe	15
Anwendung der Programme	16
Hinweise zur Nutzung der Programme	16
Hilfsmittel	18
Praktischer Teil	20
Sitzhaltungen zum Meditieren	22
Übungen zum Entspannen und Nachspüren	24
Atemübungen	26
Wahrnehmung der Atemräume	26
Wahrnehmung der Atemphasen	28
Fortgeschrittene Atemtechniken	29
Reinigungsübungen (Kriyas) und Verschlüsse (Bandhas)	34
Die Feueratmung	34
Der Quirl	35
Der Bauchverschluss	36
Der Kinnverschluss	38
Der Dammverschluss	39

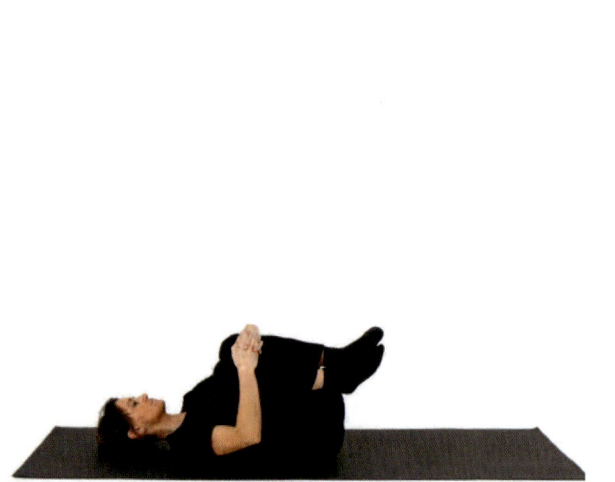
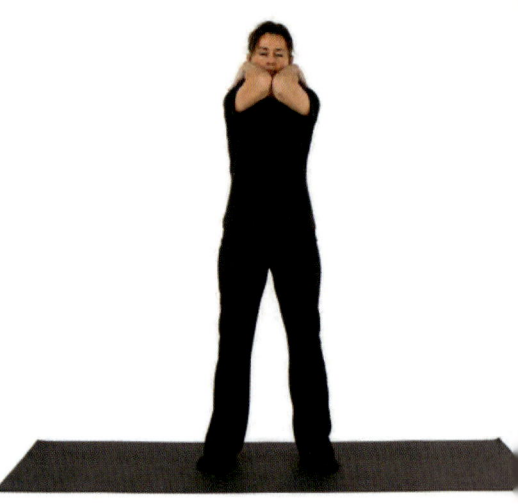

Die Yoga-Übungsprogrammme 40

Programmübersicht 42

Standhaltungen –
auf beiden Füßen stehen 44
Die Berghaltung 44
Der Held 1 51
Der Held 2 57
Die kraftvolle Haltung 62
Das Dreieck 70
Das gedrehte Dreieck 78
Die Flankendehnung 86

Gleichgewichtshaltungen –
die Balance finden 94
Der Baum 94
Der Adler 103
Der Held 3 110
Der Halbmond 118
Der Tänzer 128
Der Kranich 137
Die Krähe 145

Sitzhaltungen – Erdung 154
Der Drehsitz 154
Die Winkelhaltungen 165
Die Zange 173
Die Schildkröte 182
Das Boot 189
Das Kuhgesicht 195

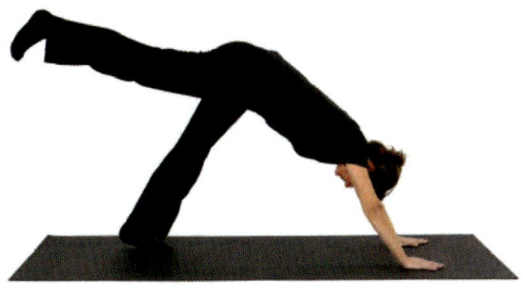
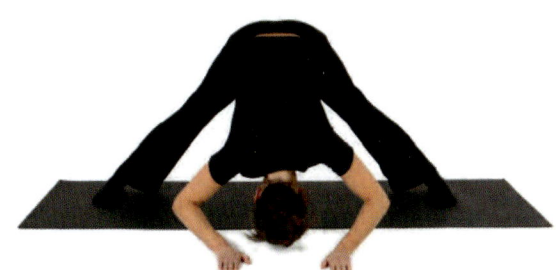

Rückwärtsbeugen – Öffnung	204
Die Taube	204
Das Kamel	212
Die Schulterbrücke	220
Der Halbmond 2	230
Der Fisch	237
Die Kobra	244
Der liegende Held	253
Die Heuschrecke	262
Umkehrhaltungen – Veränderung	268
Die Vorwärtsbeuge	268
Der Hund	275
Die Dachhaltung	286
Der Kopfstand	293
Der Schulterstand	300
Die Pyramide	308

Zu diesem Buch

Während meiner Ausbildung zur Yogalehrerin wurde ich darauf vorbereitet, Gruppen zum Praktizieren von Yoga anzuleiten. Wesentlicher Schwerpunkt der praktischen Ausbildung lag auf dem Üben der Körperhaltungen. Die Übungsstunden wurden hier so gestaltet, dass eine sogenannte »Zielübung« durch körperliche Übungen vorbereitet wurde. Dieses garantierte eine für den Körper schonende Vorgehensweise. Meditationseinheiten und Atemübungen wurden unter Berücksichtigung der Wirkungen der Zielübung integriert und eine Entspannung rundete eine Übungseinheit ab. So befand sich der Übende in einem ganzheitlichen Prozess, in den er sich gut einfinden konnte und der ihm Struktur und ein Gefühl von Sicherheit vermittelte.

Diese Art der Vermittlung der Yoga-Praxis wende ich nun schon seit geraumer Zeit in meinen Gruppen an. Das vorliegende Werk ist die ausführliche Ausarbeitung meiner Vorgehensweise. Ich freue mich sehr darüber, dass meine Erfahrungen nun einer breiten Öffentlichkeit zugänglich gemacht werden und wünsche allen Lesern sehr viel Freude damit.

Kirsten Hüster, im Februar 2011

Einleitung

Das Praktizieren von Yoga hat eine lange Tradition, die bis in die heutige Zeit hineinreicht. Es gibt eine Vielzahl von Kursangeboten, in denen diverse Yoga-Richtungen berücksichtigt werden, zudem wird Yoga immer mehr in den Alltag integriert, sowohl durch das eigenständige Üben der Körperhaltungen und Atemübungen, als auch durch den Einsatz meditativer Einheiten und Entspannungstechniken.

Bei Betrachtung der Körperhaltungen, die den Kern der Yogapraxis ausmachen, sollte stets berücksichtigt werden, dass diese sehr komplex und anspruchsvoll sind. Aus diesem Grund ist es sinnvoll, sich auf eine sogenannte »Zielübung« durch Vorübungen und auch durch weniger anspruchsvolle Körperhaltungen vorzubereiten, um schonend und wirkungsorientiert praktizieren zu können.

In dem vorliegenden Buch werden Programme vorgestellt, in denen körperliche Übungen, einfache Körperhaltungen und Meditationseinheiten auf eine komplexe Körperhaltung vorbereiten. Die Ausübung der Zielübung wird ausführlich beschrieben und hinsichtlich ihrer Wirkungen zusätzlich umfassend dargestellt. So kann ein Programm gewählt und ausgeführt werden, welches der momentanen Bedürfnislage entspricht. Kleine Entspannungsübungen runden die jeweiligen Programme ab. Im Weiteren finden sich in dem Buch eine Vielzahl von Atem- und Reinigungsübungen, die bei Bedarf in ein ausgewähltes Programm integriert werden können.

Vorab finden sich im theoretischen Teil des Buches – nach einer ausführlichen Darstellung der Strukturelemente des Yoga und Erläuterung der Gründe für ein zielorientiertes Programm – praktische Hinweise zur Umsetzung der Programme.

Das Buch richtet sich zum einen an Yogalehrer und Übungsleiter, die mit Hilfe der Programme ihre Stunden planen und unter Berücksichtigung der Bedürfnisse ihrer Teilnehmer durchführen können. Genauso nützlich ist der Einsatz aber auch für jeden, der Yoga in Eigenregie praktizieren möchte. Hierbei ist es unerheblich, ob es sich um Anfänger oder Fortgeschrittene handelt. Auf Grund der unterschiedlichen Schwierigkeitsgrade der Programme kann der Übende sich für ein Programm entscheiden, welches seiner momentanen Bedürfnislage und seinen Fähigkeiten entspricht.

Theoretischer Teil

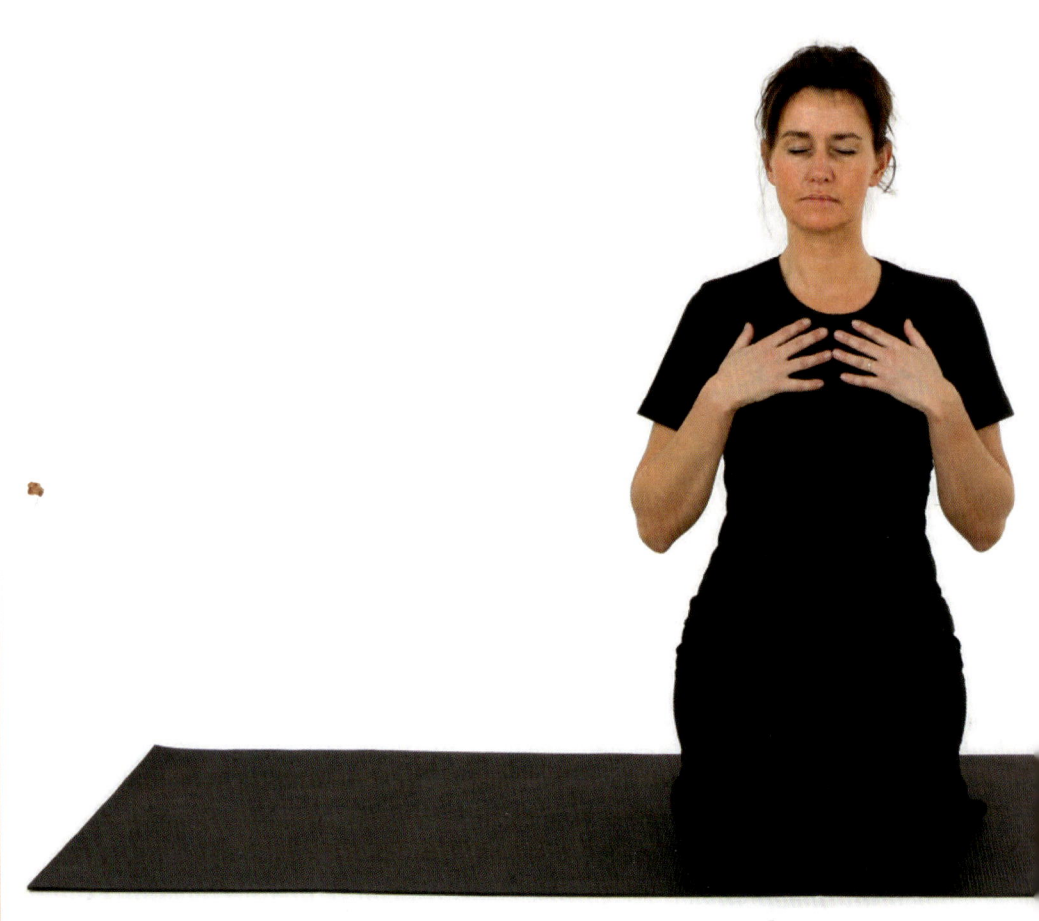

11

Strukturelemente für ein Yoga-Programm

Während Yoga ursprünglich in erster Linie einer spirituellen Lebensführung gleichkam, wird Yoga heute, insbesondere in der westlichen Welt, als ganzheitlicher Ansatz gesehen. Das bedeutet, dass Yoga gleichermaßen auf den Körper, den Geist und die Seele Einfluss nehmen will. Hierzu hat sich ein Konzept mit unterschiedlichen Strukturelementen herauskristallisiert, dessen Ausführung den Einklang von Körper, Geist und Seele anstreben will.

In Meditationseinheiten, meist ausgeführt in sitzender, aufrechter Haltung, geht es im Wesentlichen darum, die Gedankenfülle durch verstärkte Konzentration zu bündeln und zu kontrollieren. Beim Yoga gibt es verschiedenste Übungen, die dabei helfen, die Gedanken mit Hilfe eines Konzentrationsobjektes auf einen Punkt zu lenken. Je leichter es fällt, die alltäglichen Gedanken loszulassen und auf diese gelassen zu reagieren, desto abstrakter kann das Konzentrationsobjekt ausfallen. So ermöglicht eine meditative Einheit die Zentrierung des Geistes. Darüber hinaus wird in der Meditation durch die geschärfte Aufmerksamkeit die Grundlage geschaffen, sich selbst besser zu erkennen. Man wird sich seiner Gefühle bewusst, erkennt Zusammenhänge besser und kann das eigene Verhalten besser reflektieren und modifizieren.

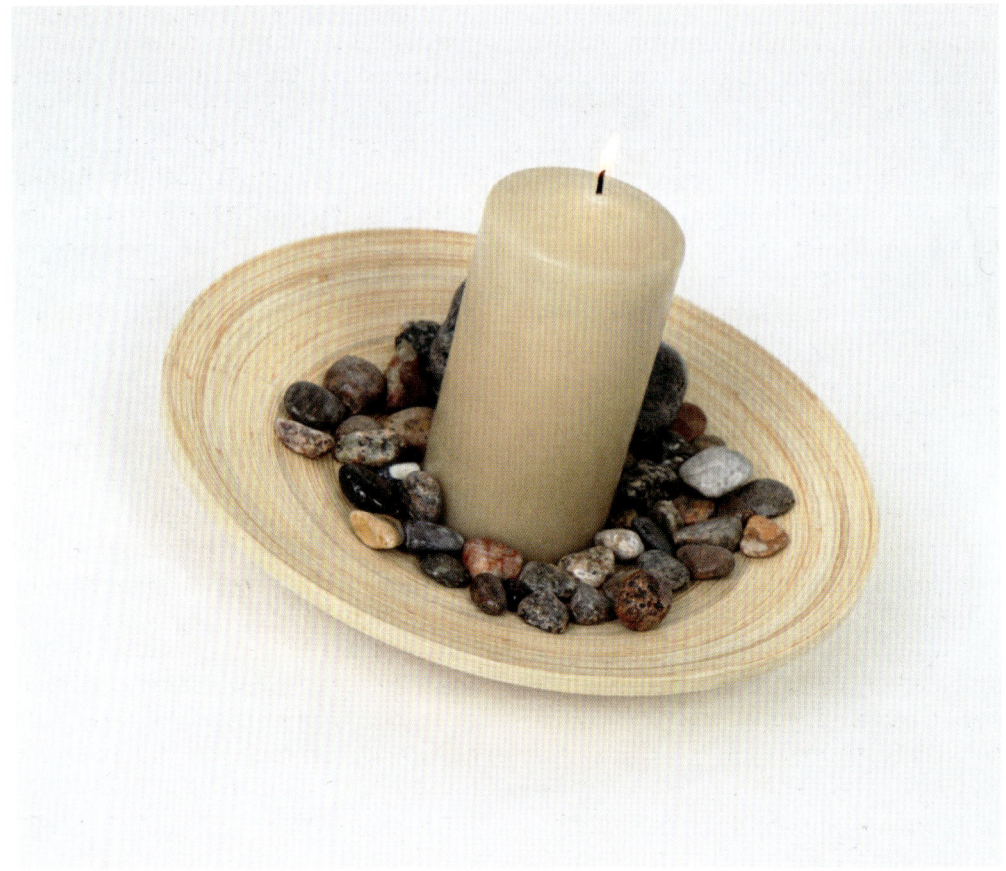

Die Körperhaltungen (Asanas) und Bewegungsabfolgen (Karanas) stellen den Kern der Yogapraxis dar. Bei den Körperhaltungen wird der Körper langsam in eine Position gebracht, die über eine selbst bestimmte Dauer gehalten wird. Die Auflösung der Haltung erfolgt langsam und bewusst, meist in umgekehrter Reihenfolge. In der Haltung unterliegt der Körper mehreren Einflüssen. Durch Kräftigungen und Dehnungen der Muskulatur, aber auch durch Druck auf verschiedene Körperbereiche wird Einfluss auf den gesamten Organismus genommen. Zusätzlich haben die Umkehrhaltungen schwerkraftbedingt eine besondere Wirkung auf den Blutkreislauf. Auf Grund der Komplexität vieler Haltungen benötigt der Übende weiterhin eine verstärkte Konzentration, so dass über die körperlichen Wirkungen hinaus der Geist zentriert wird.

In den Bewegungsreihen gehen Körperhaltungen unter Berücksichtigung der Atemphasen fließend ineinander über. So wird zusätzlich zu den körperlichen Wirkungen der einzelnen Haltungen die Koordination, insbesondere im Bereich der Kopplungsfähigkeit, verbessert, da der Übende mehrere Übungsteile miteinander kombinieren muss. Die besondere Berücksichtigung des Atems gibt dem Geist darüber hinaus die Möglichkeit eines »Ankers«, so dass die Gedanken nicht abschweifen können. Der Übende ist so ganz auf sich konzentriert.

Die Atemübungen, die beim Yoga in ein Programm integriert oder aber auch gesondert ausgeführt werden können, haben unterschiedliche Schwerpunkte. So gibt es Übungen, die die Wahrnehmung der unterschiedlichen Atemphasen als Schwerpunkt haben, während andere dem Übenden die verschiedenen Atemräume bewusst werden lassen. Die umfangreichsten Wirkungen sind jedoch in der Anwendung besonderer Atemtechniken auszumachen, da Energien im Körper geweckt, Blockierungen gelöst und Energien heilend eingesetzt werden können. Speziell eingesetzte Atemübungen wirken darüber hinaus entweder beruhigend oder aber erfrischend auf den Geist.

Reinigungsübungen und Verschlüsse haben direkten Einfluss auf den Körper, neben dem »In-Fluss-bringen« von Energien werden insbesondere die tiefer liegenden Organe und Körperprozesse angesprochen.

Yoga-Einheiten werden gerne mit einer Endentspannung abgerundet. Hierfür eignen sich mehrere Methoden. Alle Entspannungsverfahren machen sich zu Eigen, dass im Zustand tiefer Gelöstheit das Wohlbefinden von Körper, Geist und Seele im Vordergrund steht. Das Erfahren eines inneren Friedens, die Erfrischung des Körpers und das Aufladen mit neuen Energien überträgt sich auf das Alltagserleben. Menschen, die regelmäßig die tiefe Entspannung wählen, können einen Energieverlust vermeiden und sind in der Lage, mehr zu leisten, ohne Erschöpfung zu empfinden. Ausgeglichenheit und Gelassenheit, auch bei Enttäuschungen und Verlusten, sind ebenfalls Effekte regelmäßiger Entspannung. Hinzu kommt, dass in der Ruhe die Selbstheilungskräfte des Körpers aktiviert werden können, wodurch Einfluss auf die Gesundheit genommen wird.

Neben einer Endentspannung gibt es beim Yoga kurze Entspannungsphasen. So wird nach einer intensiven Körperübung eine entspannte Haltung eingenommen. Hier wird über die Entspannung des Körpers hinaus der Einfluss der Körperübung nachgespürt. Dieses Spüren erfolgt auf zwei Ebenen. Die körperlichen Prozesse werden wahrgenommen, eventuell wird eine durchströmende Wärme oder ein Kribbeln wahrgenommen, aber auch die emotionalen Prozesse, die die körperlichen Wirkungen begleiten, können in Form von Gefühlen erfahren werden.

Gründe für eine Zielorientierung

Mit den hier vorgestellten Programmen wird ein Weg beschrieben, der zu der Ausführung einer komplexen Zielübung führt. Diese Zielübung ist komplex, da zu einer guten Ausführung mehrere Muskelgruppen beteiligt sein müssen und ein gewisses Maß an koordinativen Fähigkeiten und Konzentration vorhanden sein sollte. Die Zielübung wird in den Programmen durch eine Meditation und Körperübungen, sowohl in Form von Körperhaltungen als auch von Bewegungsabfolgen, vorbereitet. Nach der Zielübung wird eine Ausgleichshaltung oder -abfolge ausgeführt. Eine Entspannung rundet das Programm ab. Die Gründe für ein zielgerichtetes Programm werden im Folgenden erläutert.

Physiologische Gründe

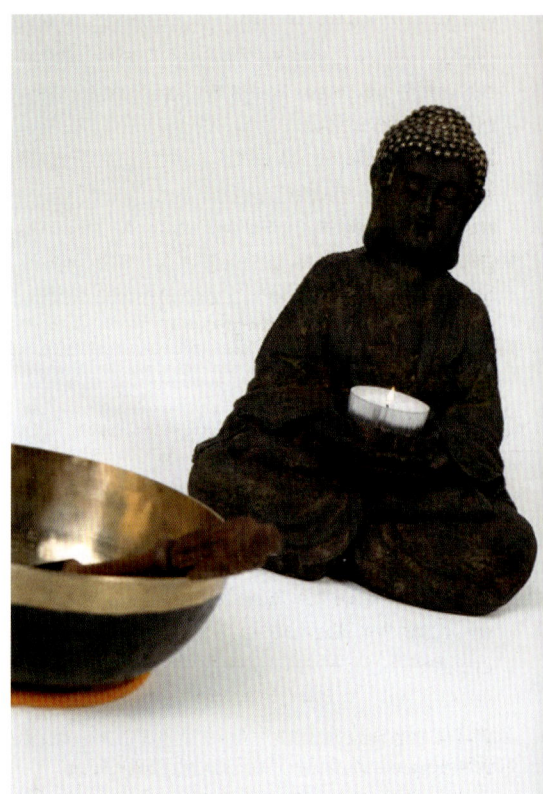

Durch die einleitenden, dynamischen Bewegungsabfolgen wird der Körper erwärmt. Durch das Aufwärmen erhöhen sich die Körpertemperatur und die Durchblutung. Dies führt in erster Linie zu einer Steigerung muskulärer Funktionsabläufe, so dass einer Verletzungsgefahr während der Ausführung der Zielübung auf Grund einer nicht ausreichend erwärmten Muskulatur vorgebeugt wird. Zusätzlich erhöht sich in der Erwärmungsphase die Produktion synovialer Flüssigkeit in den Gelenken, wobei sich der Gelenkknorpel mit Flüssigkeit vollsaugt und an Dicke zunimmt. Dadurch können Druckbelastungen, wie sie bei einer komplexen Zielübung vorhanden sind, auf eine größere Auflagefläche verteilt und Belastungen im Gelenkbereich besser verkraftet werden.

Ebenfalls von Bedeutung für die Ausführung der Zielübung sind die aufeinander aufbauenden Vorübungen. In den Zielübungen wird die Muskulatur unterschiedlich angesprochen. Einige Muskelbereiche müssen kontrahieren, um in der Haltung aktive Stabilisierungsarbeit zu leisten und den Körper in der Position zu halten. Diese Muskelbereiche sollten in den Vorübungen schon durch leichte Kräftigungsübungen vorbereitet werden, damit die Muskulatur hinreichend erwärmt ist. Andere Muskelbereiche hingegen werden in den Körperhaltungen in eine Weise gestreckt, so dass die Muskulatur passiv gedehnt wird. Diese Bereiche werden in den Vorübungen vorgedehnt, damit eine gewisse Beweglichkeit in der Zielübung vorhanden ist. Darüber hinaus werden die in der Zielübung stark angesprochenen Gelenke vorab durch Mobilisationen auf die Belastungen vorbereitet.

Eine komplexe Zielübung bedarf zusätzlich einer anschließenden Ausgleichshaltung. Die hier vorgestellten Ausgleichshaltungen kehren die Zielübungen wieder ein Stück weit um. In der Zielübung wird der Körper aus physiologischer Sicht leicht übertrieben in eine Position gebracht. In der Ausgleichshaltung wird der Körperbereich, der besonders intensiv angesprochen wurde, in eine umkehrende Haltung gebracht. Dies bedeutet beispielsweise, dass eine stark gekräftigte Muskulatur in der Ausgleichhaltung gedehnt, beziehungsweise eine stark gedehnte Muskulatur kontrahieren sollte. So wird zunehmend stärker eine gute, ausgeglichene Haltung angestrebt.

Psychische Gründe
Der Einsatz eines zielorientierten Programms hat auch psychische Gründe. Wie zuvor erwähnt, kann eine Zielübung gut ausgeführt werden, wenn der Körper entsprechend erwärmt und einzelne Körperbereiche vorbereitet wurden. In der Hinführung hat der Übende das Gefühl, sich auf ein Ziel hinzubewegen, er kann sich innerlich vorbereiten. Mündet der Weg dann in eine gut ausgeführte Haltung, hat dieses Auswirkungen auf das Selbstbewusstsein und die Motivation: Die (Vor-)Freude begleitet das Üben.

Die Endentspannung kann auch Elemente der Zielübung zum Thema haben. So kann es sein, das der Körperbereich, der in der Zielübung besonders beansprucht wurde, noch einmal intensiv in der Entspannung gespürt wird und sich die Entspannung von diesem Punkt aus im ganzen Körper ausbreiten kann. Oder aber es wird eine Fantasiereise durchlebt, die die bildlich übertragenen Merkmale der Zielübung beinhalten. Diese Endentspannung rundet das Programm ab. Der Übende schafft für sich einen ruhigen Abschluss.

Zuletzt müssen die psychischen Wirkungen der Zielübung beachtet werden. Die Ausführung hat nicht nur körperliche Wirkungen sondern auch Einfluss auf die psychische Verfassung. So gibt es zum Beispiel Übungen, die beruhigend und entspannend wirken, während andere eher das Gefühl der Stärke und Kraft vermitteln. Diese Gefühle können besser wahrgenommen werden, wenn sie sich in der Meditation und den Vorübungen langsam und schrittweise entwickelt wurden.

Anwendung der Programme

Hinweise zur Nutzung der Programme
Mit den vorgestellten Programmen werden unterschiedliche Zielgruppen angesprochen. In Abhängigkeit der Zielgruppe ergeben sich unterschiedliche Hinweise im Hinblick auf die Anwendung der Programme.

Hinweise für Yogalehrer
Mit Hilfe der Programme können Yogalehrer ihre Stunden planen und unter Berücksichtigung der Bedürfnisse ihrer Teilnehmer durchführen. Hierbei sollte der Lehrer folgende Aspekte innerhalb der Strukturelemente berücksichtigen:

■ Meditation
In den Programmen werden Meditationseinheiten vorgestellt, die durchaus so oder mit leichten Modifikationen vorgetragen werden können, wie sie in den Programmen notiert sind. Wichtig ist hier eine ruhige und sanfte Stimme, die auf dem Zuhörer angenehm und beruhigend wirkt. Ebenso wichtig ist das Einhalten von Pausen, die in den Programmen gekennzeichnet sind und dem Zuhörer die Möglichkeit geben, sich in die Worte einzufühlen.

Die Meditationen beginnen mit dem Hinweis »einleitende Worte«. Dieses bedeutet, dass der Yogalehrer seine Schüler sensibel in die Meditation einführen sollte. Folgender Vorschlag könnte hier zur Orientierung dienen:

> »Wähle eine Sitzhaltung, die dir angenehm ist ...
> Du schließt deine Augen ...
> Deine Hände finden einen Platz ...
> Du richtest deine Wirbelsäule auf ...
> Deine Schultern sind entspannt ...
> Ziehe dein Kinn leicht nach hinten,
> so dass dein Nacken lang wird ...
> Dein Kopf strebt nach oben ...
> Dein Gesicht ist entspannt ...
> Du nimmst ein paar ruhige Atemzüge
> und genießt die Ruhe ...«

Die Meditation schließt ab mit den Worten »Rückkehr«. Hiermit ist gemeint, dass der Lehrer seine Schüler wieder gedanklich zurückholt. Folgende Wortwahl könnte hier eingesetzt werden:

> »Deine Gedanken kommen zurück in diesen Raum ...
> Deine Atmung geht ruhig und gleichmäßig ...
> Du öffnest langsam deine Augen ...«

■ Körperübungen
Mit Hilfe der Programme kann der Yogalehrer Körperübungen anbieten, die schrittweise auf eine Zielübung, die er vorab ausführlich beschrieben und hinsichtlich der Wirkungen erläutert hat, vorbereiten. In Abhängigkeit der Gruppe sollte der Übungsleiter den Einsatz von Hilfsmittel bedenken und die Belastungsintensität (Dauer und Wiederholungszahl der Übungen) auf seine Gruppe abstimmen. Er sollte sich Gedanken darüber machen, wann es wichtig sein könnte, Demonstrationen zusätzlich zu den Übungsbeschreibungen anzubieten. Ebenfalls von Bedeutung sind der flexible Umgang mit zu integrierenden Entspannungsphasen und der Einsatz von Haltungen, die die Möglichkeit geben, die vorangegangenen Übungen nachzuspüren.

In den dargestellten dynamischen Bewegungsabfolgen gehen einzelne Körperhaltungen unter Berücksichtigung der Atemphasen fließend ineinander über. Es empfiehlt sich, die einzelnen Sequenzen, gerade bei den langen und komplexen Abfolgen, zunächst einige Atemzüge zu halten, bevor sie in eine fließende Bewegungsreihe ineinander übergehen. So erhält der Übende die Möglichkeit, sich die einzelnen Körperhaltungen einzuprägen.

■ Entspannung
Eine Entspannungseinheit rundet das Übungsprogramm ab. Hier ist der Einsatz ei-

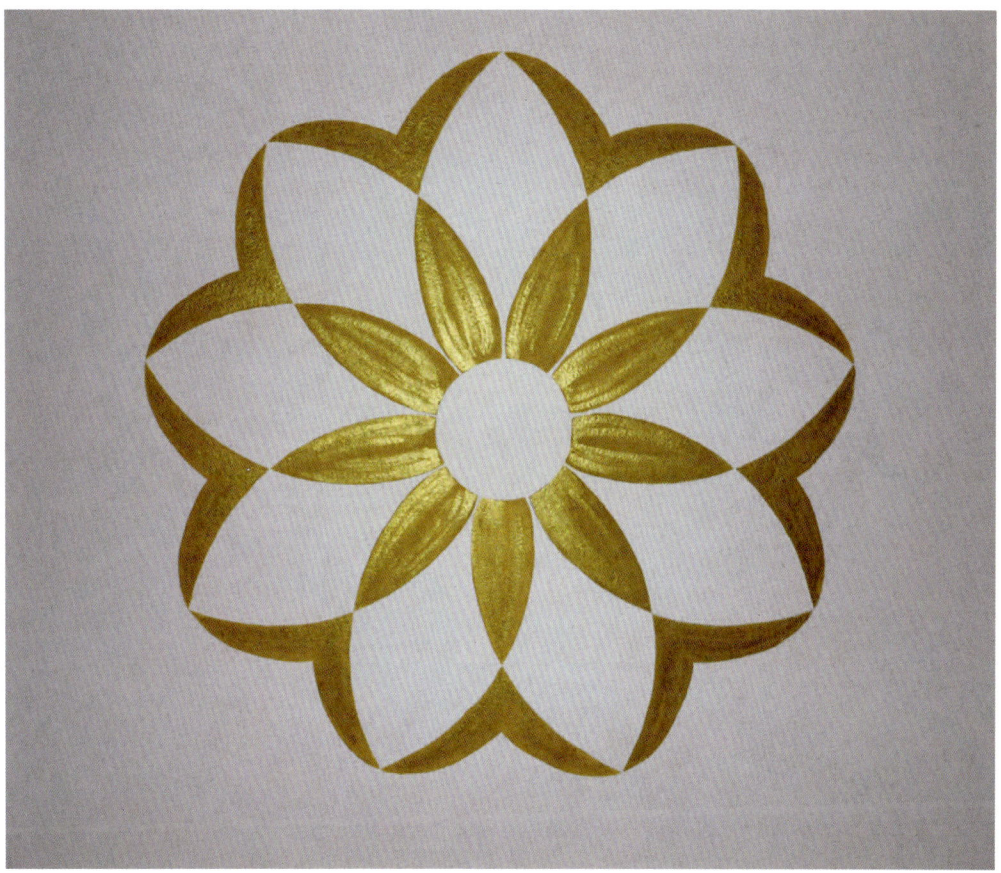

ner ruhigen Stimme Voraussetzung für eine gelungene Entspannung. In den Programmen findet sich auch hier oft der Hinweis »Einleitende Worte«. Dieses bedeutet, dass der Lehrer seine Gruppe auf die Entspannung einstimmen sollte. Folgender Vorschlag könnte hier zur Orientierung dienen:

»Du liegst auf dem Rücken und schließt
deine Augen ...
Deine Arme liegen neben deinem Körper,
die Handinnenseiten weisen nach oben ...
Deine Füße fallen locker auseinander ...«

Die Entspannung schließt ab mit den Worten »Rückkehr«. Hier sollte der Yogalehrer die Gruppe gedanklich und körperlich wieder zurückholen. Folgende Wortwahl könnte hier zum Einsatz kommen:

»Deine Gedanken kommen zurück in diesen Raum ...
Langsam kommt wieder Bewegung
in deinen Körper ...
Du beugst und streckst deine Arme ...
Du reckst und streckst deinen Körper ...
Ganz langsam öffnest du wieder deine Augen ...«

Hinweise für Yoga in Eigenregie

Die Programme können natürlich auch in Eigenregie praktiziert werden. Hierbei ist es unerheblich, ob es sich um einen Anfänger oder einen Fortgeschrittenen handelt. Auf Grund der unterschiedlichen Schwierigkeitsgrade der Programme kann der Übende sich für ein Programm entscheiden, welches seiner momentanen Bedürfnislage und seinen Fähigkeiten entspricht. Folgende Hinweise in Bezug auf die einzelnen Strukturelemente sollten dennoch durchdacht werden:

▪ Meditation und Entspannung

Auch beim Solo-Training sollte man auf die Meditations- und Entspannungseinheiten nicht verzichten. Der Übende hat die Möglichkeit, sich den Text vor dem Üben durchzulesen. In einer gewählten Sitzhaltung beziehungsweise in der entspannten Rückenlage kann er dann in Ruhe durch seinen Körper gehen und sich einstimmen. Er geht in Gedanken die gelesenen Worte durch, die in seiner Erinnerung haften geblieben sind. Mit zunehmender Erfahrung wird es immer leichter möglich sein, sich auf die Meditation und Entspannung auch alleine einzulassen.

▪ Körperübungen

Bei der Auswahl des Programms sollte neben den eigenen Vorlieben auch der Könnensstand und die körperlichen Voraussetzungen berücksichtigt werden. Die Intensität der Übungen (Dauer und Wiederholungszahl) können hier variiert werden.

Bei den Bewegungsabfolgen, bei denen Körperhaltungen fließend ineinander übergehen, sollten die einzelnen Sequenzen zunächst einige Atemzüge gehalten werden, bevor sie dem Atemrhythmus angepasst werden.

Reihenfolge und Dauer der Strukturelemente

In den Programmen sind drei wesentliche Strukturelemente enthalten. Ein Programm beginnt mit der Meditation, es folgen die Körperübungen, die aus den hinführenden Körperübungen, der Ziel- und einer Ausgleichsübung bestehen, abschließend wird das Programm von einer kleinen Entspannung abgerundet.

Während die Entspannung zum Schluss kommen sollte, kann der Einsatz einer Meditationseinheit flexibler gehandhabt werden. Einige bevorzugen die Meditation zu Beginn, andere wiederum nutzen gerne eine Meditationseinheit vor der Entspannung. Die Entscheidung sollte individuell getroffen werden unter Berücksichtigung der Vorlieben und der inneren Verfassung des Übenden beziehungsweise der Gruppe.

Ebenso flexibel können die Atem-, Reinigungsübungen und die Verschlüsse eingesetzt werden. Hier ist es sogar möglich, einzelne Elemente innerhalb der Körperübungen zu integrieren. Gerade die Variation der Dauer der Atemphasen und das Setzen von Verschlüssen können hier unter Berücksichtigung der Wirkungen und unter sensibler Handhabung möglich werden.

Die Gewichtung und die Auswahl der einzelnen Strukturelemente sind abhängig von der Bedürfnislage des Übenden. Ausgehend von einer 90-minütigen Einheit könnten die Elemente grob folgenden zeitlichen Rahmen einnehmen:

Strukturelement	Ungefährer zeitlicher Rahmen
Meditation	15 Minuten
Körperübungen	45 Minuten
Eventuell Atem-/ Reinigungsübungen/ Verschlüsse	15 Minuten
Entspannung	15 Minuten

Hilfsmittel

Zum Praktizieren von Yoga können Hilfsmittel zum Einsatz kommen, die das Üben erleichtern und/oder bequemer machen:
- So benötigt der Übende in der Regel eine Matte. Beim Kauf sollte darauf geachtet werden, dass die Matte auf glattem Untergrund nicht rutscht, aber auch die Oberfläche dem Körper einen guten Halt bietet. Gerade bei den weiten Standhaltungen benötigt der Übende einen Untergrund, auf dem er nicht ins Rutschen kommt.
- Zur Meditation und teilweise auch für Körperübungen im Sitzen eignen sich Sitzhilfen, die individuell ausgewählt

werden sollten. Benutzt werden kann zum Beispiel ein Meditationshocker, eine längliche Polsterrolle oder ein Sitzkissen. Polsterrollen eignen sich des Weiteren zur Lagerung des Nackens oder der Knie in der entspannten Rückenlage.
- Für Übungen im Kniestand kann bei Bedarf eine zusammengerollte Decke die Knie schonen. Zusätzlich kann die Decke den Körper während der Abschlussentspannung wärmen.

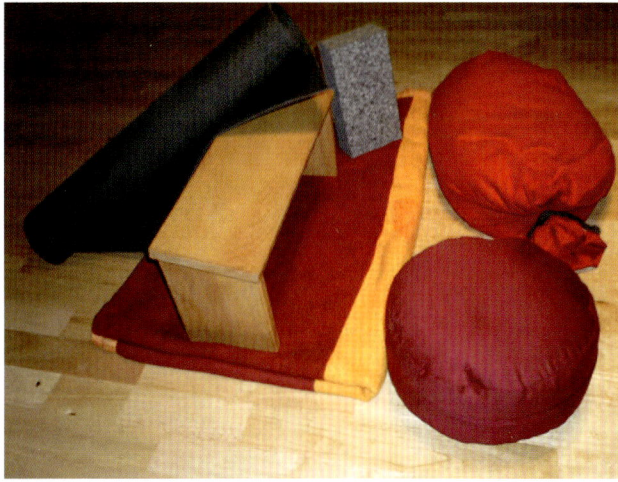

Die wichtigsten Yoga-Hilfsmittel auf einen Blick.

- Yogaklötze können eingesetzt werden, wenn in einer Haltung die Hände Kontakt mit dem Boden aufnehmen sollen, auf Grund der körperlichen Ausgangslage dieses jedoch noch nicht möglich ist. In diesem Fall verkürzen die Klötze den Weg. Spezielle Yogaklötze gibt es im Handel. Genauso denkbar ist jedoch der Einsatz alternativer, fester, quaderförmiger Gegenstände.
- Schulterplatten schonen insbesondere im Schulterstand den Nacken und können bei Bedarf im Handel erworben werden.

Kontraindikationen (Gegenanzeigen)

Yoga sollte nicht praktiziert werden,
- wenn eine akute Krankheit, wie zum Beispiel eine Grippe, Erkältung oder Entzündung vorliegt. Auch nach einer langen, schweren Erkrankung, sollte genügend Zeit zur Schonung vergehen, bevor wieder mit dem Üben begonnen wird.
- wenn akute Erkrankungen in Verbindung mit starken Schmerzen im Bewegungsapparat, wie bei Hexenschuss, Bandscheibenproblemen, vorliegen. Wenn die Beschwerden zurückliegen oder Abnutzungserscheinungen immer mal wieder Beschwerden verursachen, sollte unter der Anleitung eines erfahrenden Übungsleiters oder Therapeuten geübt werden. Die Übungen sollten dann im Weiteren mit einem Arzt besprochen werden.
- wenn erhöhter Blutdruck nicht medikamentös eingestellt ist und schwere Herz-Kreislauf-Erkrankungen vorliegen.
- wenn offenen Wunden vorliegen.

Man sollte vorsichtig sein, eventuell einen Arzt hinzuziehen und/oder unter fachkundlicher Betreuung üben:
- wenn eine Hauterkrankung vorliegt.
- wenn starke, psychische Störungen diagnostiziert worden sind.
- wenn Anfallsleiden vorliegt.
- wenn Schwangerschaft besteht.
- bei Atemwegserkrankungen.

Praktischer Teil

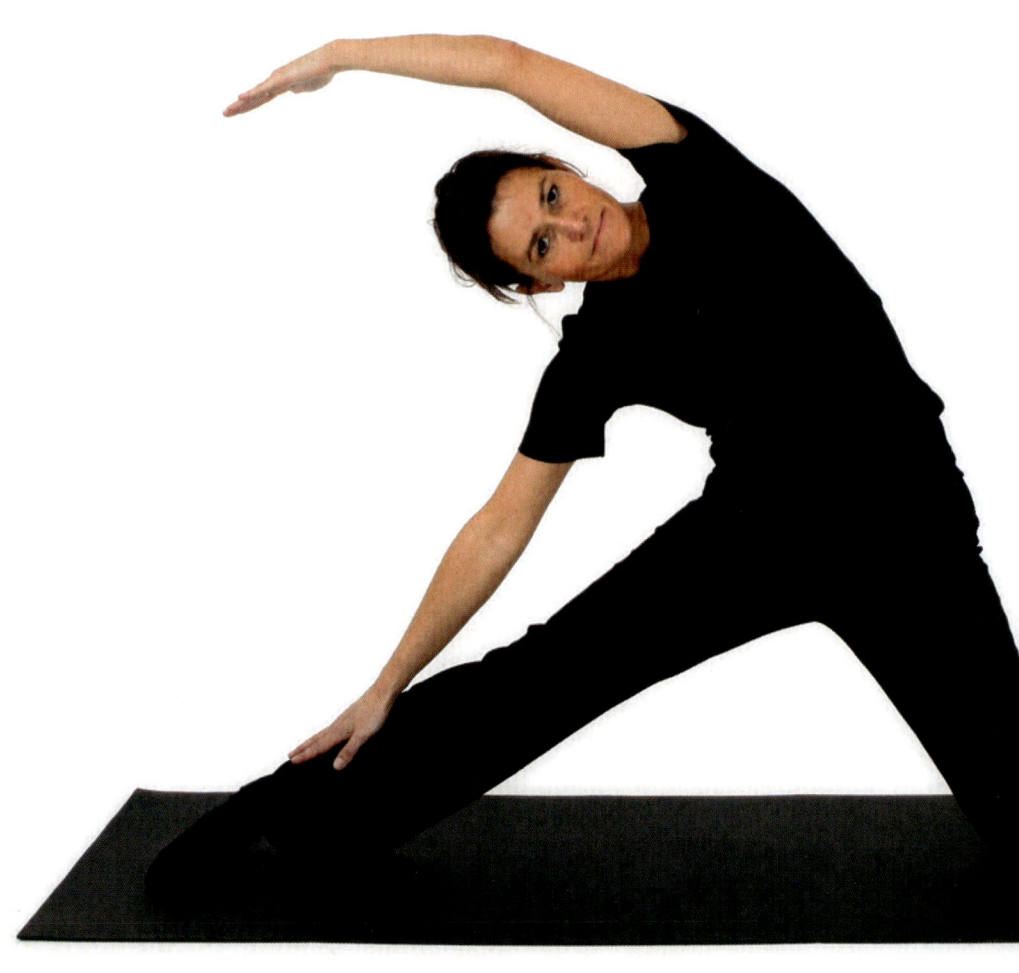

Sitzhaltungen zum Meditieren

In der Meditation wird in der Regel eine Sitzhaltung auf dem Boden gewählt. Fällt die Sitzhaltung auf dem Boden noch schwer oder/und bereitet Schmerzen, so kann auch zunächst auf dem Stuhl meditiert werden, wobei dann darauf geachtet werden sollte, dass der Körper symmetrisch sitzt und der Oberkörper aufgerichtet werden kann.

Bei den Sitzhaltungen können bei Bedarf Hilfsmittel eingesetzt werden, die das Sitzen erleichtern. Hier gibt es Sitz- oder Meditationskissen, längliche Polster und den Meditationshocker, deren Einsatz insbesondere die Gelenke und Muskulatur entlasten. Im Folgenden werden einige, mögliche Sitzhaltungen vorgestellt. Die Auswahl einer geeigneten Sitzmethode richtet sich nach den eigenen Bedürfnissen und Vorlieben. Es sollte jedoch stets darauf geachtet werden, dass in der gewählten Sitzhaltung ebenso wie bei dem Sitzen auf dem Stuhl, der Übende aus dem Rumpf heraus »nach oben wachsen« kann und dass der Körper weitestgehend symmetrisch, insbesondere im Bereich des Beckens, gehalten werden kann.

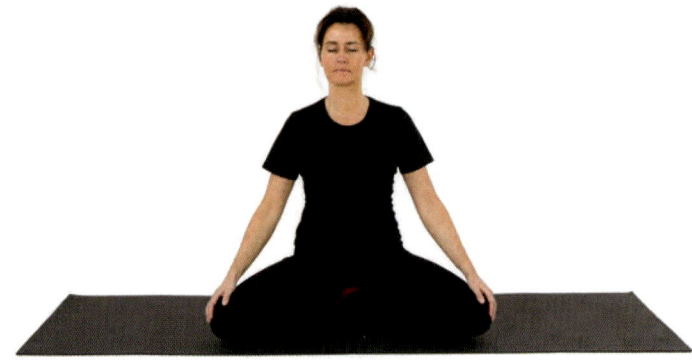

Der halbe Lotus 1: In dieser Sitzhaltung werden die Unterschenkel bei gebeugter Beinhaltung auf dem Boden aufgelegt. Ein Sitzkissen kann das Gesäß erhöhen. (Für die volle Lotus-Haltung werden die Beine gebeugt und so umschlungen, dass beide Füße auf den Oberschenkeln ruhen können. Ein Sitzkissen kann das Gesäß erhöhen.)

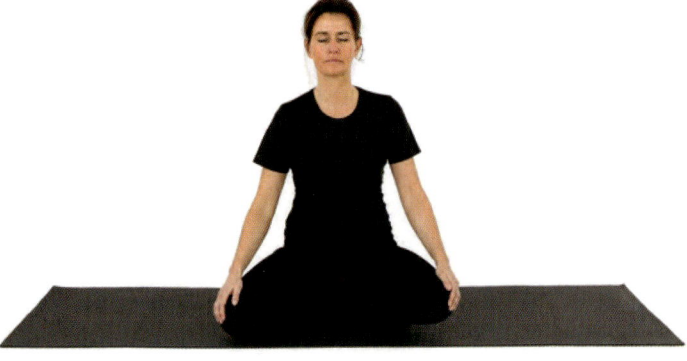

Der halbe Lotus 2: In dieser Haltung werden die Beine in der Form des Schneidersitzes verschränkt. Ein Sitzkissen kann das Gesäß erhöhen.

Der Fersensitz: Im Fersensitz ruht das Gesäß auf den Fersen. Ein Kissen kann zwischen dem Gesäß und den Unterschenkeln platziert werden.

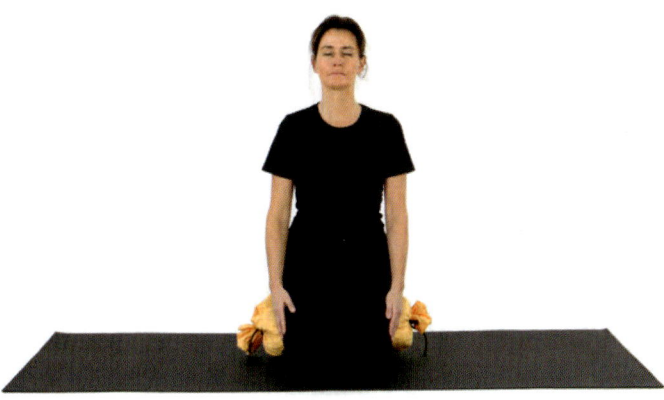

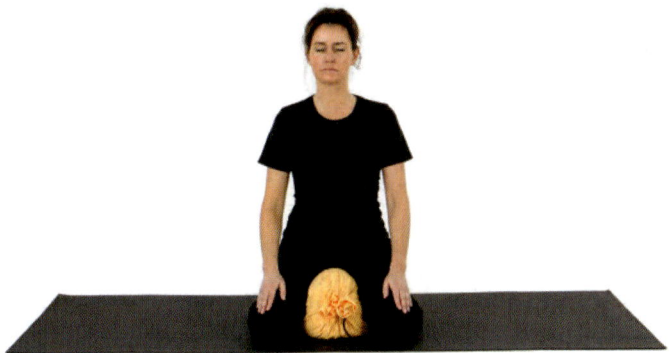

Der weite Fersensitz: In dieser Sitzhaltung werden die Beine nach hinten gebeugt. Ein längliches Polster kann zusätzlich als Sitzunterlage unterlegt werden.

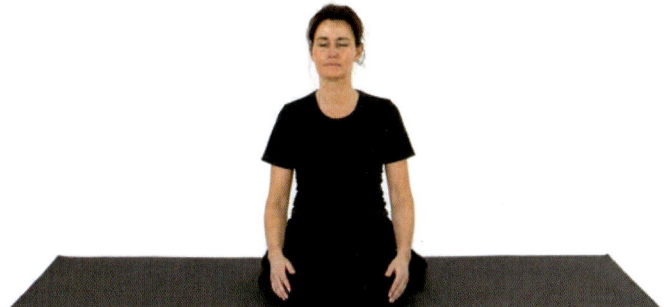

Der Sitz auf dem Meditationshocker: Aus dem Fersensitz heraus liegt das Gesäß auf dem Hocker auf.

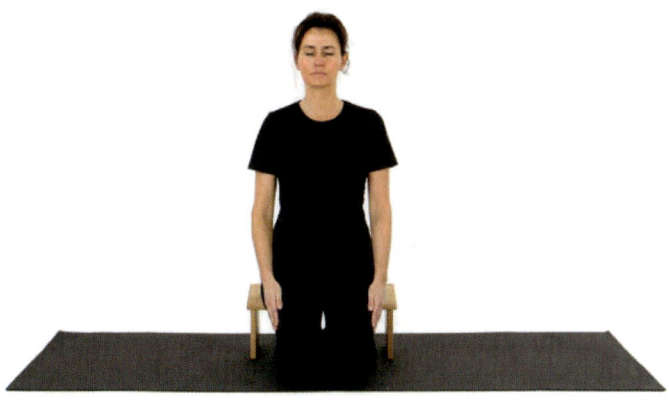

Übungen zum Entspannen und Nachspüren

Yoga zu praktizieren bedeutet mehr als das Ausführen und Aneinanderreihen von Körperübungen. Jede Übung hat eine Wirkung, sowohl aus körperlicher, als auch aus energetischer Sicht. So soll sich der Übende in den entspannenden Übungen von der vorangegangenen Anspannung erholen und die Wirkungen der Übungen nachspüren.

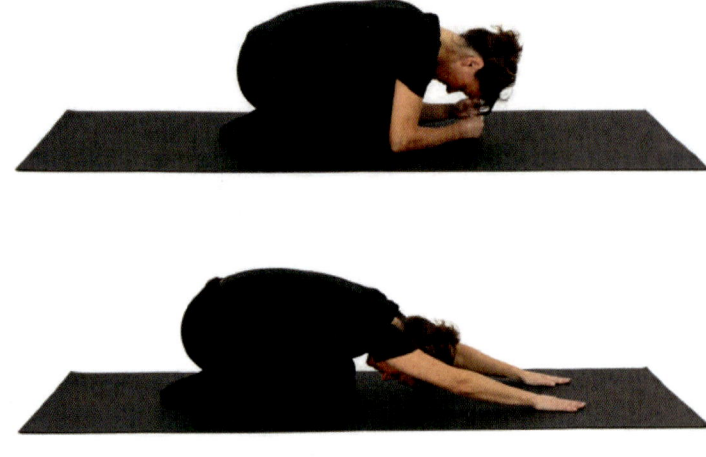

Die Stellung des Kindes: Im Fersensitz wird der Oberkörper vorgeneigt und auf die Oberschenkel abgesenkt. Die Arme können nach vorne gestreckt oder neben den Körper nach hinten gelegt werden. Eine weitere Variante ergibt sich aus dem Fäusteturm, bei dem die Stirn auf den aufeinander gesetzten Fäusten ruht.

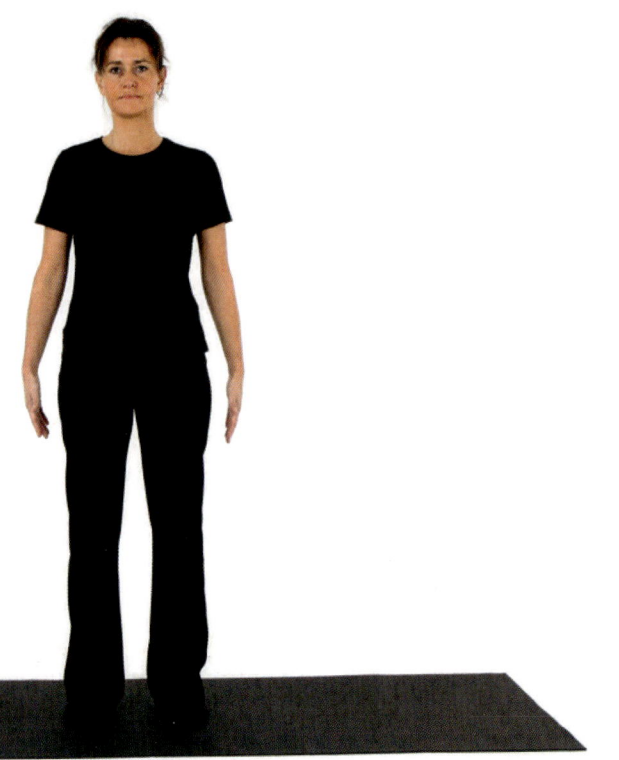

Der Stand: Im Stand werden die Schultern entspannt gehalten und die Arme hängen schwer herab. Der Rumpf und der Kopf werden aufrecht gehalten.

Der Sitz: Im Lang-, Lotus- oder Fersensitz streben der Rumpf und der Kopf nach oben. Bei Bedarf kann ein Sitzkissen unterstützend eingesetzt werden.

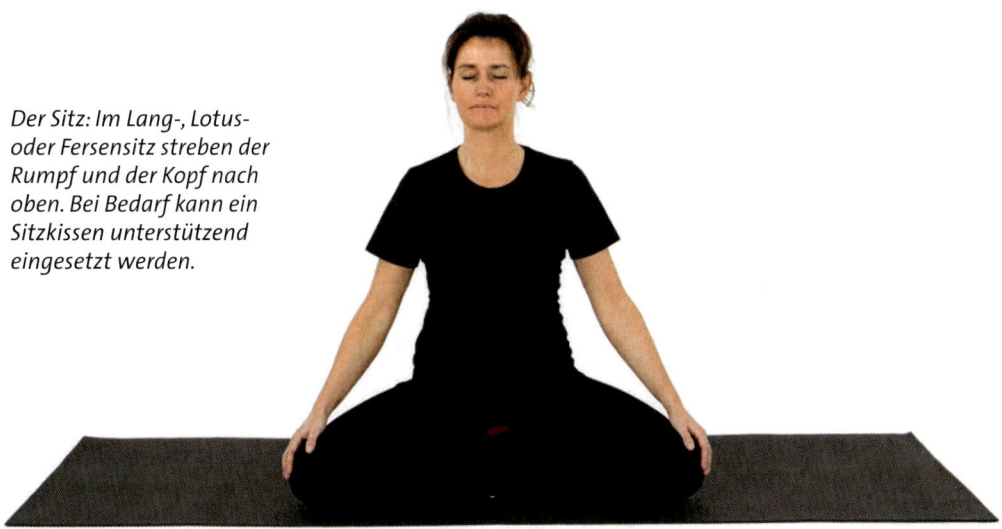

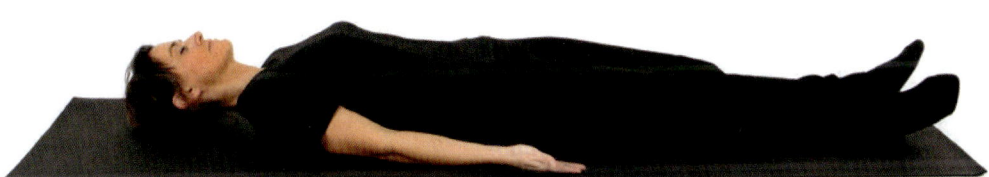

Die Rückenlage: In der Rückenlage liegen die Arme neben dem Körper, wobei die Handinnenseiten nach oben weisen. Die Füße fallen locker auseinander. Bei Bedarf kann ein Nacken- oder Kniekissen eingesetzt werden.

Die Bauchlage: In der Bauchlage kann sich der Kopf seitlich ablegen. Die Arme können wahlweise vor oder neben dem Körper aufgelegt werden.

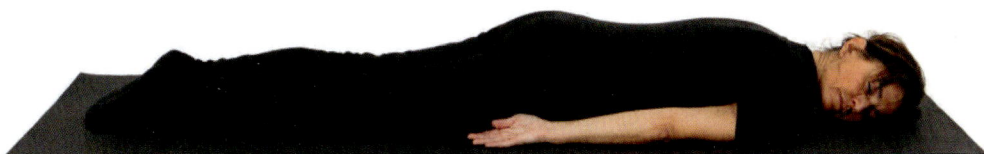

Atemübungen (Pranayama)

Die Atmung ist gewöhnlich ein autonomer Vorgang, der vom Nervensystem aus entsprechend dem körperlichen Bedarf an Sauerstoff reguliert wird.

Yoga lässt der Atmung eine besondere Aufmerksamkeit zukommen. Es wird Einfluss auf den gesamten Organismus genommen. Wird im Alltag die Konzentration hin und wieder auf den Atem gelenkt, wird deutlich, dass sich im Atem emotionale Prozesse, aber auch der geistige Spannungszustand widerspiegelt. Angst und Zorn machen den Atem gewöhnlich kurz und oberflächlich, während positive Gefühle den Atem tiefer und regelmäßiger werden lassen. Je ruhiger der Geist wird, desto zarter werden auch die Atembewegungen.

Im Yoga wird diese Beziehung dazu benutzt, bewusst Gedanken, Gefühle und Energien mittels der Atmung zu beeinflussen und zu regulieren. Pranayama ist somit die bewusste Wahrnehmung und Lenkung der Lebensenergie und somit mehr als Atemkontrolle.

Die im Folgenden vorgestellten Atemübungen können beliebig in ein Yoga-Programm integriert werden. Es sollte jedoch beachtet werden, dass die zu Beginn vorgestellten Atemübungen aufeinander aufbauen. So sollte eine Übung gewählt werden, die der individuellen Bedürfnislage und dem momentanen Ist-Stand entspricht.

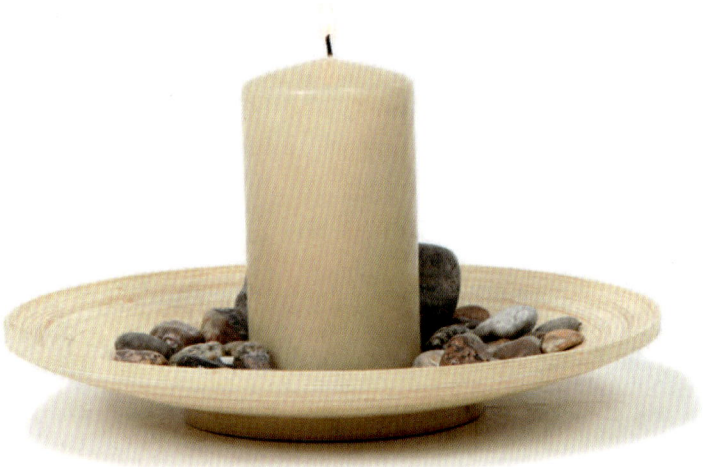

Wahrnehmung der Atemräume

Der wichtigste Muskel zur Entfaltung der Atmung ist das Zwerchfell, welches die Brust- und Bauchorgane voneinander trennt und bei der Einatmung den Bauch nach vorne wölbt. Die Zwerchfellatmung bewirkt auch, dass sich die unteren Rippenbögen seitwärts ausdehnen und der Rücken sich weitet. Die Zwischenrippenmuskeln bewirken das Heben und Senken des Brustkorbs. Somit setzt sich die Vollatmung aus der Bauch- und Flankenatmung sowie aus der Brust- und Schlüsselbeinatmung zusammen.

All diese Phasen sollten zunächst einzeln wahrgenommen werden, um dann in einer wellenförmigen Atembewegung zur Vollatmung zusammengefügt werden zu können.

Bauchatmung: In der entspannten Rückenlage wird die Aufmerksamkeit auf den Bauchraum gelenkt. Durch die Nase wird langsam, geräuschlos und tief eingeatmet. Während der Brustkorb unbeweglich bleibt, liegt die Konzentration auf das Spüren der Ausdehnung und Wölbung der Bauchdecke. Mit dem Ausatmen wird die Bauchdecke wieder entspannt.

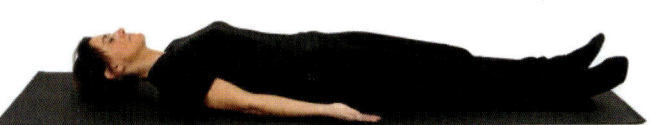

Flankenatmung: In der Rückenlage legen sich die Hände an die Flanken, wobei die Daumen nach oben, und die Finger nach unten weisen. Mit dem Einatmen werden bewusst die Flanken erweitert.

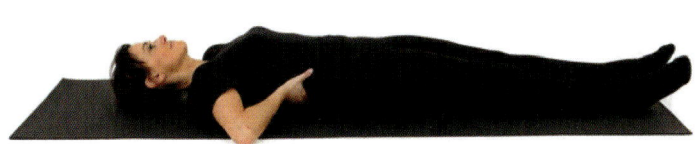

Rückenatmung: Im Stand kommt der Oberkörper in eine leichte Vorneige. Die Hände legen sich seitlich an die unteren Rippenbögen, wobei die Fingerspitzen die Wirbelsäule berühren. Mit dem Einatmen werden bewusst die unteren Rippenbögen gedehnt und der Rücken geweitet.

Brustbeinatmung: Im Sitz legen sich die Handinnenseiten auf die oberen Rippenbögen, wobei die Fingerspitzen teilweise leicht gespreizt das Schlüsselbein berühren. Mit dem Einatmen durch die Nase werden das Schlüsselbein und die oberen Rippen angehoben, ohne dass die Schultern hochgezogen werden.

Zwerchfellwahrnehmung: In der Bauchlage wird die Stirn auf den Unterarmen abgelegt. Die Beine werden leicht gespreizt und die Zehen weisen nach außen. Mit dem Einatmen wird der Bauch bewusst gegen den Boden gedrückt. Die Bewegung des Zwerchfells wird wahrgenommen.

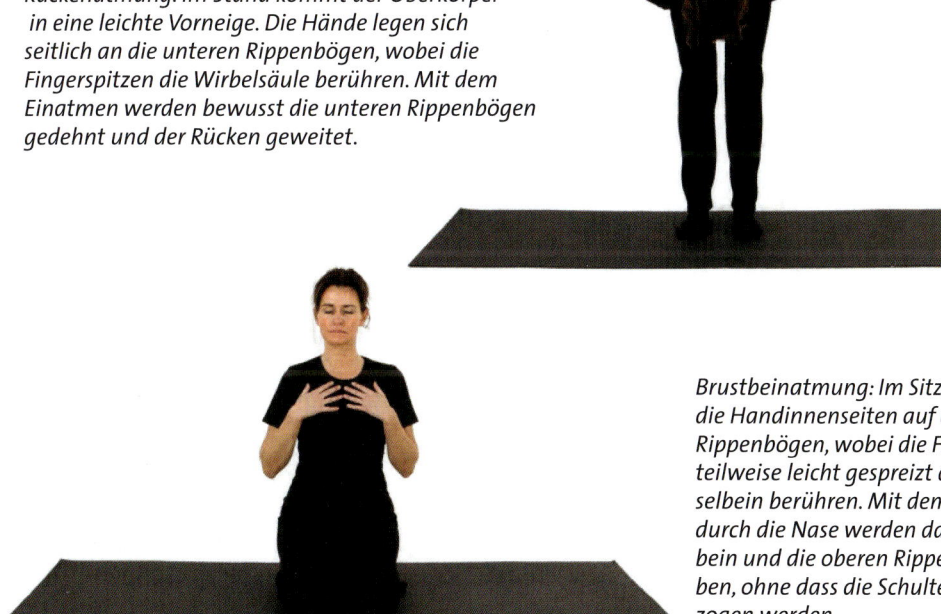

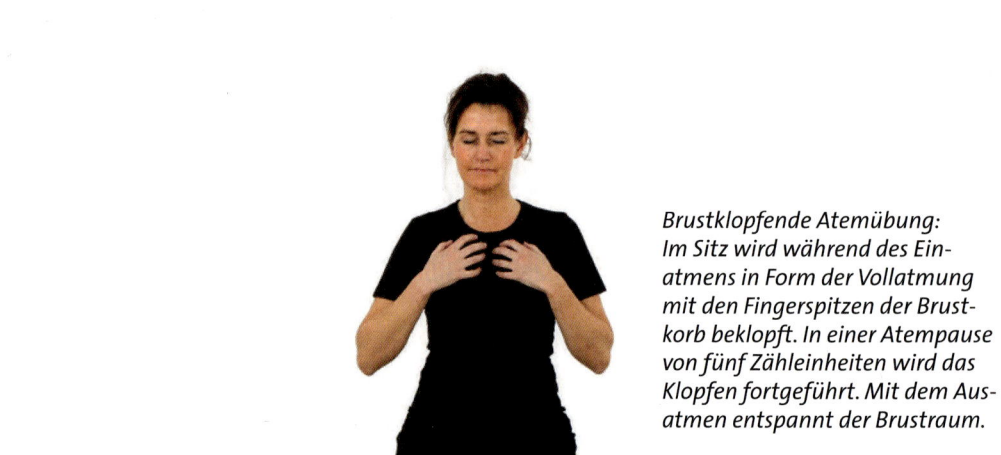

Vollatmung: In der entspannten Rückenlage wird ruhig durch die Nase eingeatmet. Die Bauchdecke wölbt sich und die Flanken weiten sich. Der Einatemstrom erfasst auch den Brustraum. Mit dem Ausatmen werden die Atemräume wieder entspannt.

Brustklopfende Atemübung: Im Sitz wird während des Einatmens in Form der Vollatmung mit den Fingerspitzen der Brustkorb beklopft. In einer Atempause von fünf Zähleinheiten wird das Klopfen fortgeführt. Mit dem Ausatmen entspannt der Brustraum.

Wahrnehmung der Atemphasen

Beim Yoga wird ein Atemzug in drei Phasen unterteilt: das Ausatmen (Rechaka), das Einatmen (Puraka) und die Atempause (Kumbhaka). Die Atempause nach dem Ein- und Ausatmen findet in der Regel in einer sehr kurzen, unbemerkten Zeitspanne statt. Trotzdem wird im Yoga dieser Zeitspanne aus energetischer Sicht eine besondere Bedeutung beigemessen. Bei der Dauer der einzelnen Atemphasen sollte ein besonderes Augenmerk auf die Phase des Ausatmens gelegt werden. Durch eine lange Ausatmung wird erreicht, dass die Sauerstoffversorgung optimiert wird. Durch das bewusste Wahrnehmen der einzelnen Atemphasen, die im Folgenden durch einzelne Übungen vorgestellt werden, soll sich der Übende seiner eigenen Atmung bewusst werden, um so auch im Alltag zu einer gesundheitsorientierten Atmung zu gelangen.

■ Ein- und Ausatmen

Es wird gleichmäßig ein- und ausgeatmet. Während dieser beiden Atemphasen wird jeweils in Gedanken bis fünf gezählt. Nach einigen Atemzyklen verändert sich das Verhältnis zwischen Ein- und Ausatmen zu Gunsten der Ausatmungsphase. (Einatmen: 5 Zähleinheiten, Ausatmen: 8 Zähleinheiten)

Einatmen, Ausatmen und Atemfülle in der Bauchatmung

Mit dem Einatmen wird die Bauchdecke bewusst gewölbt, während der Brustraum möglichst unbeweglich bleibt. In der Atemfülle wird eine Atempause von 5 Zähleinheiten gesetzt. Mit dem Ausatmen wird die Bauchdecke wieder langsam entspannt.

Einatmen, Ausatmen und Atemfülle in der Vollatmung
In der entspannten Rückenlage wird ruhig durch die Nase eingeatmet. Die Bauchdecke wölbt sich und die Flanken weiten sich. Der Einatemstrom erfasst auch den Brustraum. In der Atemfülle wird eine Atempause von 5 Zähleinheiten gesetzt. Mit dem Ausatmen werden die Atemräume wieder entspannt.

Einatmen, Ausatmen und Atemleere in der Bauchatmung
Mit dem Einatmen wird die Bauchdecke bewusst gewölbt, während der Brustraum möglichst unbeweglich bleibt. Mit dem Ausatmen wird der Bauchraum wieder entspannt. Vor dem nächsten Atemzug wird eine Atempause von 5 Zähleinheiten in der Atemleere gesetzt.

Einatmen, Ausatmen und Atemleere in der Vollatmung
In der entspannten Rückenlage wird ruhig durch die Nase eingeatmet. Die Bauchdecke wölbt sich und die Flanken weiten sich. Der Einatemstrom erfasst auch den Brustraum. Mit dem Ausatmen werden die Atemräume wieder entspannt. Vor dem nächsten Atemzug wird eine Atempause von 5 Zähleinheiten in der Atemleere gesetzt.

Einatmen, Ausatmen, Atemleere und Atemfülle in der Bauchatmung
Mit dem Einatmen wird die Bauchdecke bewusst gewölbt, während der Brustraum möglichst unbeweglich bleibt. In der Atemfülle wird eine Atempause von 5 Zähleinheiten gesetzt. Mit dem Ausatmen wird die Bauchdecke wieder entspannt. Vor dem nächsten Atemzug wird eine Atempause von 5 Zähleinheiten in der Atemleere gesetzt.

Einatmen, Ausatmen, Atemleere und Atemfülle in der Vollatmung
In der entspannten Rückenlage wird ruhig durch die Nase eingeatmet. Die Bauchdecke wölbt sich und die Flanken weiten sich. Der Einatemstrom erfasst auch den Brustraum. In der Atemfülle wird eine Atempause von 5 Zähleinheiten gesetzt. Mit dem Ausatmen werden die Atemräume wieder entspannt. Vor dem nächsten Atemzug wird eine Atempause von 5 Zähleinheiten in der Atemleere gesetzt.

Fortgeschrittene Atemtechniken
Die folgenden Atemtechniken sind – richtig ausgeführt – unbedenklich. Sie erfordern jedoch Kenntnisse über die Atemräume und Atemphasen, wie sie durch die einzelnen Übungen zuvor vorgestellt wurden. Die Auswahl einer Atemtechnik ist nicht willkürlich. Sie haben unterschiedliche Wirkungen, während einige eher beruhigend und ausgleichend einwirken, energetisieren andere wiederum den Organismus. Weiterhin sollte beachtet werden, dass die Übungen unterschiedlichen Einfluss auf die Organe haben können. So sollte gezielt eine geeignete Technik ausgewählt werden.

Die Wechselatmung (Nadi Shodhana)
Diese Atemübung, bei der im Wechsel durch das linke, beziehungsweise rechte Nasenloch ein- und ausgeatmet wird, steigert die Konzentration und beseitigt Unruhe und Nervosität dadurch, dass die Energiekanäle (Nadis) gereinigt werden. Die Yogis verbinden beide Nasengänge mit den unterschiedlichen Ausprägungen der Energie. Der rechte Nasengang ist derjenige, dem die Wärme, der Aktivität und dem Intellekt zugeordnet, während der linke Nasengang eher der Kühle, der Emotionalität, der Ruhe entsprochen werden kann. Da selten ein Gleichgewicht zwischen diesen Polen der Energie vorhanden ist, entsteht das

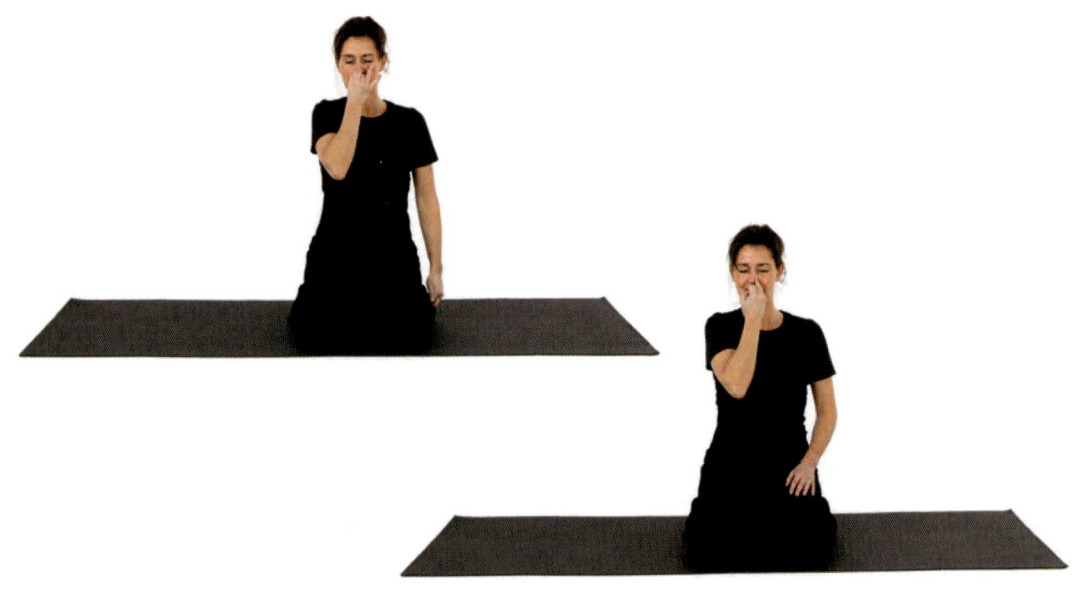

Wirkungen

Körperlich	Geistig-emotional
• Linderung von Kopfschmerzen • Ausgleich der Energieströme im Körper • Regulation des Blutdrucks • Reinigung des Körpers durch Befreiung von Giften	• Beruhigung des Geistes • Beseitigung von Unruhe, Anspannung • Finden der »Mitte«

Gefühl, die »eigene Mitte« verloren zu haben. Durch die Wechselatmung soll ein Gleichgewicht zwischen diesen beiden Polen angestrebt werden.

❗ Der Ringfinger der rechten Hand soll das linke und der Daumen das rechte Nasenloch verschließen. Mit zunehmender Übung können die einzelnen Atemphasen zunehmend länger und intensiver werden.

Übungsbescheibung:
1. Das rechte Nasenloch wird verschlossen, durch das linke wird eingeatmet.
2. Es wird eine Atempause eingelegt.
3. Das linke Nasenloch wird verschlossen, durch das rechte wird ausgeatmet.
4. Es wird eine Atempause eingelegt.
5. Das linke Nasenloch bleibt verschlossen, durch das rechte wird eingeatmet.
6. Es wird eine Atempause eingelegt.
7. Das rechte Nasenloch wird verschlossen, durch das linke wird ausgeatmet.

Dauer:
Anfänger: 4 Wiederholungen
Fortgeschrittene: 8 Wiederholungen

Die beruhigende Atmung (Ujjahyi)
Bei dieser Atemübung wird die Stimmritze teilweise geschlossen, wodurch bei der Atmung ein Reibelaut erzeugt wird, der einem »Schnarchton« ähnelt. Hierbei wird der Atem verlängert, da gegen den Widerstand der verkleinerten Stimmritze geatmet wird. Dieses bedeutet, dass die Atemmuskulatur, insbesondere das Zwerchfell, stärker beansprucht wird.

Bei der Übung wird zudem der gesamte Kehl- und Rachenbereich besser durchblutet, da die Stimmmuskeln kontrahieren. Dieses hat eine heilende Wirkung bei Erkältungskrankheiten und kann akut eingesetzt werden.

Übungsbescheibung:
Im Sitz werden die Stimmritzen im Hals zusammengezogen. Es wird tief und sanft durch die Nase geatmet. Der leise Ton, der nun mit der Atmung durch die Nase entsteht, ähnelt einem gehauchten, stimmlosen »h«, Während der Übung wird die Aufmerksamkeit auf den Atem gelenkt, der durch den Hals strömt.

Dauer: ca. 20 Atemzyklen

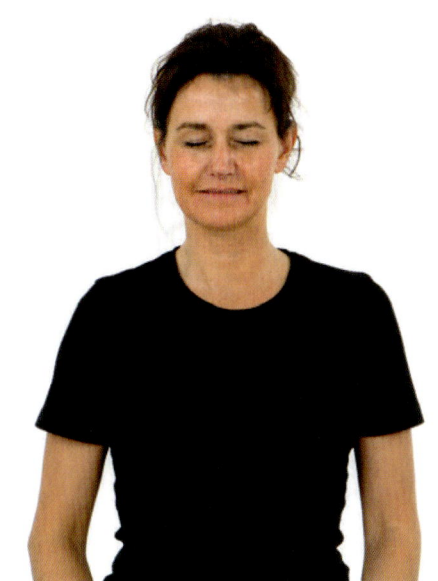

Wirkungen

Körperlich	Geistig-emotional
• Regulation des Blutdrucks • Reinigung der Kehle • Durchblutung des Halsbereiches • Hilfe bei Erkältungskrankheiten	• Beruhigung des Geistes • Hilfe bei Schlaflosigkeit

Das Bienensummen (Bhramari)

Bei dem Bienensummen wird mit dem Ausatmen bei verkleinerter Stimmritze ein Summton erzeugt. Durch die verkleinerte Stimmritze wird die Atmung insgesamt ruhiger und die Ein- und insbesondere die Ausatmungsphase länger. Durch das Schwingen der Stimmmuskeln wird dieser Bereich stark durchblutet, was insbesondere Auswirkung auf die Qualität der Stimme hat.

Übungsbescheibung:
Im Sitz wird durch die Nase bei geschlossener Stimmritze eingeatmet, der Atem wird kurz angehalten, bevor mit dem Ausatmen ein langer Summton erzeugt wird. Die Aufmerksamkeit sollte auf die Klangvibration gerichtet sein.

Dauer: ca. 15 Atemzyklen

Wirkungen

Körperlich	Geistig-emotional
• Senkung des Blutdrucks • Milderung bei Halskrankheiten • Verbesserung der Stimmqualität	• Beruhigung

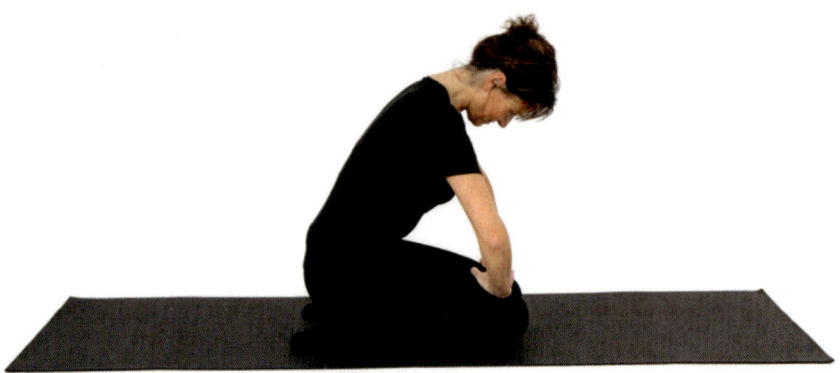

Das Schädelleuchten (Kapalabhati)
Kapalabhati ist ein Reinigungsatem mit verstärkter Ausatmung. Besonders wirkungsvoll reinigt diese Atemübung den Körper von Kohlendioxid, hat somit Einfluss auf einen günstigen PH-Wert des Körpers. Zusätzlich kann die Atemtechnik Wirkungen auf den Kopf haben. Es kann ein Kribbeln entstehen; nach längerem oder wiederholtem Üben kann sich das Gefühl einstellen, dass der Kopf leer geworden ist und von einem Licht erfüllt wird.

Übungsbescheibung:
Im vorgeneigten Sitz verbleibt nach dem Einatmen durch die Nase der Brustkorb in seiner gewölbten Stellung. Lediglich die untersten Rippen bewegen sich, die mit dem Zwerchfell verbunden sind. Die nächste Ausatmung erfolgt, indem die Bauchdecke kraftvoll stoßartig eingezogen wird, wobei ein geräuschvolles Ausatmen zu hören ist.

Dauer:
Anfänger: 10 Atemzyklen
Fortgeschrittene: 2 mal 10 Atemzyklen mit zwischenzeitlicher Pause von 5 Atemzügen

Wirkungen

Körperlich	Langfristig	Geistig-emotional
• Reinigung der Lunge • Entgiftung des Blutes, Anreicherung mit Sauerstoff • Positiver Einfluss auf die Durchblutung des Gehirns • Stärkung und Massage der inneren Organe des Bauches • Stärkung der Bauchmuskulatur	• Schaffen einer reinen Haut • Vorbeugung gegen Heuschnupfen, Asthma und Erkältungskrankheiten • Positiver Einfluss bei Verdauungsproblemen • Fettreduktion an der Bauchwand	• Wahrnehmen des Zustands der Leichtigkeit und Klarheit

Kontraindikationen:
- Nicht medikamentös eingestellter Bluthochdruck
- Schwindel
- Lungen- und Herzerkrankungen
- Entzündungen im Kopf, Brust- oder Bauchraum
- Operationen und Brüche im Bauchraum

Die Blasebalgatmung (Bhastrika)

Diese Übung ist die beschleunigte Vollatmung mit besonders kontrollierter Tätigkeit der Bauchwand. Mit Hilfe einer forcierten Ausatmung wird bei dieser Atemübung verbrauchte Luft aus den Lungenspitzen ausgestoßen. So wird Raum für die Aufnahme frischer, sauerstoffreicher Luft geschaffen und das gesamte Atemsystem gereinigt. Das Einatmen erfolgt ebenfalls plötzlich und schnell. Zudem erfrischt diese Übung den Körper, kann bei Müdigkeit und Erschöpfung sehr gut zum Einsatz kommen.

Wirkungen

Körperlich	Langfristig	Geistig-emotional
• Reinigung des Blutes • Optimierung der Funktionen der Bauchorgane • Positiver Einfluss auf Durchblutung des Gehirns • Stärkung der Bauchmuskulatur	• Stärkung der Schleimhäute der Nase • Positiver Einfluss bei Verdauungsproblemen • Reinigung des Lungengewebes • Vorbeugung gegen Heuschnupfen, Asthma und Erkältungskrankheiten • Abbau von Spannungen und Blockaden	• Erfrischung des Geistes und des Körpers

Kontraindikationen:
- Nicht medikamentös eingestellter Bluthochdruck
- Schwindel
- Lungen- und Herzerkrankungen
- Entzündungen im Kopf, Brust- oder Bauchraum
- Operationen und Brüche im Bauchraum

❗ Diese Übung sollte nur ausgeführt werden, wenn bereits Erfahrung mit Atemübungen gemacht wurden. Zusätzlich sollte folgendes berücksichtigt werden:
- Bei Schwindelgefühlen sollte die Übung unterbrochen werden.
- Die nicht an der Übung beteiligten Körperbereiche sollten möglichst ruhig und entspannt gehalten werden.
- In den Anfängen sollte die Übung nur kurz mit geringem Atemtempo ausgeführt werden.

Übungsbeschreibung:
Im aufrechten Sitz werden die Hände auf den Bauch gelegt. Mit dem Ausatmen wird der Bauch stark eingezogen. Die folgende Einatmung erfolgt kurz und plötzlich, wobei die Bauchwand herausgestoßen wird und auch der Brustraum sich ausdehnt. Ebenso plötzlich wird wieder ausgeatmet und der Bauch wieder eingezogen. Wie ein Blasebalg wird hörbar ein- und ausgeatmet.

Dauer:
Anfänger: 10 Atemzyklen
Fortgeschrittene: 2 mal 10 Atemzyklen mit zwischenzeitlicher Pause von 5 Atemzügen

Reinigungsübungen (Kriyas) und Verschlüsse (Bandhas)

Kriyas (Sanskrit: »Handlung, Tat«) sind körperliche Reinigungstechniken. Sie sollen helfen, den physischen Körper zu reinigen, indem sie die Ausscheidungssysteme des Körpers auf verschiedene Art und Weise anregen und unterstützen.

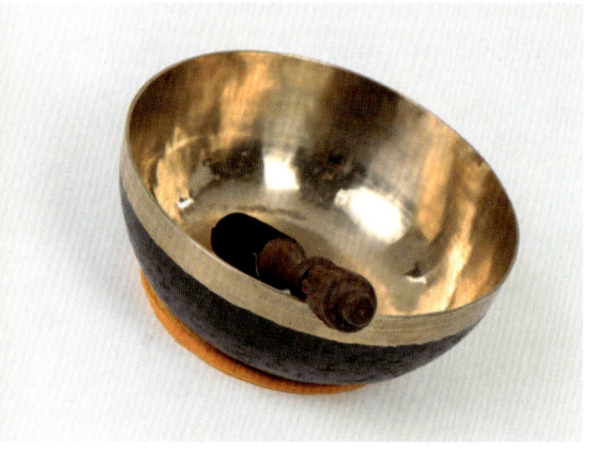

Wichtig ist es, den Einsatz der Reinigungsübungen hinsichtlich ihrer Wirkungen zu bedenken. Die hier vorgestellten Reinigungstechniken regen die Darmperistaltik an und haben Einfluss auf den Stoffwechsel. Zusätzlich wirken sie energetisierend und erwärmend.

Bei den Verschlüssen handelt es sich um Muskelkontraktionen in drei Bereichen des Körpers. In Verbindung mit der Atmung geht es bei den Verschlüssen darum, über die Kräftigung der eingesetzten Muskulatur hinaus, die im Körper vorherrschenden Energien in die richtigen Bahnen zu lenken, energetische Blockierungen zu lösen und einzelne Körperbereiche bewusst mit Energie zu versorgen. Darüber hinaus werden durch die gezielte Aufmerksamkeit auf einen Körperbereich die allgemeine Konzentrationsfähigkeit und die Körperwahrnehmung optimiert.

Sowohl die Reinigungsübungen, als auch die Verschlüsse sollten hinsichtlich ihrer Wirkungen bedürfnisorientiert und zielgerichtet eingesetzt werden. Sie können, richtig ausgeführt, bedenkenlos in die Programme integriert werden.

Die Feueratmung (Agnisara Dhauti)

Die Feueratmung hat infolge der Massage der Bauchorgane ihre größte körperliche Wirkung auf die Verdauungstätigkeit.

Der Begriff Agni bedeutet übersetzt die große Flamme des Lebens und bezieht sich auf die ständige Bewegung und Umwandlung, die Körperwärme, die geistige Energie und die Widerstandskraft. Durch die Ausführung der Feueratmung wird demnach Einfluss genommen auf den gesamten Energiehaushalt.

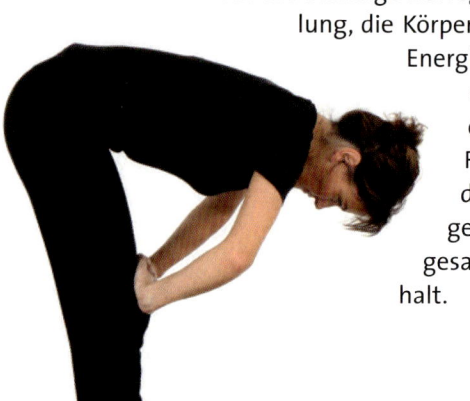

Wirkungen

Körperlich	Langfristig	Geistig-emotional
• Linderung von Verdauungsproblemen, Magenschmerzen • Positiver Einfluss bei Sodbrennen • Kräftigung der Bauchmuskulatur • Massage der Bauchorgane • Massage des Herzens	• Positiver Einfluss bei Verdauungsproblemen • Stärkung des Zwerchfells • Verminderung von Fettansatz am Bauch • Milderung einer Trägheit der Leber und Vergrößerung der Milz • Vorbeugung von Senkungserscheinungen • Verstärkung der Lebensenergie	• Wecken der »Kundalini-Kraft« • Spüren der aufsteigenden Energie

Kontraindikationen:
- Entzündliche Prozesse im Oberbauch
- Nach Brüchen oder Operationen im Bauchraum
- Nicht medikamentös eingestellter Bluthochdruck

Übungsbescheibung:
Im Stand werden die Füße beckenbreit auseinander gestellt. Die Beine werden angebeugt und die Hände stützen sich an den Knien ab. Der Bauchraum und die Bauchdecke sind entspannt, die Atmung geht vorbereitend ruhig und gleichmäßig. Nach dem Ausatmen, bei dem die Lungen weitestgehend geleert werden, wird eine Atempause gesetzt. Während dieser Pause wird die Bauchdecke im schnellen Wechsel eingezogen und wieder losgelassen. Nach dem Spüren des Atembedürfnisses wird eingeatmet und mit dem Ausatmen der Oberkörper in eine tiefere Vorbeuge gebracht. Einatmend wird der Oberkörper aufgerichtet und die Übung wird im aufrechten Stand nachgespürt.

Dauer:
Anfänger: 3 Wiederholungen mit zwischenzeitlich gesetzter Pause von ca. 5 Atemzügen
Fortgeschrittene: 5 Wiederholungen mit zwischenzeitlich gesetzter Pause von ca. 3 Atemzügen

Der Quirl (Nauli)

Bei dieser Reinigungstechnik wird mit Hilfe des geraden Bauchmuskels der Bauchraum »gequirlt«. Es handelt sich dabei um die bewusste, differenzierte Anspannung isolierter Anteile des Muskels. Die Wirkungen sind vergleichbar mit denen des »Feueratems«.

Übungsbescheibung:
Im Stand werden die Füße beckenbreit auseinander gestellt. Die Beine werden angebeugt und die Hände stützen sich an den Knien ab. Der Bauchraum und die Bauchdecke sind entspannt, die Atmung geht vorbereitend ruhig und gleichmäßig. Nach dem Ausatmen, bei dem die Lungen weitestgehend geleert werden, wird eine Atempause gesetzt. Die Bauchdecke wird eingezogen. Der gerade Bauchmuskel wird in der Mitte des Unterleibs kontrahiert. Dann wird der Bauchmuskel auf der linken und schließlich auf der rechten Bauchseite angespannt. Nun wird versucht, die Bauchmuskeln in sanfter Bewegung kreisen zu lassen. Nach dem Spüren

Wirkungen

Körperlich	Langfristig	Geistig-emotional
• Linderung von Verdauungsproblemen, Magenschmerzen • Positiver Einfluss bei Sodbrennen • Kräftigung der Bauchmuskulatur • Massage der Bauchorgane • Massage des Herzens	• Positiver Einfluss bei Verdauungsproblemen • Stärkung des Zwerchfells • Verminderung von Fettansatz am Bauch • Milderung einer Trägheit der Leber und Vergrößerung der Milz • Vorbeugung von Senkungserscheinungen • Verstärkung der Lebensenergie	• Wecken der »Kundalini-Kraft« • Spüren der aufsteigenden Energie

Kontraindikationen:
- Entzündliche Prozesse im Oberbauch
- Nach Brüchen oder Operationen im Bauchraum
- Nicht medikamentös eingestellter Bluthochdruck

des Atembedürfnisses wird eingeatmet und mit dem Ausatmen der Oberkörper in eine tiefere Vorbeuge gebracht. Einatmend wird der Oberkörper aufgerichtet und die Übung im aufrechten Stand nachgespürt.

Dauer:
Anfänger: 3 Wiederholungen mit zwischenzeitlich gesetzter Pause von ca. 5 Atemzügen
Fortgeschrittene: 5 Wiederholungen mit zwischenzeitlich gesetzter Pause von ca. 3 Atemzügen

**Der Bauchverschluss
(Uddiyana Bandha)**
Uddiyana bedeutet hochfliegen. Bei dem hier vorgestelltem Verschluss wird das Zwerchfell bis zum Brustkasten hoch bewegt und die Bauchorgane zum Rücken hin gezogen. Weiterhin wird der Bauchverschluss oft als Vorübung zu dem »Feueratem« und dem »Quirl« ausgeführt.

Übungsbescheibung:
Im Stand werden die Füße beckenbreit auseinander gestellt. Die Beine werden angebeugt und die Hände stützen sich an den Knien ab. Der Bauchraum und die Bauchdecke sind entspannt, die Atmung geht vorbereitend ruhig und gleichmäßig. Nach dem Ausatmen, bei dem die Lungen weitestgehend geleert werden, wird eine Atempause gesetzt. In dieser Pause wird die Bauchdecke weit nach innen und oben gezogen. Nach dem Spüren des Atembedürfnisses wird eingeatmet und mit dem Ausatmen der Oberkörper in eine tiefere Vorbeuge gebracht. Einatmend wird der Oberkörper aufgerichtet und die Übung im aufrechten Stand nachgespürt.

Dauer:
Anfänger: 3 Wiederholungen mit zwischenzeitlich gesetzter Pause von ca. 5 Atemzügen
Fortgeschrittene: 5 Wiederholungen mit zwischenzeitlich gesetzter Pause von ca. 3 Atemzügen

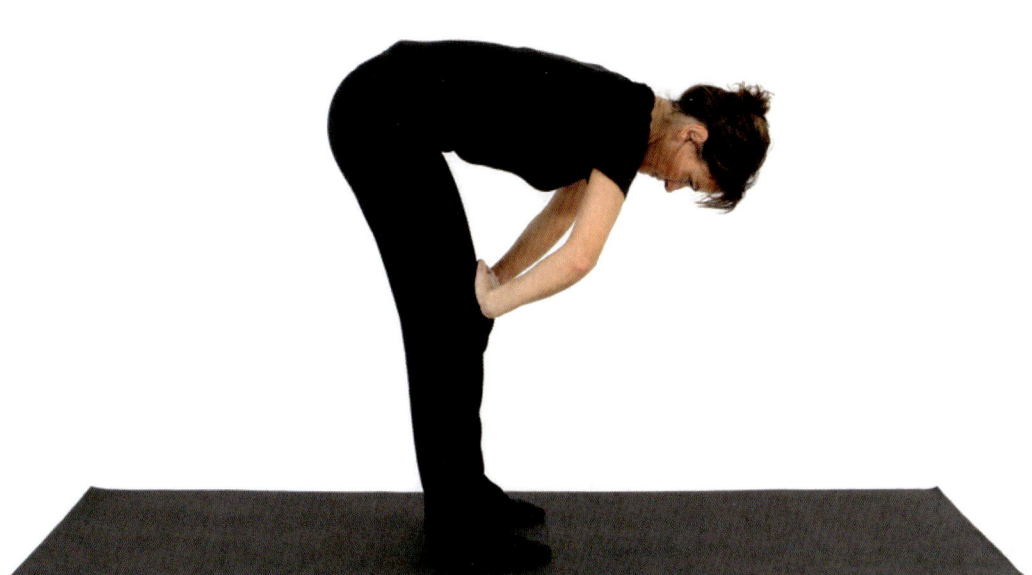

Wirkungen

Körperlich	Langfristig	Geistig-emotional
• Linderung von Verdauungsproblemen, Magenschmerzen • Positiver Einfluss bei Sodbrennen • Kräftigung der Bauchmuskulatur • Massage der Bauchorgane • Massage des Herzens	• Positiver Einfluss bei Verdauungsproblemen • Stärkung des Zwerchfells • Verminderung von Fettansatz am Bauch • Milderung einer Trägheit der Leber und Vergrößerung der Milz • Vorbeugung von Senkungserscheinungen • Positiver Einfluss bei Stimmungsschwankungen	• Spüren der Lebensenergie • Wahrnehmung des Zwerchfells

Kontraindikationen:
- Entzündliche Prozesse im Oberbauch
- Nach Brüchen oder Operationen im Bauchraum
- Nicht medikamentös eingestellter Bluthochdruck
- Herzleiden

Der Kinnverschluss
(Jalandhara Bandha)

Bei dem Kinnverschluss wird das Kinn zur Brust herangezogen. Der Kinnverschluss wird nur während einer Atempause nach dem Einatmen gehalten, um den Druck auf die Kehle und Schilddrüse nicht zu groß werden zu lassen und die Atmung nicht gewaltsam zu stauen.

Übungsbescheibung:
In einer entspannten Sitzhaltung wird nach dem Einatmen eine Atempause gesetzt. In dieser Pause neigt sich das Kinn weit zur Brust. Die Schultern werden nach vorne-oben gezogen. Der Verschluss wird so lange gesetzt, wie der Atem angehalten werden kann. Dann werden die Schultern entspannt, der Kopf gehoben und ausgeatmet.

Dauer:
Anfänger: 5 Atemzyklen
Fortgeschrittene: 10 Atemzyklen

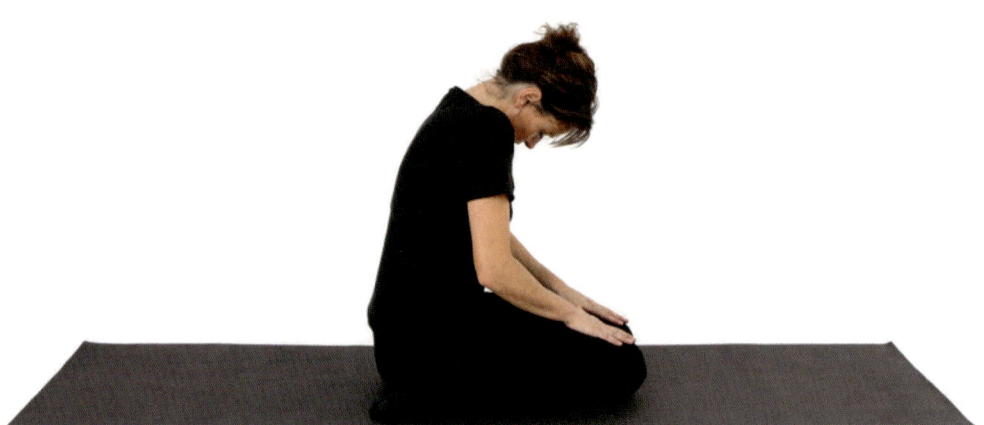

Wirkungen

Körperlich	Langfristig	Geistig-emotional
• Reinigung der Lunge • Entgiftung des Blutes, Anreicherung mit Sauerstoff • Positiver Einfluss auf die Durchblutung des Gehirns • Verlangsamung des Herzschlages • Dehnung des Nackens	• Positiver Einfluss bei Halsschmerzen • Positiver Einfluss bei allgemeinen Konzentrationsschwächen • Blutdrucksenkung • Aktivierung der Schilddrüsentätigkeit	• Beruhigung

Kontraindikationen:
- Nicht medikamentös eingestellte Schilddrüsenüberfunktion
- Nicht medikamentös eingestellter Bluthochdruck
- Herzleiden

Der Dammverschluss (Moola Bandha)

Bei dem hier vorgestellten Verschluss werden die Muskeln im Dammbereich kontrahiert und so neben einer Kräftigung der beteiligten Muskeln die Vitalenergie aktiviert.

Übungsbescheibung:
In einem aufrechten Sitz wird nach dem Einatmen eine Atempause gesetzt. In dieser Pause werden die Muskeln im Dammbereich kontrahiert und nach oben gezogen. Die Spannung wird so lange aufrechterhalten, wie die Atemfülle als angenehm empfunden wird. Mit dem Ausatmen wird die Kontraktion wieder aufgelöst.

Dauer:
Anfänger: 5 Atemzyklen
Fortgeschrittene: 10 Atemzyklen

Wirkungen

Körperlich	Langfristig	Geistig-emotional
• Anregung der Nerven im Beckenraum • Kräftigung der Sexual- und Ausscheidungsorgane • Kräftigung der Schließmuskel	• Verstärkung der Vitalenergie • Positiver Einfluss bei Hämorrhoiden • Vorbeugung von Senkungserscheinungen • Positiver Einfluss bei Verdauungsproblemen	• Spüren der Energie

Kontraindikationen:
• Akute Entzündungen im kleinen Becken

Die Yoga-Übungsprogramme

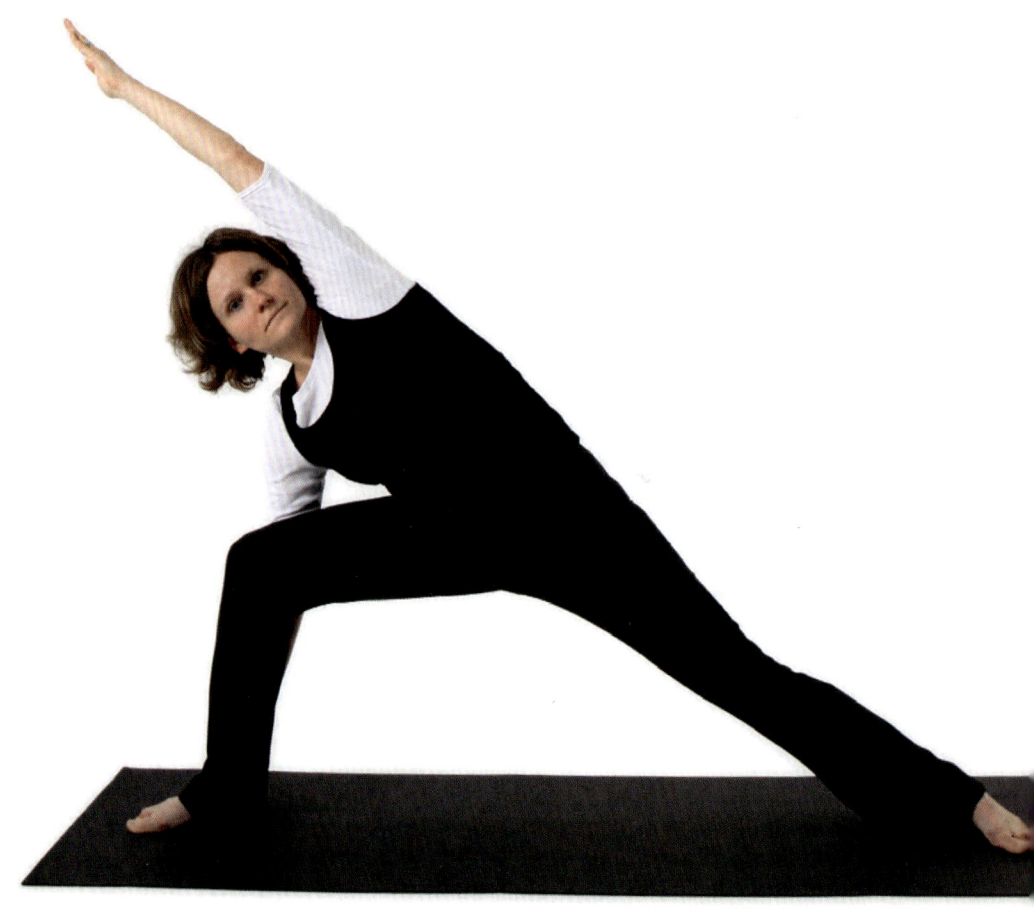

Programmübersicht

✪ Einfach ✪✪ Mittelschwer ✪✪✪ Anspruchsvoll

Nr./Seite	Programm	Muskuläre Anforderungen	Koordinative Anforderungen
Standhaltungen			
1 | 44	Berghaltung	✪	✪
2 | 51	Erster Held	✪	✪
3 | 57	Zweiter Held	✪	✪
4 | 62	Kraftvolle Haltung	✪✪	✪
5 | 70	Dreieck	✪✪	✪✪
6 | 78	Gedrehtes Dreieck	✪✪✪	✪✪
7 | 86	Flankendehnung	✪✪	✪✪
Gleichgewichtshaltungen			
1 | 94	Baum	✪✪	✪✪
2 | 103	Adler	✪✪	✪✪
3 | 110	Dritter Held	✪✪	✪✪✪
4 | 118	Halbmond	✪✪✪	✪✪✪
5 | 128	Tänzer	✪	✪✪
6 | 137	Kranich	✪	✪✪
7 | 145	Krähe	✪✪	✪✪✪
Sitzhaltungen			
1 | 154	Drehsitz	✪	✪✪
2 | 165	Winkelhaltungen	✪✪	✪
3 | 173	Zange	✪✪	✪
4 | 182	Schildkröte	✪✪	✪
5 | 189	Boot	✪✪	✪✪
6 | 195	Kuhgesicht	✪✪	✪
Rückwärtsbeugen			
1 | 204	Taube	✪✪	✪✪✪
2 | 212	Kamel	✪✪	✪
3 | 220	Schulterbrücke	✪	✪
4 | 230	Halbmond	✪✪	✪✪
5 | 237	Fisch	✪✪	✪

Nr./Seite	Programm	Muskuläre Anforderungen	Koordinative Anforderungen
6 | 244	Kobra	✪	✪
7 | 253	Liegender Held	✪✪	✪
8 | 262	Heuschrecke	✪✪	✪
Umkehrhaltungen			
1 | 268	Vorwärtsbeuge	✪	✪
2 | 275	Hund	✪✪	✪
3 | 286	Dachhaltung	✪✪	✪
4 | 293	Kopfstand	✪✪✪	✪✪✪
5 | 300	Schulterstand	✪✪	✪✪
6 | 308	Pyramide	✪✪✪	✪✪

Standhaltungen – auf beiden Füßen stehen

Die folgenden Programme zielen auf die Ausführung einer komplexen Standhaltung ab.

Alle Standhaltungen nehmen aus körperlicher Sicht Einfluss auf die Körperhaltung. Zu oft zeigen sich bei Betrachtung der Körperhaltung im Alltag Haltungsschwächen, die durch das wechselseitige Einwirken Einfluss auf fast alle Körperbereiche haben. Muskuläre Auswirkungen, wie Verspannungen, aber auch Probleme mit den Gelenken und Knochen, die sich in Form von Schmerzen und Bewegungseinschränkungen bemerkbar machen, sind die Folge. Die Ausführung der Standhaltungen wirkt einem muskulären Ungleichgewicht entgegen, indem die zu schwache Muskulatur gekräftigt und Verkürzungen durch Dehnung der entsprechenden Muskulatur vermindert werden. Das bewusste, aufrechte Stehen gibt dem Übenden durch das Hineinspüren zusätzlich die Möglichkeit, die eigene Haltung zu reflektieren und zu optimieren.

Über die körperlichen Wirkungen hinaus haben die Standhaltungen Einfluss auf die eigene Identitätsfindung. Um sich weiter entwickeln zu können, ist es von Bedeutung, zu wissen, wo man steht. Die aufrechte Haltung zeigt durch die Ausrichtung nach oben das Streben nach neuen Zielen und Werten, jedoch auf Grund des stehenden Innehaltens das Beibehalten der Bodenständigkeit. Es ist wichtig, den Alltag zu meistern, Traditionen und Bewährtes beizubehalten. Das Streben, zwischen diesen beiden Polen ein Gleichgewicht herzustellen, ist wesentlicher Aspekt auf dem Yoga-Weg.

Die Berghaltung (Tadasana)

In der Berghaltung steht man aufrecht, es wird ein ausgewogenes Gleichgewicht in der Muskulatur angestrebt, so dass die Ausführung dieser Haltung, die durch seine Festigkeit einem Berges gleicht, zu einer guten Körperwahrnehmung führt.

Wirkungen

Körperlich	Langfristig
• leichte Kräftigung der Muskulatur	• Optimierung der Körperhaltung • Entwicklung des Körperbewusstseins • Entwicklung von Stabilität und Standfestigkeit

Beschreibung der Haltung:
Die Füße stehen hüftgelenksbreit nebeneinander. Die Groß- und Kleinzehenballen und die Außenkanten der Fersen werden belastet. Der Beckenboden wird kontrahiert. Das Becken richtet sich auf. Die Gesäß- und Bauchmuskulatur bleiben entspannt. Das Brustbein wird gehoben, die Schultern sind entspannt. Der Kopf strebt nach hinten und oben. Der Blick ist offen in die Ferne gerichtet. In der Haltung geht die Atmung ruhig und gleichmäßig. Das Spüren der Festigkeit und Öffnung nach außen steht im Vordergrund.

Variation: In der Haltung können die Arme nach oben streben.

■ Der Weg zur Berghaltung

Das Programm eignet sich gut für Anfänger und als Einstieg in die Yoga-Praxis. Es geht in erster Linie darum, in den Körper hineinzufühlen, um so die eigene Körperwahrnehmung zu verbessern.

1) Meditation:

Einleitende Worte

Der Schwerpunkt der heutigen Einheit
liegt in der Ausführung der Berghaltung.
Vor deinem inneren Auge erscheint das Bild eines Berges ...
Du betrachtest ihn, ... weißt um die Stärke und Kraft, die von dem Berg ausgehen ...
Auch du trägst diese Kraft in dir ...
Du betrachtest die Umgebung ...
wie der Berg die Umgebung mitprägt ...
Spüre nun mit deinem Einatmen die Kraft und Energie, die in dir steckt ...

Rückkehr

2) Körperübungen:

Autogene Rückenmassage:
In der Rückenlage werden die gebeugten Beine zur Brust herangezogen. Durch eine Wiegebewegung um die Körperlängsachse wird der untere Rücken massiert.

5 min

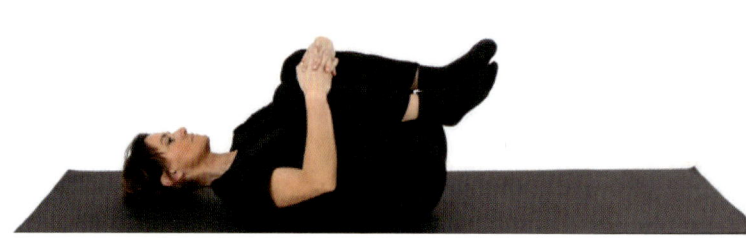

Körperwahrnehmung in der Rückenlage
Der Kontakt des Körpers mit dem Boden wird wahrgenommen:
Nach und nach geht die Aufmerksamkeit langsam von unten nach oben. Die Fersen, die Beinrückseite, das Gesäß, die Schulterblätter, die Arme und der Hinterkopf sollen intensiv gespürt werden.

10 min

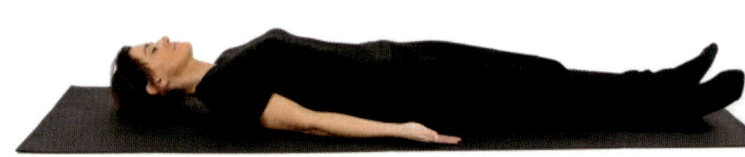

Kuh/Katze dynamisch
1) Im Vierfüßlerstand mit aufgesetzten Knien strebt der Kopf nach oben. (Einatmen)

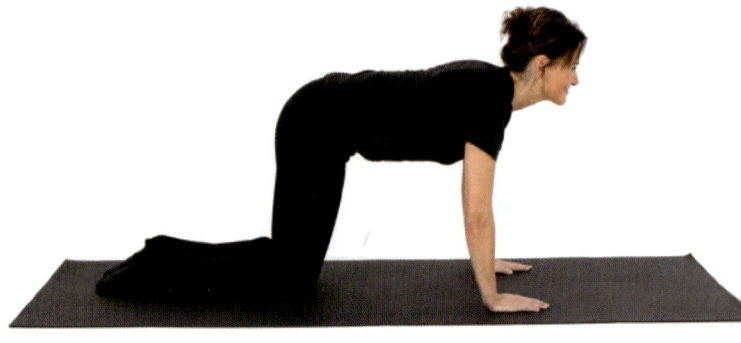

2) Das Kinn neigt sich zur Brust, die Arme strecken und der Rücken rundet sich. (Ausatmen)
...
Die Übung wird in der Stellung des Kindes nachgespürt.

10 Wiederholungen

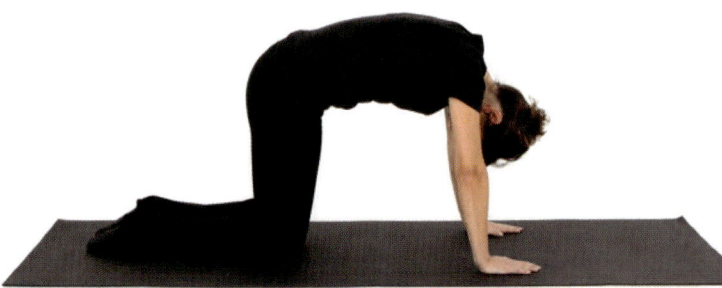

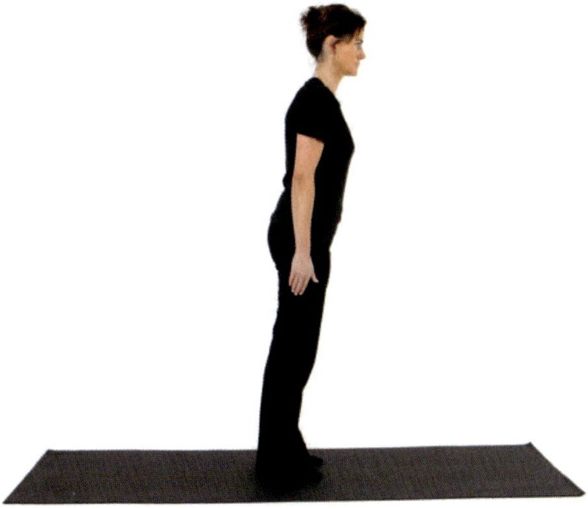

Gewichtsverlagerung:
Im aufrechten Stand wird das Gewicht im Wechsel nach vorne und nach hinten verlagert, wobei die Füße trotz der unterschiedlichen Belastung im Bodenkontakt bleiben.

2 min

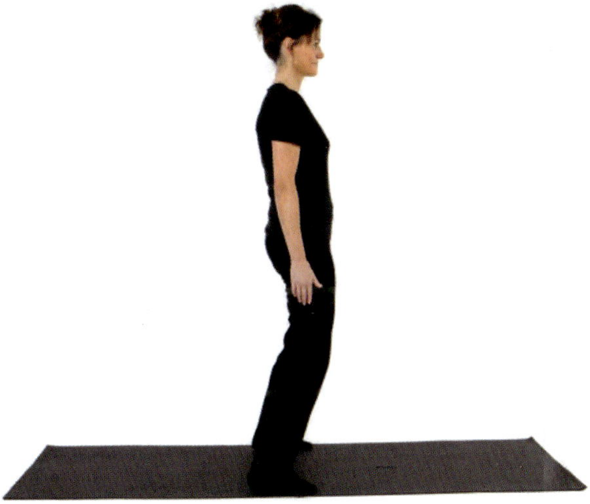

Beckenausrichtung
1) *Im leichten Grätschstand mit leicht gebeugter Beinhaltung wird das Becken nach vorne gekippt. (Ausatmen)*

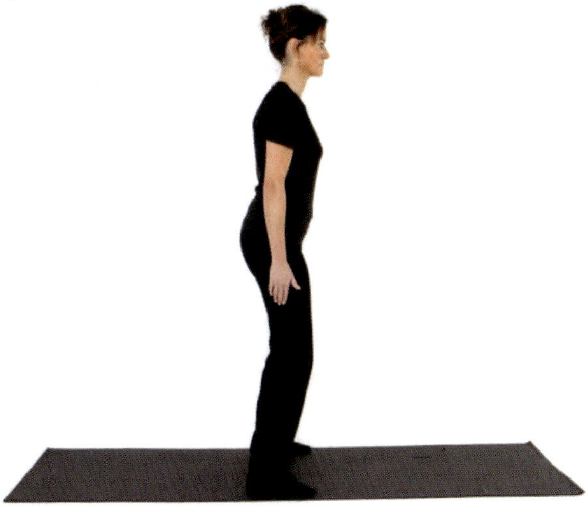

2) *Das Becken wird nach hinten gekippt. (Einatmen)*
   ...
   Die Übung wird im aufrechten Stand nachgespürt.

10 Wiederholungen

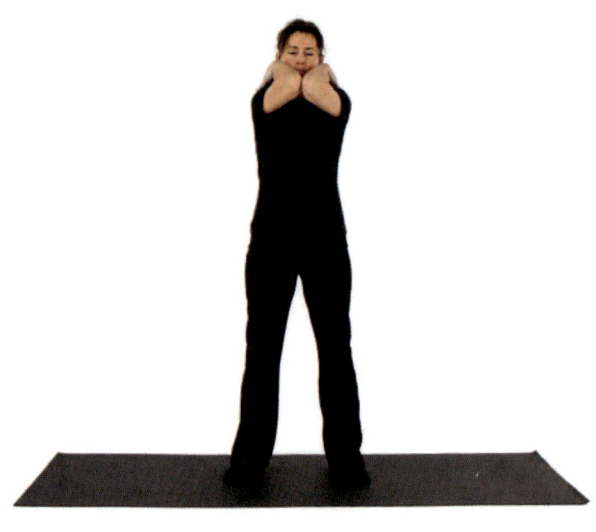

Schulterausrichtung
Im aufrechten Stand werden die Schultern entspannt gehalten. Die Hände legen sich auf die Schultern.
1) *Die Ellbogen werden vor dem Körper zusammen gebracht. (Ausatmen)*

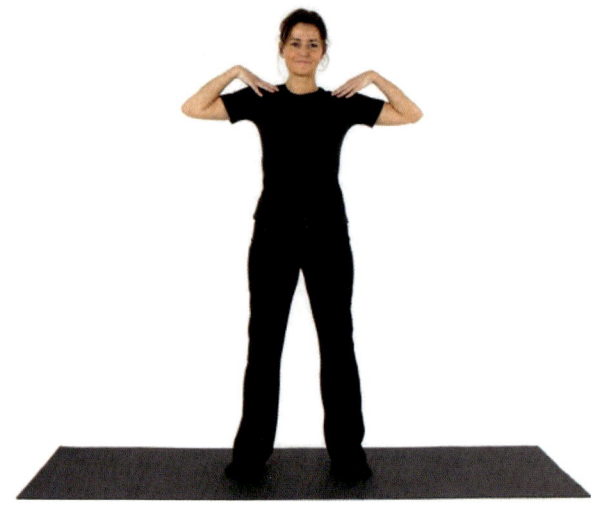

2) *Ausgangshaltung (Einatmen)*

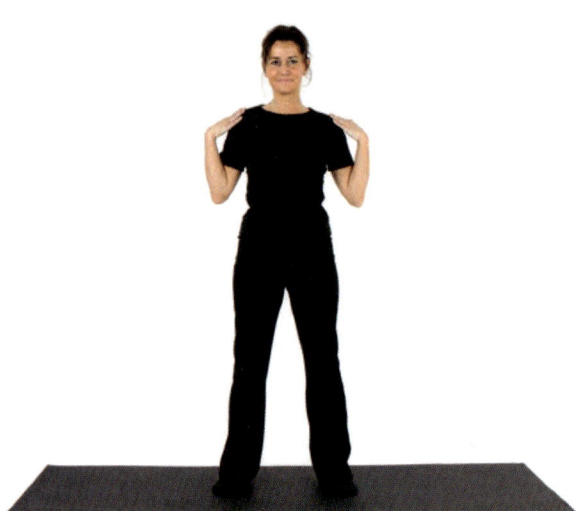

3) *Die Ellbogen ziehen nach unten. (Ausatmen)*

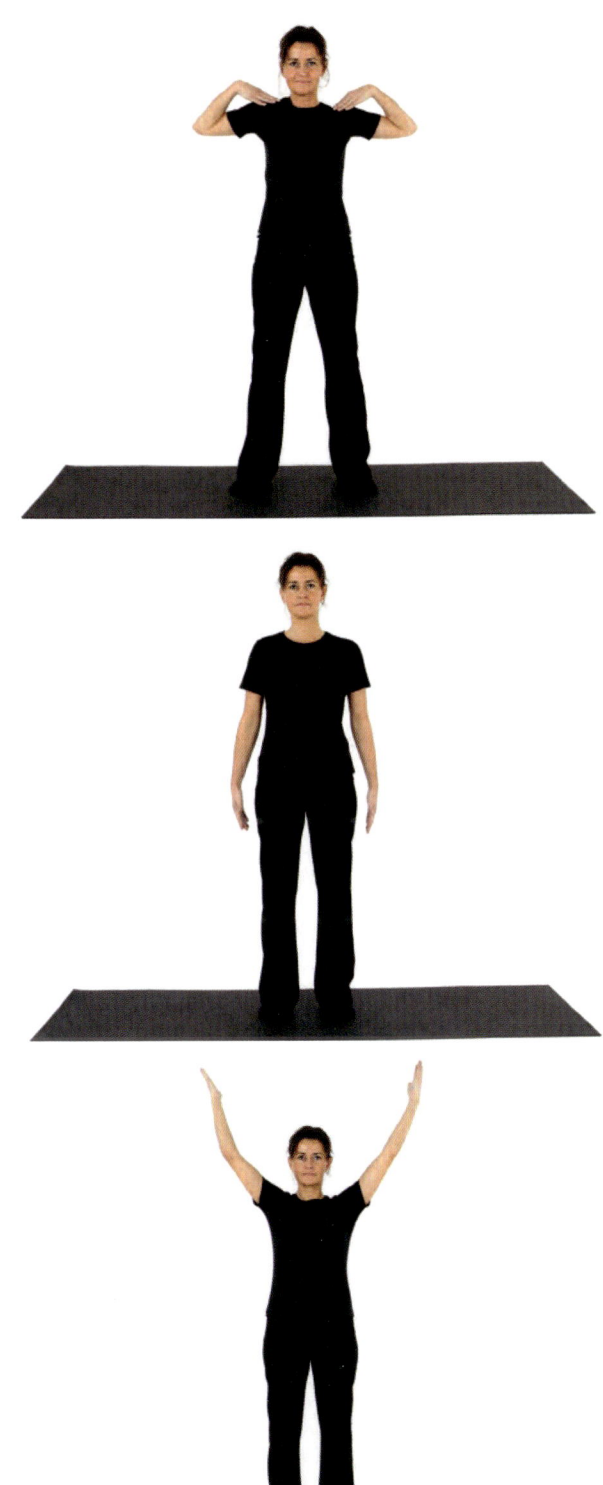

4) Ausgangshaltung
 (Einatmen)
 ...
 Die Übung wird im aufrechten Stand nachgespürt

10 Wiederholungen

Berghaltung
Die Füße stehen hüftgelenksbreit nebeneinander. Die Groß- und Kleinzehenballen und die Außenkanten der Fersen werden belastet. Der Beckenboden wird kontrahiert. Das Becken richtet sich auf. Die Gesäß- und Bauchmuskulatur bleiben entspannt. Das Brustbein wird gehoben, die Schultern sind entspannt. Der Kopf strebt nach hinten und oben. Der Blick ist offen in die Ferne gerichtet.

20 Atemzüge

Variation der Berghaltung
In der Berghaltung streben die Arme nach oben.

10 Atemzüge

Leichte Hocke
Aus dem Stand heraus beugen die Beine. Die Fersen können angehoben werden. Der Oberkörper und der Kopf neigen sich vor.

10 Atemzüge

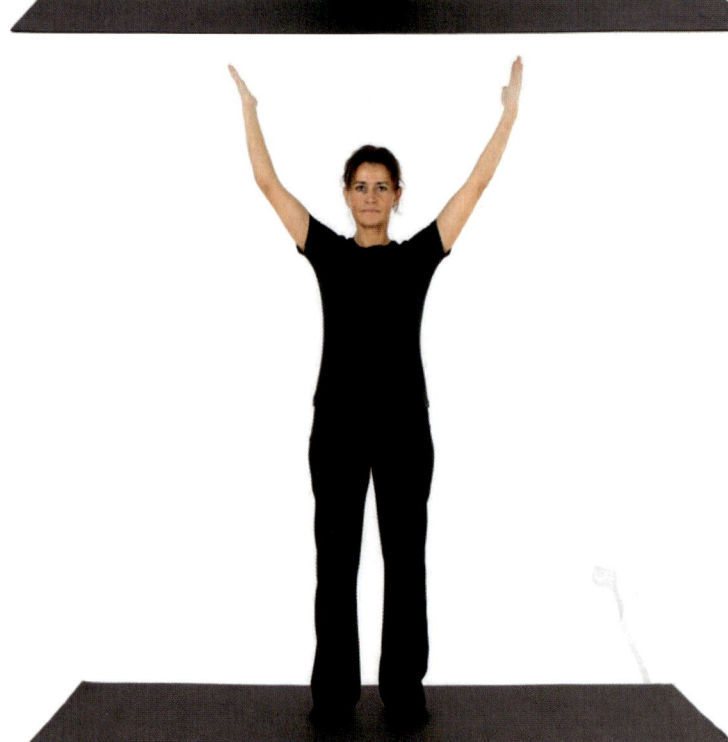

Berghaltung/Hocke dynamisch
1) Berghaltung (Einatmen)

2) leichte Hocke (Ausatmen)
   ...

10 Wiederholungen

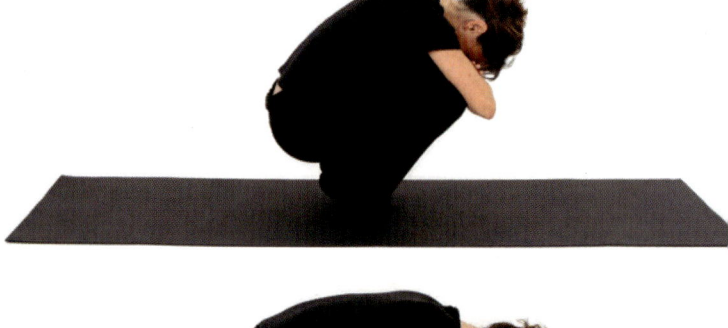

Ausgleich: In der Stellung des Kindes wird die Aufmerksamkeit nach innen gelenkt.

5 min

3) Entspannung: Fantasiereise »am Berg«

Einleitende Worte

Deine Gedanken gehen auf die Reise ...
Du befindest dich auf einem Berg, hier angekommen nach einem Aufstieg, die Sonne scheint ...
Du betrachtest die Landschaft, die Farben ...
Du möchtest dich ausruhen und legst dich auf einen warmen Stein, schließt deine Augen ...
Ein leichter Wind kühlt angenehm deine Stirn ...
Du weißt um die Kraft der Erde unter dir ...
Du spürst die Wärme ...
Dein ganzer Körper wird von der Wärme erfüllt ...
Deine Gedanken werden leicht und ziehen dahin ...

Rückkehr

Der Held 1 (Virabhadrasana)

Die Helden- oder auch Kriegerhaltung ist eine kraftvolle Standhaltung in der Schrittstellung.

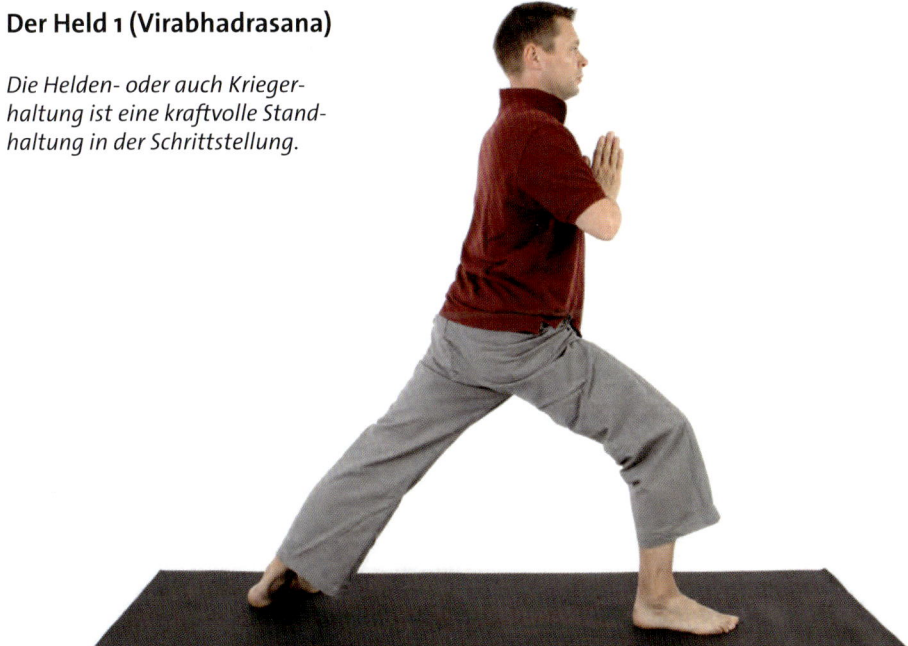

Wirkungen

Körperlich	Langfristig
• Kräftigung Fuß-, Oberschenkel-, Beckenbodenmuskulatur • Dehnung Rückseite der Beine, Hüftbeuger • Öffnung des Brustraumes • Vertiefung der Atmung	• Milderung von Haltungsschwächen • Korrektur bei Knick-Senkfüßen durch Kräftigung der Füße • Stärkung des Durchhaltevermögens • Stärkung des Selbstbewusstseins

Kontraindikationen:
- Schwere Kniegelenksarthrose
- Akute Probleme im Rücken (Hexenschuss, Bandscheibenvorfall)

Beschreibung der Haltung:
Vorbereitung: Eine weite Schrittstellung wird eingenommen. Der hintere Fuß wird schräg aufgesetzt. Die Beine sind gestreckt.
Ausführung: Das vordere Bein wird gebeugt, die Hände kommen in die Grußhaltung.
In der Haltung: Mit jedem Ausatmen wird die Dehnung der Leisten intensiviert.
Auflösen: Das hintere Bein schließt zum Vorderen auf, eventuell können die Hände sich am vorderen Oberschenkel abstützen. Die Haltung wird zu Gunsten der anderen Körperseite ausgeführt.

Variation:
In der Haltung können die Hände hinter dem Rücken zusammenfassen oder nach oben streben.

■ Der Weg zu dem ersten Helden
Aus körperlicher Sicht stehen bei dem ersten Helden die geöffnete Leiste und der offen gehaltene Brustraum im Vordergrund. Deswegen werden in der Vorbereitung insbesondere die Brustmuskulatur und die Hüftbeuger vorgedehnt.

1) Meditation:

Einleitende Worte ...

Der Schwerpunkt der heutigen Einheit liegt in der Ausführung der Körperhaltung des Helden.
Der Held steht als Symbol für das mutige Streben nach inneren Werten und Zielen.
Auch du trägst diesen Mut in dir ...
Spüre nun mit deinem Einatmen deine innere Kraft und lasse sie sich mit deinem Ausatmen ausbreiten ...

Rückkehr

2) Körperübungen:

Schulterbrücke dynamisch
1) In der Rückenlage liegen die Arme neben dem Rumpf und die Füße werden nahe dem Gesäß aufgestellt. Der Beckenboden wird kontrahiert. Wirbel für Wirbel löst sich der Rücken vom Boden. (Einatmen)

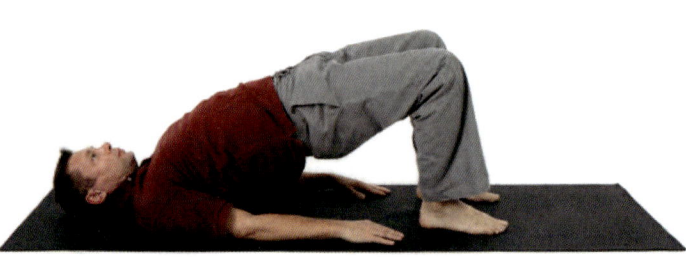

2) Wirbel für Wirbel wird der Rücken wieder abgerollt. (Ausatmen)
   ...

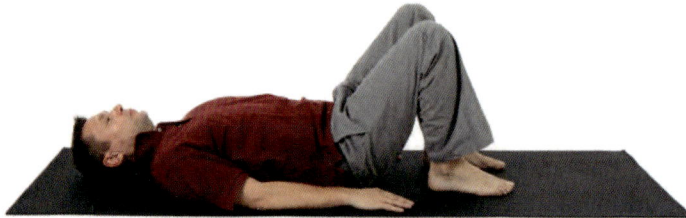

10 Wiederholungen

Variation (Schulterbrücke dynamisch): Nach dem Einatmen wird in der Schulterbrücke eine Atempause von 5 Zähleinheiten gesetzt, bei der die Muskulatur im Dammbereich kontrahiert.

5 Wiederholungen

Schulterbrücke
Die Schulterbrücke wird gehalten. Der Nacken ist lang. Die Hände können unter dem Körper zusammenkommen, so dass der Brustraum noch weiter gedehnt werden kann.

10 Atemzüge

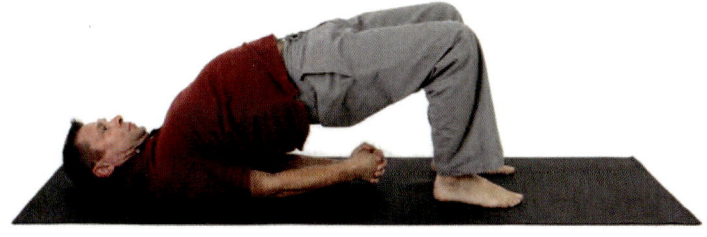

Bauchkräftigung
Vorbereitung: In der Rückenlage werden die Füße aufgestellt.

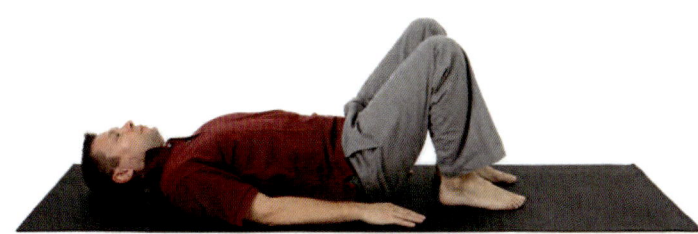

Ausführung: Die Beine werden unter Kontraktion der Bauchmuskulatur nach oben gestreckt.

Vorbereitung: 3 Atemzüge
Ausführung: 10 Atemzüge

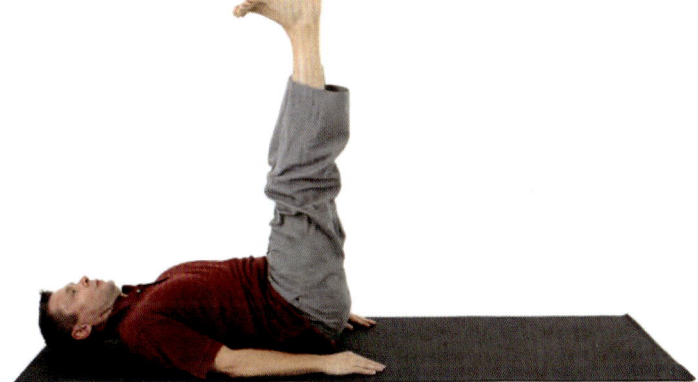

Schulterbrücke/Bauchkräftigung dynamisch
Ausgangshaltung: In der Rückenlage sind die Beine aufgestellt und die Arme liegen neben dem Rumpf.
1) *Schulterbrücke aufbauen (Einatmen)*

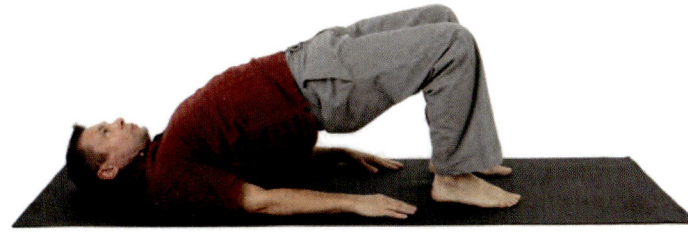

2) *Schulterbrücke auflösen (Ausatmen)*

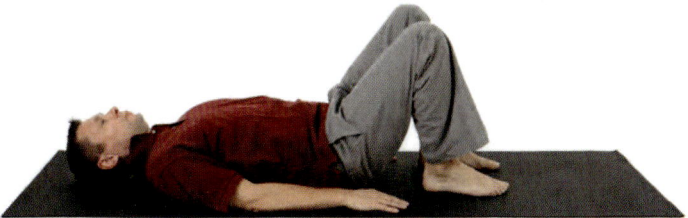

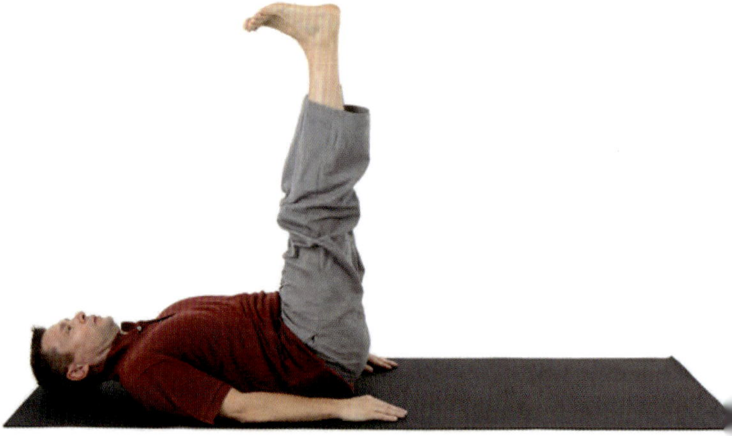

3) Bauchkräftigung
   (Einatmen)

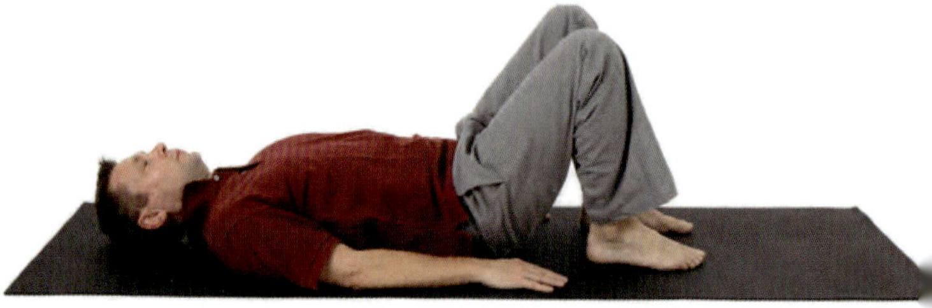

4) Ausgangshaltung
   (Ausatmen)

...
Die Übung wird in der gestreckten Rückenlage nachgespürt.

6 Wiederholungen

Halbmond leicht
Vorbereitung: Aus dem Kniestand heraus wird ein Bein weit vor dem Körper aufgesetzt.
Der Fuß wird eine Fußbreite weiter nach außen verschoben. Die Arme werden nach oben geführt, die Hände fassen zusammen.

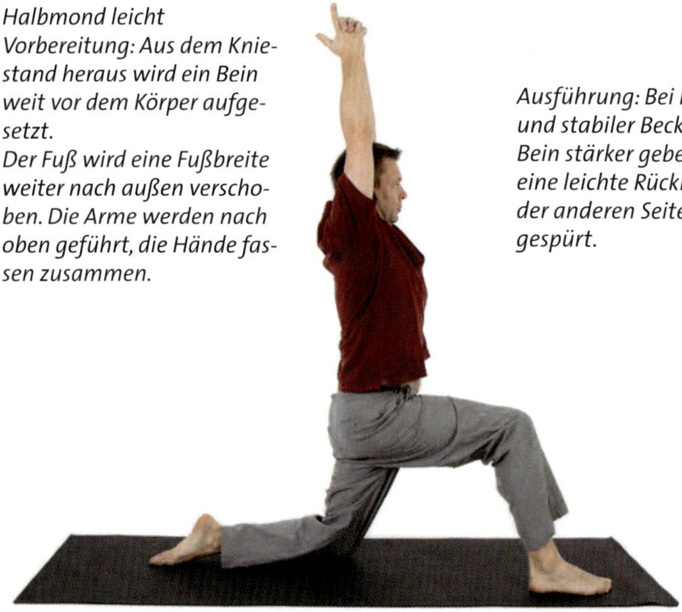

Ausführung: Bei Kontraktion des Beckenbodens und stabiler Beckenhaltung wird das vordere Bein stärker gebeugt. Der Oberkörper kommt in eine leichte Rückbeuge. Die Haltung wird auf der anderen Seite wiederholt und im Sitz nachgespürt.

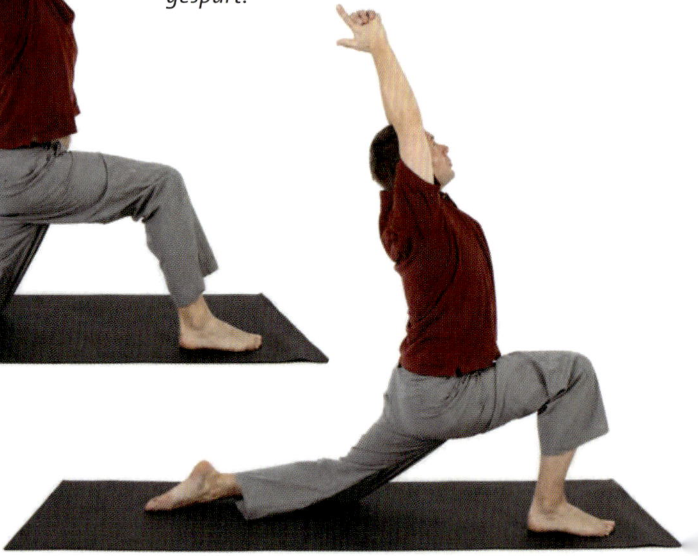

Jeweils
Vorbereitung: 5 Atemzüge
Ausführung: 10 Atemzüge

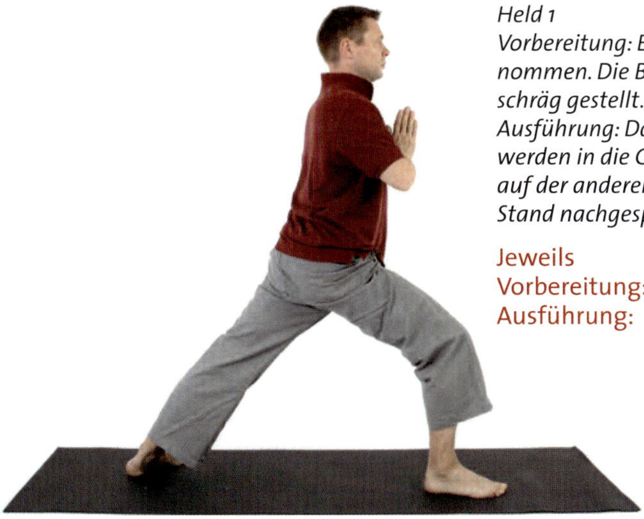

Held 1
Vorbereitung: Eine weite Schrittstellung wird eingenommen. Die Beine sind gestreckt. Der hintere Fuß wird schräg gestellt.
Ausführung: Das vordere Bein wird gebeugt, die Hände werden in die Grußhaltung gebracht. Die Haltung wird auf der anderen Seite ausgeführt und im aufrechten Stand nachgespürt.

Jeweils
Vorbereitung: 5 Atemzüge
Ausführung: 10 Atemzüge

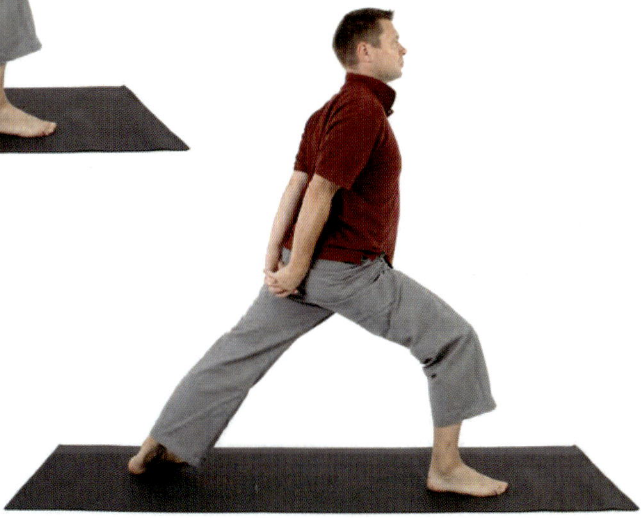

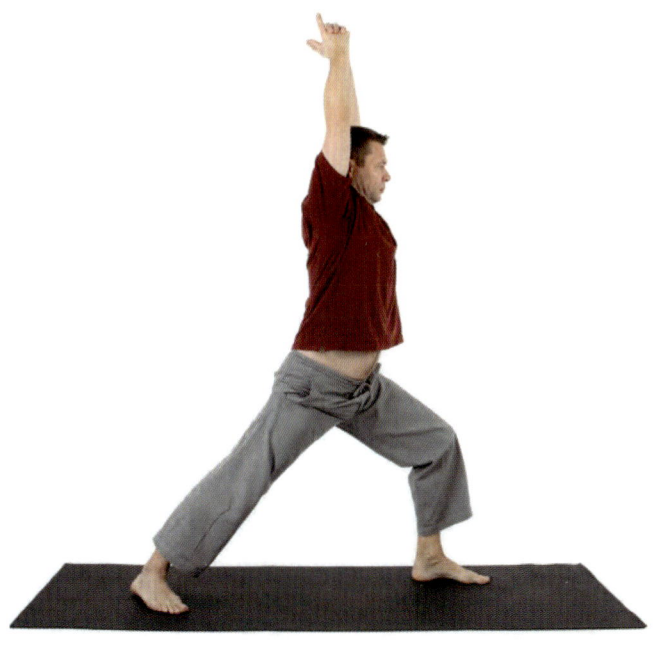

Variation 1 – Held 1
Die Hände fassen sich hinter dem Rücken.

8 Atemzüge

Variation 2 – Held 1
Die Arme streben nach oben.

8 Atemzüge

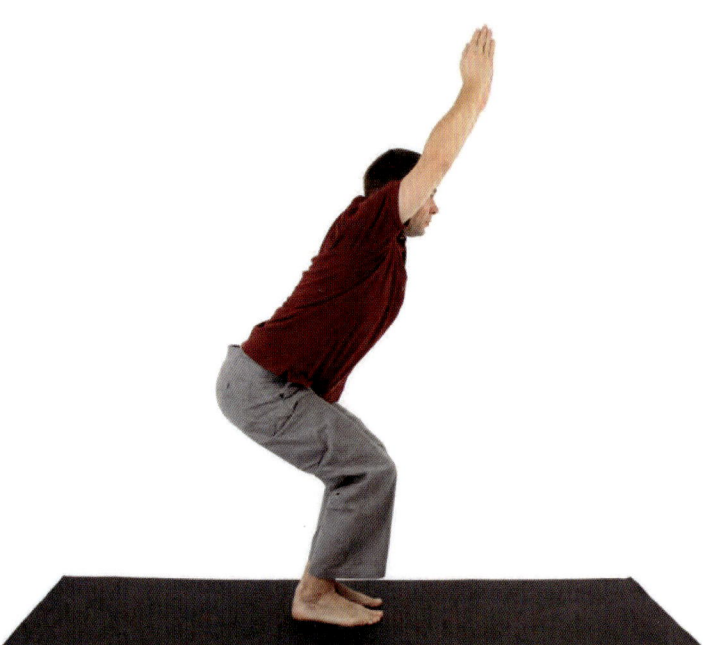

Ausgleich in der kraftvollen Haltung
Aus dem aufrechten Stand heraus werden die Beine gebeugt und das Gesäß strebt nach hinten-unten. Der Oberkörper wird hierbei leicht in der Vorneige gehalten und zieht nach oben.

Vorbereitung: 5 Atemzüge
Ausführung: 10 Atemzüge

3) Entspannung: »Entspannung durch Anspannung 1«

Einleitende Worte

Du ziehst deine Zehen zu deinen Schienbeinen, spannst deine Oberschenkel an ...
Du ziehst deine Bauchdecke ein und deine Schultern nach oben ...
Deine Arme lösen sich von dem Boden, du drückst deine Hände zu Fäusten zusammen ...
Du hebst deinen Kopf hoch und verziehst dein Gesicht zu einer Grimasse ...
Du spürst die Spannung in deinem Körper und hältst sie für 5 Atemzüge ...
Du setzt nach dem Einatmen eine Atempause und zählst in Gedanken bis fünf ...
Nun lässt du mit deinem Ausatmen langsam die Spannung aus deinem Körper heraus ...
Du spürst den Unterschied ...
Du genießt die Entspannung noch für eine kleine Weile ...

Rückkehr

Der Held 2 (Virabhadrasana)

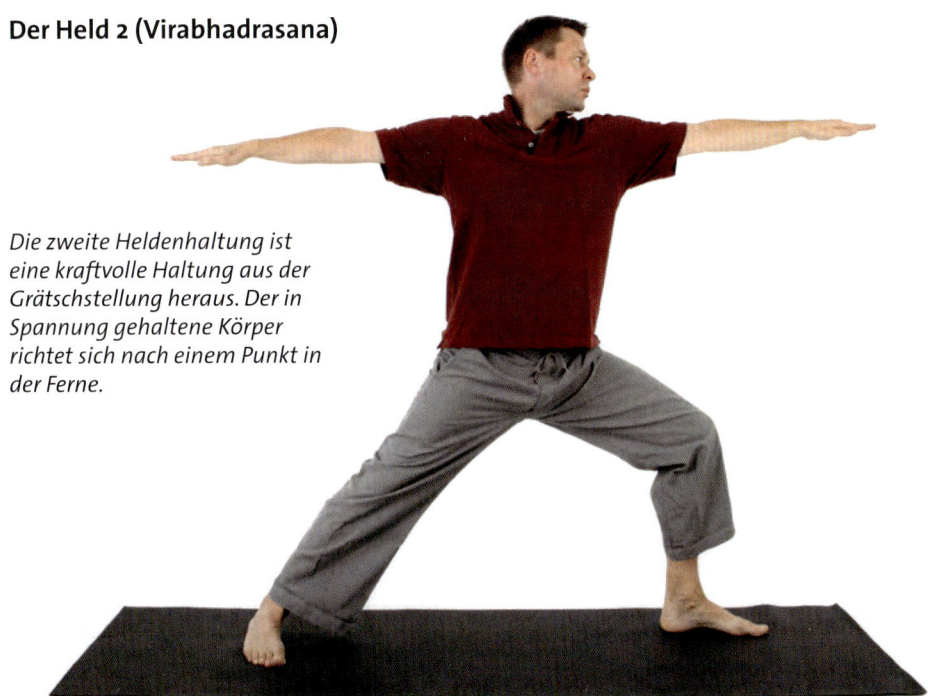

Die zweite Heldenhaltung ist eine kraftvolle Haltung aus der Grätschstellung heraus. Der in Spannung gehaltene Körper richtet sich nach einem Punkt in der Ferne.

Wirkungen

Körperlich	Langfristig
• Kräftigung Fuß-, Oberschenkel-, Beckenbodenmuskulatur • Dehnung Rück- und Innenseite der Beine, Hüftbeuger • Öffnung des Brustraumes • Vertiefung der Atmung	• Milderung von Haltungsschwächen • Korrektur bei Knick-Senkfüßen durch Kräftigung der Füße • Stärkung des Selbstbewusstseins • Stärkung des Durchhaltevermögens

Kontraindikationen:
• Schwere Kniegelenksarthrose

Beschreibung der Haltung:
Vorbereitung: In der Grätschstellung werden beide Arme in die Seithalte gebracht. Der linke Fuß wird nach außen gedreht.
Ausführung: Das linke Bein wird gebeugt. Der Blick geht über die linke Hand in die Ferne.
In der Haltung: Mit dem Ausatmen wird die Beugung des linken Beines intensiviert.
Auflösen: Das linke Bein wird wieder gestreckt. Die Arme neigen sich herunter. Der aufrechte Stand wird eingenommen. Die Haltung wird zu Gunsten der anderen Körperseite ausgeführt.

■ Der Weg zum zweiten Helden

Aus körperlicher Sicht stehen bei dem zweiten Held ähnlich wie bei dem ersten Held die geöffnete Leiste und der offen gehaltene Brustraum im Vordergrund. Zusätzlich muss als Vorbereitung jedoch die Muskulatur der Beinrück- und Beininnenseite berücksichtigt werden, da diese in der weiten Grätschstellung gedehnt wird.

1) Meditation:

Einleitende Worte

Der Schwerpunkt der heutigen Einheit liegt in der Ausführung des 2. Helden.
Bei dieser Haltung richtet sich der Körper einem Ziel aus, welches in der Ferne liegt.
Sie symbolisiert Zielstrebigkeit verbunden mit einer verstärkten Konzentration.
Auch du hast Pläne und Ziele, die dir wichtig sind ...
In dir liegt die Kraft und die Ausdauer, diese zielstrebig zu verfolgen ...
Spüre nun mit deinem Einatmen deine innere Kraft und lasse sie sich mit deinem Ausatmen ausbreiten ...

Rückkehr

2) Körperübungen:

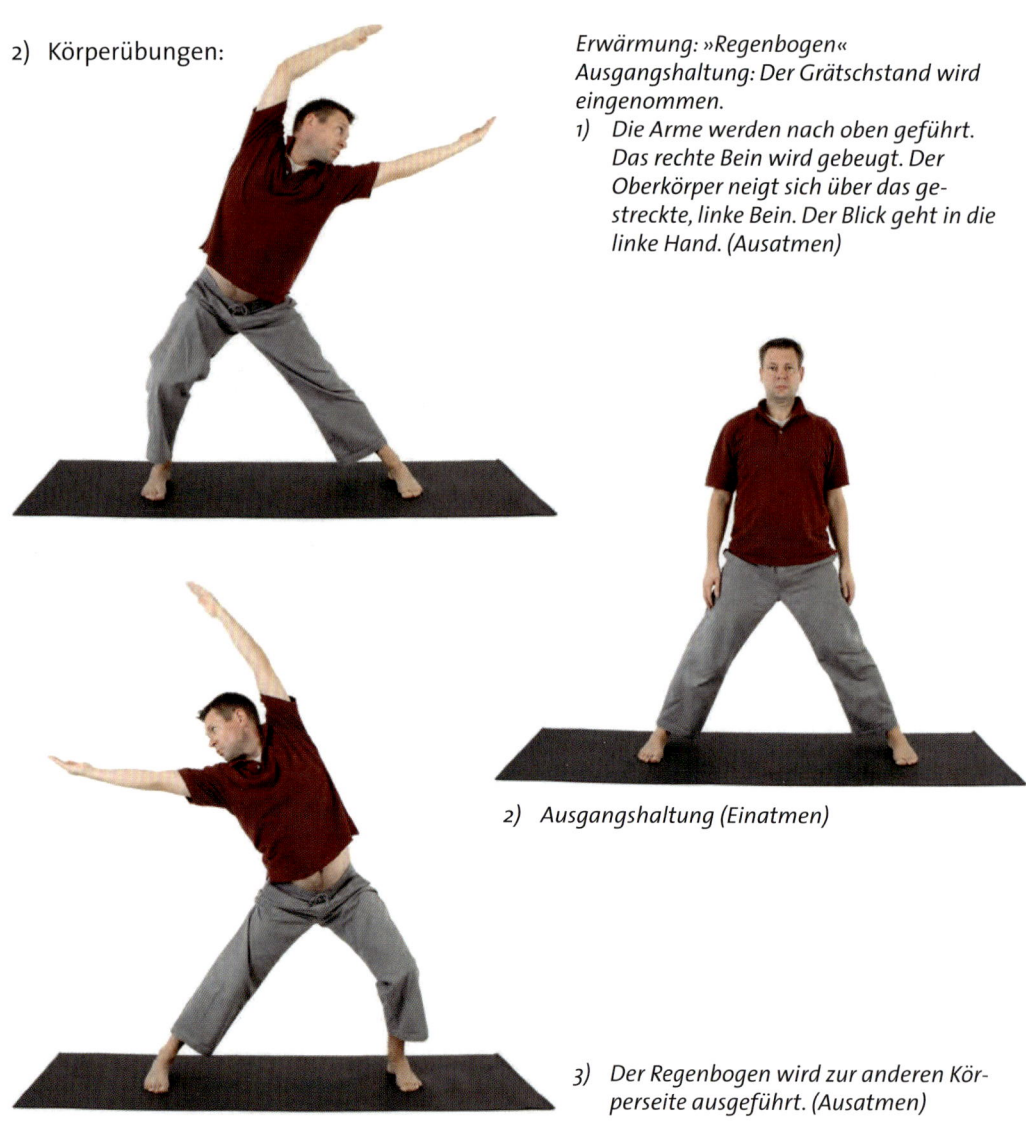

Erwärmung: »Regenbogen«
Ausgangshaltung: Der Grätschstand wird eingenommen.
1) *Die Arme werden nach oben geführt. Das rechte Bein wird gebeugt. Der Oberkörper neigt sich über das gestreckte, linke Bein. Der Blick geht in die linke Hand. (Ausatmen)*

2) *Ausgangshaltung (Einatmen)*

3) *Der Regenbogen wird zur anderen Körperseite ausgeführt. (Ausatmen)*

4) Ausgangshaltung (Einatmen)

8 Wiederholungen

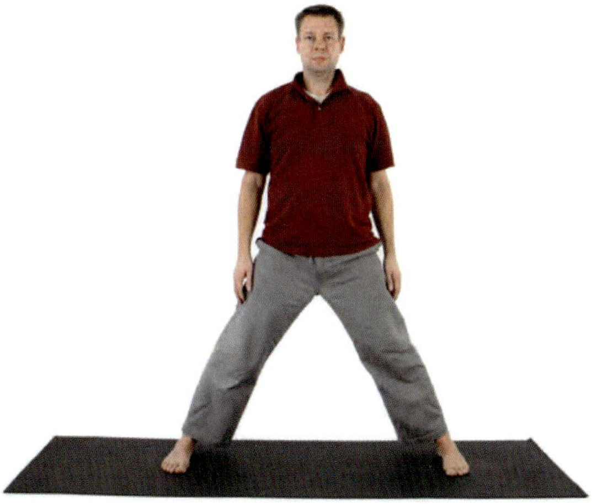

Halbmond leicht
1) Vorbereitung: Aus dem Kniestand heraus wird ein Bein weit vor dem Körper aufgesetzt. Der Fuß wird eine Fußbreite weiter nach außen aufgesetzt. Die Arme werden nach oben geführt, die Hände fassen zusammen.

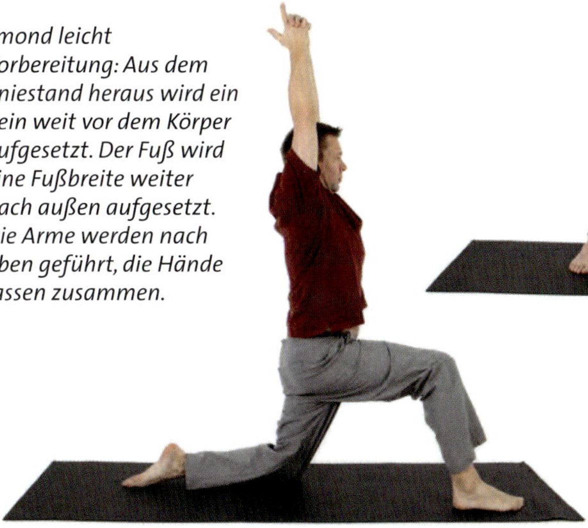

2) Ausführung: Bei Kontraktion des Beckenbodens und stabiler Beckenhaltung wird das vordere Bein stärker gebeugt. Der Oberkörper kommt in eine leichte Rückbeuge. Die Haltung wird für die andere Seite wiederholt.

Jeweils
Vorbereitung: 5 Atemzüge
Ausführung: 10 Atemzüge

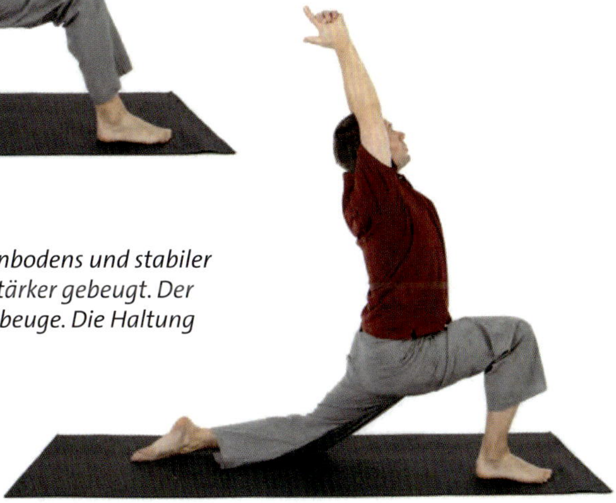

Schranke
1) Vorbereitung: Aus dem Kniestand heraus wird das rechte Bein seitlich abgespreizt. Der linke Arm streckt nach oben.

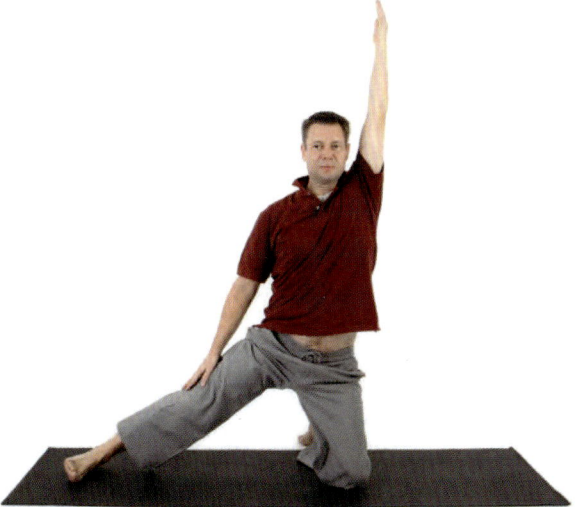

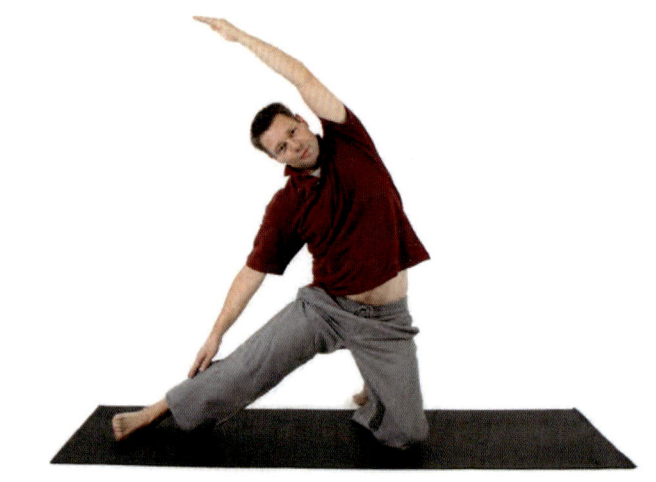

2) Ausführung: Der Oberkörper wird über das gestreckte Bein geneigt. Die Haltung wird für die andere Seite wiederholt.

Jeweils
Vorbereitung: 5 Atemzüge
Ausführung: 10 Atemzüge

Bauchkräftigung
1) In der Rückenlage liegen die Arme neben dem Körper. (Einatmen)

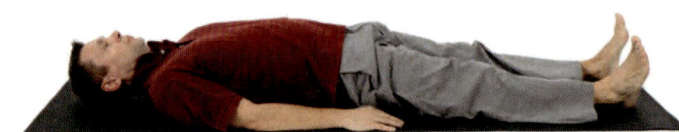

2) Das linke Bein wird gebeugt und eng am Körper zum Rumpf gebracht. Gleichzeitig hebt der Kopf und nähert sich dem linken Knie an. Die Arme werden gestreckt ein paar Zentimeter vom Boden entfernt angehoben. (Ausatmen). Danach auf der anderen Seite wiederholen.

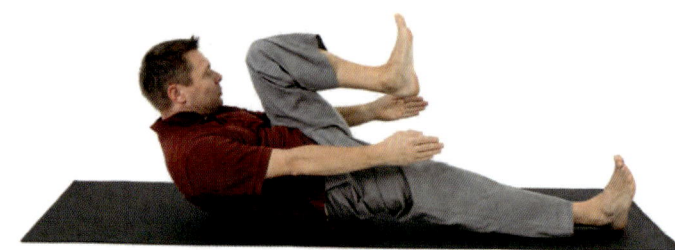

8 Wiederholungen

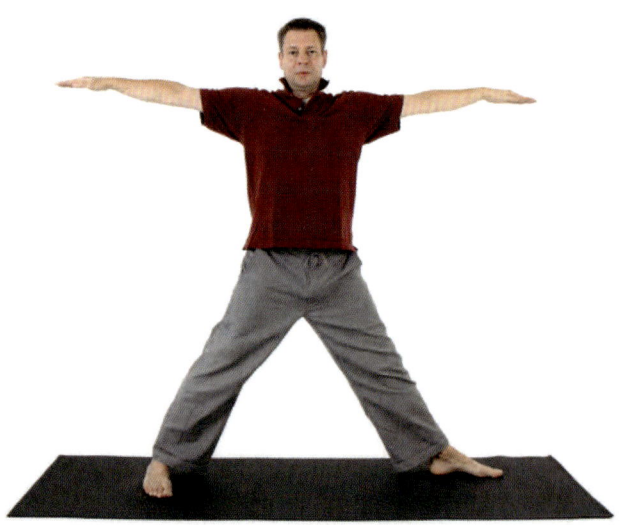

Held 2
1) Vorbereitung: In der Grätschstellung werden beide Arme in die Seithalte gebracht. Der linke Fuß wird nach außen gedreht.

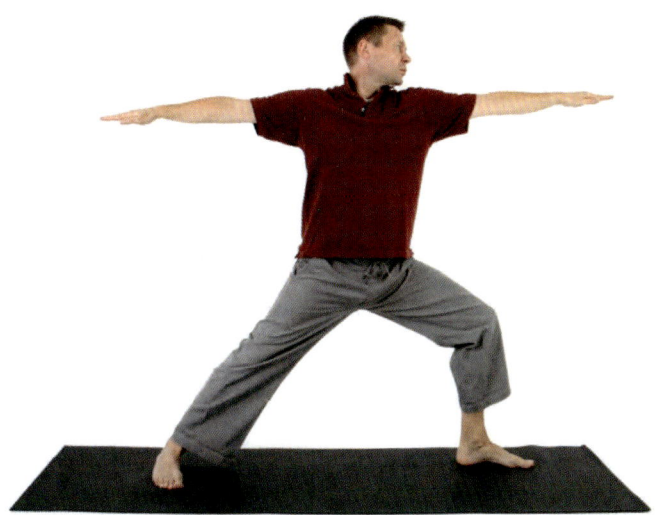

2) *Ausführung:* Das linke Bein wird gebeugt. Der Blick geht über die linke Hand in die Ferne. Die Haltung für die andere Seite wiederholt und im aufrechten Stand nachgespürt.

Jeweils
Vorbereitung: 3 Atemzüge
Ausführung: 10 Atemzüge

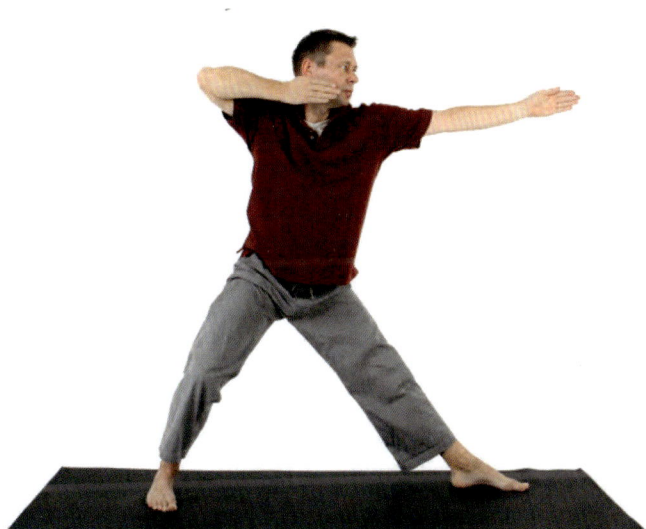

Variation – Held 2
Aus der Haltung des 2. Helds heraus geht der rechte Arm zum linken Arm, das Spannen eines Bogens wird nachgeahmt und der rechte Arm wird gespannt gebeugt. Der Blick geht über die linke Hand in die Ferne.

Jeweils
10 Atemzüge

Ausgleich – Stellung des Kindes
In der Stellung des Kindes wird die Aufmerksamkeit nach innen gelenkt.

3 min

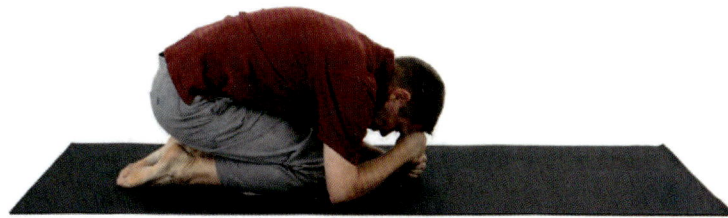

3) Entspannung: »Entspannung durch Anspannung 2«

Einleitende Worte

Ziehe deine Zehen zu deinen Schienbeinen, spanne deine Oberschenkel an ...
Lasse mit deinem Ausatmen die Spannung aus deinen Beinen fließen und entspanne ...
Hebe deine Arme von der Unterlage, drücke deine Hände zu Fäusten zusammen und spanne deine Arme an ...
Lasse mit deinem Ausatmen die Spannung aus den Armen fließen und entspanne ...
Spanne deine Bauchmuskulatur an ...
Lasse mit deinem Ausatmen die Spannung aus dem Bauch fließen und entspanne ...
Ziehe deine Schultern zu deinen Ohren ...
Lasse mit deinem Ausatmen die Spannung aus den Schultern fließen und entspanne ...
Spanne deine Gesichtsmuskeln an ...
Lasse mit deinem Ausatmen die Spannung aus dem Gesicht fließen und entspanne ...
Dein Körper fühlt sich nun ganz entspannt an. Genieße diesen Zustand noch für eine kleine Weile ...

Rückkehr

Die kraftvolle Haltung (Utkatasana)

In der kraftvollen Haltung strebt der Oberkörper nach oben, während die Beine sich beugen und das Gesäß nach hinten-unten zieht. Diese Haltung zeigt nach außen Kraft und Stärke, stärkt das Durchhaltevermögen und die Standfestigkeit.

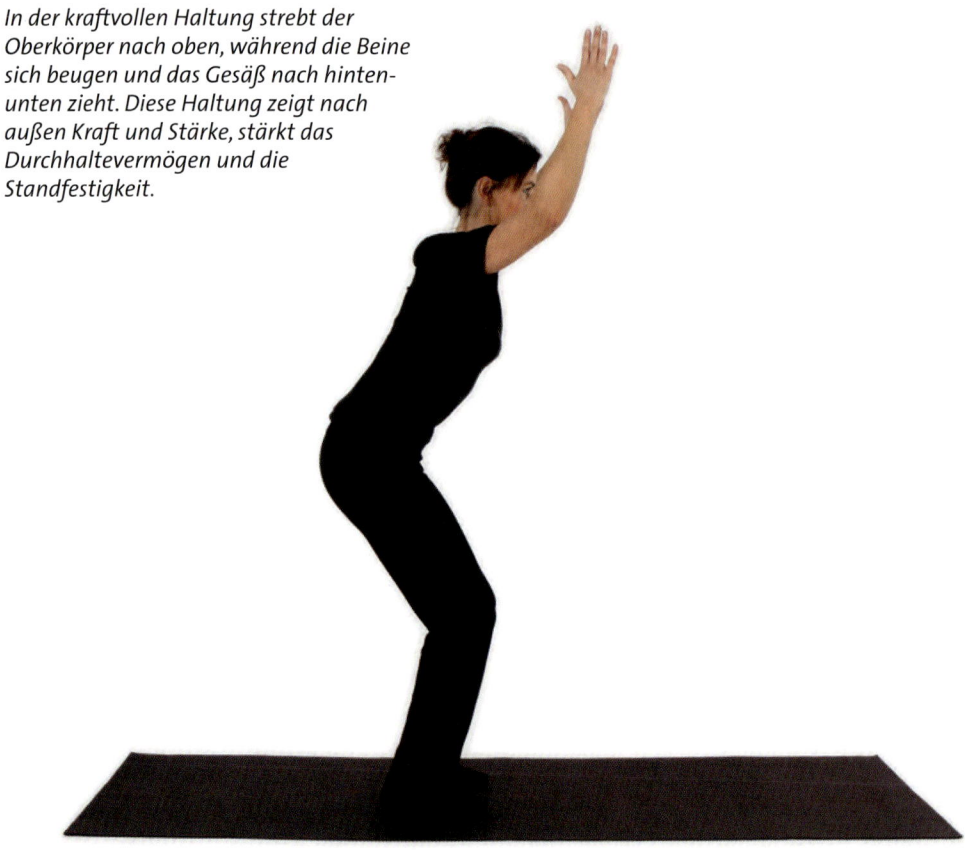

Wirkungen

Körperlich	Langfristig
• Kräftigung der Fuß-, Oberschenkel und Rückenmuskulatur • Dehnung der Waden • Anregung des Kreislaufs • Vertiefung der Atmung • Anregung des Stoffwechsels	• Milderung von Haltungsschwächen • Positiver Einfluss bei Verdauungsproblemen • Stärkung des Durchhaltevermögens • Entwicklung von Standfestigkeit und Stabilität

Kontraindikationen:
- Schwere Kniegelenksarthrose
- Nicht medikamentös eingestellter Bluthochdruck

Beschreibung der Haltung:
Vorbereitung: Im aufrechten Stand streben die Arme gestreckt nach oben.
Ausführung: Die Beine werden gebeugt und das Gesäß strebt nach hinten-unten. Der Oberkörper wird hierbei nur leicht in der Vorneige gehalten und zieht nach oben.
In der Haltung: Mit dem Einatmen strebt der Oberkörper weiter nach oben, mit dem Ausatmen ziehen die Sitzhöcker nach unten-hinten.
Auflösen: Der Körper kommt zurück in den aufrechten Stand mit gehobenen Armen. Langsam gehen die Arme nach unten.

Variation: In der kraftvollen Haltung werden die Beine weiter gebeugt. Der Oberkörper legt sich auf die Oberschenkel. Die Arme werden seitlich ausgestreckt.

■ Der Weg zu der kraftvollen Haltung

Auf dem Weg zu der kraftvollen Haltung werden in den Vorübungen die Oberschenkel gekräftigt, da diese in der aufrechten Haltung gebeugt gehalten werden. Im Weiteren wird der Rücken vorbereitend auf die Haltearbeit mobilisiert und gekräftigt.

1) Meditation:

Einleitende Worte

Der Schwerpunkt der heutigen Einheit liegt in der Ausführung der kraftvollen Haltung.
In dieser Haltung wird durch den festen Stand die Erdung unterstützt.
Spüre den Kontakt deiner Beine zu deiner Unterlage...
Spüre die Kraft der Erde ...
Aus der auch du Kraft entnehmen kannst...
Spüre, wie du die Energie der Erde in dir aufnehmen kannst...
Nehme wahr, wie diese Kraft sich in dir ausbreiten kann...

Rückkehr

2) Körperübungen:

Atemübung – »Ha-Atmung«:
Im aufrechten Stand werden die Arme nach oben gebracht. Mit dem Ausatmen schwingt der Rumpf kräftig nach vorn, wobei die Silbe »ha« intoniert wird.

10 Wiederholungen

Oberschenkeldehnung
1) *Vorbereitung: Die Bauchlage wird eingenommen.*
2) *Ausführung: Mit der rechten Hand wird der Knöchel des rechten Fußes gefasst und zum Gesäß herangezogen. Danach Seitenwechsel.*

Jeweils
Vorbereitung: 3 Atemzüge
Ausführung: 8 Atemzüge

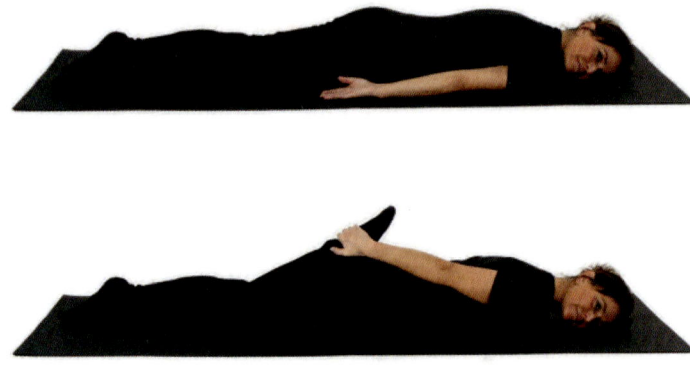

Käfer
1) *Vorbereitung: In der Rückenlage werden die gebeugten Beine mit Unterstützung durch die Hände zum Rumpf gebracht.*

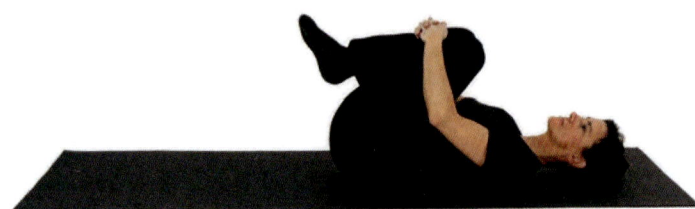

2) *Ausführung 1: Arme und Beine strecken unter Kontraktion der Bauchmuskulatur parallel nach oben.*

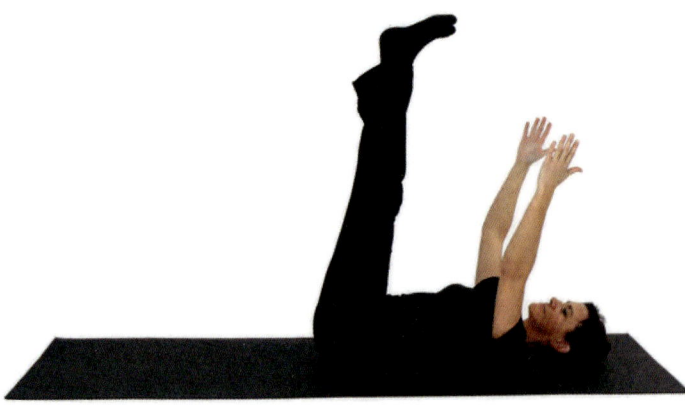

3) Ausführung 2: Arme und Beine strecken unter Kontraktion der Bauchmuskulatur nach oben, wobei die Beine in die Grätschhaltung gebracht werden.

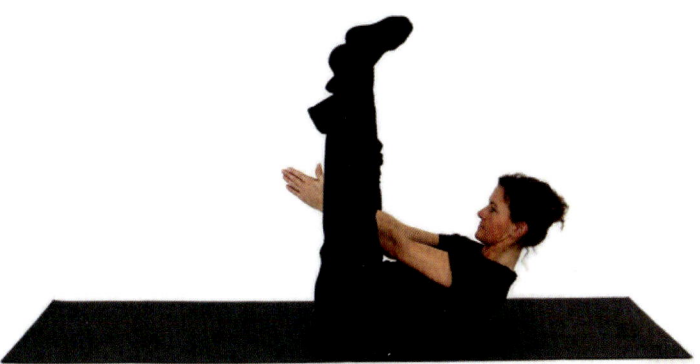

4) Ausführung 3: Die Haltung des Käfers 2 wird ausgeführt. Kopf und Nacken heben vom Boden ab. Die Hände werden aneinander gelegt und die Arme schieben durch die gegrätschten Beine hindurch.

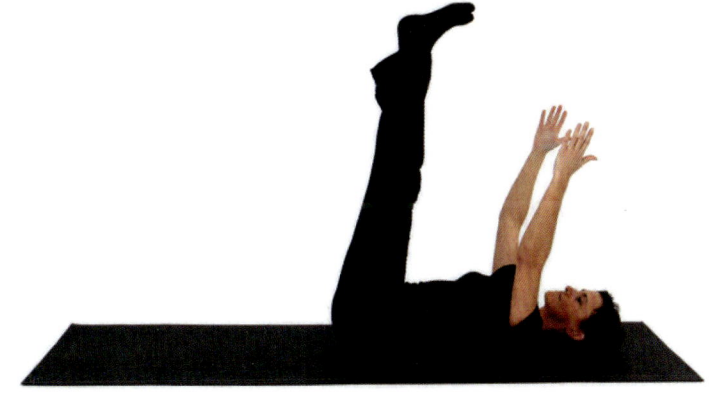

Jeweils
Vorbereitung: 4 Atemzüge
Ausführungen: 8 Atemzüge

Käferhaltungen dynamisch
Ausgangshaltung: In der Rückenlage werden die gebeugten Beine mit Unterstützung durch die Hände herangezogen.
1) Käfer 1 (Einatmen)

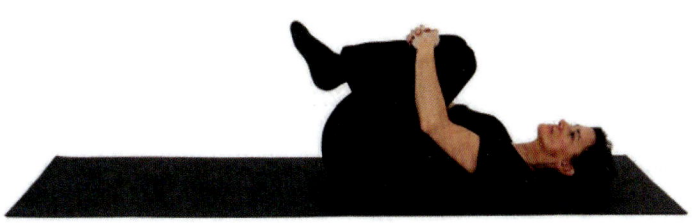

2) Ausgangshaltung (Ausatmen)

3) Käfer 2 (Einatmen)

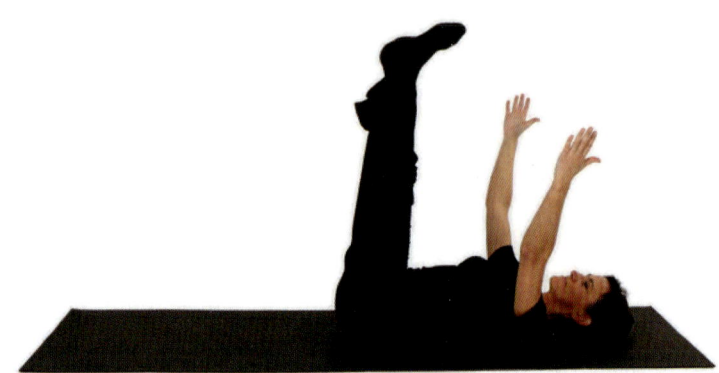

4) Ausgangshaltung (Ausatmen)

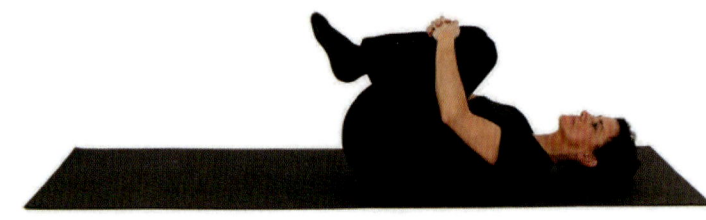

5) Käfer 3 (Einatmen)

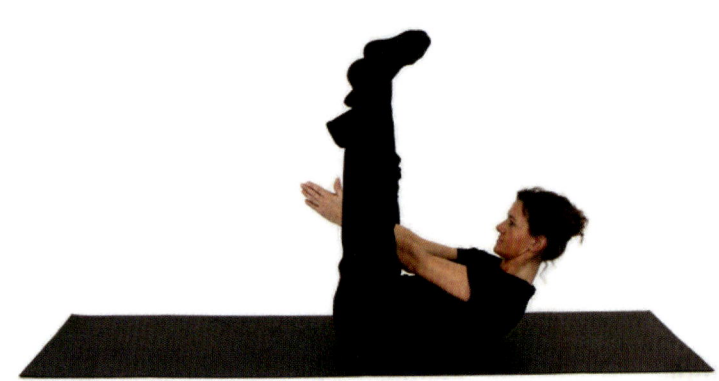

6) Ausgangshaltung (Ausatmen): Die Übung wird in der Rückenlage nachgespürt.

5 Wiederholungen

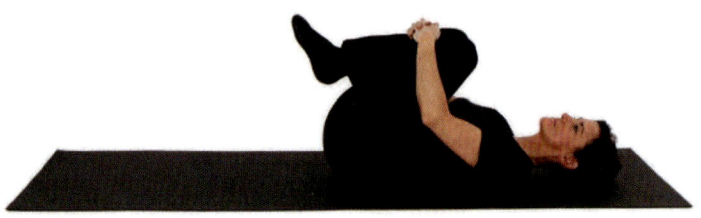

Halbes Boot
1) Vorbereitung: Im Sitz mit aufgestellten Füßen fassen die Hände die Knie. Das Gewicht des Oberkörpers verlagert sich bei geradem Rücken nach hinten, ohne dass der Kontakt mit den Sitzknochen verloren geht. Die Arme werden hierbei langsam in Streckung gebracht.
2) Ausführung: Die Füße lösen vom Boden, die Handfassung wird aufgelöst, wobei die Arme parallel zum Boden gehalten werden. Es wird ein rechter Winkel zwischen Rumpf und Oberschenkel angestrebt. Die Übung wird im Sitz nachgespürt.

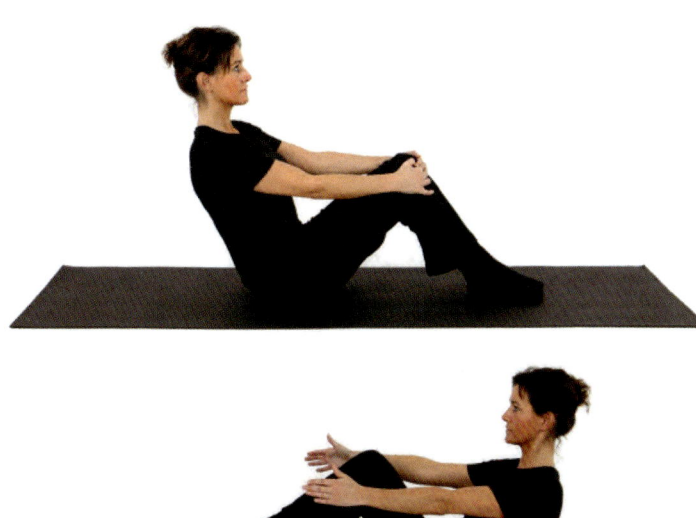

Vorbereitung: 4 Atemzüge
Ausführung: 8 Atemzüge

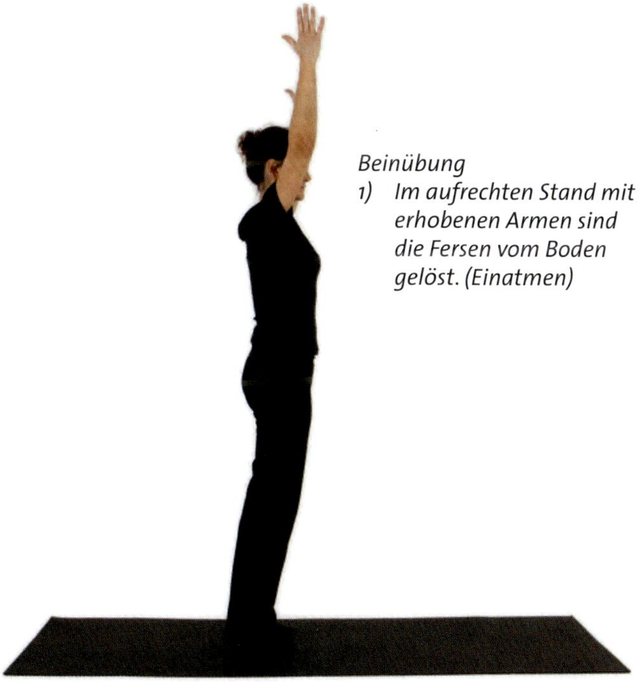

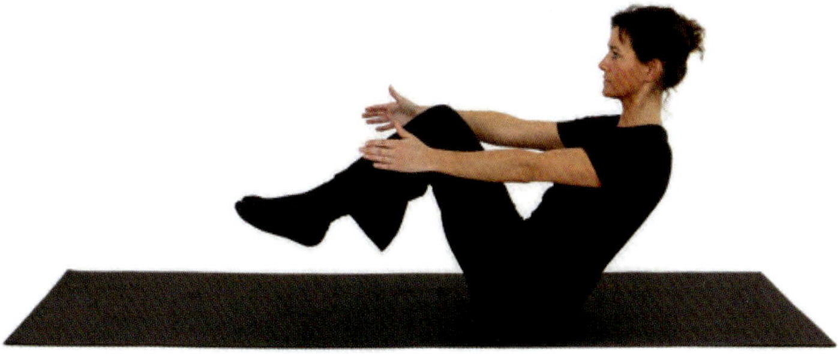

Beinübung
1) Im aufrechten Stand mit erhobenen Armen sind die Fersen vom Boden gelöst. (Einatmen)

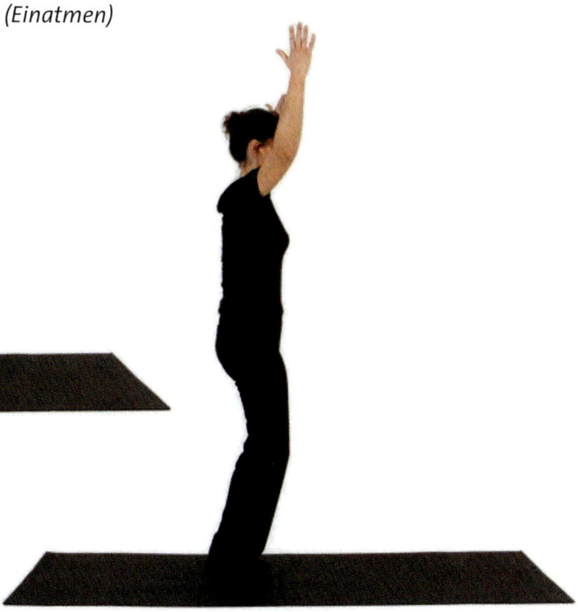

2) Die Beine werden gebeugt, wobei die Fersen erhoben bleiben. (Ausatmen)

10 Wiederholungen

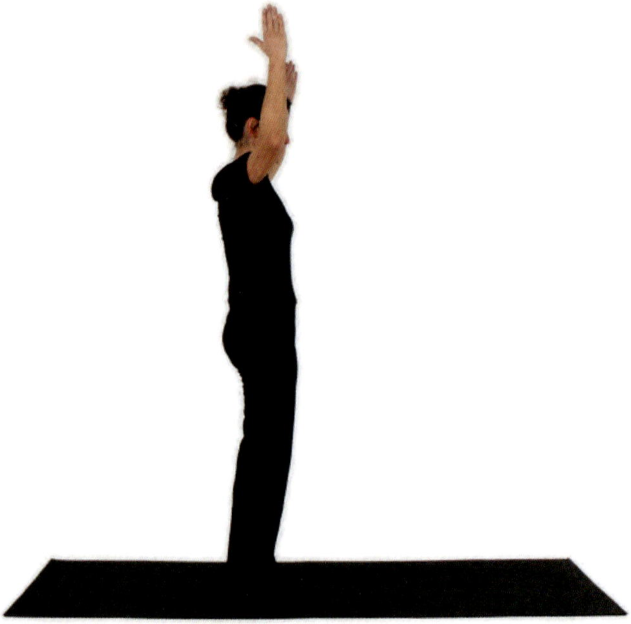

Kraftvolle Haltung
1) Vorbereitung: Im aufrechten Stand streben die Arme gestreckt nach oben.

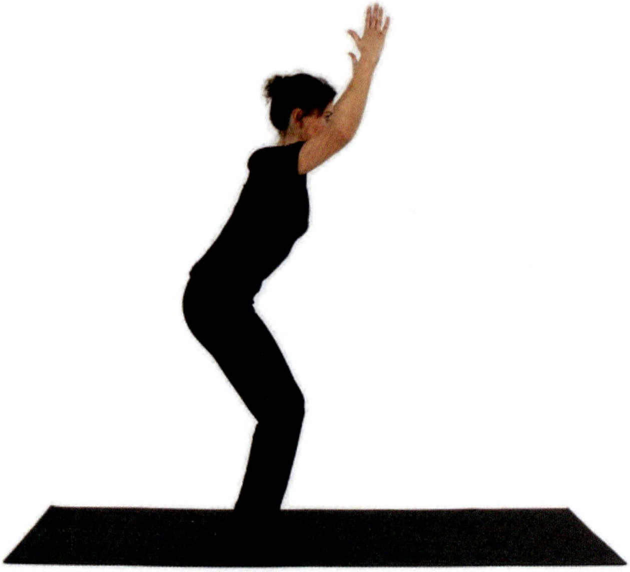

2) Ausführung: Die Beine werden gebeugt und das Gesäß strebt nach hinten-unten. Der Oberkörper wird hierbei nur leicht in der Vorneige gehalten und zieht nach oben. Die Haltung wird im aufrechten Stand nachgespürt.

Vorbereitung: 4 Atemzüge
Ausführung: 8 Atemzüge

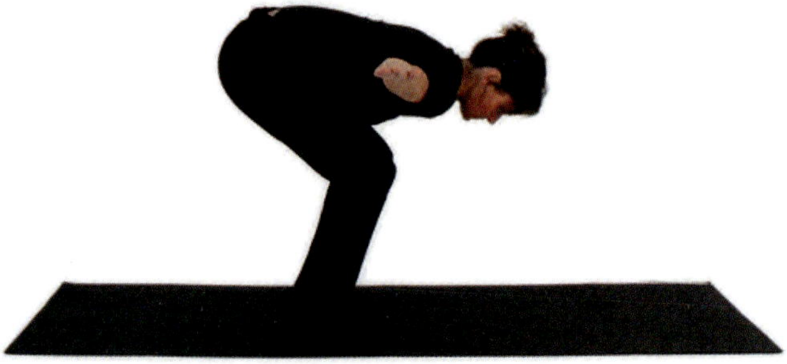

Variation – tiefe, kraftvolle Haltung
Aus dem aufrechten Stand heraus werden die Beine weit gebeugt. Der Oberkörper legt sich auf die Oberschenkel. Die Arme werden seitlich ausgestreckt. Die Haltung wird im aufrechten Stand nachgespürt.

8 Atemzüge

Die Yoga-Übungsprogramme

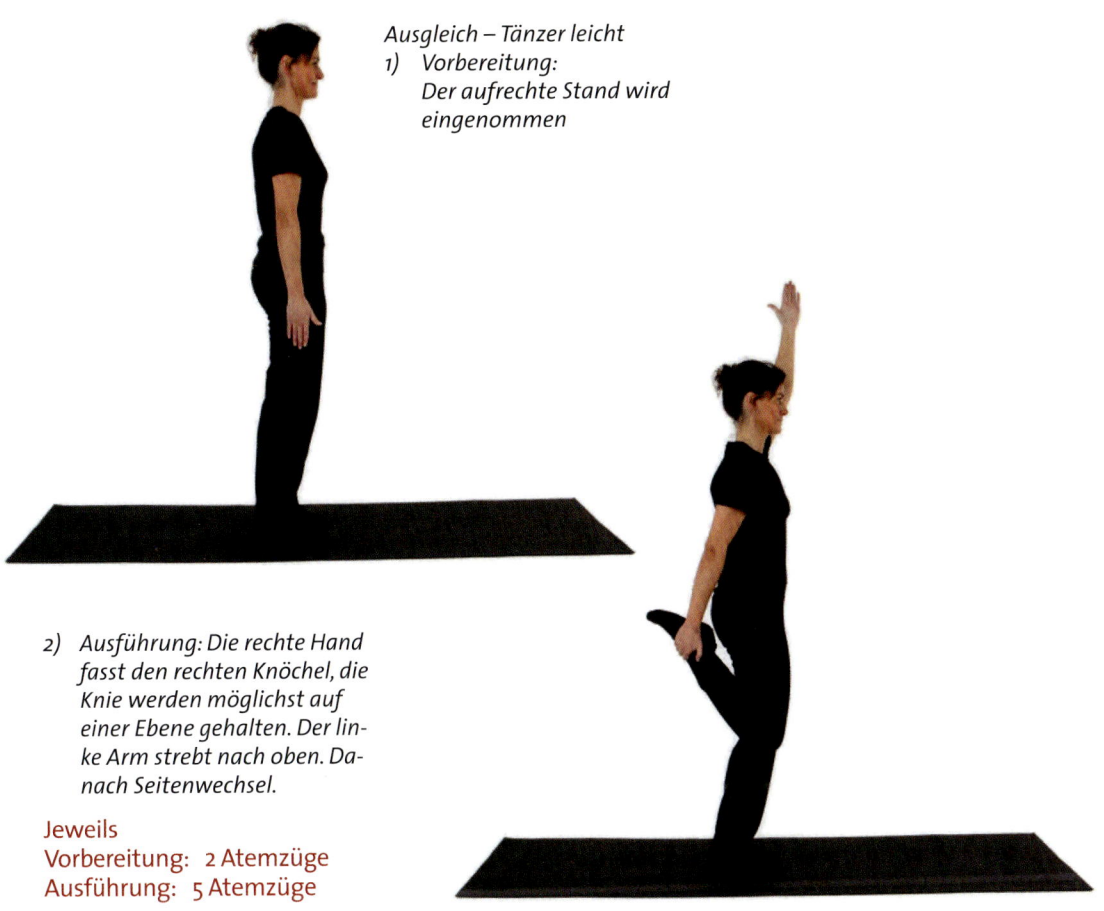

Ausgleich – Tänzer leicht
1) *Vorbereitung:*
   Der aufrechte Stand wird eingenommen

2) *Ausführung: Die rechte Hand fasst den rechten Knöchel, die Knie werden möglichst auf einer Ebene gehalten. Der linke Arm strebt nach oben. Danach Seitenwechsel.*

Jeweils
Vorbereitung: 2 Atemzüge
Ausführung: 5 Atemzüge

3) Entspannung: »Entwicklung des Schweregefühls«

Einleitende Worte

Der rechte Arm ist ganz schwer …
Beide Arme sind ganz schwer …
Das rechte Bein ist ganz schwer…
Beide Beine sind ganz schwer …
Arme und Beine sind ganz schwer…
Die Atmung geht ruhig und gleichmäßig …
Das Herz schlägt ruhig und regelmäßig …
Der Bauchraum ist strömend warm …
Die Stirn ist angenehm kühl …
Dein Körper fühlt sich nun ganz entspannt an.
Genieße diesen Zustand noch für eine kleine Weile …

Rückkehr

Das Dreieck (Trikonasana)

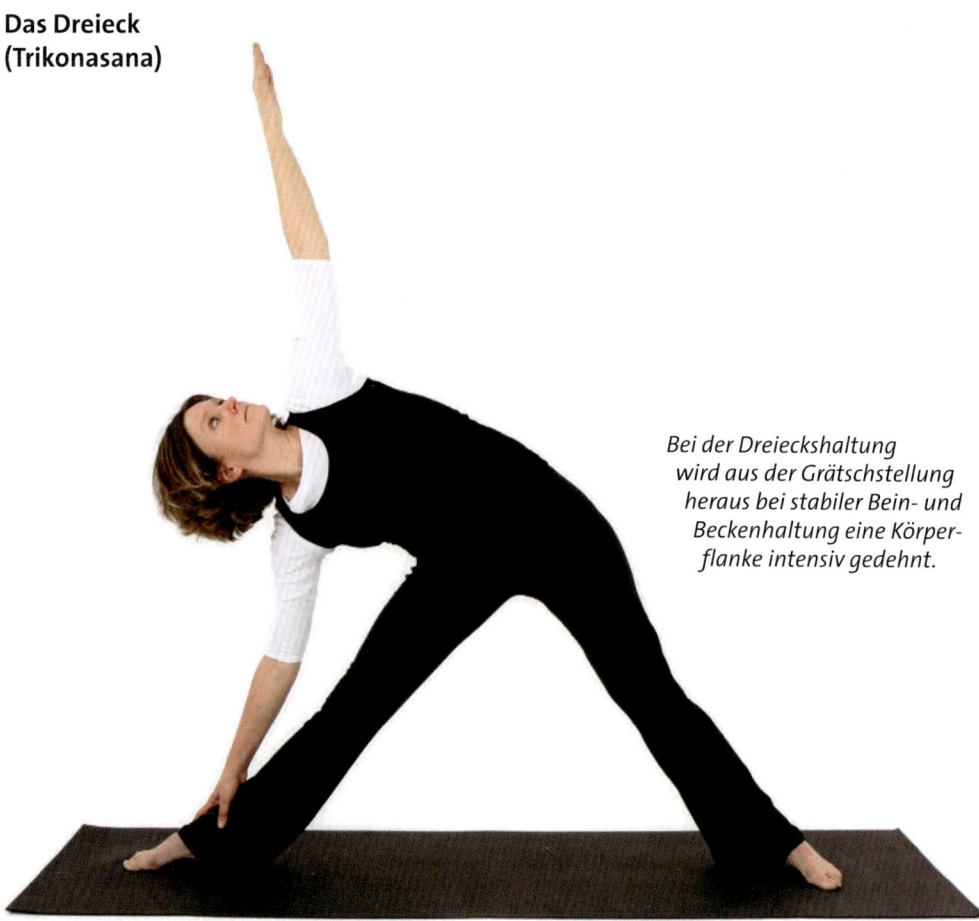

Bei der Dreieckshaltung wird aus der Grätschstellung heraus bei stabiler Bein- und Beckenhaltung eine Körperflanke intensiv gedehnt.

Wirkungen

Körperlich	Langfristig
• Dehnung der hinteren und inneren Oberschenkel-, Waden- und Gesäßmuskulatur • Kräftigung der vorderen Oberschenkel-, Rücken-, Schulter- und Nackenmuskulatur • Dehnung der Flanken • Anregung der Flankenatmung • Schulung des Gleichgewichtssinns • Verstärkte Durchblutung der Bauchorgane, insbesondere Nieren	• Milderung von Haltungsschwächen • Korrektur bei Knick-Senkfüßen durch Kräftigung der Füße • Stoffwechselregulierung • Milderung von Senkungsbeschwerden • Fettreduktion im Bereich der Flanken • Stärkung des Selbstbewusstseins

Kontraindikationen:
- Akute Probleme im Rücken (Hexenschuss, Bandscheibenvorfall)
- Akute Ischiasreizung
- Kurz nach Operationen im Bauchraum

Beschreibung der Haltung:
Vorbereitung: Im Grätschstand werden die Arme in der Seithalte gehalten. Der rechte Fuß und das rechte Knie drehen nach außen. Die Beine sind gestreckt, jedoch nicht durchgedrückt. Die Muskeln des Beckenbodens werden kontrahiert.
Ausführung: Der Oberkörper dehnt sich über das rechte Bein in den Raum hinein. Der rechte Arm neigt sich nach unten und findet einen Platz an der Außenseite des rechten Beines oder auf dem Boden. Gleichzeitig strebt der linke Arm nach oben. Der Blick folgt dem linken Arm.
In der Haltung: Mit dem Ausatmen sinkt der Rumpf tiefer.

Auflösen: Der linke Arm zieht weit nach oben. Dann wird der Rumpf aufrecht ausgerichtet, die Arme gehen wieder nach unten. Der aufrechte Stand wird eingenommen. Die Haltung wird zu Gunsten der anderen Körperseite ausgeführt.

■ Der Weg zu dem Dreieck
Bei der Ausführung des Dreiecks werden die Wirbelsäule und der Brustkorb durch die seitliche Rumpfneige mobilisiert. Dieser Körperbereich muss demnach insbesondere durch Kräftigung und Dehnung der umgebenen Muskulatur vorbereitet werden.

1) Meditation:

Einleitende Worte

Der Schwerpunkt der heutigen Einheit liegt in der Ausführung des Dreiecks.
Das Dreieck weist mit der Zahl »drei« auf den anzustrebenden Einklang zwischen Körper, Geist und Seele hin...
Im Alltag sind die Gedanken häufig einen Schritt voraus: Pläne, Termine, Entscheidungen...
Oder aber in der Vergangenheit: Reflexionen, Erinnerungen...
In der Meditation ist die Aufmerksamkeit im Hier und Jetzt ....
Versuche nun, während der folgenden Atemzüge deine ganze Aufmerksamkeit deiner Atmung zu widmen...
Spüre, wie deine Bauchdecke sich mit dem Einatmen wölbt und mit dem Ausatmen wieder entspannt ...
Kommen Gedanken, nehme sie zur wertungsfrei zur Kenntnis und versuche, zur Atmung zurückzukehren...

Rückkehr

2) Körperübungen:

Erwärmung – »Regenbogen«
Ausgangshaltung: Im Grätschstand streben die Arme nach oben.
1) *Das rechte Bein wird gebeugt. Oberkörper neigt sich über das gestreckte, linke Bein. Der Blick geht in die linke Hand. (Ausatmen)*
2) *Ausgangshaltung (Einatmen)*

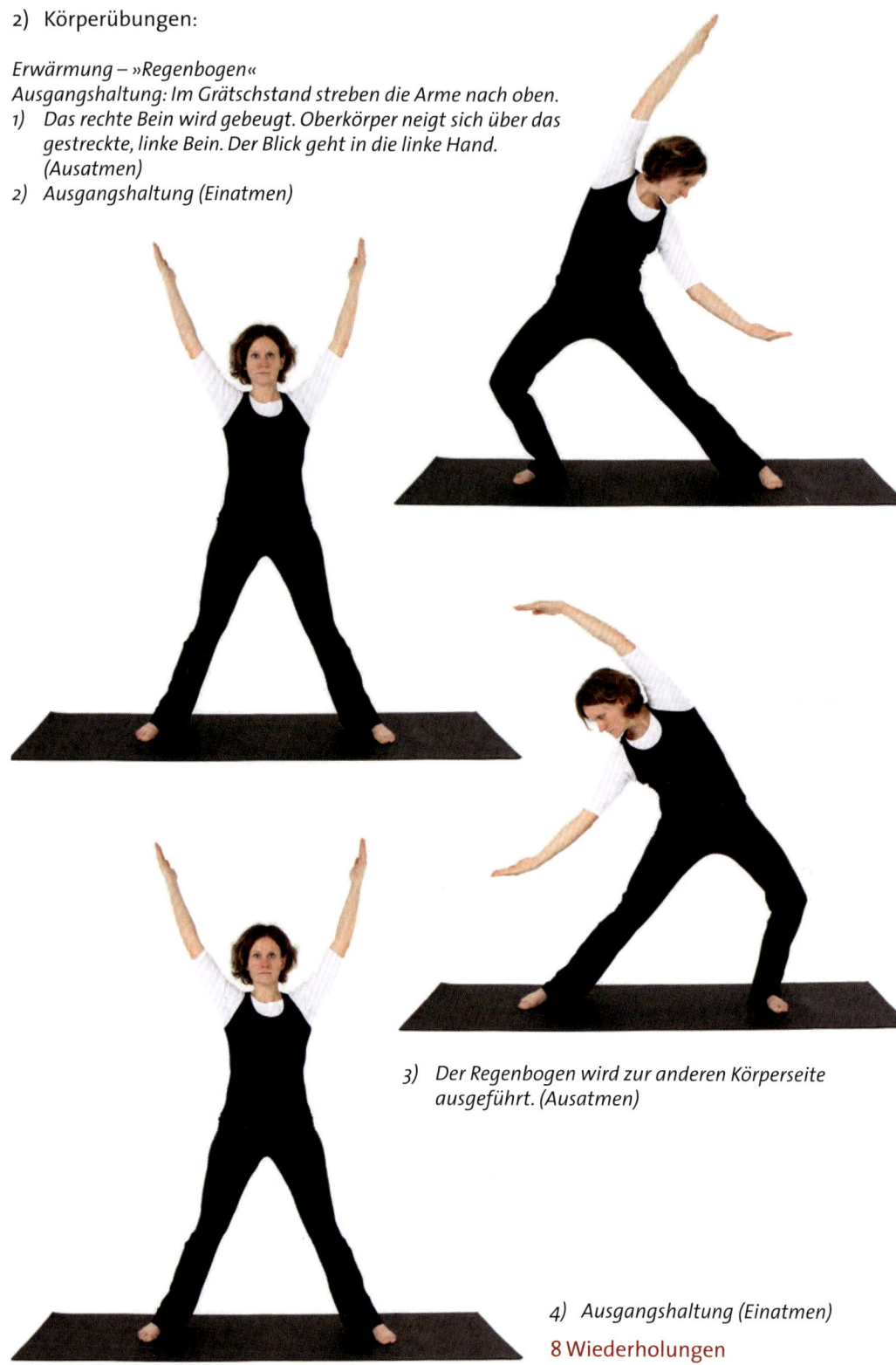

3) *Der Regenbogen wird zur anderen Körperseite ausgeführt. (Ausatmen)*

4) *Ausgangshaltung (Einatmen)*

8 Wiederholungen

Die Yoga-Übungsprogramme

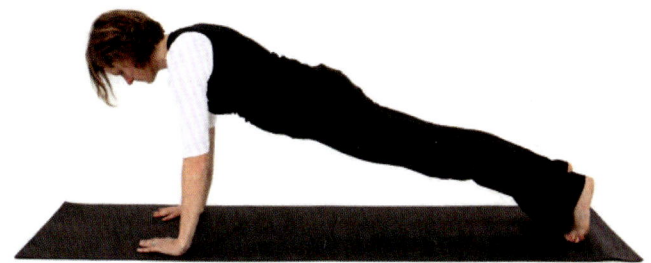

Seitliches Brett
1) *Vorbereitung: Der Körper wird mit den Händen und Füßen abgestützt und formt eine schiefe Ebene.*

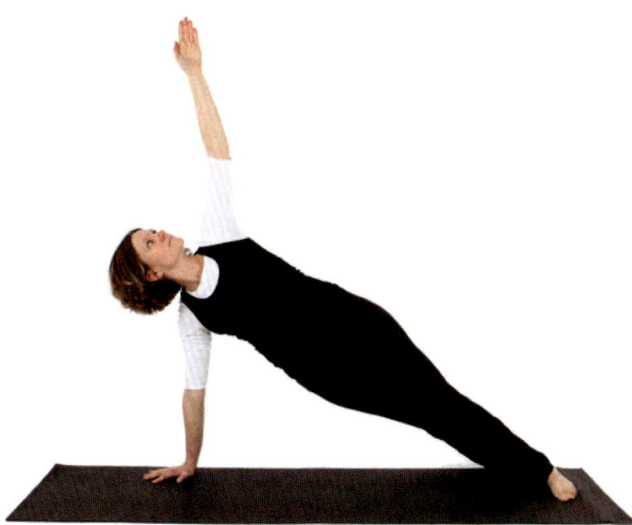

2) *Ausführung: Der Körper dreht sich so, dass er nur noch von der rechten Hand abgestützt wird. Der linke Arm strebt nach oben. Danach Seitenwechsel.*

Jeweils
Vorbereitung: 3 Atemzüge
Ausführung: 5 Atemzüge

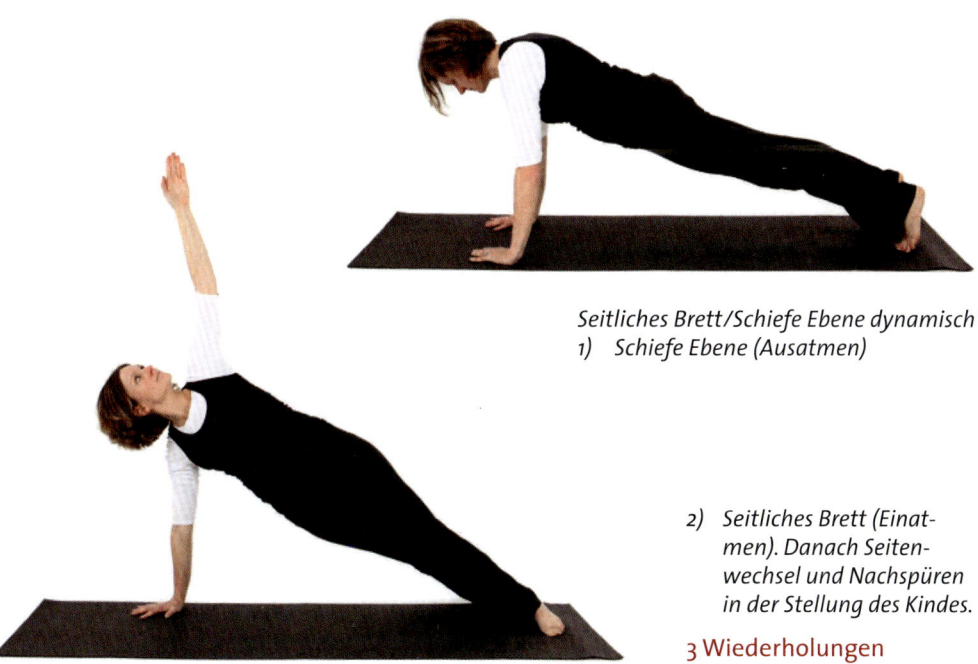

Seitliches Brett/Schiefe Ebene dynamisch
1) *Schiefe Ebene (Ausatmen)*

2) *Seitliches Brett (Einatmen). Danach Seitenwechsel und Nachspüren in der Stellung des Kindes.*

3 Wiederholungen

Krokodil
1) Vorbereitung: In der Rückenlage werden die Füße aufgestellt und die Arme legen sich seitlich ab.
2) Ausführung: Die Beine kippen nach rechts und legen sich ab. Das linke Bein wird gestreckt, wenn möglich so hochgebracht, dass der linke Fuß von der rechten Hand umfasst werden kann. Der Kopf dreht nach links. Danach Seitenwechsel und Nachspüren in der Rückenlage.

Jeweils
Vorbereitung: 3 Atemzüge
Ausführung: 20 Atemzüge

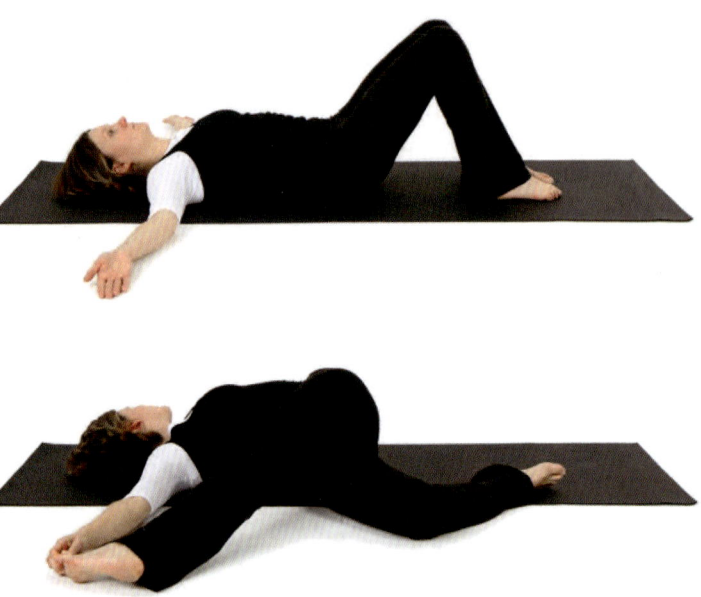

Liegendes Dreieck
1) Vorbereitung: Die Beine werden in der Rückenlage gegrätscht und die Arme in der Seithalte abgelegt.
2) Ausführung: Der Rumpf wird nach rechts verschoben. Der rechte Arm legt sich neben die rechte Körperseite, wobei die rechte Hand Kontakt zum rechten Bein aufnimmt. Der linke Arm legt sich gestreckt nach hinten ab. Danach Seitenwechsel.

Jeweils
Vorbereitung: 3 Atemzüge
Ausführung: 10 Atemzüge

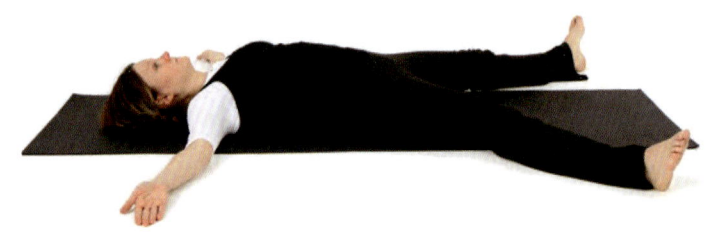

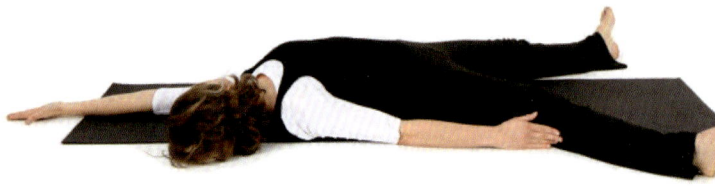

Giraffe
1) Vorbereitung: Im Grätschstand fassen die Hände in die Ellbogenbeugen. Der Oberkörper neigt sich vor und der Kopf wird zwischen den Armen gehalten. Der Rücken ist möglichst flach.

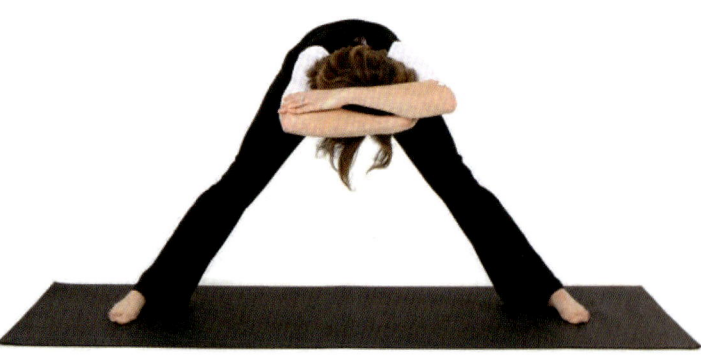

2) Ausführung: Der Rücken rundet sich und der Oberkörper kommt in die tiefe Vorneige.

Vorbereitung: 3 Atemzüge
Ausführung: 10 Atemzüge

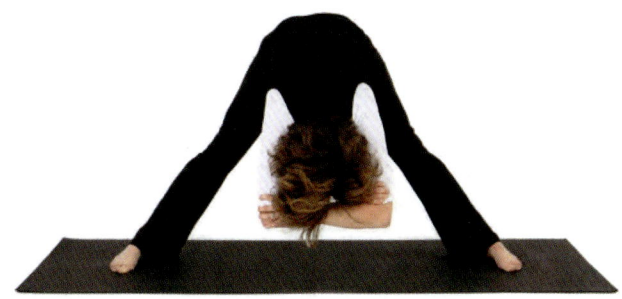

Dreieck
1) Vorbereitung: Im Grätschstand werden die Arme in der Seithalte gehalten. Der rechte Fuß und das rechte Knie drehen sich nach außen. Die Beine sind gestreckt, jedoch nicht durchgedrückt. Die Muskeln des Beckenbodens werden kontrahiert.

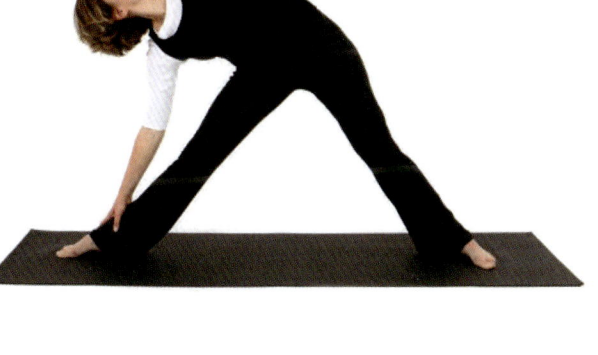

2) Ausführung: Der Oberkörper dehnt sich über das rechte Bein in den Raum hinein. Der rechte Arm neigt sich nach unten und findet einen Platz an der Außenseite des rechten Beines oder auf dem Boden. Gleichzeitig strebt der linke Arm nach oben. Der Blick folgt dem linken Arm. Danach Seitenwechsel.

Jeweils
Vorbereitung: 5 Atemzüge
Ausführung: 10 Atemzüge

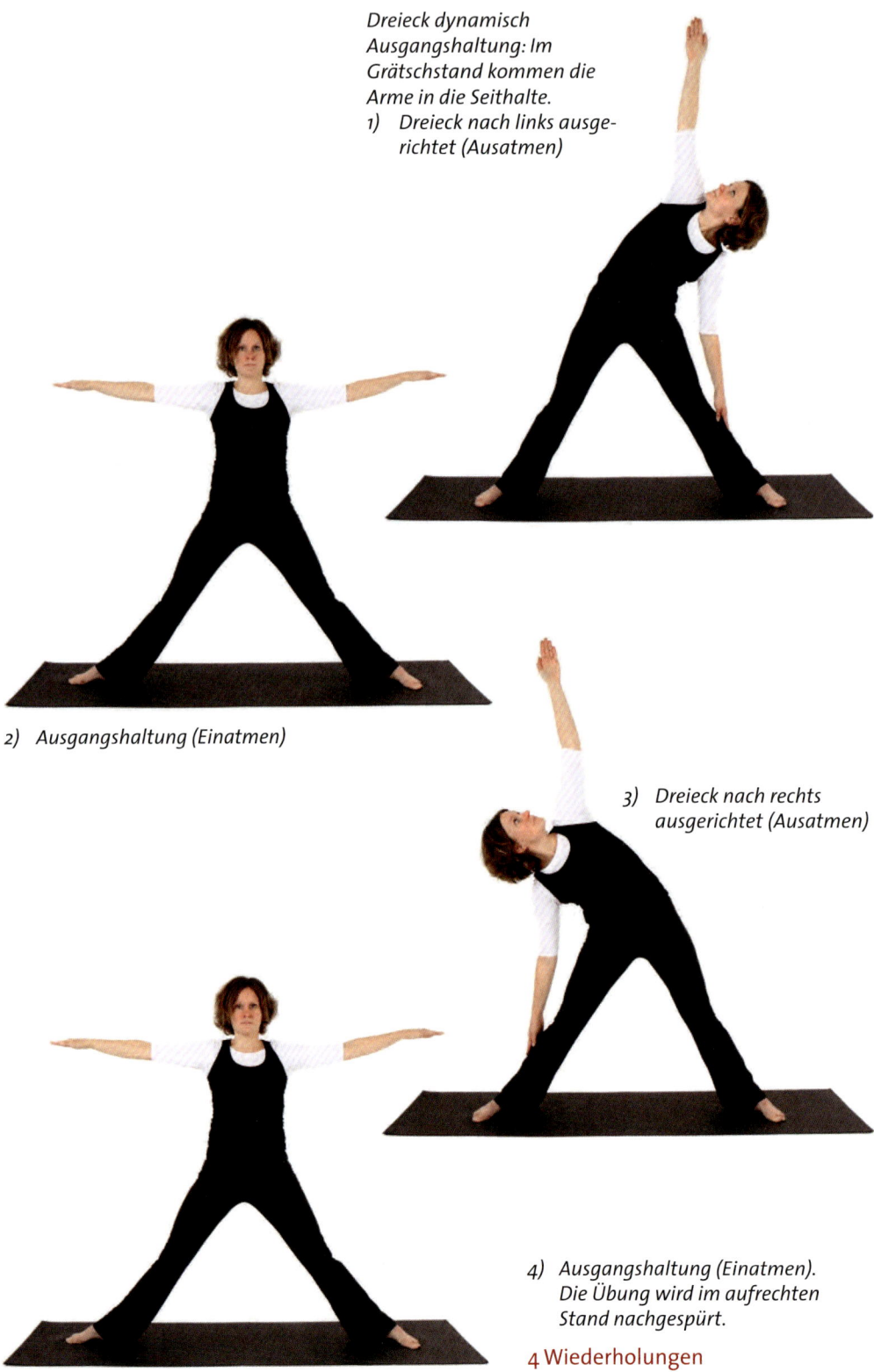

Dreieck dynamisch
Ausgangshaltung: Im Grätschstand kommen die Arme in die Seithalte.
1) *Dreieck nach links ausgerichtet (Ausatmen)*

2) *Ausgangshaltung (Einatmen)*

3) *Dreieck nach rechts ausgerichtet (Ausatmen)*

4) *Ausgangshaltung (Einatmen). Die Übung wird im aufrechten Stand nachgespürt.*

4 Wiederholungen

Ausgleich – tiefe Hocke
1) *Vorbereitung: Die Fersen setzen auf einer Rolle (gerollte Unterlage/ Handtuch) ab. Der Körper kommt in die Hockstellung.*

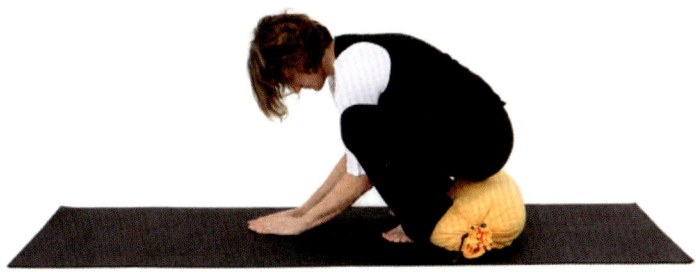

2) *Ausführung: Die Hände setzen verschränkt am Hinterkopf an. Die Ellbogen gehen nach vorne und ziehen den Nacken in die Dehnung.*

Vorbereitung: 3 Atemzüge
Ausführung: 10 Atemzüge

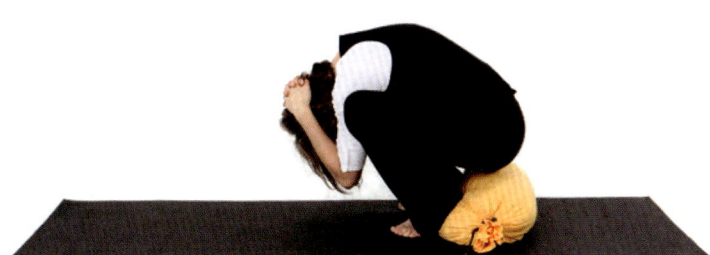

3) Entspannung: »Herzschlagentspannung«

Einleitende Worte

Lege deine Hand aufs Herz ...
Spüre deinen Herzschlag ...
Nehme die Ruhe und Gleichmäßigkeit des Schlages wahr ...
Lege deinen Arm wieder neben deinen Körper ...
Richte deine Aufmerksamkeit wieder auf deinen Brustraum ...
Spüre deinen Herzschlag ...
Nehme die Ruhe und die Gleichmäßigkeit des Schlages wahr ...
Spüre, wie dein Herzschlag dich entspannt ...
Auch deine Gedanken kommen zur Ruhe, schweben dahin ...
Diesen Zustand der Entspannung kannst du noch für eine kleine Weile genießen ...

Rückkehr

Das gedrehte Dreieck (Parivritta Trikonasana)

Im gedrehten Dreieck erfährt die Wirbelsäule zusätzlich zu der Neigung eine Drehung um die eigene Achse.

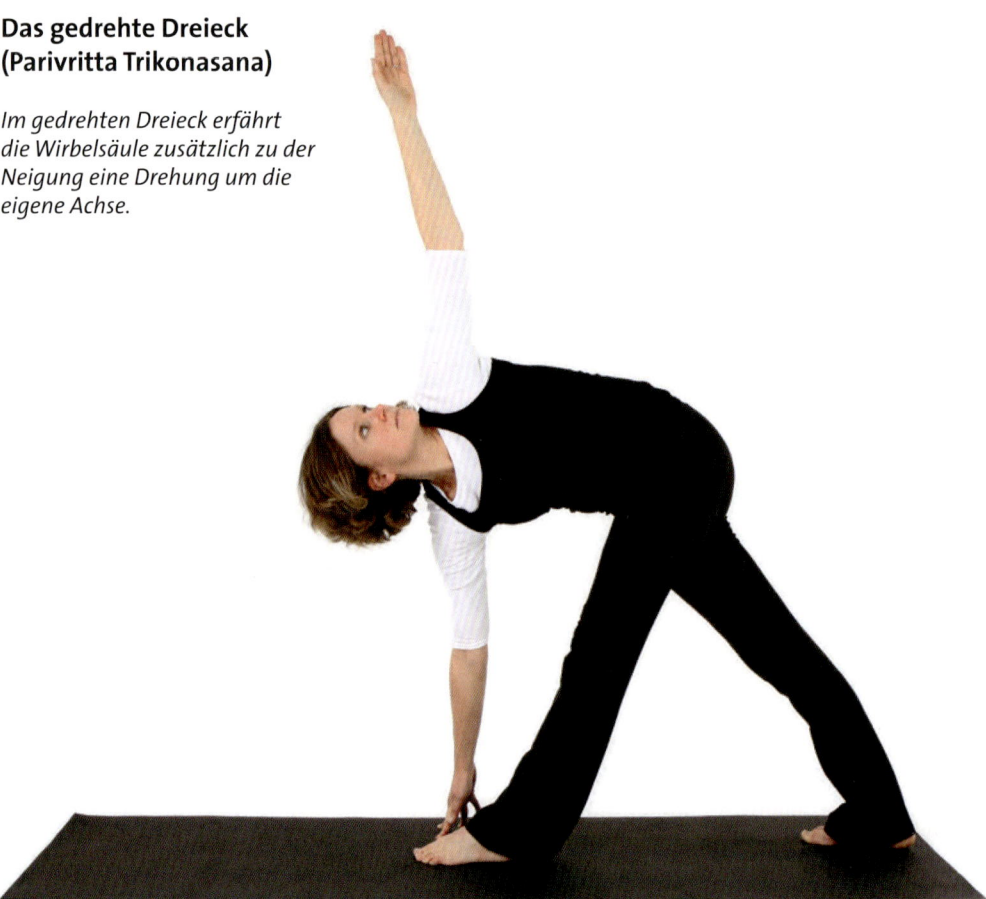

Wirkungen

Körperlich	Langfristig
• Dehnung der hinteren Oberschenkel-, Waden- und Gesäßmuskulatur • Kräftigung der vorderen Oberschenkel-, Rücken-, Schulter- und Nackenmuskulatur • Dehnung der Flanken • Anregung der Flankenatmung • Schulung des Gleichgewichtssinns • Verstärkte Durchblutung der Bauchorgane, insbesondere der Nieren	• Milderung von Haltungsschwächen • Korrektur bei Knick-Senkfüßen durch Kräftigung der Füße • Stoffwechselregulierung • Milderung von Senkungsbeschwerden • Fettreduktion im Bereich der Flanken • Stärkung des Selbstbewusstseins

Kontraindikationen:
- Akute Probleme im Rücken (Hexenschuss, Bandscheibenvorfall)
- Akute Ischiasreizung
- Kurz nach Operationen im Bauchraum

Beschreibung der Haltung:
Vorbereitung: Das linke Bein geht nach vorne und leitet die Schrittstellung ein. Der hintere Fuß wird zur besseren Standfestigkeit leicht schräg aufgestellt. Der Oberkörper kommt bei gestreckter Beinhaltung in die Vorneige, wobei das Becken gerade ausgerichtet bleibt. Die Hände können sich am vorderen Oberschenkel abstützen.
Ausführung: Die Drehung nach links wird eingeleitet, die rechte Hand wird neben den linken Fuß aufgesetzt. Der linke Arm, linker Brustraum und die linke Schulter streben nach oben. Der Kopf wird soweit nach oben geführt, wie es für den Nacken angenehm ist.
In der Haltung: Mit jedem Ausatmen wird die Drehung intensiviert.

Auflösen: Die Drehung wird aufgelöst. Der linke Arm wird nach unten geführt. Die Beine kommen in die Grätschstellung, wobei der Oberkörper für einige Atemzüge in der Vorneige bleibt, bevor er sich langsam aufrichtet. Der aufrechte Stand wird eingenommen. Die Haltung wird zu Gunsten der anderen Körperseite ausgeführt.

■ **Der Weg zum gedrehten Dreieck**
In der Haltung des gedrehten Dreiecks erfährt die Wirbelsäule durch die Drehung intensive Beachtung. Die Mobilisation der Wirbelsäule steht somit im Vordergrund der Übungseinheit. Hinzu kommt die nötige Dehnung der Beinrückseiten, um in der Haltung in eine tiefe Vorneige kommen zu können.

1) Meditation:

Einleitende Worte

Der Schwerpunkt der heutigen Einheit liegt in der Ausführung des gedrehten Dreiecks.
Hierbei wird die Wirbelsäule in sich gedreht. Während sich die Beine und die Hüfte nach vorne orientieren, dreht sich der Oberkörper zur Seite. So wird ein Perspektivenwechsel vorgenommen.
Im Leben ist es wichtig, die Dinge von einer anderen Sichtweise zu betrachten …
Andere Lösungswege zu sehen …
Sich in andere Menschen hineinzuversetzen …
Zu erkennen, dass auch aus einer Krise etwas Gutes wachsen kann …
Auch in dir kann die Offenheit und Klarheit wachsen …
Genieße für einige Atemzüge die Ruhe, das Innehalten, das Ruhen in dir …

Rückkehr

2) Körperübungen:

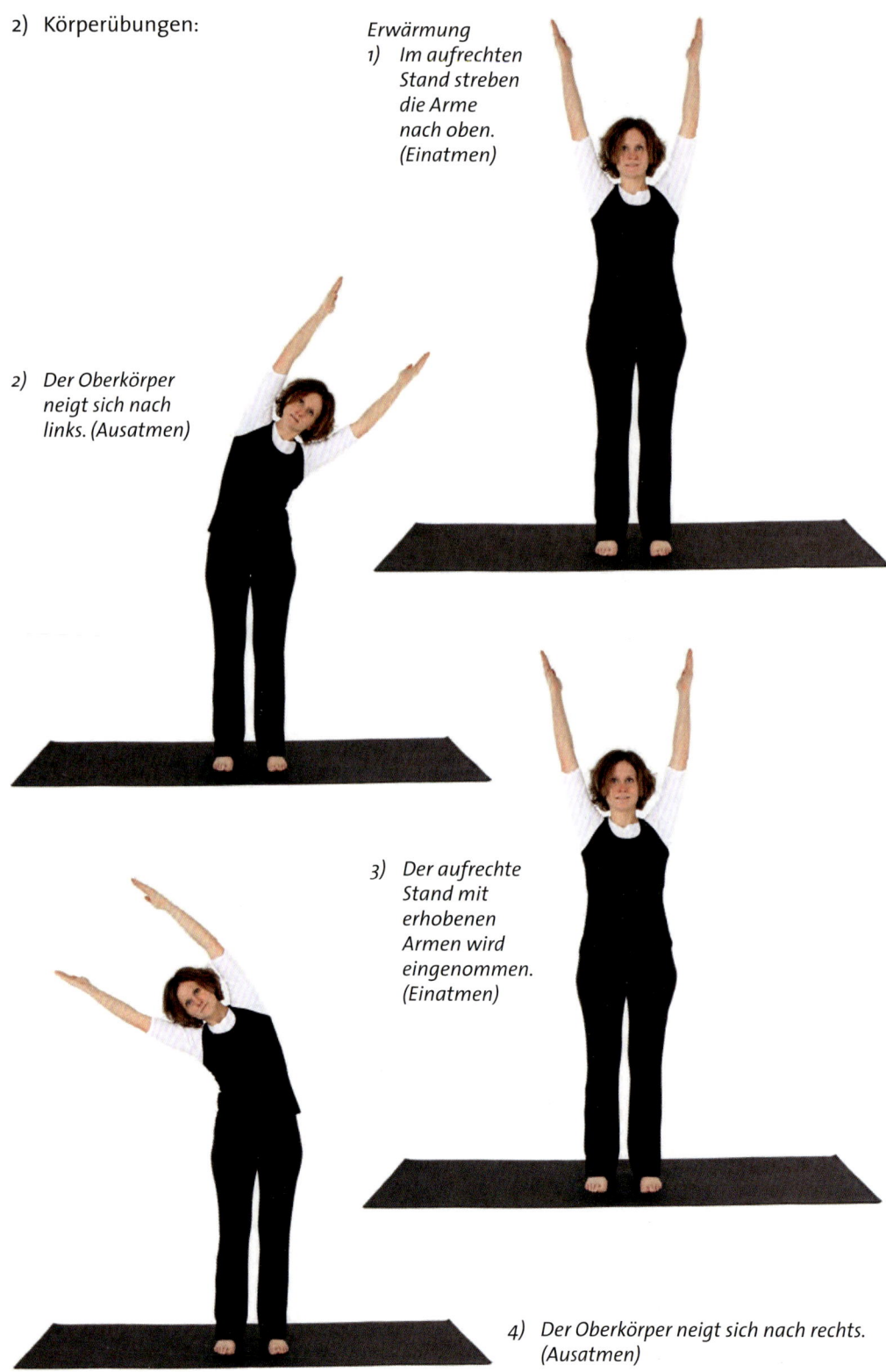

Erwärmung
1) *Im aufrechten Stand streben die Arme nach oben. (Einatmen)*

2) *Der Oberkörper neigt sich nach links. (Ausatmen)*

3) *Der aufrechte Stand mit erhobenen Armen wird eingenommen. (Einatmen)*

4) *Der Oberkörper neigt sich nach rechts. (Ausatmen)*

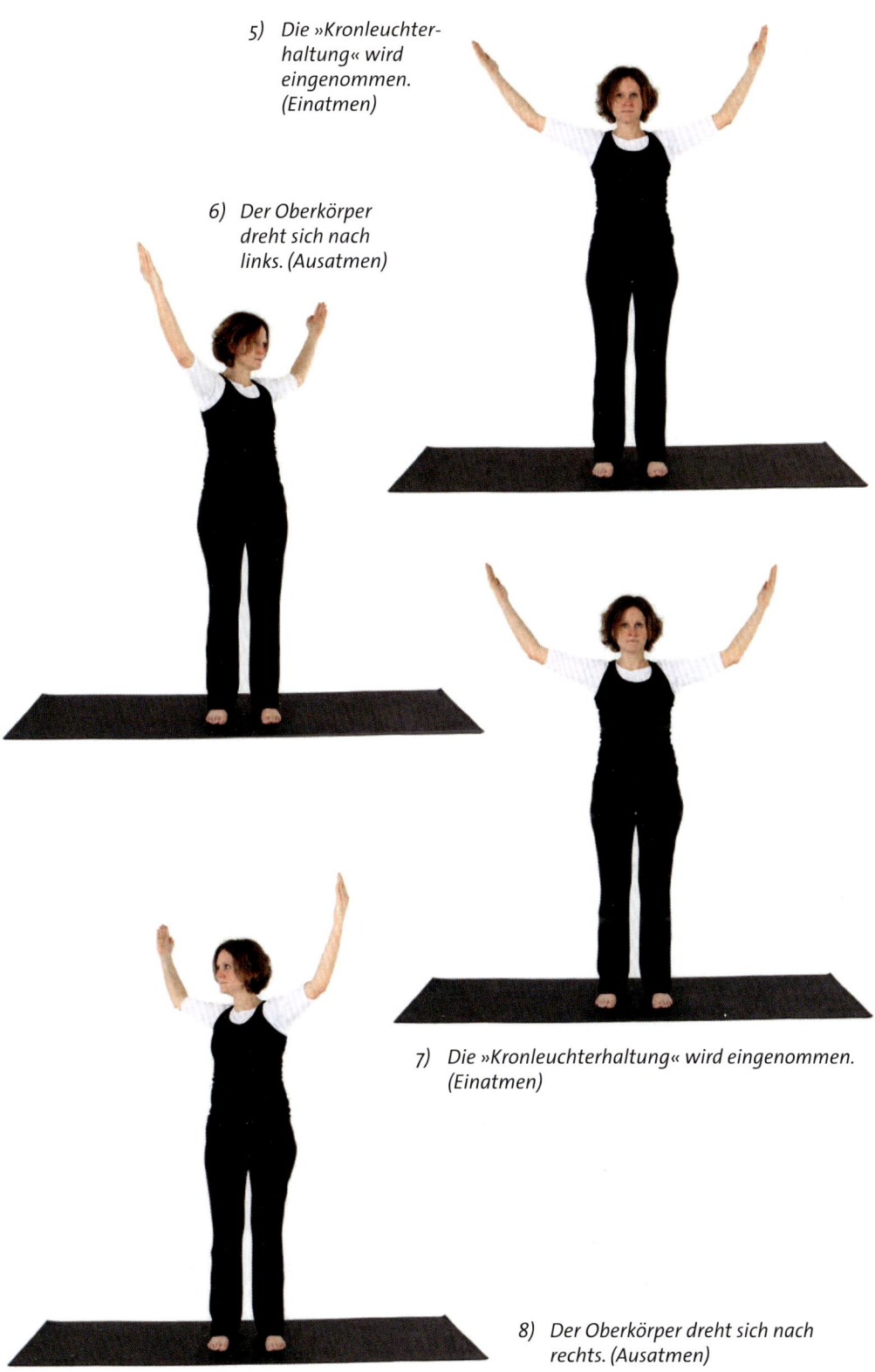

5) Die »Kronleuchterhaltung« wird eingenommen. (Einatmen)

6) Der Oberkörper dreht sich nach links. (Ausatmen)

7) Die »Kronleuchterhaltung« wird eingenommen. (Einatmen)

8) Der Oberkörper dreht sich nach rechts. (Ausatmen)

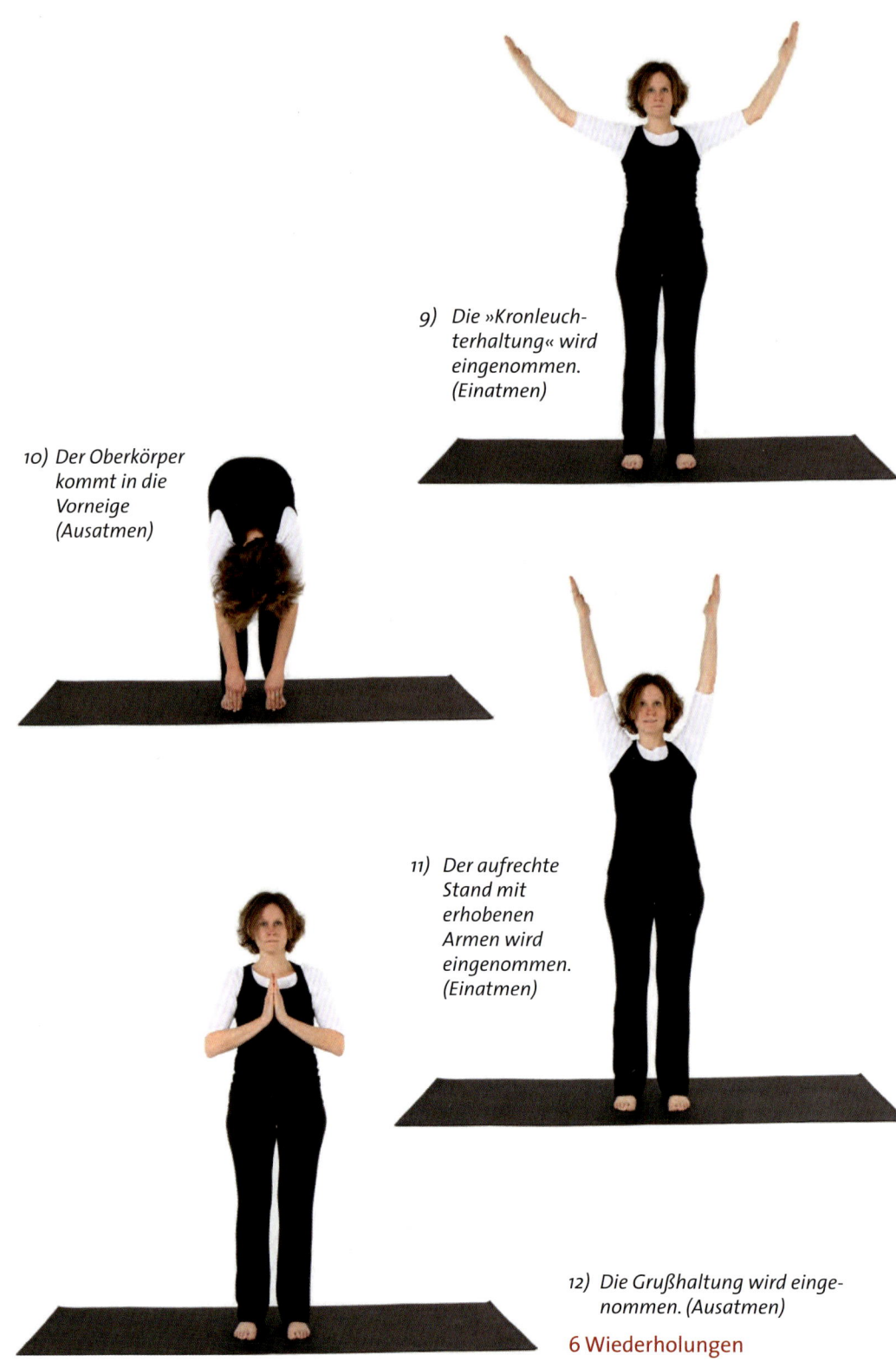

9) Die »Kronleuchterhaltung« wird eingenommen. (Einatmen)

10) Der Oberkörper kommt in die Vorneige (Ausatmen)

11) Der aufrechte Stand mit erhobenen Armen wird eingenommen. (Einatmen)

12) Die Grußhaltung wird eingenommen. (Ausatmen)

6 Wiederholungen

Mobilisation der Brustwirbelsäule

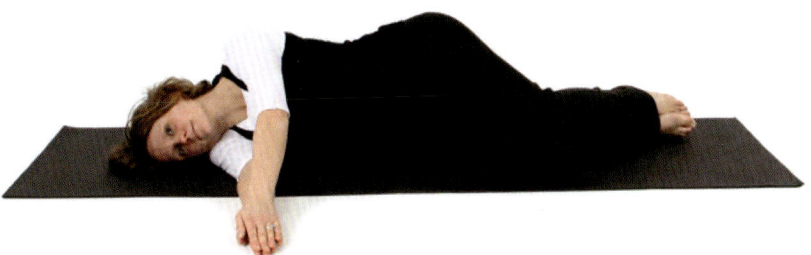

1) Vorbereitung: In der Seitlage werden die Beine gebeugt abgelegt. Die Arme werden senkrecht zum Rumpf übereinander auf den Boden gebracht. Die Handflächen liegen aneinander.

2) Ausführung: Der oben liegende Arm wird zunächst nach oben und dann weiter nach hinten geführt. Der Blick folgt der bewegten Hand. Danach Seitenwechsel.

Jeweils
Vorbereitung: 3 Atemzüge
Ausführung: 10 Atemzüge

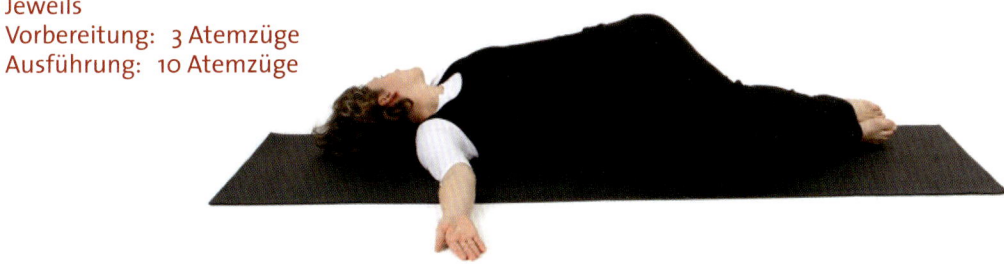

Mobilisation der Brustwirbelsäule, dynamisch

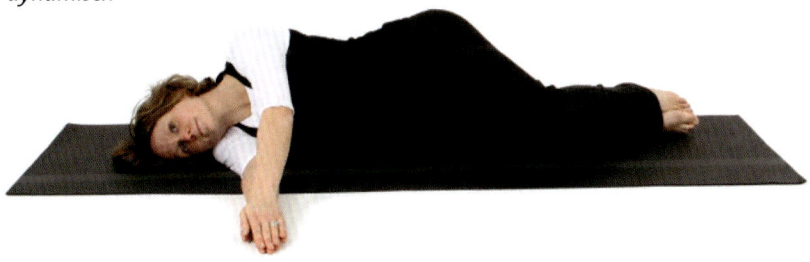

1) In der Seitlage werden die Beine gebeugt abgelegt. Die Arme werden senkrecht zum Rumpf übereinander auf den Boden gebracht. Die Handflächen liegen aneinander. (Ausatmen)

2) Der oben liegende Arm wird zunächst nach oben und dann weiter nach hinten geführt. Der Blick folgt der bewegten Hand. (Einatmen). Danach Seitenwechsel.

Jeweils 8 Wiederholungen

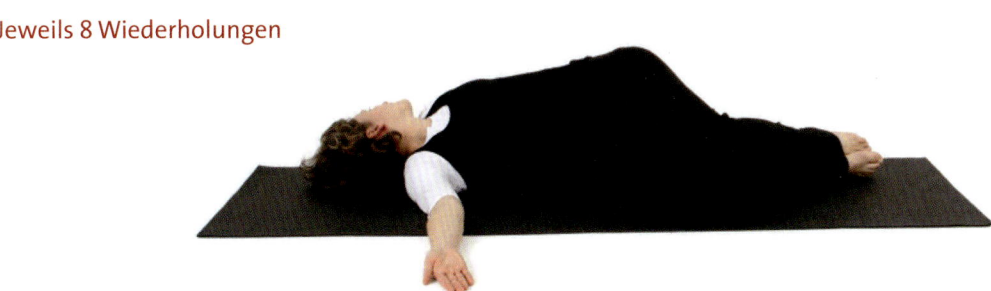

Einfacher Drehsitz
1) Vorbereitung: Im Langsitz wird das linke Bein gebeugt und der linke Fuß wird an der Außenseite des rechten Knies/Oberschenkels aufgesetzt. Die rechte Hand fasst das linke Knie und stabilisiert die Haltung. Das rechte Bein wird gebeugt.
2) Ausführung: Die linke Hand stützt sich hinter dem Gesäß ab. Langsam dreht nun die Wirbelsäule gegen das Becken nach links, die Schultern bleiben auf einer Höhe und die beiden Gesäßhälften behalten festen Bodenkontakt. Übung auf der anderen Seite ausführen und im Sitz nachspüren.

Jeweils
Vorbereitung: 3 Atemzüge
Ausführung: 10 Atemzüge

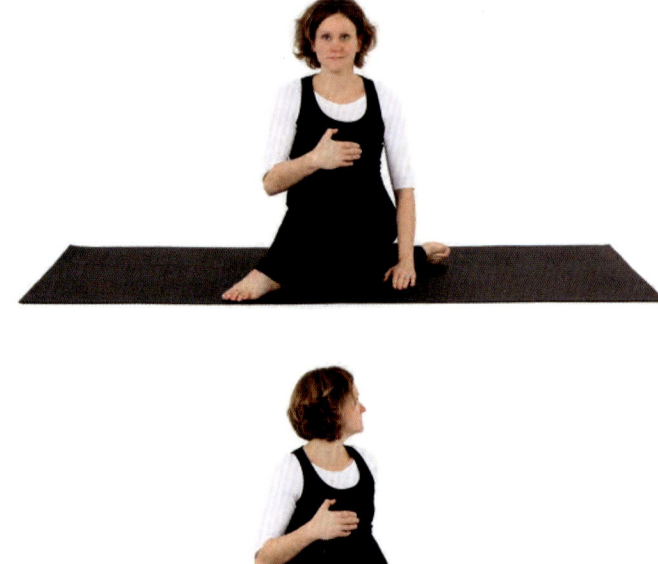

Drehung im Kniestand
1) Vorbereitung: Aus dem Kniestand heraus wird das linke Bein gebeugt vor dem Körper augestellt.

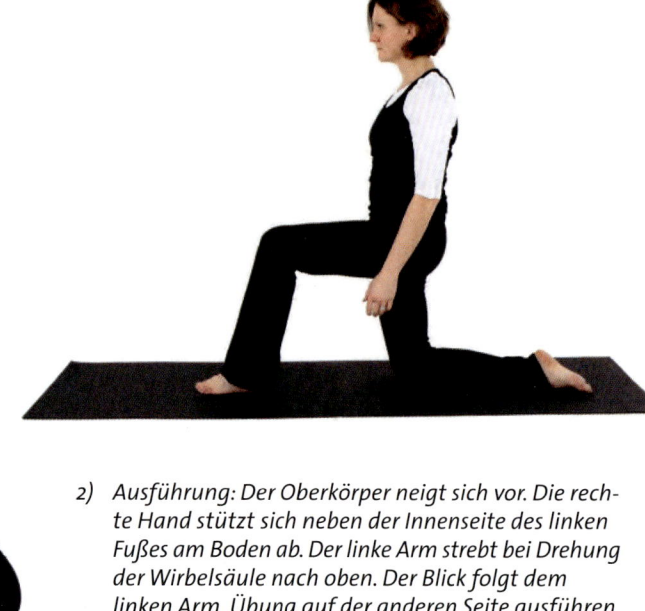

2) Ausführung: Der Oberkörper neigt sich vor. Die rechte Hand stützt sich neben der Innenseite des linken Fußes am Boden ab. Der linke Arm strebt bei Drehung der Wirbelsäule nach oben. Der Blick folgt dem linken Arm. Übung auf der anderen Seite ausführen und in der Stellung des Kindes nachspüren.

Jeweils
Vorbereitung: 3 Atemzüge
Ausführung: 10 Atemzüge

Gedrehtes Dreieck

1) **Vorbereitung:** Das linke Bein geht nach vorne und leitet die Schrittstellung ein. Der hintere Fuß wird zur besseren Standfestigkeit leicht schräg aufgestellt. Der Oberkörper kommt bei gestreckter Beinhaltung in die Vorneige, wobei das Becken gerade ausgerichtet bleibt. Die Hände können sich am vorderen Oberschenkel abstützen.

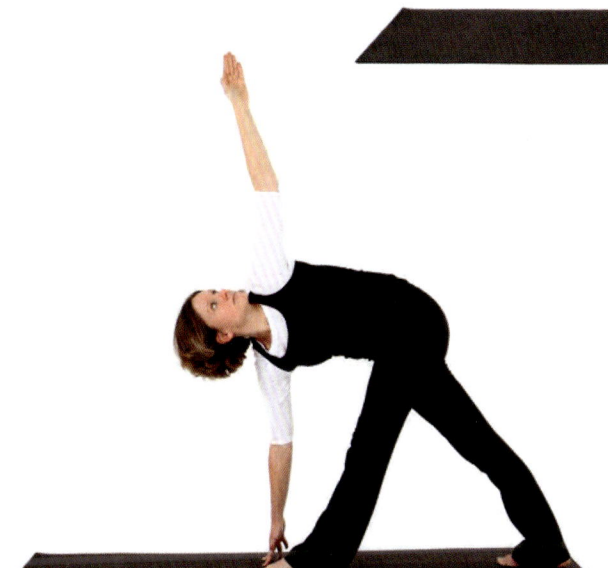

2) **Ausführung:** Die Drehung nach links wird eingeleitet, die rechte Hand wird neben den linken Fuß aufgesetzt. Der linke Arm, linker Brustraum und die linke Schulter streben nach oben. Der Kopf wird soweit nach oben geführt, wie es für den Nacken angenehm ist. Übung auf der anderen Seite ausführen und im aufrechten Stand nachspüren.

Jeweils
Vorbereitung: 10 Atemzüge
Ausführung: 8 Atemzüge

Ausgleich – Kaninchen leicht

1) **Vorbereitung:** Aus dem Kniestand heraus werden die Hände vor den Knien aufgesetzt. Bei Beugung der Arme setzt sich der Scheitel des Kopfes zwischen die Hände, wobei der Kopf unbelastet bleibt. Das Gesäß strebt weiter nach oben.

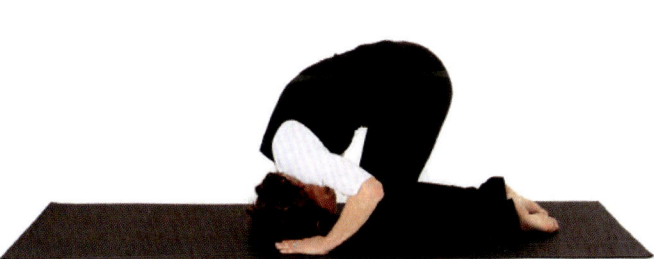

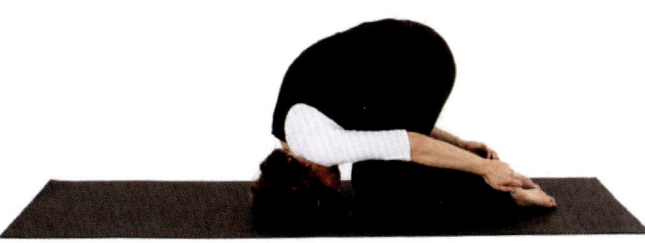

2) **Ausführung:** Die Hände fassen die Füße.

Vorbereitung: 3 Atemzüge
Ausführung: 8 Atemzüge

3) Entspannung: »Perspektivenwechsel«

Einleitende Worte

Dein Körper ruht so entspannt auf der Unterlage, dass du ihn ganz loslassen kannst ...
Während dein Körper so entspannt daliegt, fühlst du dich ganz leicht, ja fast schwebend ...
Du nimmst eine andere Perspektive ein, betrachtest deinen Körper aus der Vogelperspektive ...
Du spürst, dass du dich immer leichter fühlst und dich weiter entfernst ...
Du betrachtest die Umgebung in der dein Körper liegt ...
Du entfernst dich noch weiter, schwebst höher ...
Du siehst Landschaften, Orte, Wälder und Felder ...
Die Farben verschwimmen immer mehr ...
Du fühlst dich leicht ...
Du spürst das Gefühl der Freiheit und Weite in dir ...
Genieße noch für eine kleine Weile das Gefühl der Schwerelosigkeit ...

Rückkehr

Die Flankendehnung
(Utthita Parshva Konasana)

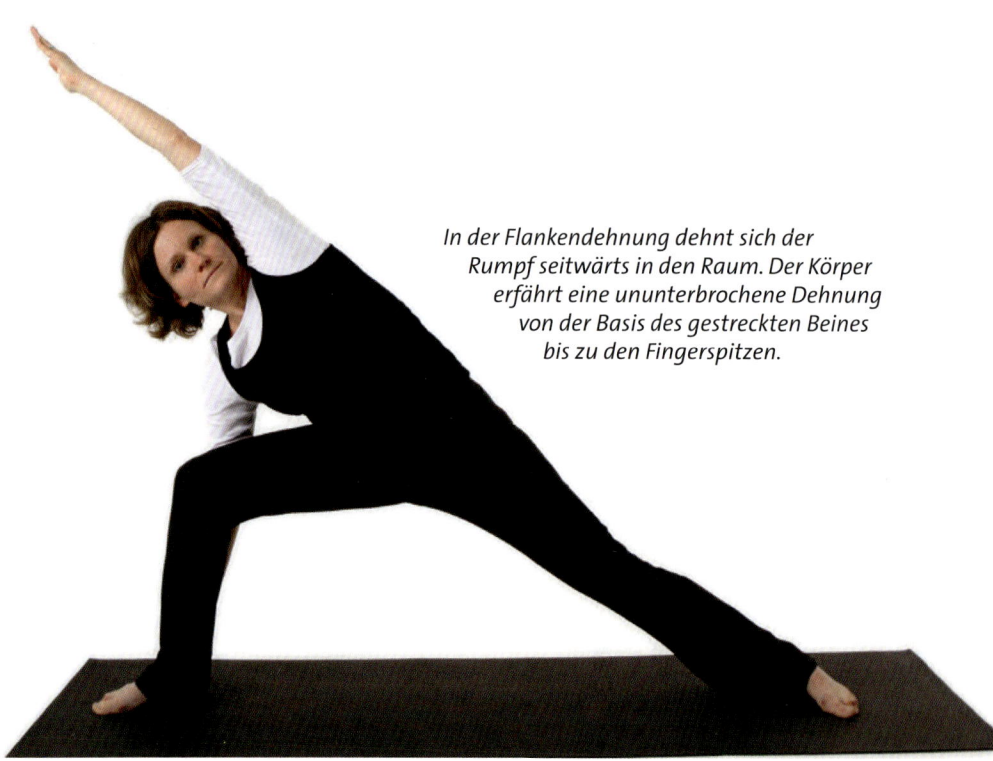

In der Flankendehnung dehnt sich der Rumpf seitwärts in den Raum. Der Körper erfährt eine ununterbrochene Dehnung von der Basis des gestreckten Beines bis zu den Fingerspitzen.

Wirkungen

Körperlich	Langfristig
• Dehnung der Gesäß-, rückwärtigen Bein-, unteren Rückenmuskulatur • Dehnung der Flanken • Kräftigung der Fuß-, Oberschenkel-, schrägen Bauchmuskulatur • Schulung des Gleichgewichtssinns • Durch Dehnung der Flanken Anregung der Flankenatmung/Zwerchfellstimulation	• Milderung von Haltungsschwächen • Korrektur bei Knick-Senkfüßen durch Kräftigung der Füße • Milderung von Verdauungsproblemen • Fettreduktion im Bereich der Flanken • Stärkung des Selbstbewusstseins

Kontraindikationen:
- Akute Probleme im Rücken (Hexenschuss, Bandscheibenvorfall)
- Akute Ischiasreizung
- Kurz nach Operationen im Bauchraum

Beschreibung der Haltung:
Vorbereitung: Im Grätschstand werden die Arme in der Seithalte gehalten. Die Beine sind gestreckt. Die Muskeln des Beckenbodens werden kontrahiert. Der rechte Fuß dreht nach außen.
Ausführung: Das rechte Bein wird gebeugt. Der Rumpf neigt sich nach rechts. Die rechte Hand wird an die Außenseite des rechten Fußes aufgesetzt. Der linke Arm neigt sich herunter, bis er sich auf einer Linie mit dem Rumpf befindet.
In der Haltung: Mit dem Ausatmen wird die Seitneigung intensiviert.
Auflösen: Der linke Arm zieht weit nach oben. Dann wird der Rumpf aufrecht ausgerichtet. Die Arme gehen nach unten. Der aufrechte Stand wird eingenommen. Die Haltung wird zu Gunsten der anderen Körperseite ausgeführt.

■ Der Weg zur Flankendehnung

Die Flankendehnung zeigt ihre Wirkung auf die Beine, bei der ein Bein aus dem Stand heraus in einer tiefen Beuge steht, während das andere Bein gestreckt stabilisiert. Aus diesem Grund werden Vorübungen ausgeführt, bei denen die Beine sowohl gedehnt, als auch gekräftigt werden. Das Hauptaugenmerk liegt jedoch in der Vordehnung der Flanken, damit die Zielübung gut erwärmt in diesem Bereich eingenommen werden kann.

1) Meditation:

Einleitende Worte

Richte deine Aufmerksamkeit auf deine Atmung ...
Spüre mit dem Einatmen die kühle Luft an deiner Nase,
wie mit dem Ausatmen die erwärmte Luft aus der Nase herausströmt ...
Nehme wahr, wie sich dein Brustkorb leicht mit dem Einatmen ausdehnt
und mit dem Ausatmen wieder entspannt...
Spüre, wie sich deine Bauchdecke mit dem Einatmen wölbt und mit dem Ausatmen wieder entspannt ...
Nun konzentriere dich auf eine Körperregion, bei der du die Atmung besonders gut wahrnehmen kannst
und versuche, die Konzentration aufrecht zu erhalten ...
Kommen Gedanken, nehme sie wertungsfrei zur Kenntnis und versuche, zur Atmung zurückzukehren ...

Rückkehr

2) Körperübungen:

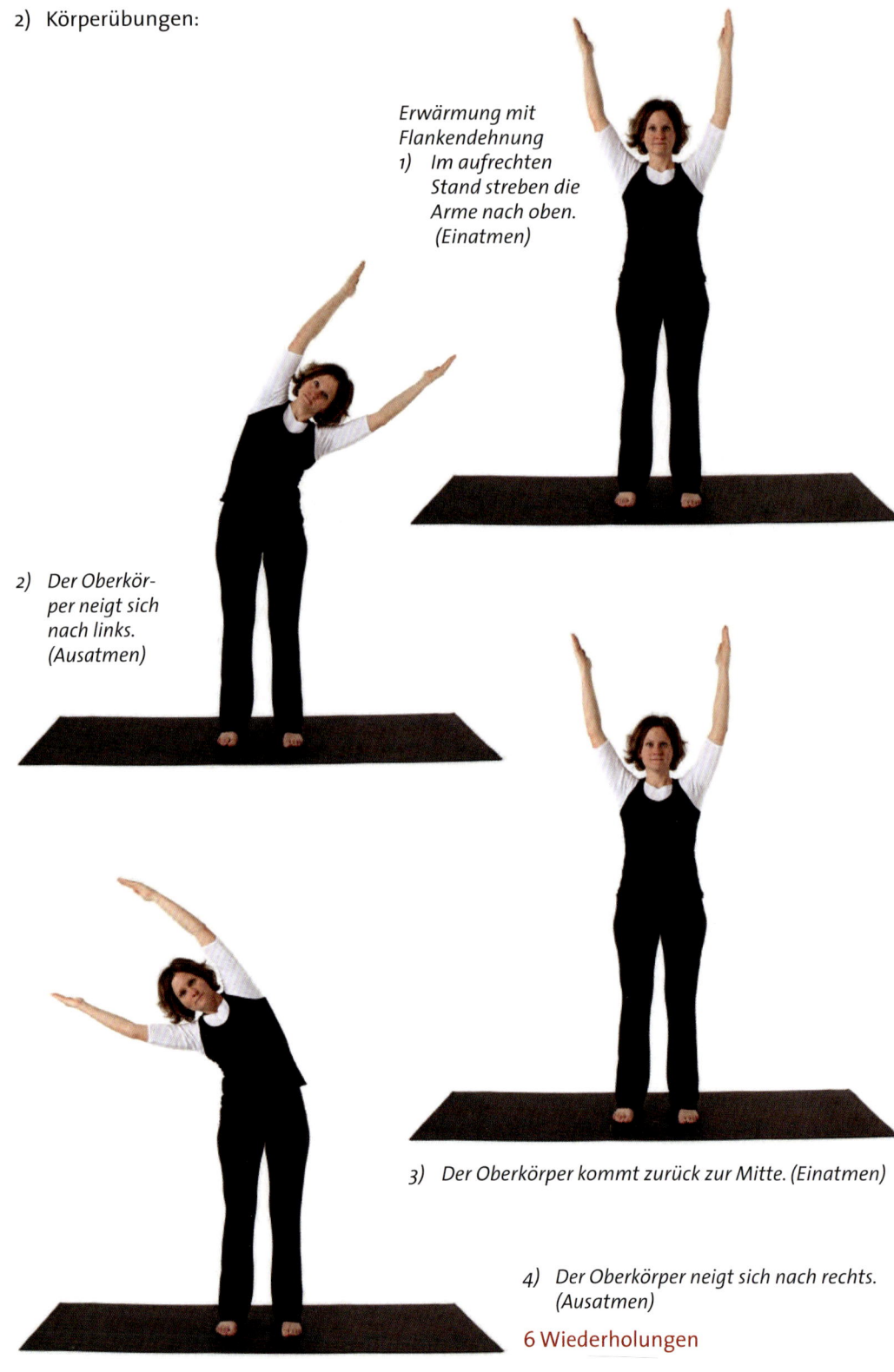

Erwärmung mit Flankendehnung
1) *Im aufrechten Stand streben die Arme nach oben. (Einatmen)*

2) *Der Oberkörper neigt sich nach links. (Ausatmen)*

3) *Der Oberkörper kommt zurück zur Mitte. (Einatmen)*

4) *Der Oberkörper neigt sich nach rechts. (Ausatmen)*

6 Wiederholungen

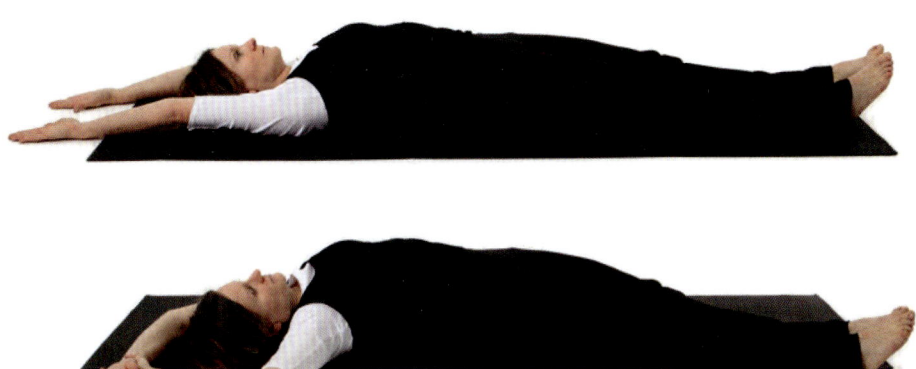

Liegende Flankendehnung
1) Vorbereitung: In der Rückenlage werden die Arme hinter dem Körper abgelegt.
2) Ausführung: Beide Beine legen sich etwa 30 cm weiter rechts ab. Die Schultern legen sich etwa 15 cm weiter rechts ab. Der Kopf wird so gehalten, dass der Körper nun eine bananenförmige Haltung annimmt.

Die rechte Hand fasst das linke Handgelenk und zieht ebenfalls nach rechts. Übung im Seitenwechsel ausführen und in der Rückenlage nachspüren.

Jeweils
Vorbereitung: 3 Atemzüge
Ausführung: 20 Atemzüge

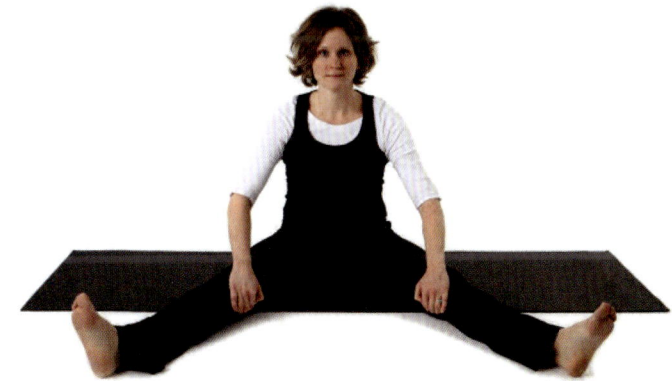

Winkelhaltung sitzend geöffnet
1) Vorbereitung: Im Langsitz werden die Beine gegrätscht und die Wirbelsäule wächst nach oben.

2) Ausführung: Abhängig von der Dehnbarkeit werden Knie, Schienbeine, Knöchel oder Zehen mit den Händen umfasst und der Oberkörper kommt in die Vorneige.

Vorbereitung: 5 Atemzüge
Ausführung: 10 Atemzüge

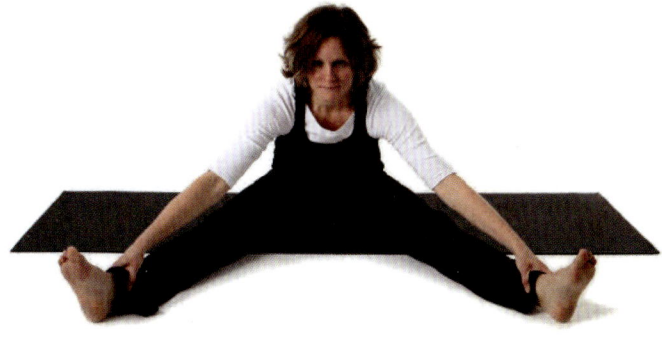

Schranke
1) *Vorbereitung: Aus dem Kniestand heraus wird das rechte Bein seitlich abgespreizt. Der linke Arm streckt nach oben.*
2) *Ausführung: Der Oberkörper wird über das gestreckte Bein geneigt. Danach Seitenwechsel.*

Jeweils
Vorbereitung: 5 Atemzüge
Ausführung: 10 Atemzüge

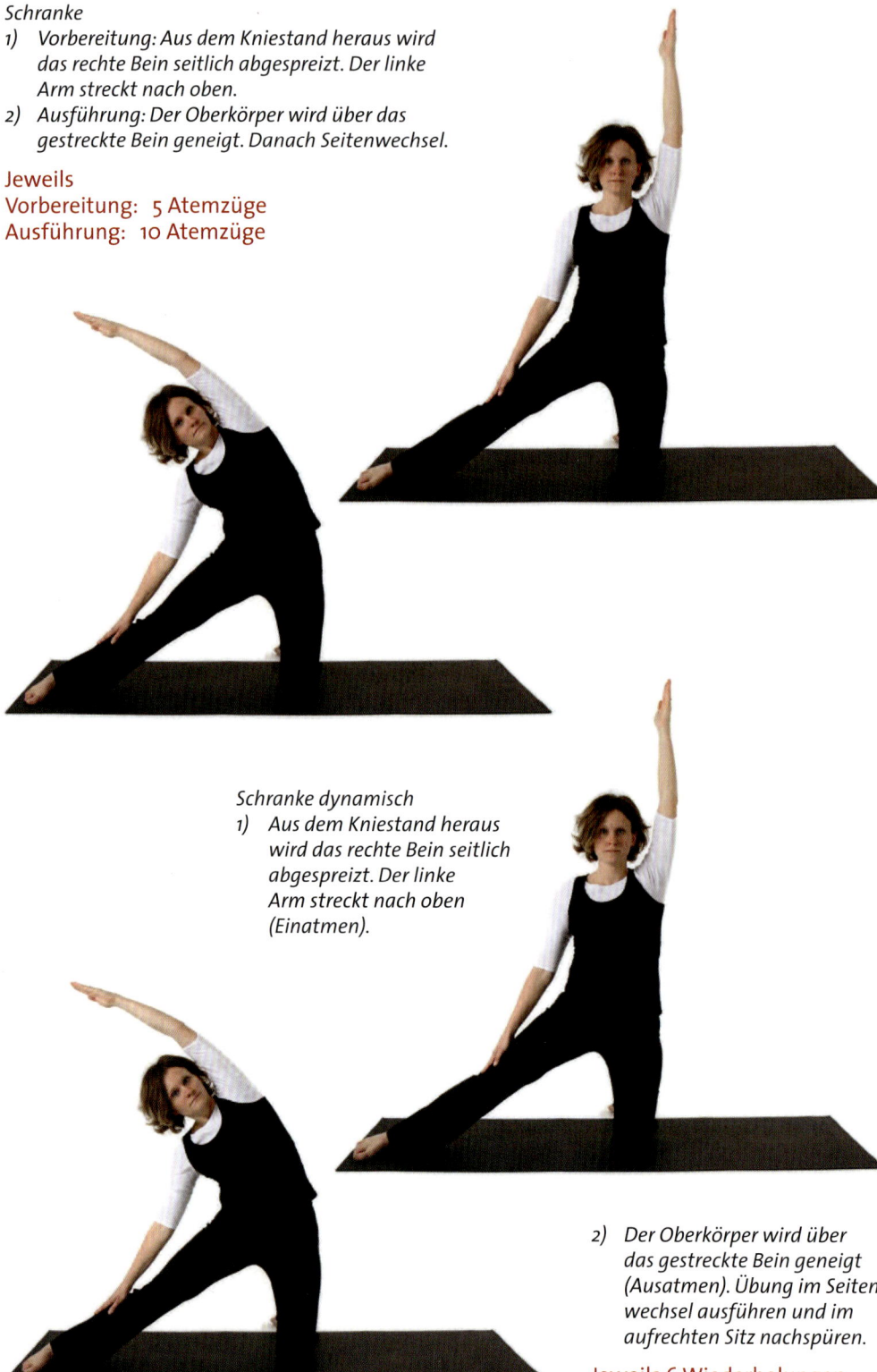

Schranke dynamisch
1) *Aus dem Kniestand heraus wird das rechte Bein seitlich abgespreizt. Der linke Arm streckt nach oben (Einatmen).*

2) *Der Oberkörper wird über das gestreckte Bein geneigt (Ausatmen). Übung im Seitenwechsel ausführen und im aufrechten Sitz nachspüren.*

Jeweils 6 Wiederholungen

Beinübung
1) Im aufrechten Stand mit erhobenen Armen lösen die Fersen vom Boden (Einatmen).

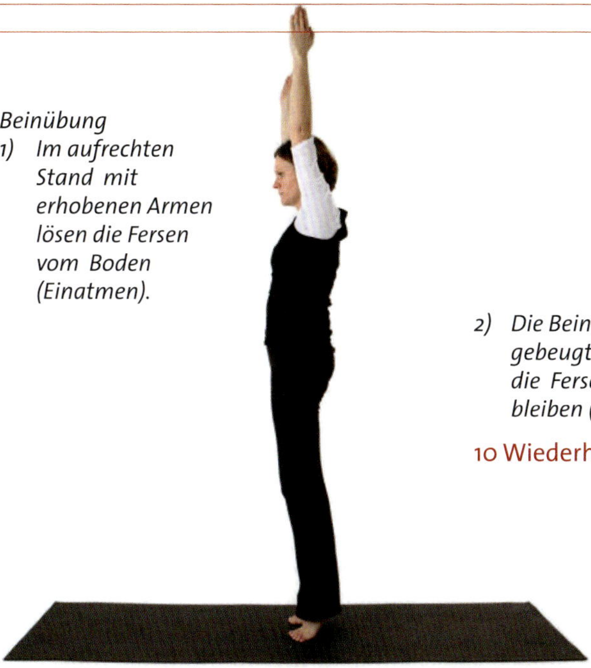

2) Die Beine werden gebeugt, wobei die Fersen erhoben bleiben (Ausatmen).

10 Wiederholungen

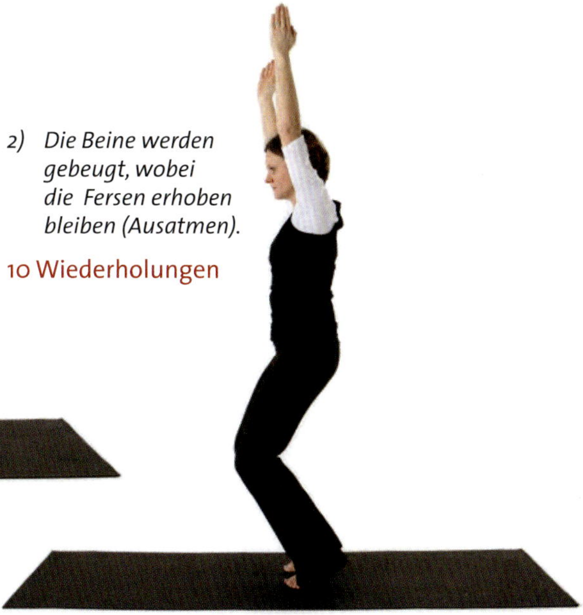

Flankendehnung
1) Vorbereitung: Im Grätschstand werden die Arme in der Seithalte gehalten. Die Beine sind gestreckt. Die Muskeln des Beckenbodens werden kontrahiert. Der rechte Fuß dreht nach außen.

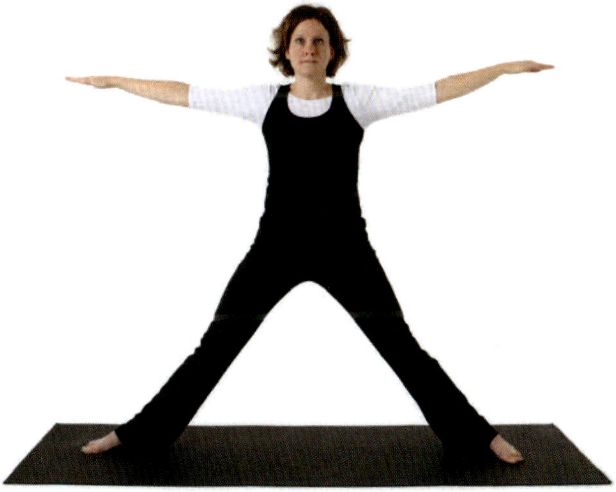

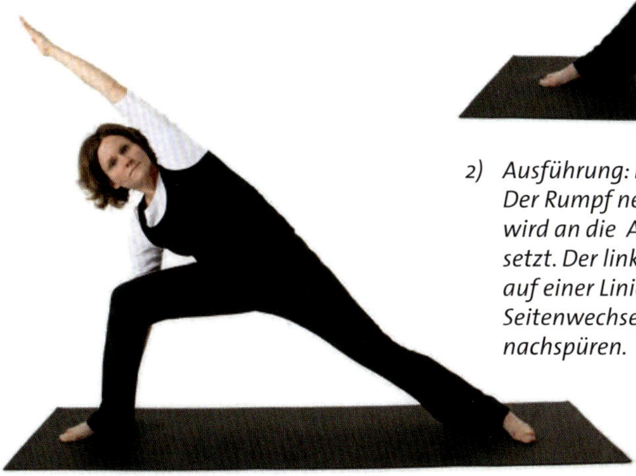

2) Ausführung: Das rechte Bein wird gebeugt. Der Rumpf neigt sich nach rechts. Die rechte Hand wird an die Außenseite des rechten Fußes aufgesetzt. Der linke Arm neigt sich herunter, bis er sich auf einer Linie mit dem Rumpf befindet. Übung im Seitenwechsel ausführen und im aufrechten Sitz nachspüren.

Jeweils
Vorbereitung: 3 Atemzüge
Ausführung: 10 Atemzüge

Flankendehnung dynamisch
Ausgangshaltung: Im Grätsch-
stand werden die Arme in
der Seithalte gehalten.

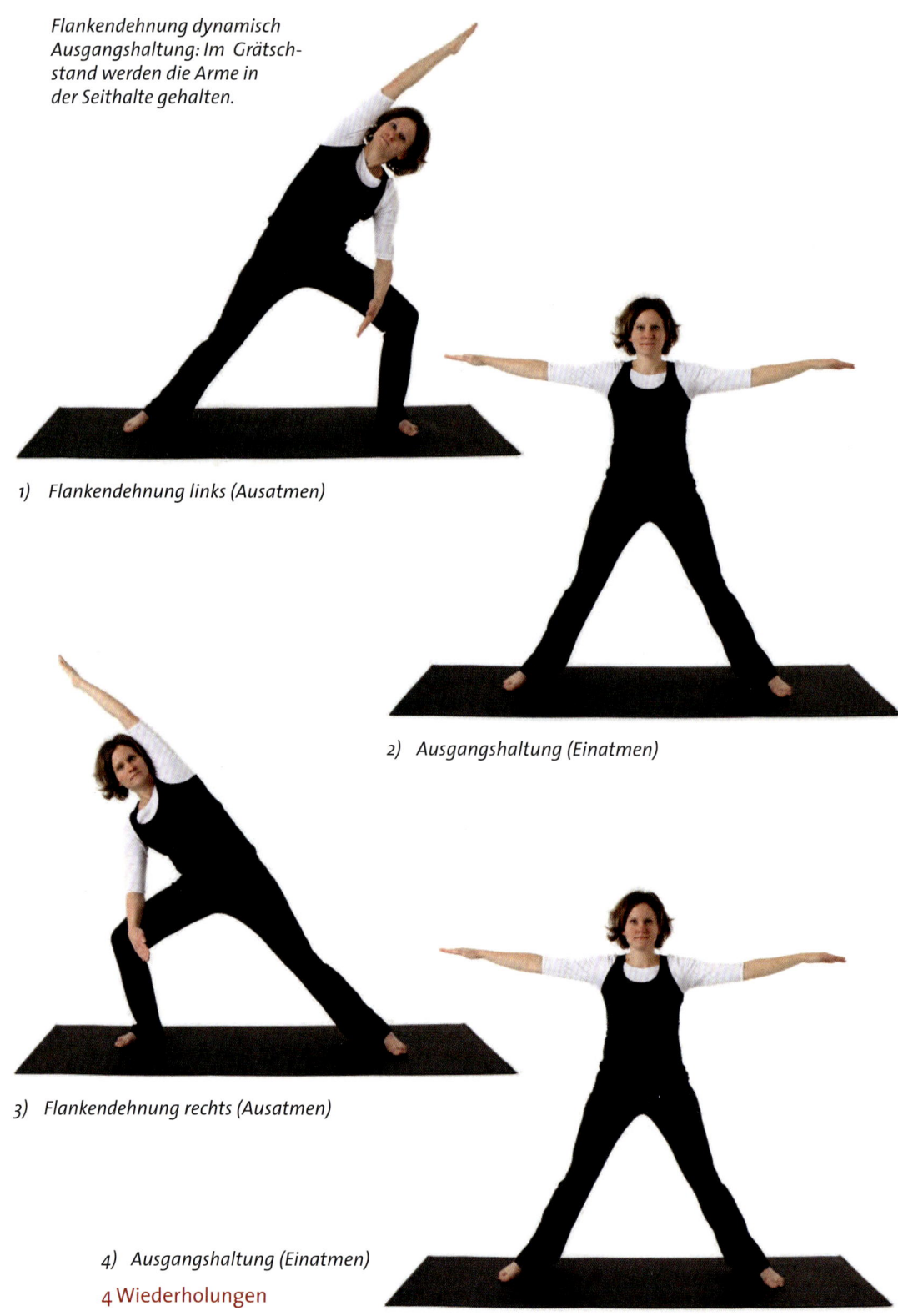

1) Flankendehnung links (Ausatmen)

2) Ausgangshaltung (Einatmen)

3) Flankendehnung rechts (Ausatmen)

4) Ausgangshaltung (Einatmen)

4 Wiederholungen

Ausgleich – Giraffe
1) *Vorbereitung: Im Grätschstand fassen die Hände in die Ellbogenbeugen. Der Oberkörper neigt sich vor und der Kopf wird zwischen den Armen gehalten. Der Rücken ist möglichst flach.*

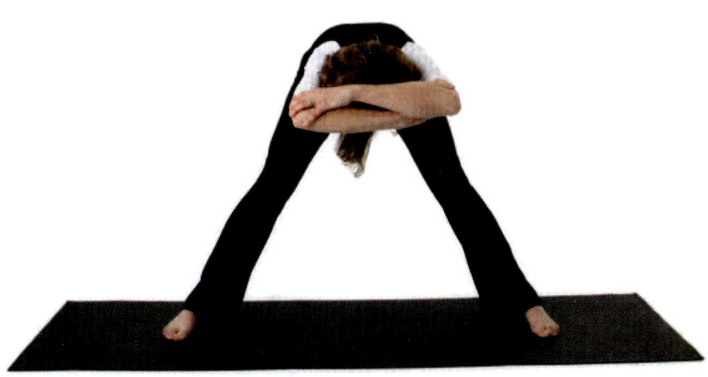

2) *Ausführung: Der Rücken rundet sich und der Oberkörper kommt in die tiefe Vorneige.*

Vorbereitung: 3 Atemzüge
Ausführung: 10 Atemzüge

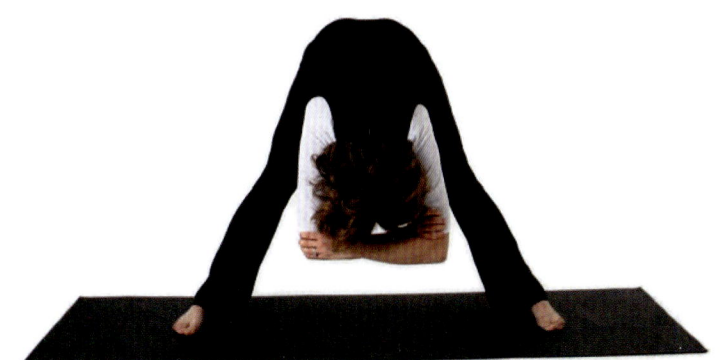

3) Entspannung: »Welle«

Einleitende Worte

Spüre, wie sich deine Bauchdecke sich mit jedem Einatmen wölbt ...
Spüre, wie sich deine Bauchdecke mit dem Ausatmen entspannt ...
Mit jedem Ausatmen hast du das Gefühl, dass diese Entspannung in Form einer Welle von deinem Bauchraum
in deinen ganzen Körper ausstrahlt ...
Die Welle erreicht deine Beine und lässt sie mit jedem Ausatmen schwerer werden ...
Die Welle erreicht deine Arme und lässt sie mit jedem Ausatmen schwer werden ...
Die Welle entspannt deine Schultern, deinen Nacken ...
Die Welle entspannt dein Gesicht, lässt es weich werden ...
Auch dein Herz schlägt ruhiger ...
Deine Gedanken kommen zur Ruhe, schweben dahin ...
Diesen Zustand der Entspannung kannst du noch für eine kleine Weile genießen ...

Rückkehr

Gleichgewichtshaltungen – Die Balance finden

In den folgenden Programmen liegt der Schwerpunkt auf der Ausführung einer Haltung, in der bei erhöhter Konzentration das Gleichgewicht gehalten werden muss.

Bei den Gleichgewichtshaltungen geht es neben den einzelnen, im Folgenden benannten, unterschiedlichen körperlichen Wirkungen um das Zusammenspiel von Körper und Geist. Die Haltung kann dann gut ausgeführt werden, wenn der Übende konzentriert seine Aufmerksamkeit nach innen lenken kann. Auch bei Störungen von außen oder innen in der Haltung zu bleiben, ist wesentliches Ziel der Gleichgewichtshaltungen.

Übertragen bedeutet dieses auch im Alltag die Entwicklung der Gelassenheit und inneren Ruhe. Der Übende lernt, sich nicht aus der Ruhe bringen zu lassen und konzentriert seine Ziele zu verfolgen.

Darüber hinaus wird der Geist insgesamt ruhiger. Die Konzentrationsleistungen werden merklich verbessert, da der Geist nicht mehr so stark von unruhigen Gedanken heimgesucht wird.

Der Baum (Vrikshasana)

Der Baum ist eine Gleichgewichtshaltung im Einbeinstand. Diese Haltung bedarf einer festen Erdung, vergleichbar mit der des Baumes. Das Bild des Baumes macht bewusst, dass man für die eigene Aufrichtung immer wieder der Verwurzelung bedarf, um Stabilität und Wachstum zu erlangen.

Wirkungen

Körperlich	Langfristig
• Kräftigung der Fuß- und Beinmuskulatur • Kräftigung des Beckenbodens • Schulung des Gleichgewichtssinns	• Milderung von Haltungsschwächen • Positiver Einfluss bei Gefäßerkrankungen • Stärkung des Standvermögens, der Stabilität und der Flexibilität von Körper und Geist • Milderung von allgemeinen Konzentrationsschwächen

Kontraindikationen:
• Akute Beschwerden in den Knien und an der Hüfte

Beschreibung der Haltung:
Vorbereitung: Im aufrechten Stand wird die Konzentration gebündelt.
Ausführung: Ein Fuß wird an die Innenseite des Knies oder Oberschenkel des Standbeins gesetzt. Das Bein wird durch Drehung im Hüftgelenk nach außen gebracht. Die Handflächen werden zur Grußhaltung aneinandergelegt. Mit zunehmendem Gefühl für das Gleichgewicht werden die Arme in der Grußhaltung nach oben geführt.
In der Haltung: Die Atmung erfolgt ruhig und gleichmäßig. Ein Punkt wird fixiert und die Konzentration möglichst lange aufrechterhalten.
Auflösen: Der aufrechte Stand wird eingenommen. Die Haltung wird zu Gunsten der anderen Körperseite ausgeführt.

Variation: In der Haltung des Baums mit nach oben gestrecktem Arm neigt sich der Rumpf seitlich über das gebeugte Bein.

■ Der Weg zum Baum
Als vorbereitende Übungen steht die Mobilisation der Hüfte im Vordergrund, da diese in der Haltung durch die Auswärtsdrehung beweglich sein sollte. Die Haltung des Baumes wird im Einbeinstand ausgeführt, so dass es von Bedeutung ist, dass die Konzentration im Verlauf der Einheit immer stärker gebündelt werden sollte, damit das Gleichgewicht gehalten werden kann.

1) Meditation:

Einleitende Worte

Der Schwerpunkt der heutigen Einheit liegt auf der Ausführung des Baumes.
Der Baum als Synonym für Standfestigkeit, Wachstum und stetigem Wandel.
Der Baum, der auch bei starkem Wind fest verwurzelt in der Erde steht. Der sich seiner Umgebung anpasst, durch die Jahreszeiten einem ständigen Wandel unterliegt.
Auch du bist fest verwurzelt in deinem Leben ...
Auch du hast die Möglichkeit und die Kraft der Veränderung, ohne deine Wurzeln zu verlieren ...
Spüre mit dem Ausatmen deine feste Verbindung zur Erde ...
Nehme mit dem Einatmen wahr, wie frei und leicht dein Geist und deine Gedanken sind ...

Rückkehr

2) Körperübungen:

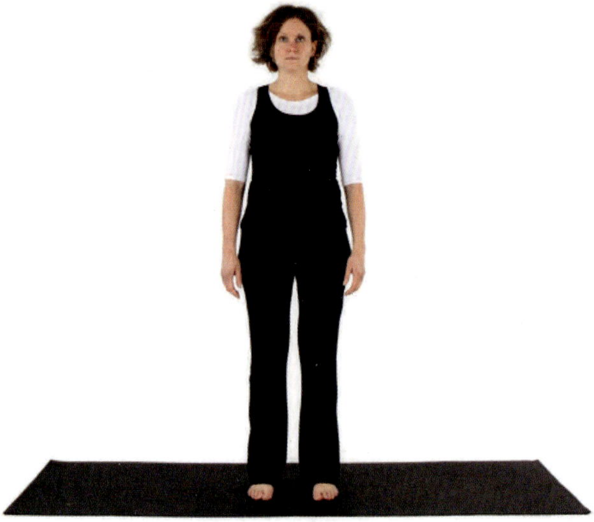

Berghaltung
Die Füße stehen hüftgelenksbreit nebeneinander. Die Groß- und Kleinzehenballen und die Außenkanten der Fersen werden belastet. Der Beckenboden wird kontrahiert. Das Becken richtet sich auf. Die Gesäß- und Bauchmuskulatur bleiben entspannt. Das Brustbein wird gehoben, die Schultern sind entspannt. Der Kopf strebt nach hinten und oben. Der Blick ist offen in die Ferne gerichtet.

10 Atemzüge

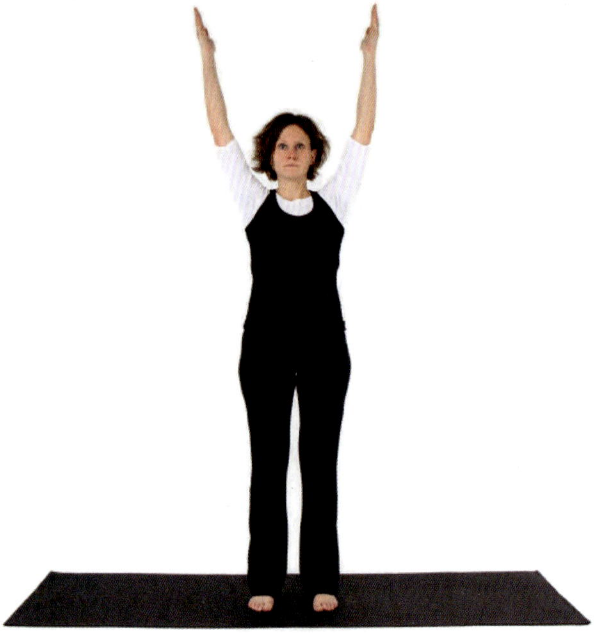

Vorwärtsbeuge
1) *Vorbereitung: Im Stand streben die Arme nach oben, die Wirbelsäule wird gestreckt.*
2) *Ausführung: Der Oberkörper neigt sich zunächst bei gestreckter Beinhaltung in die Vorneige, der untere Rücken sollte hierbei gestreckt bleiben. Der Oberkörper neigt sich tiefer und die Hände finden in Abhängigkeit der Dehnbarkeit einen Platz an den Schienbeinen, Knöcheln oder werden neben den Außenseiten der Füße aufgesetzt.*

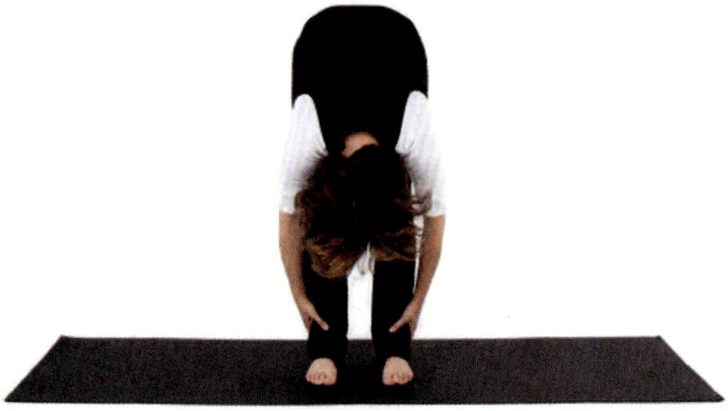

Vorbereitung: 3 Atemzüge
Ausführung: 10 Atemzüge

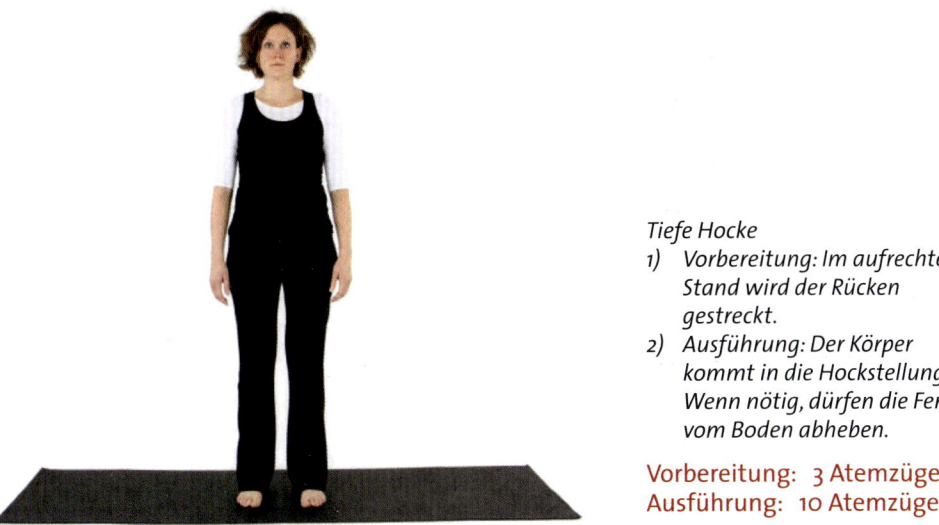

Tiefe Hocke
1) Vorbereitung: Im aufrechten Stand wird der Rücken gestreckt.
2) Ausführung: Der Körper kommt in die Hockstellung. Wenn nötig, dürfen die Fersen vom Boden abheben.

Vorbereitung: 3 Atemzüge
Ausführung: 10 Atemzüge

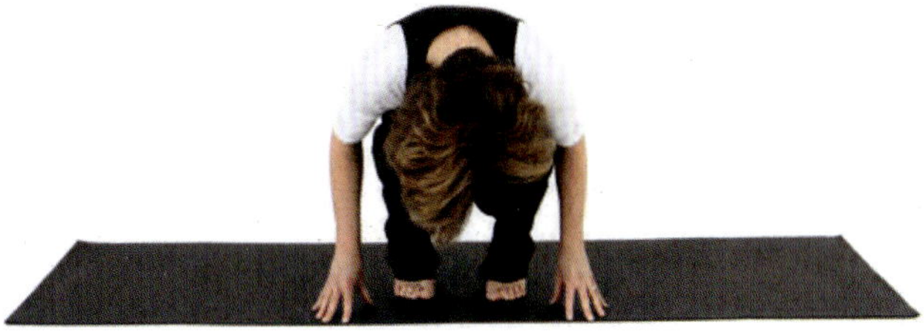

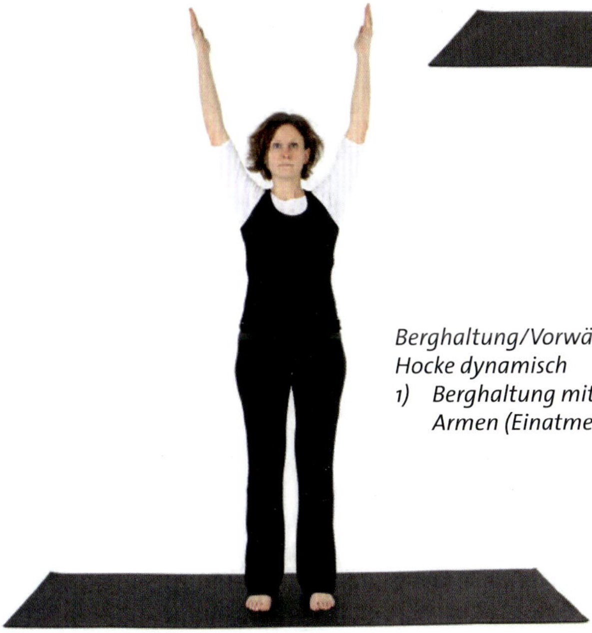

Berghaltung/Vorwärtsbeuge/ Hocke dynamisch
1) Berghaltung mit erhobenen Armen (Einatmen)

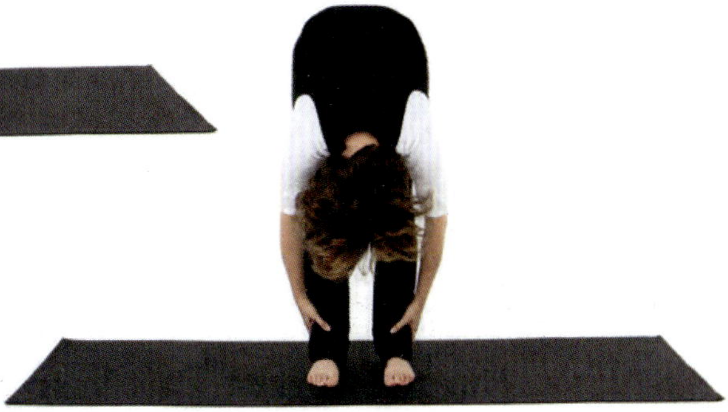

2) Vorwärtsbeuge (Ausatmen)

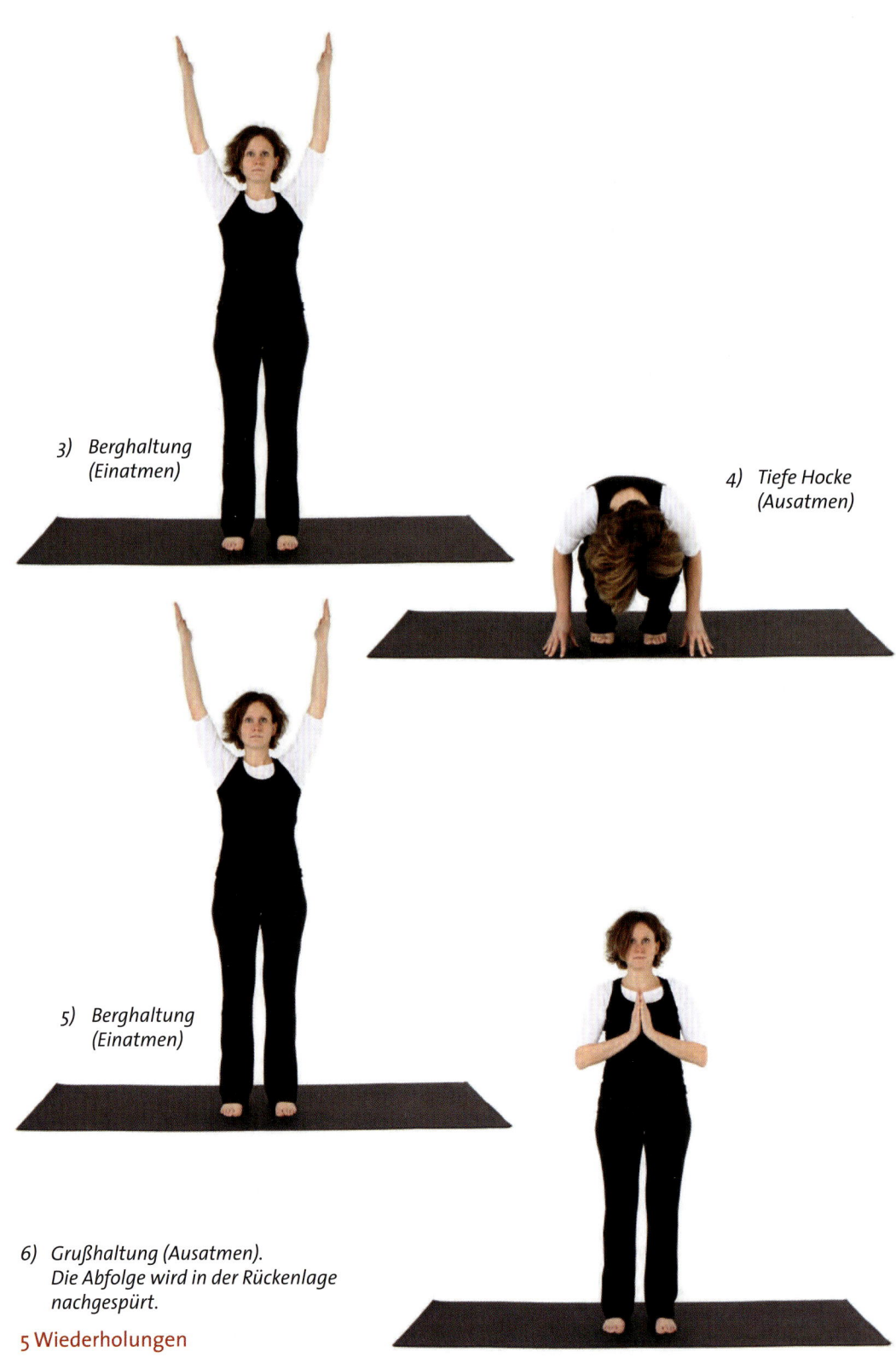

3) Berghaltung (Einatmen)

4) Tiefe Hocke (Ausatmen)

5) Berghaltung (Einatmen)

6) Grußhaltung (Ausatmen). Die Abfolge wird in der Rückenlage nachgespürt.

5 Wiederholungen

Die Yoga-Übungsprogramme

Autogene Rückenmassage mit Hüftmobilisierung
1) In der Rückenlage werden die Beine gebeugt angehoben. Die Hände fassen die Knie und die Arme werden gestreckt.

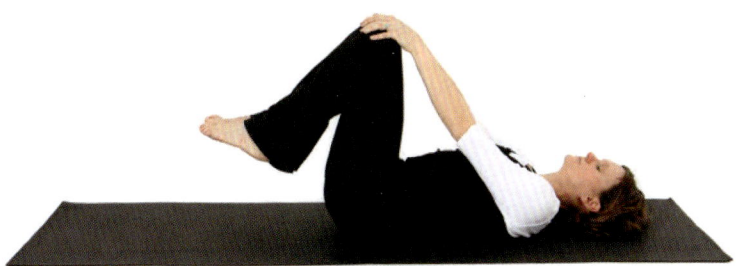

2) Die Arme werden gebeugt, so dass die Knie näher zum Bauch herangeführt werden.

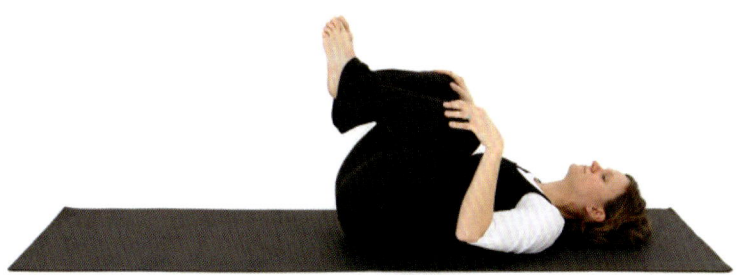

3) Dann gehen die Knie auseinander und führen bei Streckung der Arme eine halbkreisförmige Bewegung aus, bis die Ausgangshaltung wieder eingenommen wird. Die Füße bleiben bei der Bewegung in Kontakt zueinander.

3 min

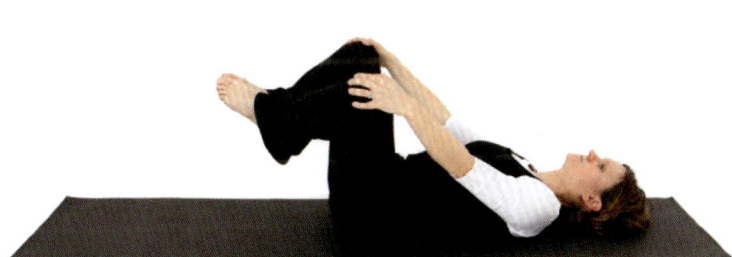

Bauchkräftigung mit Hüftmobilisierung
In der Rückenlage werden die Beine nach oben gestreckt. Die Bauchmuskulatur kontrahiert. Die Beine führen in Abhängigkeit der Bauchmuskulatur und Hüftbeweglichkeit gegenläufige, kreisförmige Bewegungen aus.

10 Wiederholungen

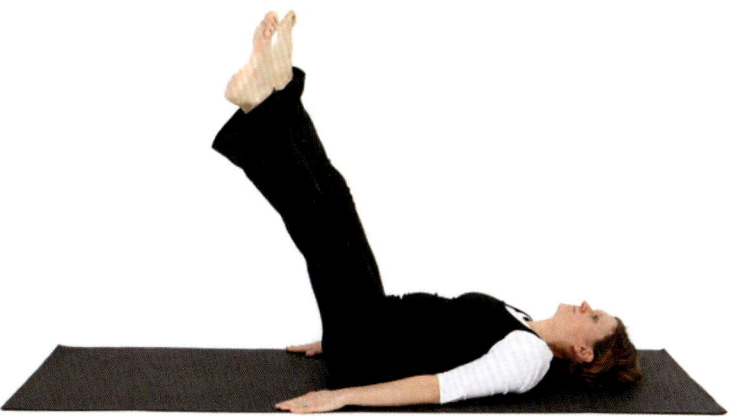

Baum in Rückenlage
1) Vorbereitung: Die Rückenlage wird eingenommen. Die Arme legen sich hinter dem Körper ab.
2) Ausführung: Der linke Fuß setzt an der Innenseite des rechten Knies an. Das linke Knie sinkt zum Boden. Danach Seitenwechsel.

Jeweils
Vorbereitung: 3 Atemzüge
Ausführung: 10 Atemzüge

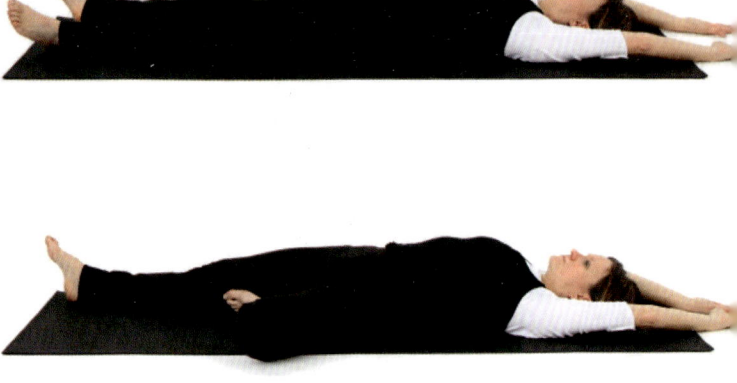
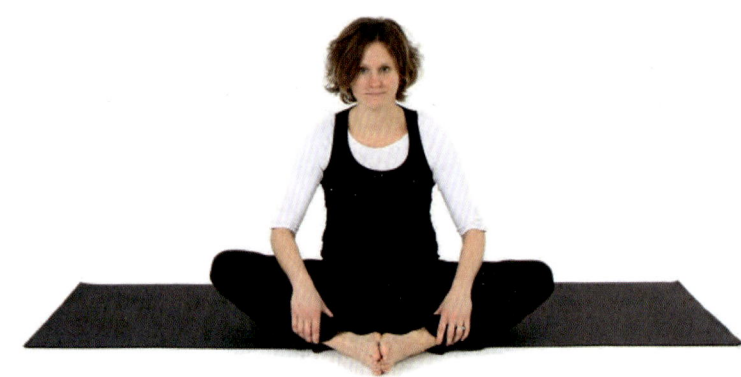

Geschlossener Winkel
Der aufrechte Sitz wird eingenommen. Die Fußsohlen werden aneinandergelegt. Die Beckenbodenmuskulatur wird kontrahiert. Die Füße werden mit den Händen nahe zum Körper herangezogen, gleichzeitig sinken die Knie nach außen-unten.

10 Atemzüge

Gewichtsverlagerung
Im aufrechten Stand wird das Gewicht im Wechsel nach vorne und nach hinten verlagert, wobei die Füße trotz der unterschiedlichen Belastung im Bodenkontakt bleiben.

2 min

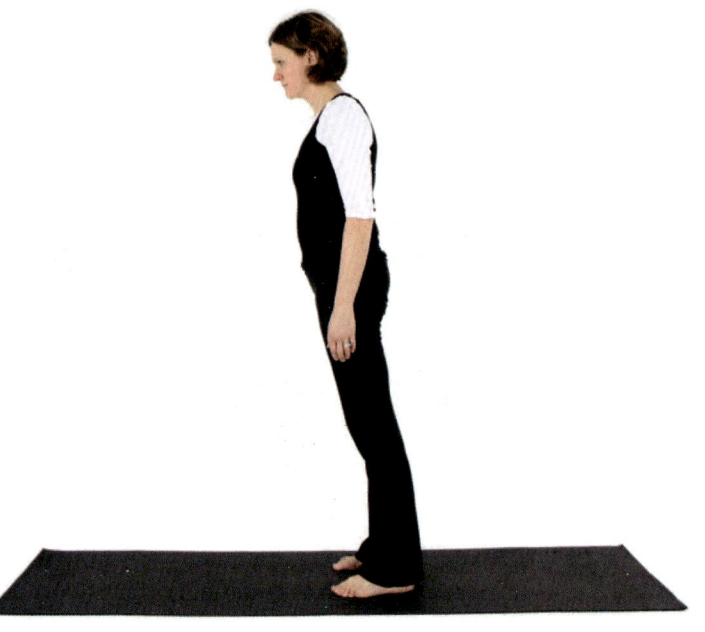

Fußgymnastik: Im aufrechten Stand lösen mit dem Einatmen langsam die Fersen vom Boden und werden hochgezogen. Mit dem Ausatmen streben sie langsam zurück.

2 min

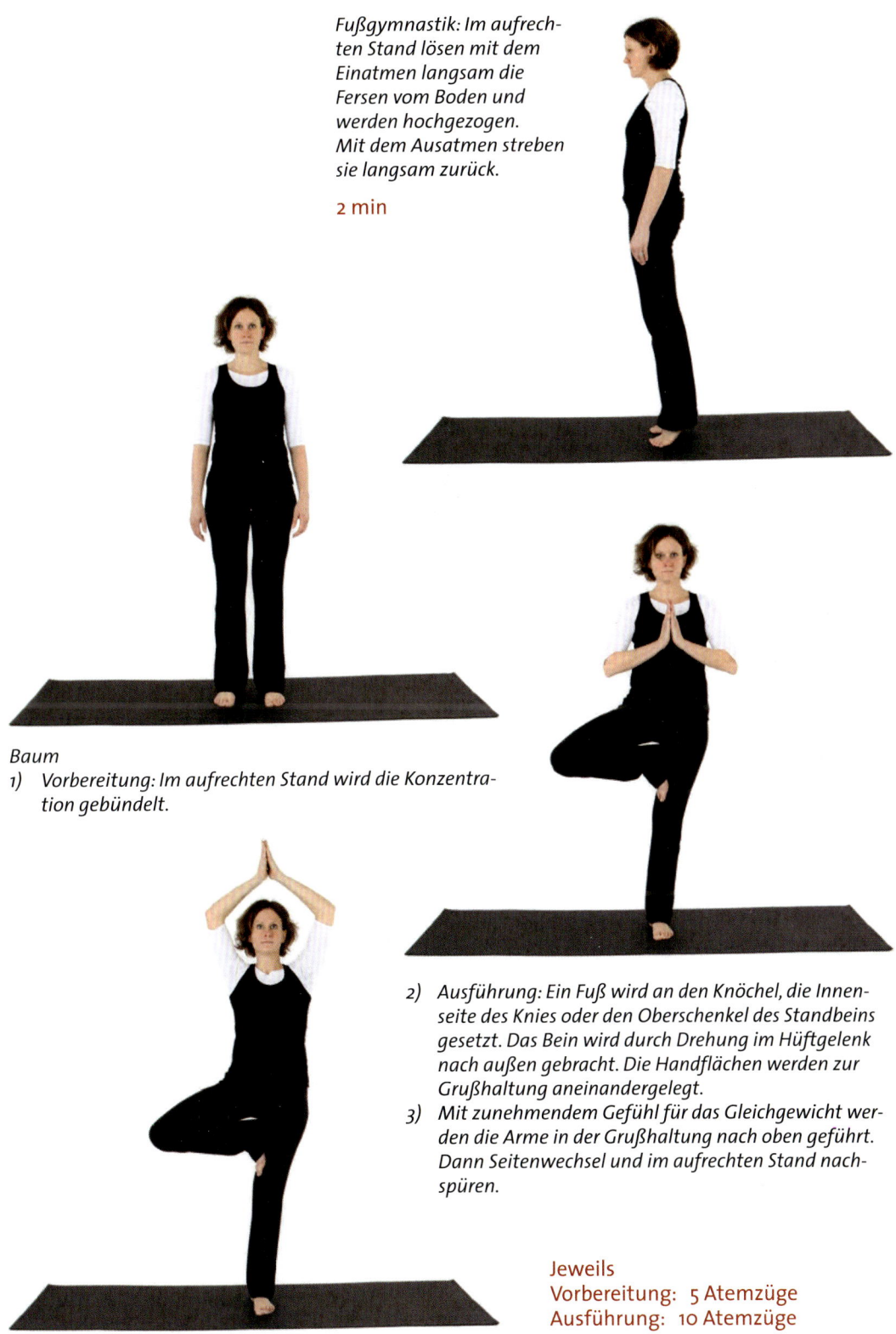

Baum
1) Vorbereitung: Im aufrechten Stand wird die Konzentration gebündelt.

2) Ausführung: Ein Fuß wird an den Knöchel, die Innenseite des Knies oder den Oberschenkel des Standbeins gesetzt. Das Bein wird durch Drehung im Hüftgelenk nach außen gebracht. Die Handflächen werden zur Grußhaltung aneinandergelegt.
3) Mit zunehmendem Gefühl für das Gleichgewicht werden die Arme in der Grußhaltung nach oben geführt. Dann Seitenwechsel und im aufrechten Stand nachspüren.

Jeweils
Vorbereitung: 5 Atemzüge
Ausführung: 10 Atemzüge

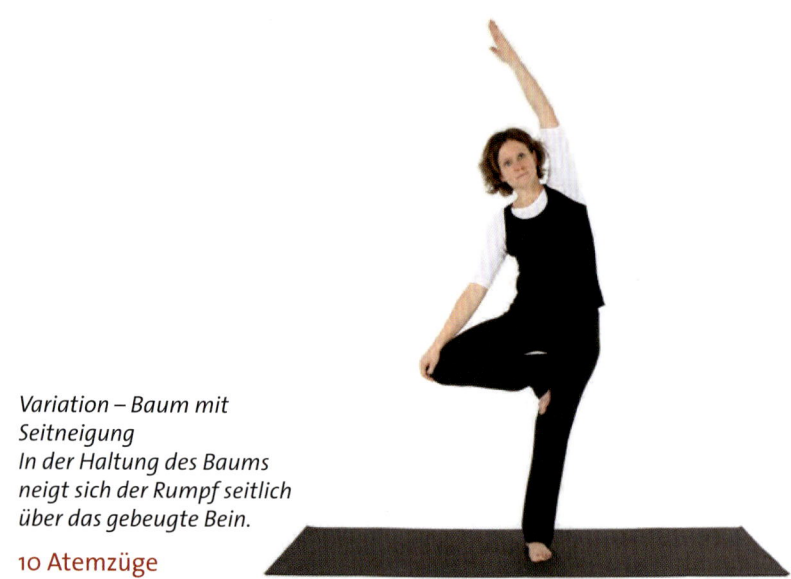

Variation – Baum mit Seitneigung
In der Haltung des Baums neigt sich der Rumpf seitlich über das gebeugte Bein.

10 Atemzüge

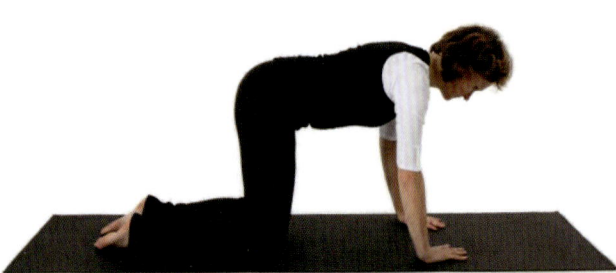

Ausgleich – Stellung des Kindes dynamisch
1) *Der Vierfüßlerstand mit aufgesetzten Knien wird eingenommen. (Einatmen)*

2) *Die Stellung des Kindes mit nach vorn gestreckten Armen wird ausgeführt. (Ausatmen)*

8 Wiederholungen

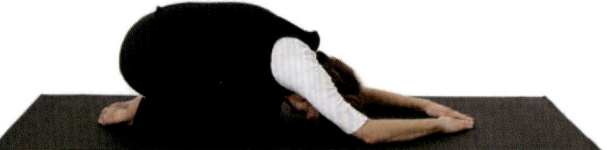

3) Entspannung: Fantasiereise »Baum«

Einleitende Worte

Vor deinem inneren Auge erscheint das Bild eines Baumes ...
Du betrachtest deinen Baum ...
Du betrachtest die Umgebung ...
Du betrachtest wieder den Baum, die Äste, Blätter, die Rinde ...
Stelle dir die Wurzeln vor, ... wie weit sie in die Erde ragen, ... sich immer mehr verzweigen ...
Spüre die Kraft, die von dem Baum ausgeht ...
Lege dich nun unter den Baum, lasse den Blick noch einmal zum Blätterdach gehen ...
Langsam verschwimmen die Konturen ...
Du schließt deine Augen und entspannst noch für eine kleine Weile ...

Rückkehr

Der Adler (Garudasana)

Die Adlerhaltung ist eine Übung, bei der die Arme vor der Brust überkreuzt und die Unterarme eng ineinander verschlungen werden. Die Haltung symbolisiert Standfestigkeit und Erhabenheit.

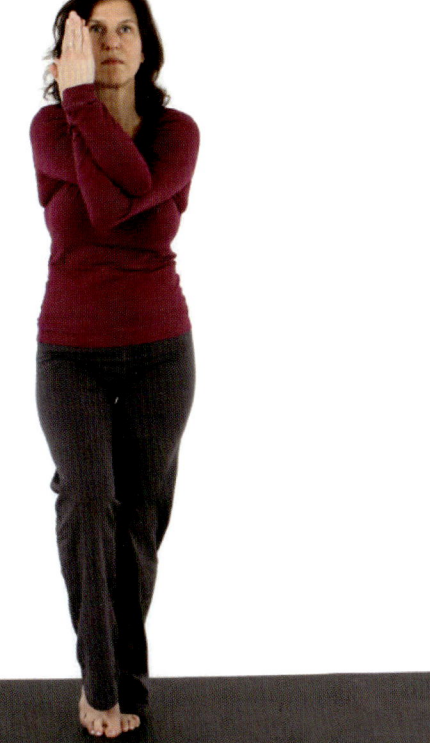

Wirkungen

Körperlich	Langfristig
• Dehnung der Gesäß- und Rautenmuskulatur (Schulterblätter) • Kräftigung des Beckenbodens • Kräftigung der Oberschenkelmuskulatur	• Milderung von Schulterverspannungen • Verbesserung der Konzentrationsleistungen • Positiver Einfluss bei Hypotonie

Kontraindikationen:
- Akute Beschwerden an der Hüfte
- Mangelnde Dehnfähigkeit der Rautenmuskeln

Beschreibung der Haltung:
Vorbereitung: Im aufrechten Stand wird der rechte Fuß auf den Rist des linken Fußes aufgesetzt. Der Beckenboden wird kontrahiert.
Ausführung: Die Unterarme werden in der Vorhalte aneinander gelegt. Der rechte Ellbogen legt sich in die Beuge des linken Armes. Die Unterarme nähern sich wieder an. Mit den Fingern der unteren Hand wird Kontakt zur Handinnenseite der oberen Hand aufgenommen. Die Beine werden gebeugt und schmiegen sich aneinander an. Der Oberkörper kommt in eine leichte Vorneige.
In der Haltung: Die Atmung geht ruhig und gleichmäßig. Der Blick wird offen gehalten. Äußere Einwirkungen werden ausgeblendet.
Auflösen: Der Körper kommt in den aufrechten Stand. Die Armhaltung wird wieder aufgelöst. Die Übung wird zu Gunsten der anderen Körperseite wiederholt.

Der Weg zum Adler

In der besonderen Armhaltung des Adlers werden die Schulterblätter weit auseinander gezogen. Aus diesem Grund werden in den Vorübungen die Schultern mobilisiert und die umgebene Muskulatur vorgedehnt.

Die Haltung des Adlers wird im Einbeinstand ausgeführt. Deshalb sollte im Verlauf der Einheit die Konzentration immer stärker gebündelt werden, damit das Gleichgewicht gehalten werden kann.

1) Meditation:

Einleitende Worte

Der Schwerpunkt der heutigen Einheit liegt in der Ausführung des Adlers.
Der Adler, der durch seinen hohen Flug das Gefühl der Freiheit vermittelt ...
Betrachtet man den Adler im Flug, kann man sich vorstellen, wie erhaben das Gefühl sein muss, schwerelos dahin gleiten zu können. Alle Sorgen hinter sich lassend ...
Auch du kannst in der Meditation das Gefühl der Schwerelosigkeit empfinden ...
Spüre, wie sich mit dem Einatmen das Gefühl der Freiheit immer stärker ausbreitet ...
Nehme wahr, wie du mit jedem Einatmen einen Flügelschlag weiterkommst und alle Sorgen hinter dir lässt ...
Genieße diesen Zustand noch für einige Atemzüge ...

Rückkehr

2) Körperübungen:

Erwärmung – »Held 1«
Ausgangshaltung: Eine weite Schrittstellung wird eingenommen. Die Arme streben nach oben.
1) *Das vordere Bein wird gebeugt. (Ausatmen)*

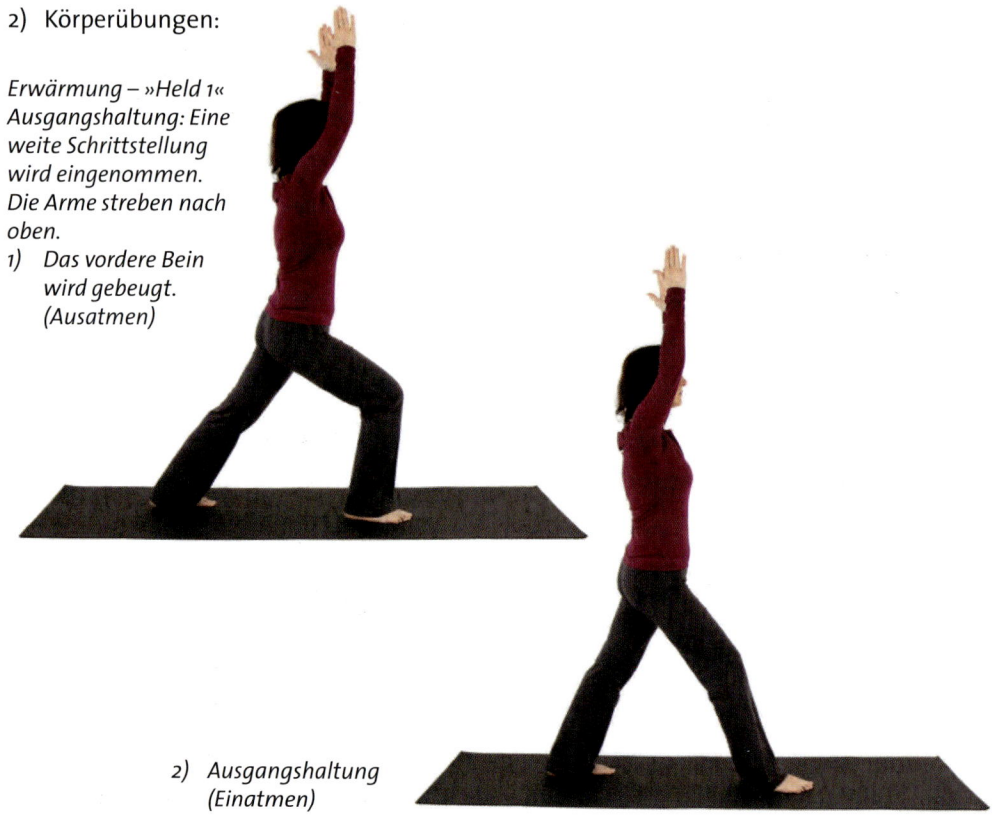

2) *Ausgangshaltung (Einatmen)*

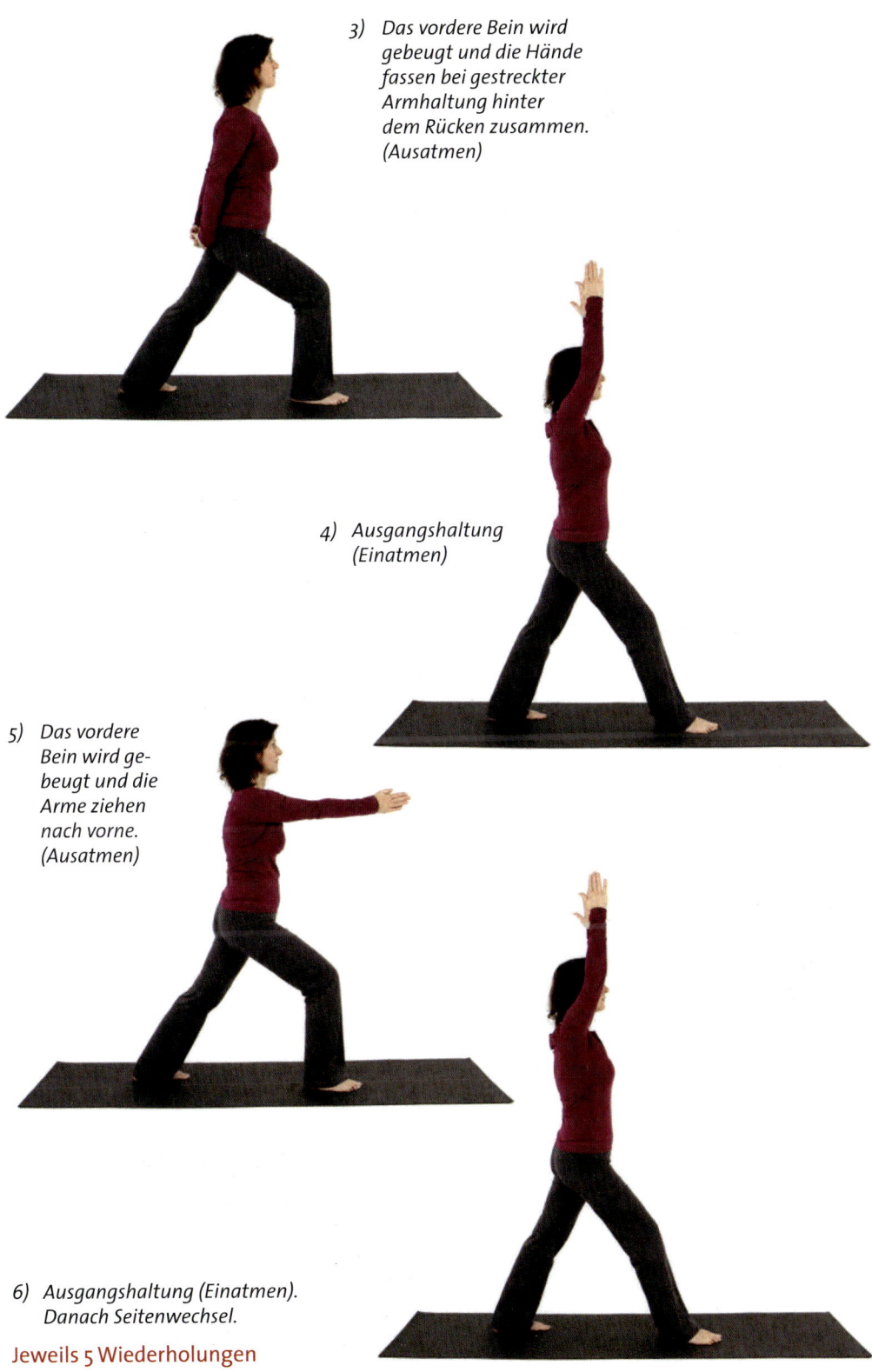

3) Das vordere Bein wird gebeugt und die Hände fassen bei gestreckter Armhaltung hinter dem Rücken zusammen. (Ausatmen)

4) Ausgangshaltung (Einatmen)

5) Das vordere Bein wird gebeugt und die Arme ziehen nach vorne. (Ausatmen)

6) Ausgangshaltung (Einatmen). Danach Seitenwechsel.

Jeweils 5 Wiederholungen

Lang gedehnte Drehung
1) *Vorbereitung: Im Vierfüßlerstand mit aufgesetzten Knien wird der Rücken gerade gehalten.*
2) *Ausführung: Die linke Hand wird mit dem Handrücken nach unten zwischen Knien und rechter Hand aufgesetzt. Die linke Hand schiebt nun unter den rechten Arm hindurch zur Seite. Der rechte Arm wird dabei gebeugt und das linke Ohr legt sich auf den Boden. Danach Seitenwechsel.*

Jeweils
Vorbereitung: 3 Atemzüge
Ausführung: 10 Atemzüge

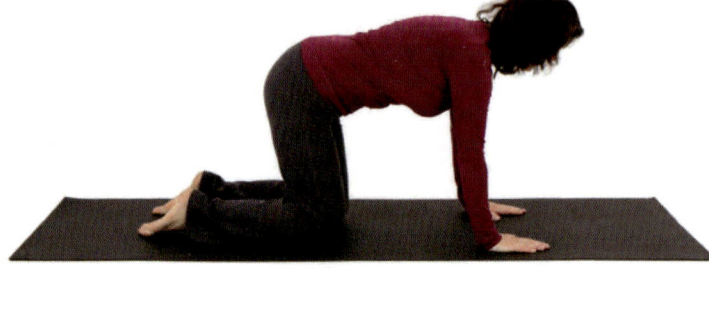

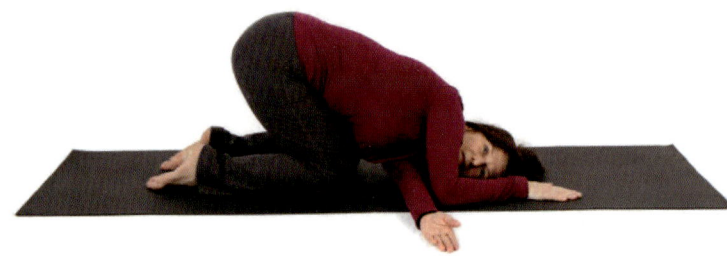

Lang gedehnte Drehung dynamisch
Ausgangshaltung: Im Vierfüßlerstand mit aufgesetzten Knien wird der Rücken gerade gehalten.
1) *Lang gedehnte Drehung nach rechts (Ausatmen)*

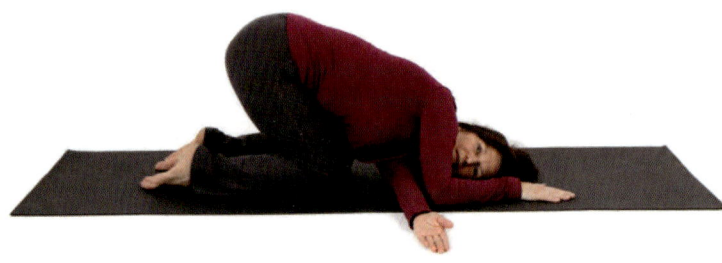

2) *Ausgangshaltung (Einatmen)*

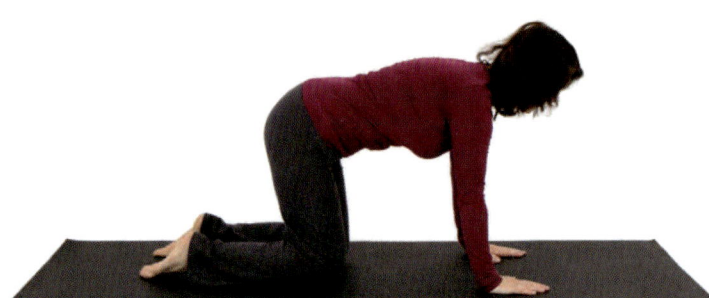

3) *Lang gedehnte Drehung nach links (Ausatmen)*

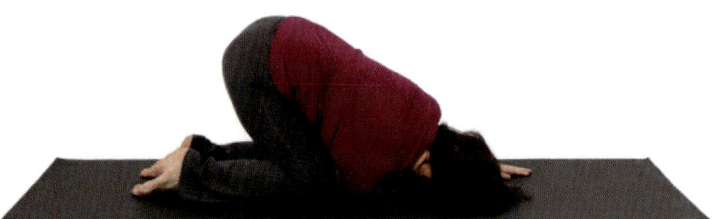

4) Ausgangshaltung (Einatmen)

4 Wiederholungen

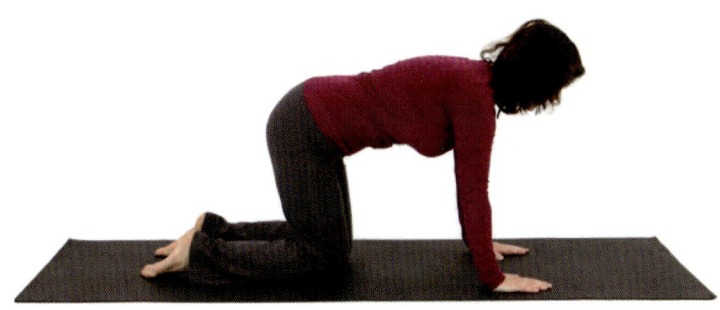

Gekreuzte Beine
1) Vorbereitung: In der Rückenlage werden die Beine gebeugt hochgenommen und überschlagen. Die Hände fassen die Knie.

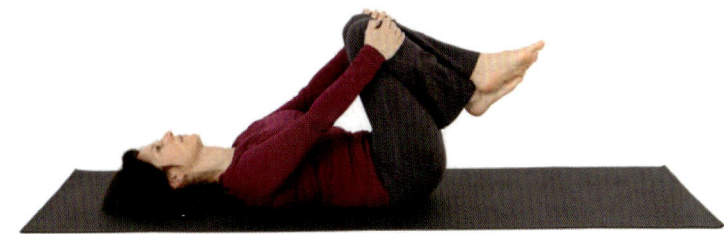

2) Ausführung: Die Beine werden möglichst weit zur Rumpfvorderseite herangezogen. Danach Seitenwechsel.

Jeweils
Vorbereitung: 3 Atemzüge
Ausführung: 10 Atemzüge

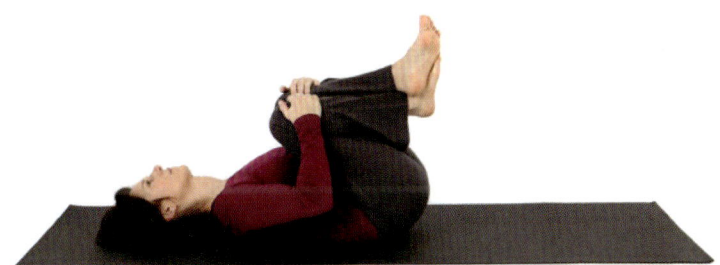

Mobilisation der Schultern 1
Im aufrechten Stand legen sich die Hände auf die Schultern. Die Ellbogen führen weite Kreise aus.

10 Kreise vorwärts/
10 Kreise rückwärts

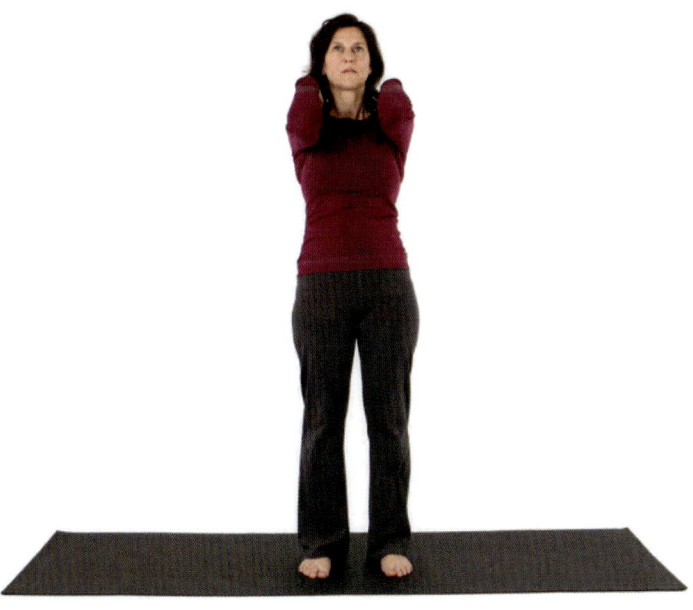

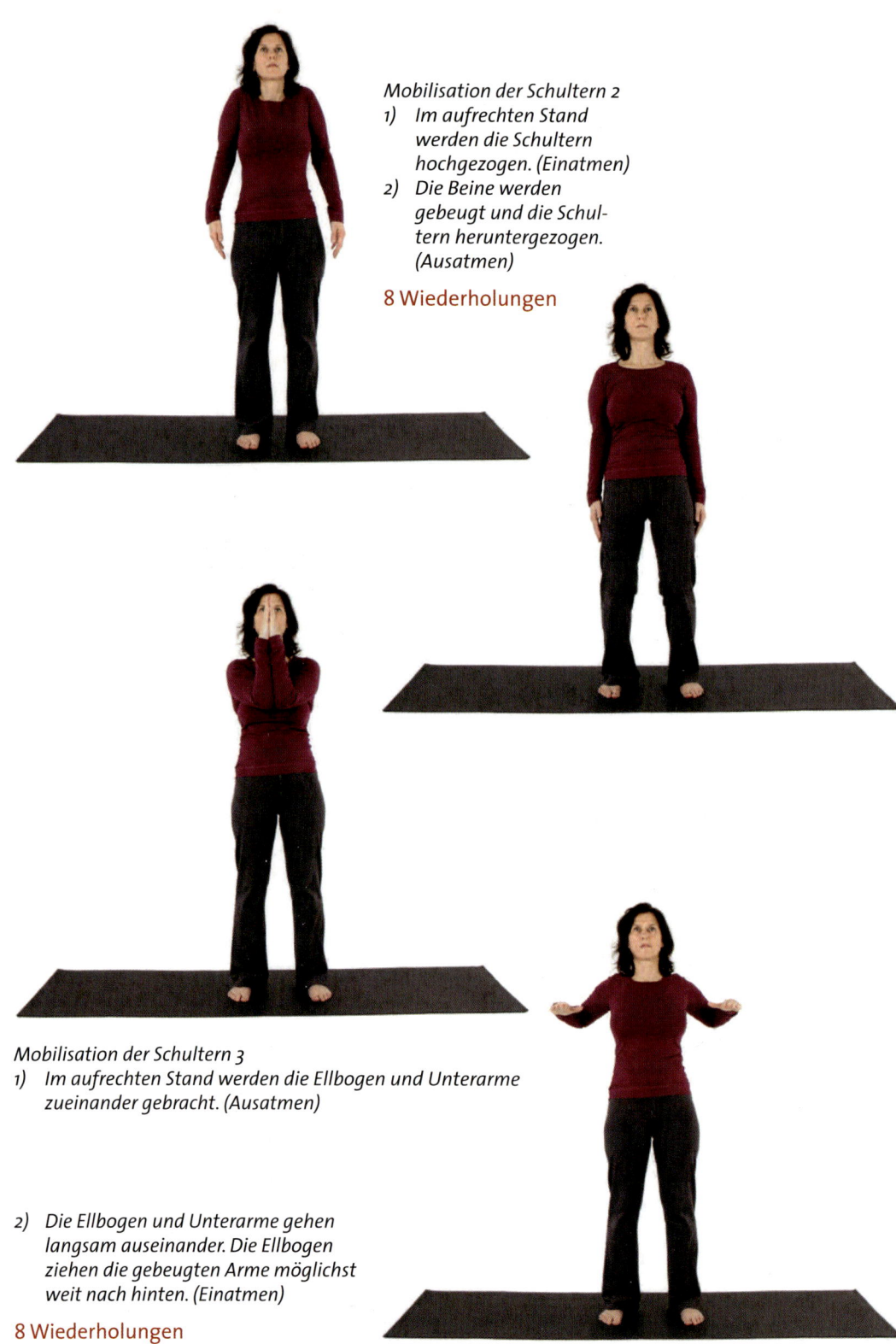

Mobilisation der Schultern 2
1) *Im aufrechten Stand werden die Schultern hochgezogen. (Einatmen)*
2) *Die Beine werden gebeugt und die Schultern heruntergezogen. (Ausatmen)*

8 Wiederholungen

Mobilisation der Schultern 3
1) *Im aufrechten Stand werden die Ellbogen und Unterarme zueinander gebracht. (Ausatmen)*
2) *Die Ellbogen und Unterarme gehen langsam auseinander. Die Ellbogen ziehen die gebeugten Arme möglichst weit nach hinten. (Einatmen)*

8 Wiederholungen

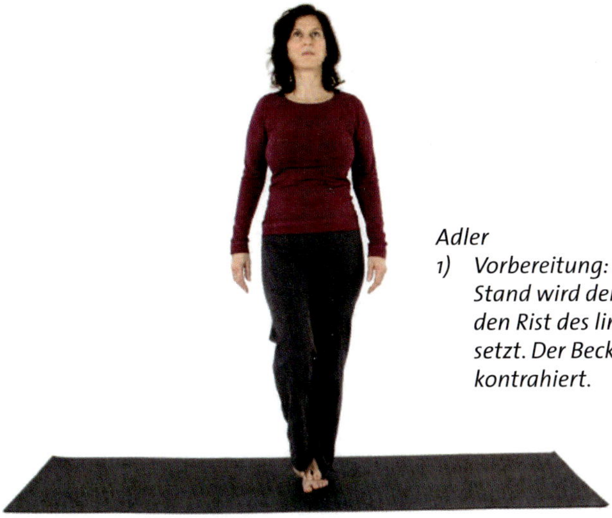

Die Yoga-Übungsprogramme

Adler
1) Vorbereitung: Im aufrechten Stand wird der rechte Fuß auf den Rist des linken Fußes aufgesetzt. Der Beckenboden wird kontrahiert.

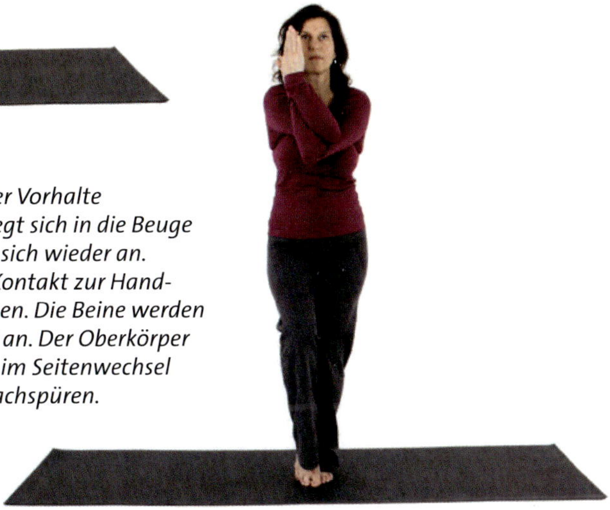

2) Ausführung: Die Unterarme werden in der Vorhalte aneinander gelegt. Der rechte Ellbogen legt sich in die Beuge des linken Armes. Die Unterarme nähern sich wieder an. Mit den Fingern der unteren Hand wird Kontakt zur Handinnenseite der oberen Hand aufgenommen. Die Beine werden gebeugt und schmiegen sich aneinander an. Der Oberkörper kommt in eine leichte Vorneige. Haltung im Seitenwechsel durchführen und im aufrechten Stand nachspüren.

Jeweils
Vorbereitung: 5 Atemzüge
Ausführung: 10 Atemzüge

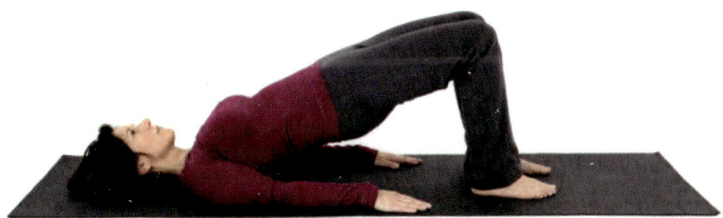

Ausgleich – Schulterbrücke dynamisch
1) In der Rückenlage liegen die Arme neben dem Rumpf und die Füße werden nahe dem Gesäß aufgestellt. Der Beckenboden wird kontrahiert. Wirbel für Wirbel löst sich der Rücken vom Boden. (Einatmen)

2) Wirbel für Wirbel wird der Rücken wieder abgerollt. (Ausatmen)

10 Wiederholungen

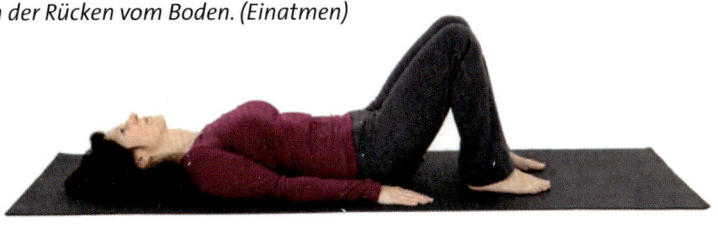

3) Entspannung: »Adler«

Einleitende Worte

Vor deinem inneren Auge erscheint das Bild eines Adlers ...
Er fliegt hoch oben am Himmel ...
Du stellst dir vor, du kannst fliegen wie der Adler ...
Du betrachtest die Landschaft von oben ...
Die Farben verschwimmen immer mehr ...
Du fühlst dich leicht ...
Du spürst das Gefühl der Freiheit und Weite in dir ...
Du genießt noch für eine kleine Weile das Gefühl der Schwerelosigkeit ...

Rückkehr

Der Held 3 (Virabhadrasana)

In der dritten Heldenhaltung wird aus der Schrittstellung heraus das Gewicht auf das vordere Bein verlagert, so dass sich das hintere Bein vom Boden lösen kann. Diese Haltung wird auch auf Grund der Gleichgewichtsanforderung als »Waage« bezeichnet.

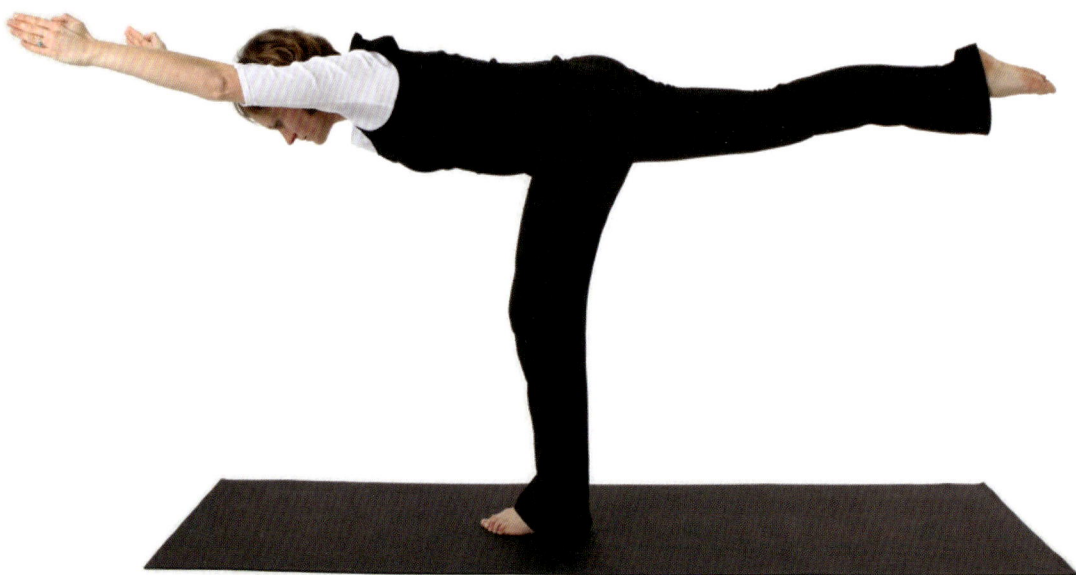

Wirkungen

Körperlich	Langfristig
• Schulung des Gleichgewichtssinns • Kräftigung der Oberschenkel-, Fuß-, Rücken- und Beckenbodenmuskulatur • Dehnung der Beinrückseite • Öffnung des Brustraums • Vertiefung der Atmung	• Milderung von Haltungsschwächen • Milderung von allgemeinen Konzentrationsschwächen

Kontraindikationen:
- Starker Schwindel
- Nicht medikamentös eingestellter Bluthochdruck
- Akute Probleme im Rücken (Hexenschuss, Bandscheibenvorfall)

Beschreibung der Haltung:
Vorbereitung: In der Schrittstellung sind die Arme nach oben ausgerichtet.
Ausführung: Der Oberkörper neigt sich vor, das hintere Bein löst vom Boden.
In der Haltung: Mit dem Ausatmen neigt sich der Oberkörper immer weiter nach vorne-unten, während das hintere Bein weiter nach oben strebt. Eine waagerechte Haltung wird angestrebt.
Auflösen: Das hintere Bein nimmt Bodenkontakt auf. Gleichzeitig richtet sich der Rumpf nach oben aus. Die Arme ziehen noch einmal nach oben, bevor sie sich nach unten legen. Die Haltung wird zu Gunsten der anderen Körperseite ausgeführt.

■ Der Weg zum 3. Held

Die Haltung erfordert ein hohes Maß an Körperbeherrschung. Die Konzentration sollte demnach im Verlauf der Einheit schrittweise gesteigert werden, damit das Gleichgewicht im 3. Helden gehalten werden kann. Aus körperlicher Sicht bereiten die Vorübungen durch die Kräftigung des Rückens und Vordehnung der Beine auf die Haltung vor.

1) Meditation:

Einleitende Worte

Der Schwerpunkt der heutigen Einheit liegt in der Ausführung des dritten Helds.
Die Haltung erfordert ein hohes Maß an Körperspannung bei gleichzeitiger Gleichgewichtskontrolle.
Auch im Leben ist es immer wieder erforderlich, ein Gleichgewicht anzustreben;
sich den permanenten Veränderungen anzupassen.
Auch der Begriff »Hatha-Yoga« verdeutlicht durch den Kürzel »Ha«- die Kraft der Sonne und »Tha«-
die Energie des Mondes das Streben, die Sonnen- und Mondenergien in uns ins Gleichgewicht zu bringen.
Spüre die Kraft, die in dir wohnt ...
Nehme die Ruhe wahr, die sich mit jedem Ausatmen weiter ausbreitet ...

Rückkehr

2) Körperübungen:

Erwärmung
1) Im aufrechten Stand wird die Grußhaltung eingenommen (Ausatmen).

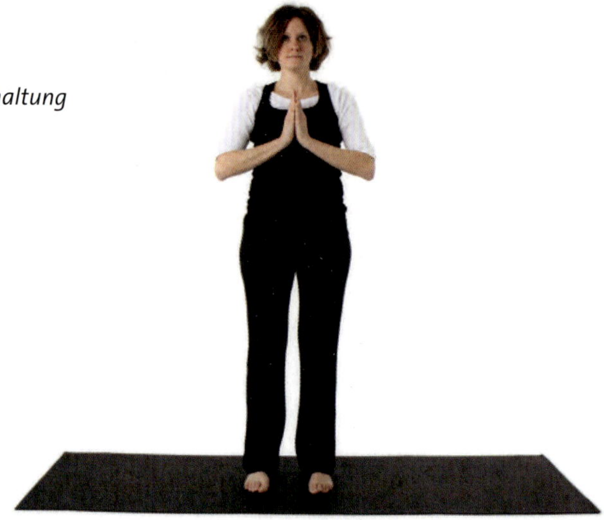

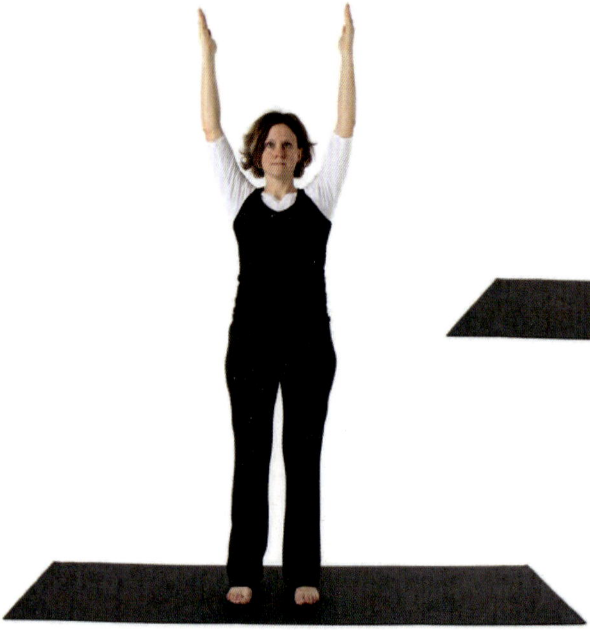

2) Die Arme streben nach oben (Einatmen).

3) Der Oberkörper kommt in die tiefe Vorneige (Ausatmen).

4) Die Beine werden gebeugt, der Kopf wird aufgerichtet (Einatmen).

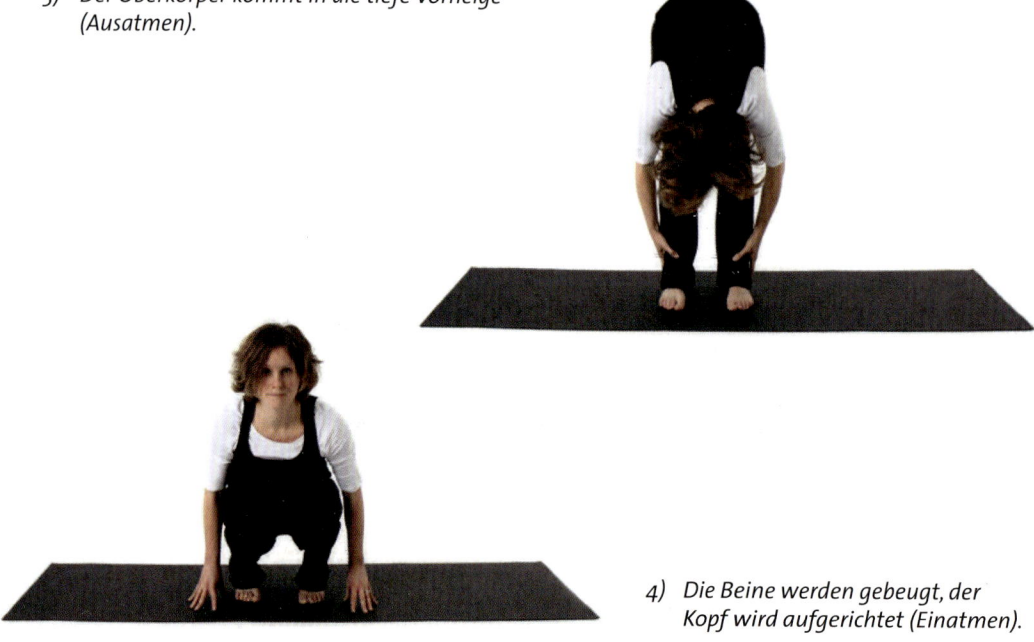

Die Yoga-Übungsprogramme 113

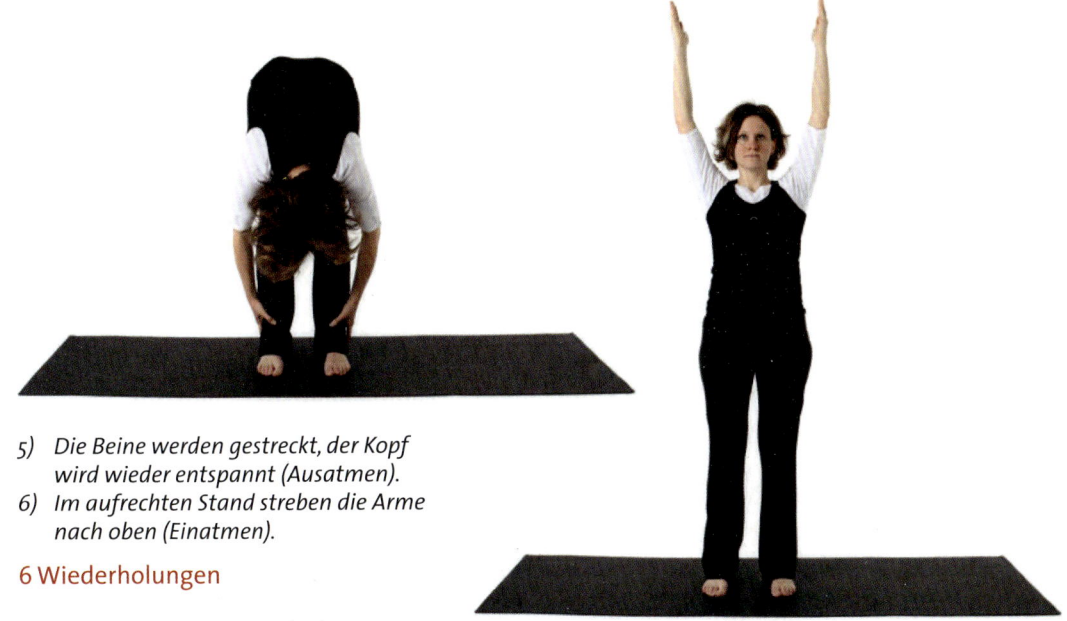

5) Die Beine werden gestreckt, der Kopf wird wieder entspannt (Ausatmen).
6) Im aufrechten Stand streben die Arme nach oben (Einatmen).

6 Wiederholungen

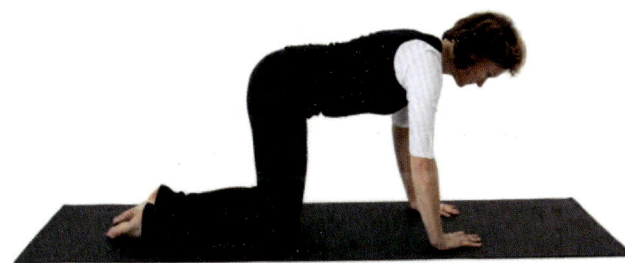

Waage
1) Vorbereitung: Im Vierfüßlerstand mit aufgesetzten Knien wird der Rücken gerade gehalten.

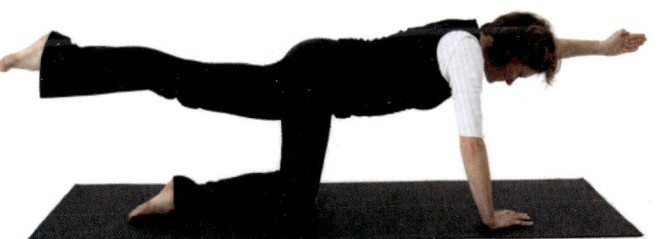

2) Ausführung: Der linke Arm und das rechte Bein lösen vom Boden und werden waagerecht gehalten. Danach Seitenwechsel.

Jeweils
Vorbereitung: 3 Atemzüge
Ausführung: 6 Atemzüge

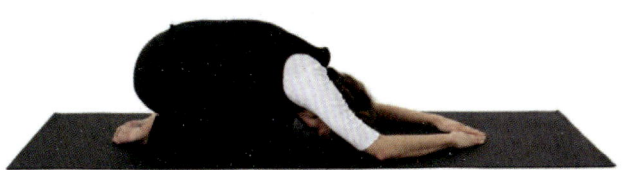

Stellung des Kindes
Im Fersensitz legt sich der Rumpf auf den Oberschenkeln ab. Die Stirn berührt den Boden und die Arme werden nach vorne gesteckt abgelegt.

2 min

Waage/Stellung des Kindes dynamisch
1) Waage (linker Arm/rechtes Bein; Einatmen)

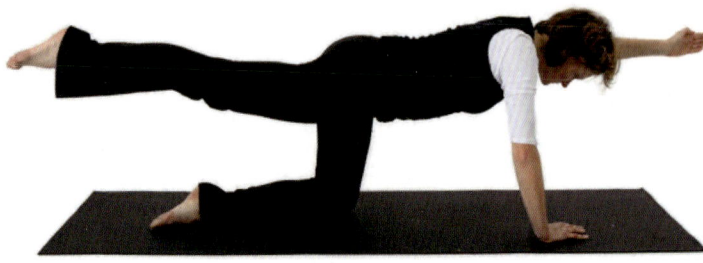

2) Stellung des Kindes (Ausatmen)

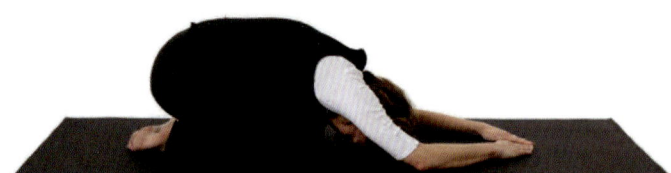

3) Waage (rechter Arm/ linkes Bein; Einatmen)

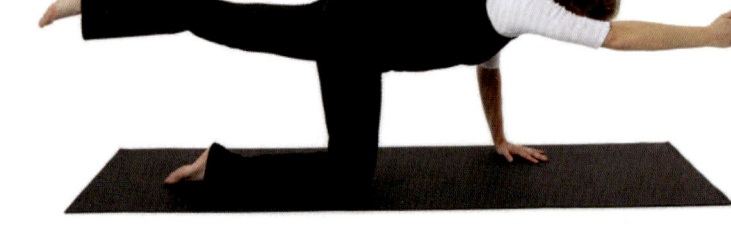

4) Stellung des Kindes (Ausatmen). Die Übung wird in der Bauchlage nachgespürt.

4 Wiederholungen

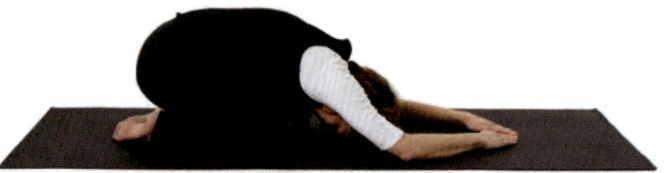

Heuschrecke leicht
1) Vorbereitung: In der Bauchlage wird die Stirn aufgesetzt. Die Arme liegen gebeugt vor dem Körper. Der Beckenboden wird kontrahiert.
2) Ausführung: Die Arme heben vom Boden ab. Die Beine werden gestreckt angehoben. Die Übung wird in der Bauchlage nachgespürt.

Vorbereitung: 3 Atemzüge
Ausführung: 6 Atemzüge

Heuschrecke leicht dynamisch
Ausgangshaltung: In der Bauchlage wird die Stirn aufgesetzt. Die Arme liegen gebeugt vor dem Körper. Der Beckenboden wird kontrahiert.

1) Heuschrecke nur Arme (Einatmen)

2) Ausgangshaltung (Ausatmen)

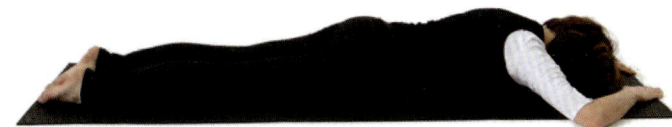

3) Heuschrecke nur Beine (Einatmen)

4) Ausgangshaltung (Ausatmen)

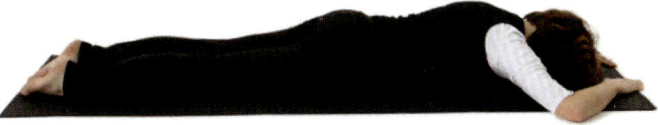

5) Heuschrecke linker Arm/rechtes Bein (Einatmen)

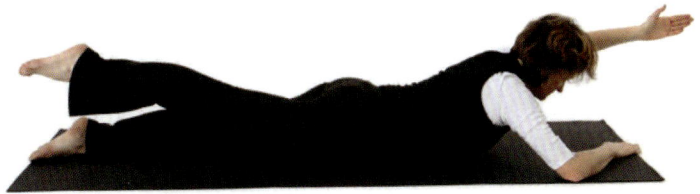

6) Ausgangshaltung
   (Ausatmen)

7) Heuschrecke rechter
   Arm/linkes Bein
   (Einatmen)

8) Ausgangshaltung
   (Ausatmen)

9) Heuschrecke Arme und
   Beine (Einatmen)

10) Ausgangshaltung
    (Ausatmen). Die Übung
    wird in der Stellung des
    Kindes nachgespürt.

4 Wiederholungen

3. Held
1) *Vorbereitung: In der Schrittstellung werden die Arme nach oben ausgerichtet.*
2) *Ausführung: Der Oberkörper neigt sich vor, das hintere Bein löst vom Boden. Arme und Bein streben eine waagerechte Linie an. Danach Seitenwechsel und im Stand nachspüren.*

Jeweils
Vorbereitung: 3 Atemzüge
Ausführung: 8 Atemzüge

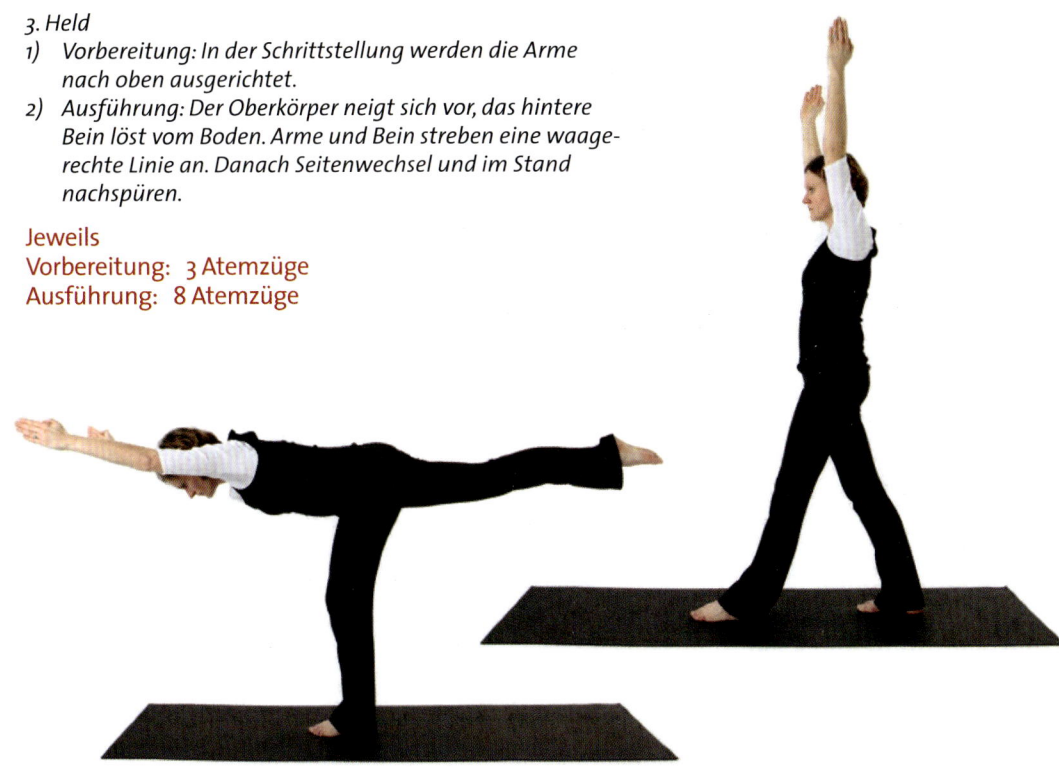

Ausgleich – Froschhaltung
Aus dem Fersensitz heraus gehen die Knie weit auseinander. Der Oberkörper wird nach vorne geneigt. Die Arme legen sich gestreckt nach vorne ab.

2 min

3) Entspannung:
Autogene Rückenmassage mit Igelbällen
In der Rückenlage mit Nackenkissen werden zwei Igelbälle links und rechts von der Brustwirbelsäule unterlegt. Nach jeweils ca. 1 min werden die Bälle schrittweise tiefer unterlegt. Die Massagewirkung wird schließlich noch für eine Weile in der entspannten Rückenlage nachgespürt.

Der Halbmond 1 (Ardha Candrasana)

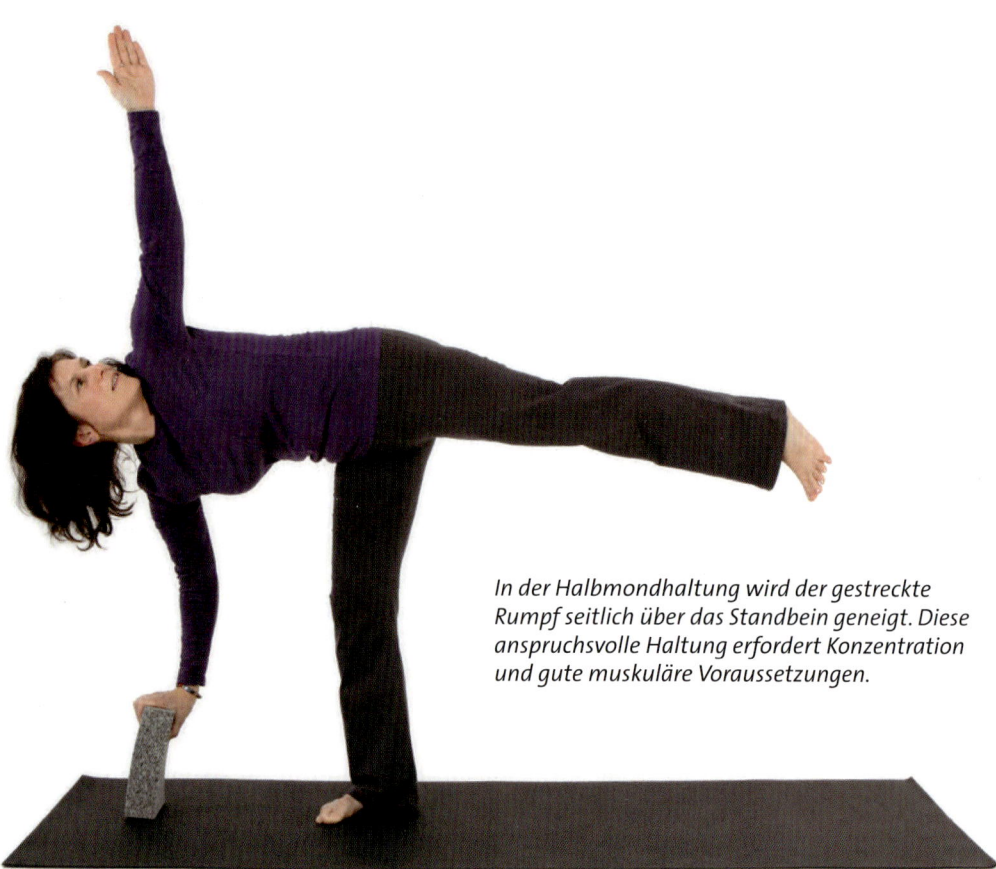

In der Halbmondhaltung wird der gestreckte Rumpf seitlich über das Standbein geneigt. Diese anspruchsvolle Haltung erfordert Konzentration und gute muskuläre Voraussetzungen.

Wirkungen

Körperlich	Langfristig
• Schulung des Gleichgewichtssinns • Kräftigung der Oberschenkel-, Gesäß-, Rücken-, Schulter- und Nackenmuskulatur • Dehnung der Flanken • Anregung der Flankenatmung • Milderung von Haltungsschwächen • Korrektur bei Knick-Senkfüßen durch Kräftigung der Füße	• Fettreduktion im Bereich der Flanken, Hüfte • Stärkung des Selbstbewusstseins, Durchsetzungsvermögens • Milderung von allgemeinen Konzentrationsschwächen

Kontraindikationen:
- Starker Schwindel
- Akute Beschwerden an der Hüfte
- Nicht medikamentös eingestellter Bluthochdruck
- Akute Probleme im Rücken (Hexenschuss, Bandscheibenvorfall)

Beschreibung der Haltung:
Vorbereitung: In der Schrittstellung mit dem rechten Fuß vorne stützen sich die Hände an einem, in etwa 30 cm entfernten Klotz ab. Die Konzentration wird gebündelt.
Ausführung: Der linke Arm strebt nach oben. Das rechte Bein wird gestreckt, gleichzeitig wird das linke Bein angehoben, eine waagerechte Haltung wird angestrebt. Die linke Hüfte hebt an, so dass sie sich genau über der rechten Hüfte befindet. Der Kopf dreht nach oben, der Blick geht zur oberen Hand.
In der Haltung: Die Atmung geht ruhig und gleichmäßig. Die Aufmerksamkeit geht immer wieder durch den Körper, um die Spannung aufrecht zu erhalten.
Auflösen: Das rechte Knie wird zunächst wieder gebeugt und das linke Bein zurück zum Boden geführt. Der Rumpf richtet sich auf, während die Arme von der Seithalte nach unten gebracht werden und das rechte Bein wieder gestreckt wird. Der aufrechte Stand wird eingenommen. Die Haltung wird zu Gunsten der anderen Körperseite ausgeführt.

Variation: Die anspruchsvolle Haltung wird leichter, wenn sie zunächst an der Wand ausgeführt wird, da hier ein Teil des Gewichts abgegeben werden kann. Eine Steigerung der Komplexität der Haltung wird erreicht, wenn auf den Klotz verzichtet wird. In diesem Fall sollte der Rumpf zusammen mit dem erhobenen Bein eine gestreckte Linie bilden.

Der Weg zum Halbmond
Der Halbmond ist eine sehr anspruchsvolle Übung, bei der zur Ausführung ein guter Gleichgewichtssinn, eine kräftige Muskulatur und eine bewegliche Hüfte benötigt werden. In den vorbereitenden Übungen wirken mehrere Übungen kräftigend und erwärmend ein. Der Halbmond kann zunächst an der Wand ausgeführt werden, wer sich sicher fühlt, kann den Halbmond frei stehend ausführen.

1) Meditation:

Einleitende Worte

Der Schwerpunkt der heutigen Einheit liegt in der Ausführung des Halbmonds.
Der Mond, der im Vergleich zu der Sonne ein kühles Licht verbreitet. Nicht mit seiner Kraft blendet, sondern eher beruhigend einwirkt. Auch wenn er nicht oder nur zum Teil sichtbar ist, weiß man doch um seine Anwesenheit.
Es ist nicht immer notwendig, andere zu blenden, Aufmerksamkeit zu erzeugen ...
Du kannst allein durch deine Anwesenheit beruhigend einwirken ...
Spüre mit jedem Einatmen dein inneres Licht ...
Leite es mit jedem Ausatmen nach außen ...

Rückkehr

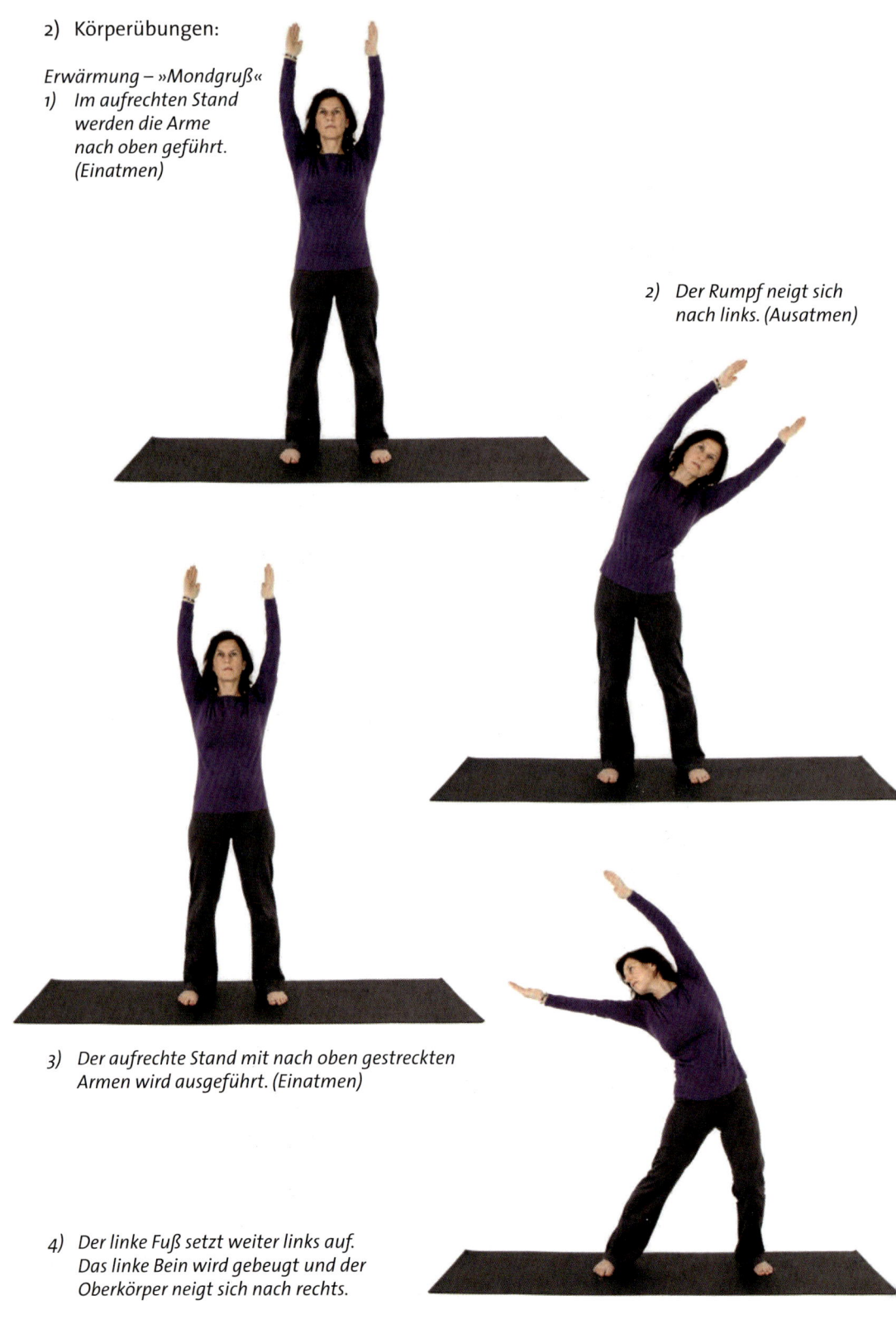

2) Körperübungen:

Erwärmung – »Mondgruß«
1) Im aufrechten Stand werden die Arme nach oben geführt. (Einatmen)

2) Der Rumpf neigt sich nach links. (Ausatmen)

3) Der aufrechte Stand mit nach oben gestreckten Armen wird ausgeführt. (Einatmen)

4) Der linke Fuß setzt weiter links auf. Das linke Bein wird gebeugt und der Oberkörper neigt sich nach rechts.

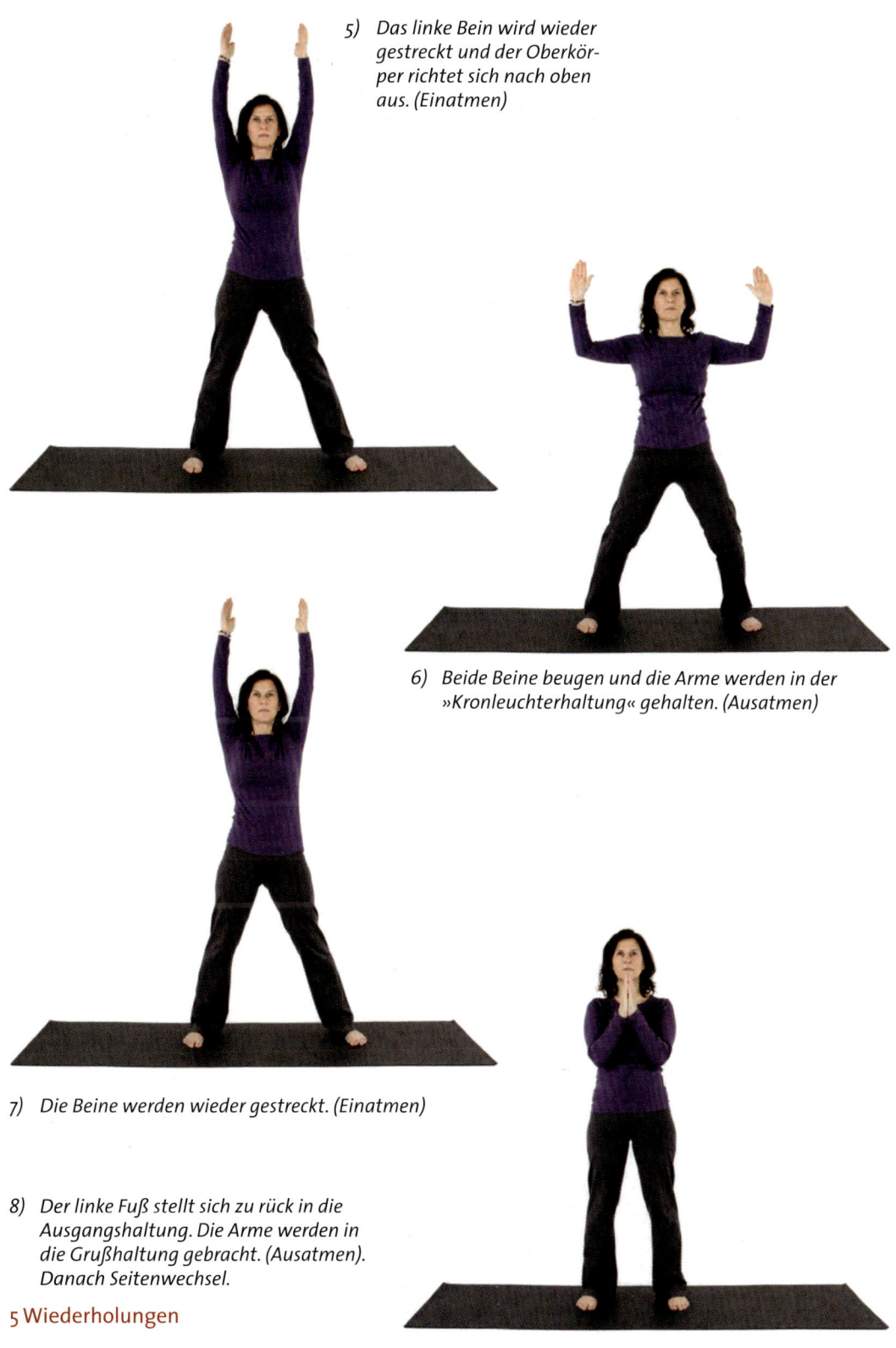

5) Das linke Bein wird wieder gestreckt und der Oberkörper richtet sich nach oben aus. (Einatmen)

6) Beide Beine beugen und die Arme werden in der »Kronleuchterhaltung« gehalten. (Ausatmen)

7) Die Beine werden wieder gestreckt. (Einatmen)

8) Der linke Fuß stellt sich zurück in die Ausgangshaltung. Die Arme werden in die Grußhaltung gebracht. (Ausatmen). Danach Seitenwechsel.

5 Wiederholungen

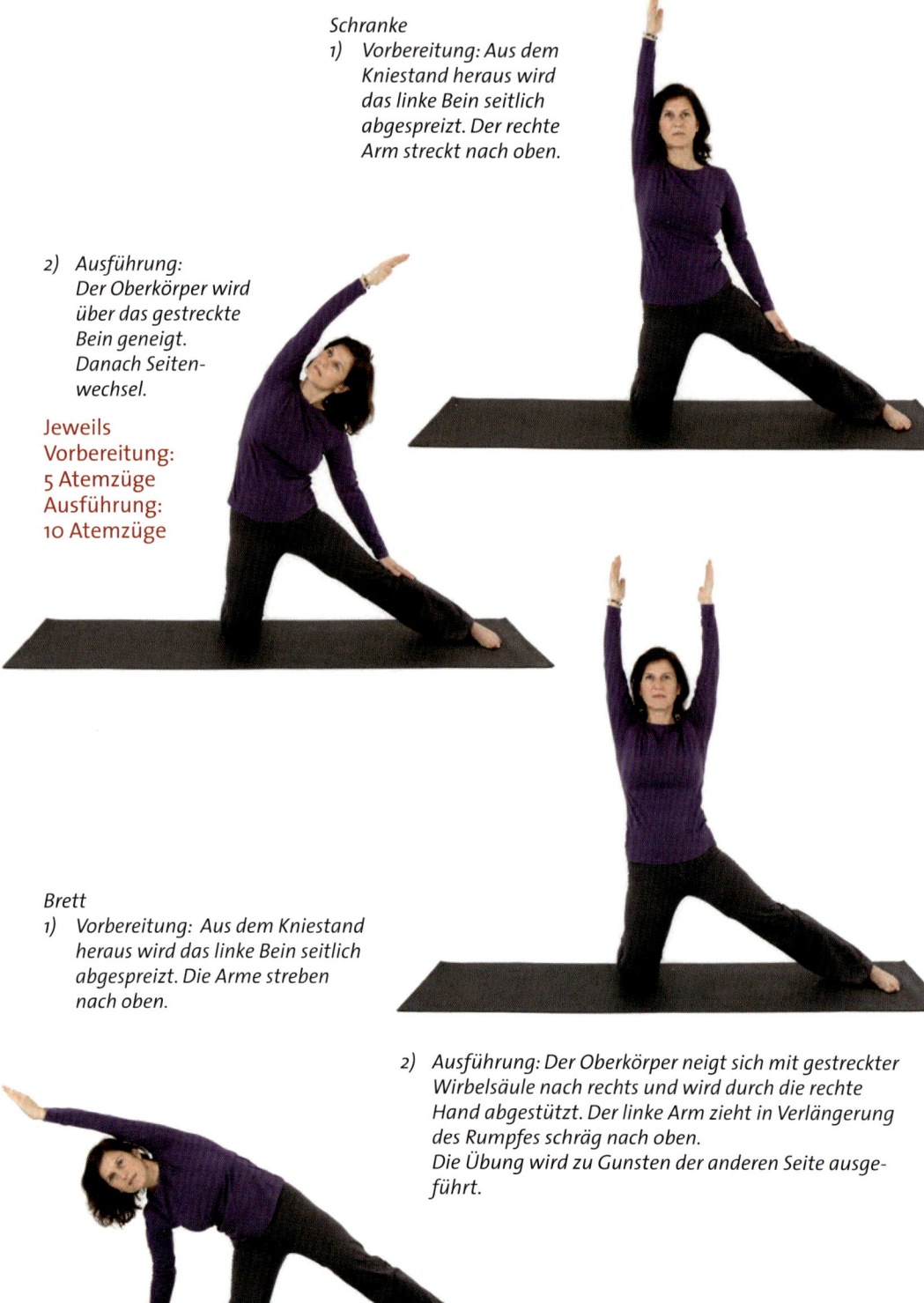

Schranke
1) Vorbereitung: Aus dem Kniestand heraus wird das linke Bein seitlich abgespreizt. Der rechte Arm streckt nach oben.

2) Ausführung: Der Oberkörper wird über das gestreckte Bein geneigt. Danach Seitenwechsel.

Jeweils
Vorbereitung:
5 Atemzüge
Ausführung:
10 Atemzüge

Brett
1) Vorbereitung: Aus dem Kniestand heraus wird das linke Bein seitlich abgespreizt. Die Arme streben nach oben.

2) Ausführung: Der Oberkörper neigt sich mit gestreckter Wirbelsäule nach rechts und wird durch die rechte Hand abgestützt. Der linke Arm zieht in Verlängerung des Rumpfes schräg nach oben.
Die Übung wird zu Gunsten der anderen Seite ausgeführt.

Jeweils
Vorbereitung: 5 Atemzüge
Ausführung 10 Atemzüge

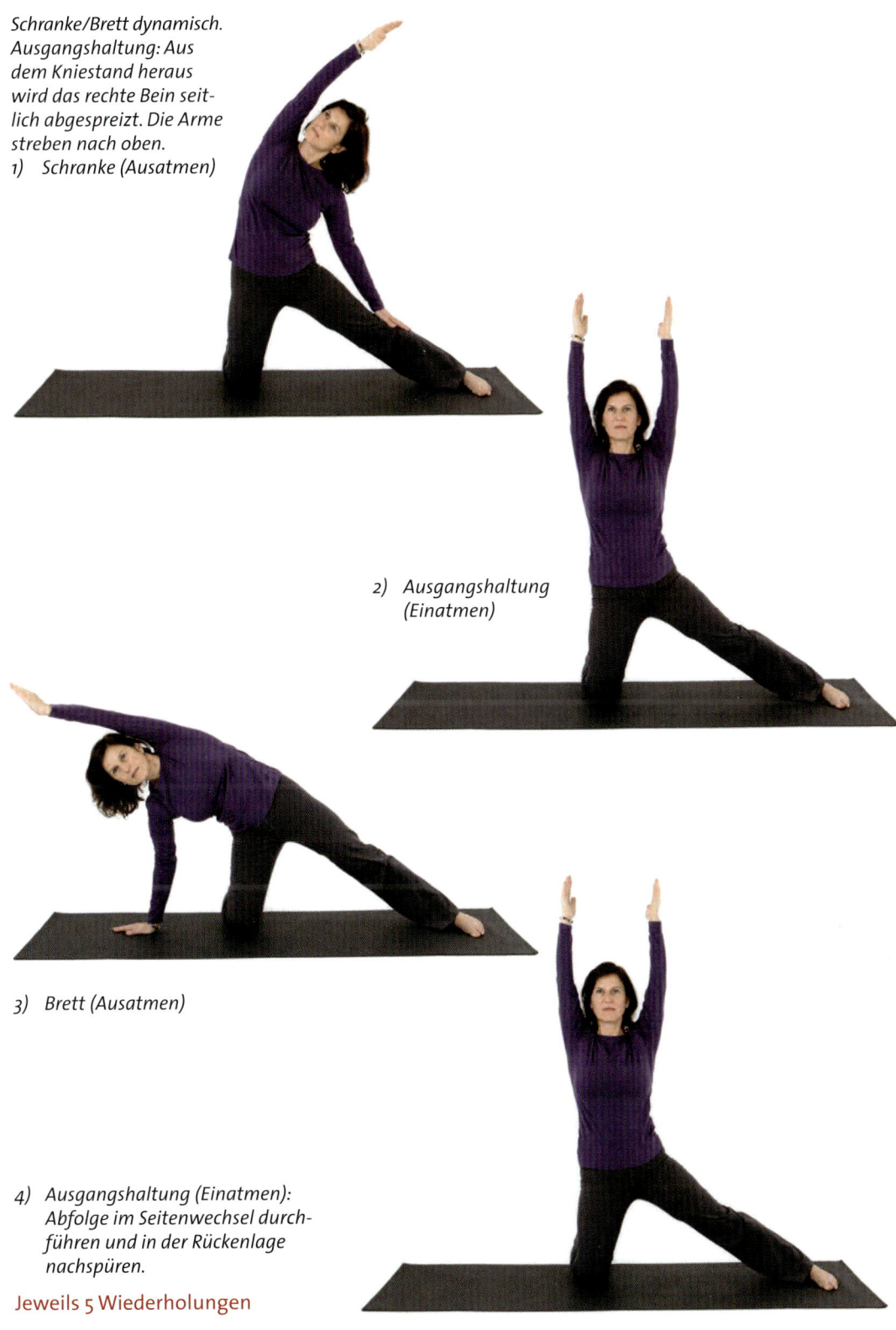

Schranke/Brett dynamisch. Ausgangshaltung: Aus dem Kniestand heraus wird das rechte Bein seitlich abgespreizt. Die Arme streben nach oben.
1) Schranke (Ausatmen)

2) Ausgangshaltung (Einatmen)

3) Brett (Ausatmen)

4) Ausgangshaltung (Einatmen): Abfolge im Seitenwechsel durchführen und in der Rückenlage nachspüren.

Jeweils 5 Wiederholungen

Seitlicher Beinhub
Ausgangshaltung: In der Seitlage wird der Rumpf zusammen mit den Oberschenkeln auf eine Linie gebracht. Das unten liegende Bein wird gebeugt. Der Kopf kann mit der Hand abgestützt werden. Das oben liegende Bein wird angehoben.

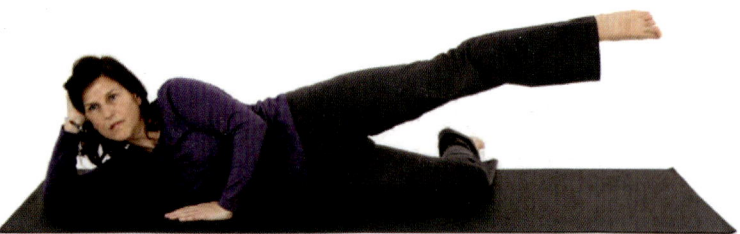

Ausführung 1:
1) *Ausgangshaltung (Einatmen)*

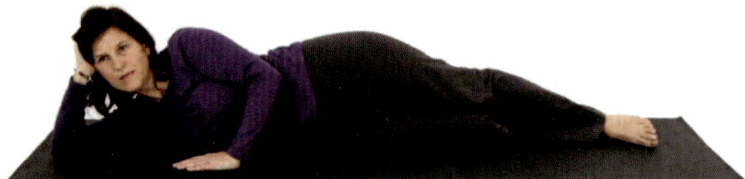

2) *Das Bein wird wieder herunter geführt. (Ausatmen)*

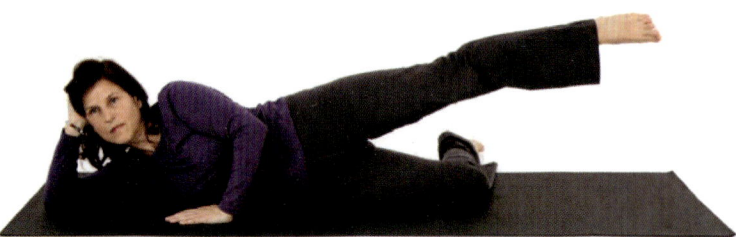

Ausführung 2:
1) *Ausgangshaltung (Einatmen)*

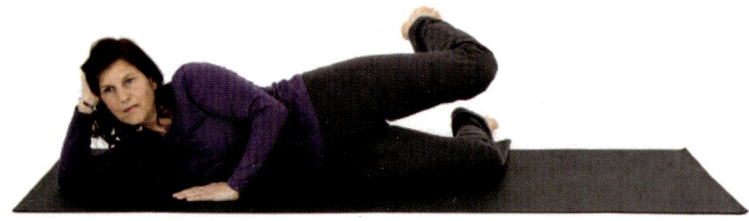

2) *Das Bein wird nach hinten gebeugt. (Ausatmen)*

Ausführung 3:
1) *Ausgangshaltung (Einatmen)*

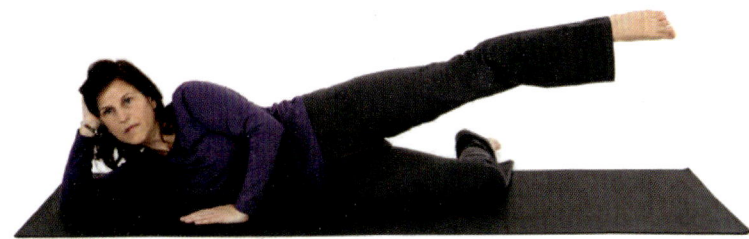

2) *Der Fuß wird zum Schienbein gezogen. (Ausatmen). Die Abfolgen im Seitenwechsel durchführen und in der Stellung des Kindes nachspüren.*

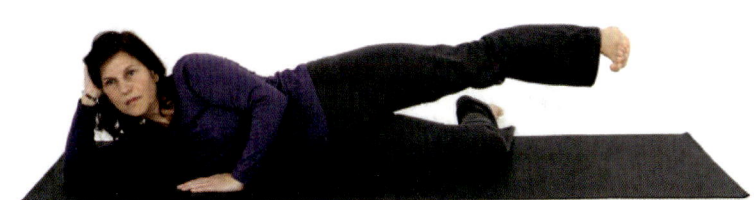

Jeweils 10 Wiederholungen

Schlafende Taube
1) *Vorbereitung: Im Vierfüßlerstand mit aufgesetzten Knien wird das rechte Bein so vor das linke Bein gelegt, dass die Knie voreinander liegen.*

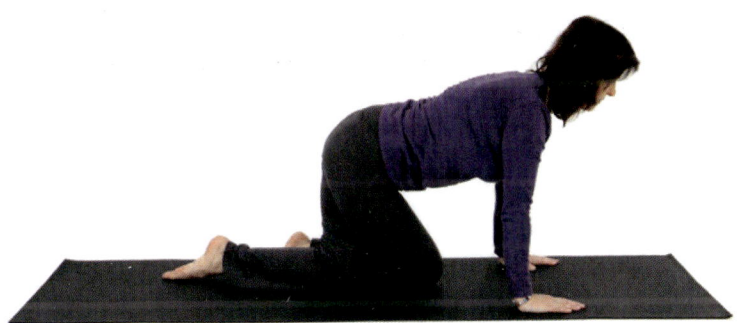

2) *Ausführung: Das linke Bein wird nun langsam nach hinten verlängert. Der Rumpf neigt sich nach vorne und die Stirn setzt sich auf die übereinander gestellten Fäuste. Danach Seitenwechsel.*

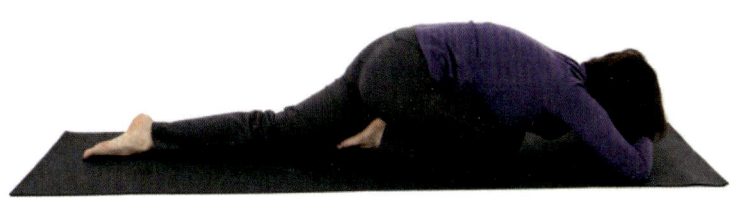

**Jeweils Vorbereitung:
3 Atemzüge
Ausführung: 10 Atemzüge**

Flankendehnung leicht
1) Vorbereitung: Im Grätschstand werden die Arme in der Seithalte gehalten. Der rechte Fuß und das rechte Knie drehen nach außen. Die Beine sind gestreckt, jedoch nicht durchgedrückt. Die Muskeln des Beckenbodens werden kontrahiert.

2) Ausführung: Der Oberkörper dehnt sich über das rechte Bein in den Raum hinein. Das rechte Bein wird leicht gebeugt. Der rechte Arm neigt sich nach unten und findet einen Platz an der Außenseite des rechten Beines. Gleichzeitig strebt der linke Arm in Verlängerung des Rumpfes nach oben. Die Haltung im Seitenwechsel durchführen und im aufrechten Stand nachspüren.

Jeweils
Vorbereitung: 3 Atemzüge
Ausführung: 10 Atemzüge

Halbmond
1) Vorbereitung: In der Schrittstellung mit dem rechten Fuß vorne stützen sich die Hände an einem, in etwa 30 cm entfernten Klotz ab. Die Konzentration wird gebündelt.

2) Ausführung: Der linke Arm strebt nach oben. Das rechte Bein wird gestreckt, gleichzeitig wird das linke Bein angehoben, eine waagerechte Haltung wird angestrebt. Die linke Hüfte hebt an, so dass sie sich genau über der rechten Hüfte befindet. Der Kopf dreht nach oben, der Blick geht zur oberen Hand. Die Haltung im Seitenwechsel durchführen und im aufrechten Stand nachspüren.

Jeweils
Vorbereitung: 3 Atemzüge
Ausführung: 10 Atemzüge

Die Yoga-Übungsprogramme

Ausgleich – Nackendehnung
1) *Vorbereitung: Eine Sitzhaltung mit vorgeneigtem Kopf wird eingenommen.*

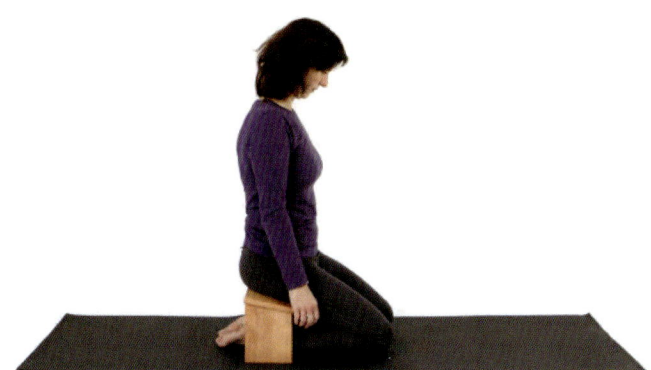

2) *Ausführung: Die Hände setzen verschränkt am Hinterkopf an. Die Ellbogen gehen nach vorne und ziehen den Nacken in die Dehnung.*

Vorbereitung: 3 Atemzüge
Ausführung: 10 Atemzüge

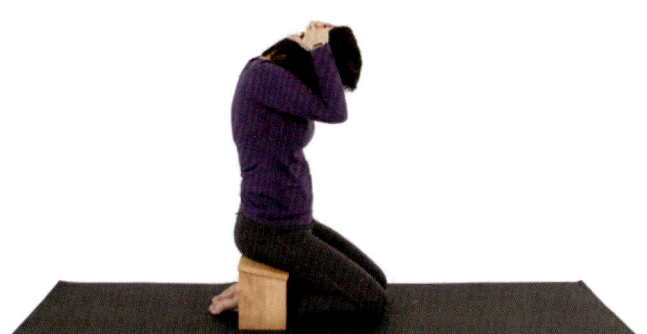

3) Entspannung: Fantasiereise »Spaziergang im Mondschein«

Einleitende Worte

Deine Gedanken gehen auf die Reise ...
Du machst einen Spaziergang ...
Du betrachtest die Landschaft, die vor deinem inneren Auge erscheint ...
Die Landschaft ist vom Mondschein geprägt ...
Der Mond verbreitet sanftes und beruhigendes Licht ...
Auf einer Bank lässt du dich nieder ...
Du betrachtest den Himmel ...
Nach und nach verschwimmen die Farben und du schließt die Augen ...
Genieße die angenehm beruhigende Atmosphäre noch für eine kleine Weile ...

Rückkehr

Der Tänzer (Natarajasana)

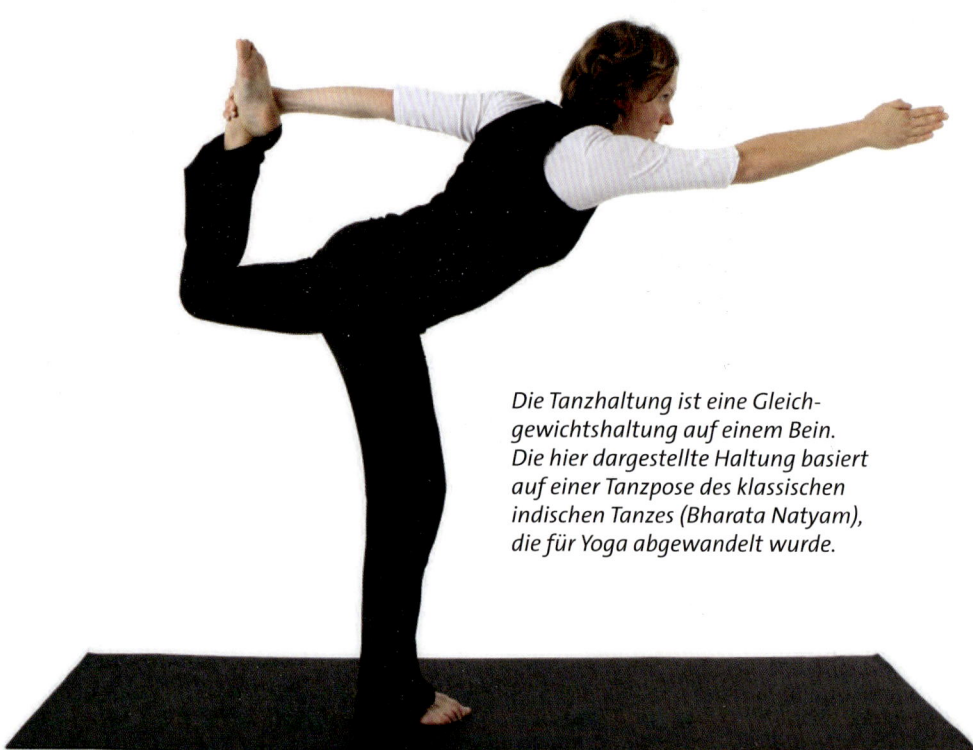

Die Tanzhaltung ist eine Gleichgewichtshaltung auf einem Bein. Die hier dargestellte Haltung basiert auf einer Tanzpose des klassischen indischen Tanzes (Bharata Natyam), die für Yoga abgewandelt wurde.

Wirkungen

Körperlich	Langfristig
• Kräftigung der rumpfaufrichtenden Muskulatur sowie der Bein- und Fußmuskeln • Kräftigung des Beckenbodens • Dehnung des vorderen Oberschenkels • Öffnung des Brustraums • Vertiefung der Atmung • Schulung des Gleichgewichtssinns	• Positiver Einfluss bei Atemwegserkrankungen • Positiver Einfluss bei Gefäßerkrankungen • Milderung von Haltungsschwächen • Verbesserung der Konzentrationsleistungen • Stärkung des Standvermögens und Stabilität

Kontraindikationen:
- Akute Beschwerden in den Knien und an der Hüfte
- Akute Probleme im Rücken (Hexenschuss, Bandscheibenvorfall)
- Nach Operationen im Brustraum

Beschreibung der Haltung:
Vorbereitung: Im Stand wird das Gewicht auf das rechte Bein verlagert. Das Becken wird aufgerichtet, indem der Beckenboden kontrahiert wird. Das nicht belastete Bein wird hinten angehoben und mit der linken Hand am Knöchel/Fußrücken umfasst und nach oben geführt. Der rechte Arm streckt nach oben.
Ausführung: Der Körper wird langsam nach vorne gekippt, der linke Fuß vom Gesäß weggestreckt.
In der Haltung: Die Atmung erfolgt ruhig und gleichmäßig. Die Konzentration sollte möglichst lange aufrechterhalten bleiben.
Auflösen: Der Körper richtet sich wieder nach oben aus. Der aufrechte Stand wird eingenommen. Die Haltung wird zu Gunsten der anderen Körperseite ausgeführt.

Variation: Die Ausführung des Tänzers wird einfacher, wenn es nicht zu einer Vorneige des Rumpfes kommt, sondern der Oberkörper nach oben ausgerichtet bleibt. Der Arm, der nicht im Kontakt zum gehaltenen Fuß steht, kann dann wahlweise nach vorne oder nach oben streben.

■ Der Weg zum Tänzer

In der Haltung des Tänzers wird im Einbeinstand ein Fuß hinter dem Körper umfasst. Das Gewicht des Oberkörpers wird dann zunehmend nach vorne verlagert. Aus körperlicher Sicht werden in den Vorübungen durch Dehnungen und Kräftigungen der Beinvorderseite und des Rückens auf die Haltung vorbereitet. Im Verlauf der Einheit sollte zunehmend stärker das Gefühl der Erdung und Verwurzelung aufgebaut werden, da die Ausführung des Tänzers eine gute Gleichgewichtskontrolle voraussetzt.

1) Meditation:

Einleitende Worte

Der Schwerpunkt der heutigen Einheit liegt in der Ausführung des Tänzers.
Im Tanz bewegt man sich harmonisch und lässt Bewegungen fließend ineinander übergehen.
Durch den Tanz wird nach außen Lebensfreude sichtbar.
Auch Sorgen und Ängste können in der Zeit des Tanzes zurück gelassen werden.
Auch du hast diese Lebensfreude in dir ...
Du weißt, dass du diese Freude brauchst, um deine Kraft und Energie durch den Alltag nicht zu verlieren ...
Die Lebensfreude kommt aus dem Bauch, wenn du herzhaft lachst,
spürst du die Energien in deinem Bauch ...
Konzentriere dich nun auf deinen Bauch ...
Spüre die Kraft, die ihm innewohnt ...
Lasse sie mit jedem Einatmen stärker werden ...

Rückkehr

2) Körperübungen:

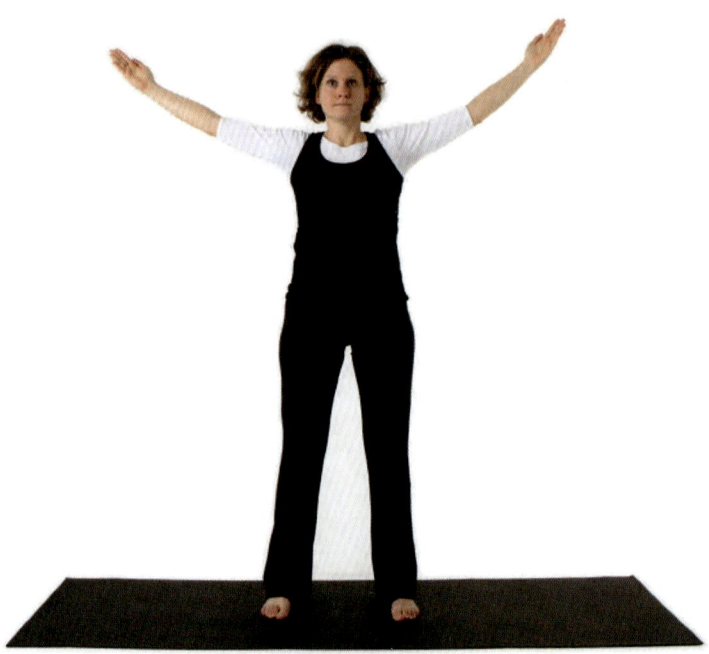

Erwärmung – »Öffnung«
1) Im Stand werden die Arme von unten durch Führung der Ellbogen hoch und dann weit zur Seite geöffnet. Die Beine werden während der Armführung von der Beugung in die Streckung gebracht. (Einatmen)

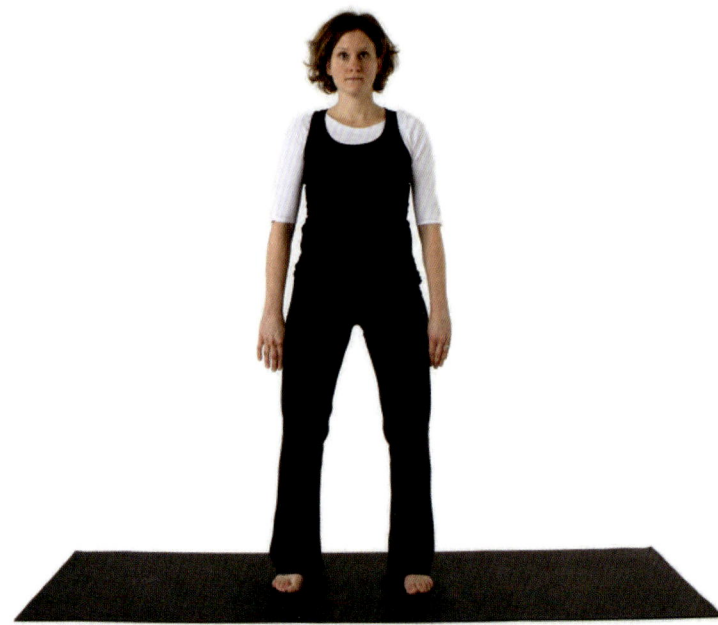

2) Die Unterarme kommen aufeinander zu und die Arme werden wieder nach unten geführt. Die Beine werden während der Armführung wieder in die leichte Beugung gebracht. (Ausatmen)

2 min

Oberschenkeldehnung
1) Vorbereitung: Die Bauchlage wird eingenommen.

2) *Ausführung: Das rechte Bein wird zum Gesäß gebeugt. Die rechte Hand fasst das Fußgelenk und zieht das Bein stärker in die Dehnung. Danach Seitenwechsel.*

Jeweils
Vorbereitung: 3 Atemzüge
Ausführung: 10 Atemzüge

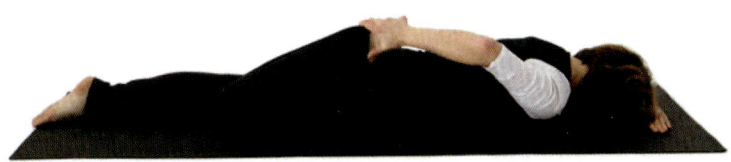

Schulterbrücke dynamisch
1) *In der Rückenlage liegen die Arme neben dem Rumpf und die Füße werden nahe dem Gesäß aufgestellt. Der Beckenboden wird kontrahiert. Wirbel für Wirbel löst sich der Rücken vom Boden. (Einatmen)*
2) *Wirbel für Wirbel wird der Rücken wieder abgerollt. (Ausatmen)*

10 Wiederholungen

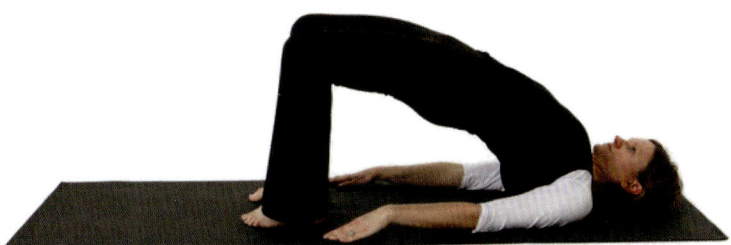

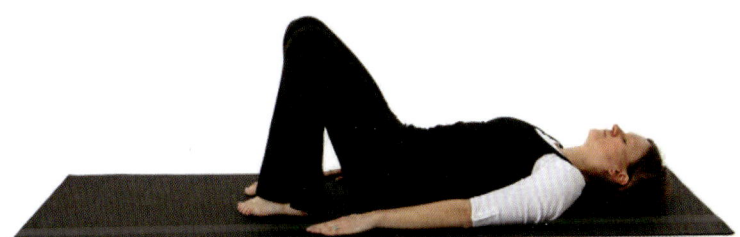

Schulterbrücke dynamisch mit Wurzelverschluss
1) *In der Rückenlage liegen die Arme neben dem Rumpf und die Füße werden nahe dem Gesäß aufgestellt. Der Beckenboden wird kontrahiert. Wirbel für Wirbel löst sich der Rücken vom Boden. (Einatmen). Es kommt zu einer Atempause, (5 Zähleinheiten), bei der die Muskeln im Dammbereich kontrahiert werden.*
2) *Wirbel für Wirbel wird der Rücken wieder abgerollt. (Ausatmen)*

5 Wiederholungen

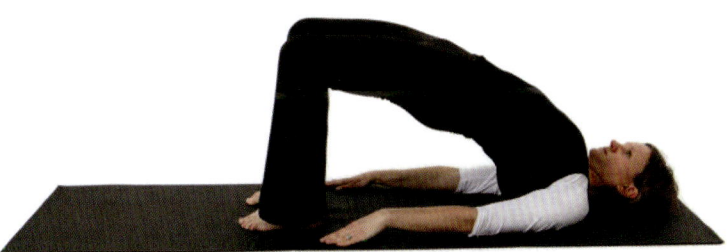

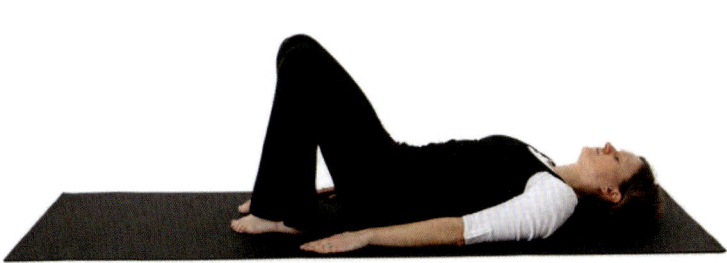

Schulterbrücke
Die Schulterbrücke wird gehalten. Der Nacken ist lang. Die Hände können unter dem Körper zusammenkommen, so dass der Brustraum noch weiter gedehnt werden kann. Die Übung wird in der Rückenlage nachgespürt.

10 Atemzüge

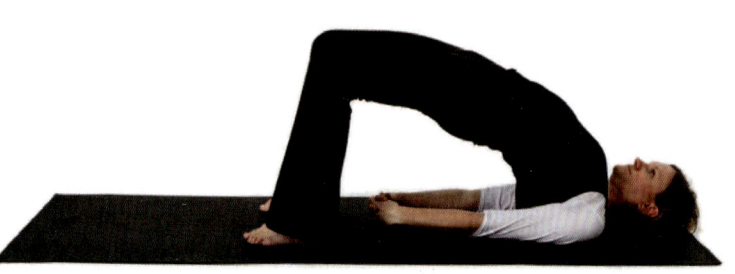

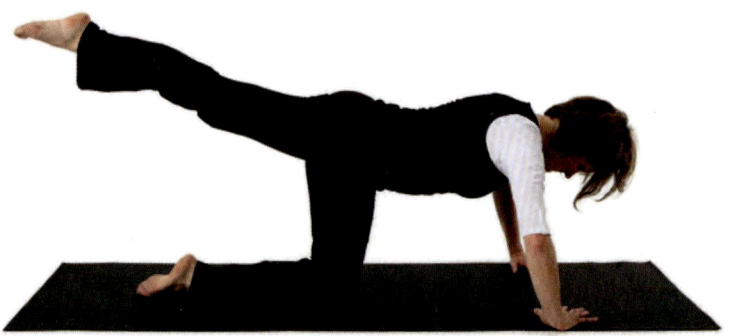

Gekippte Waage
1) Vorbereitung: Im Vierfüßlerstand mit aufgesetzten Knien wird das linke Bein gestreckt angehoben.

2) Ausführung: Die Arme beugen gleichmäßig, so dass sich die Stirn dem Boden annähert. Gleichzeitig wird das linke Bein in Verlängerung des Rumpfes nach oben geführt. Danach Seitenwechsel.

Jeweils
Vorbereitung: 5 Atemzüge
Ausführung: 5 Atemzüge

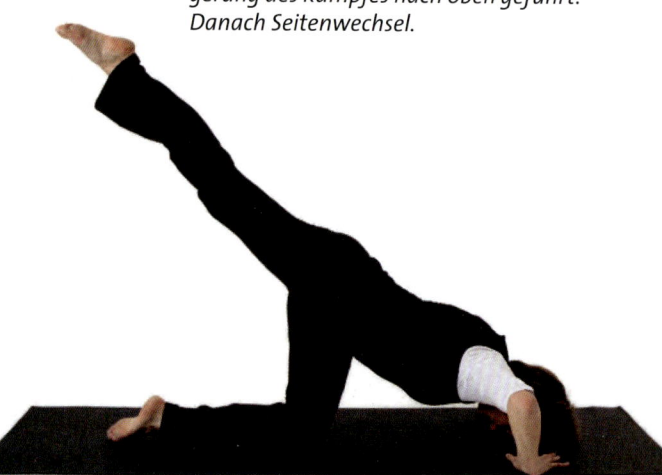

Gekippte Waage dynamisch
1) *Ausgangshaltung: Der Vierfüßlerstand mit aufgesetzten Knien (Einatmen)*

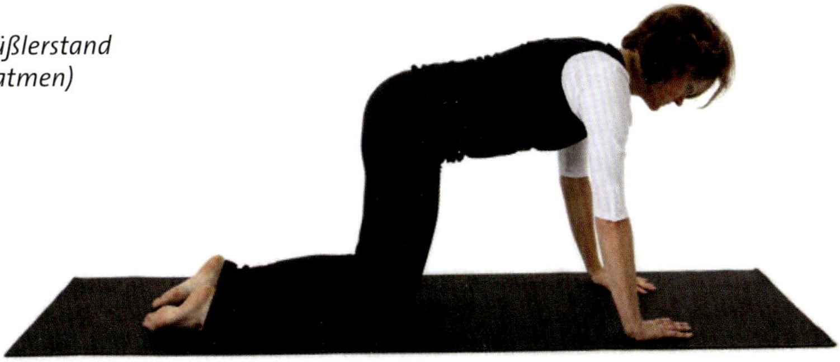

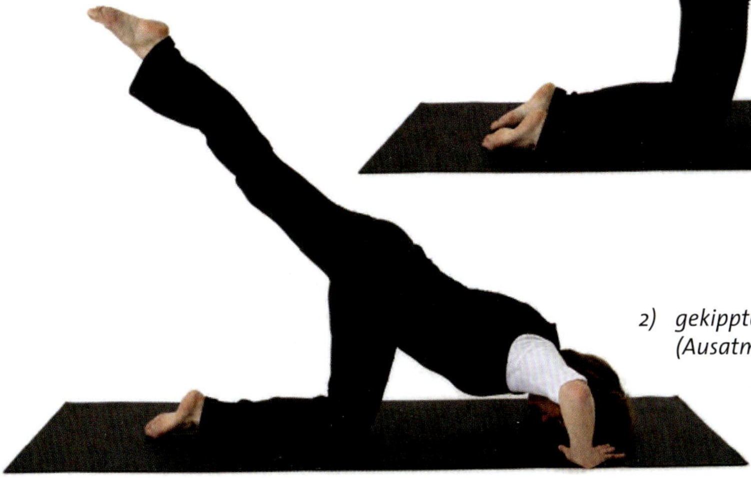

2) *gekippte Waage linkes Bein (Ausatmen)*

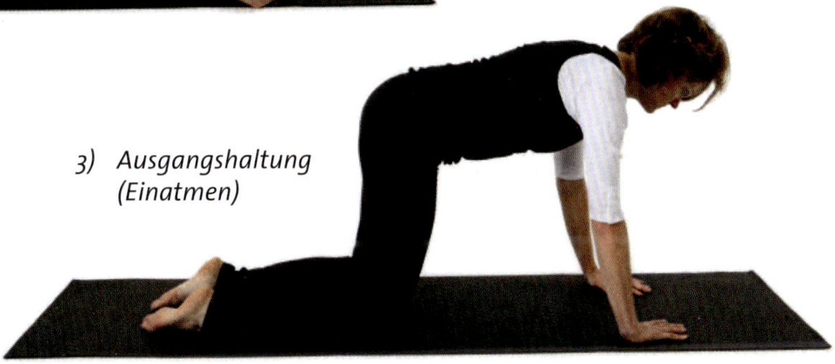

3) *Ausgangshaltung (Einatmen)*

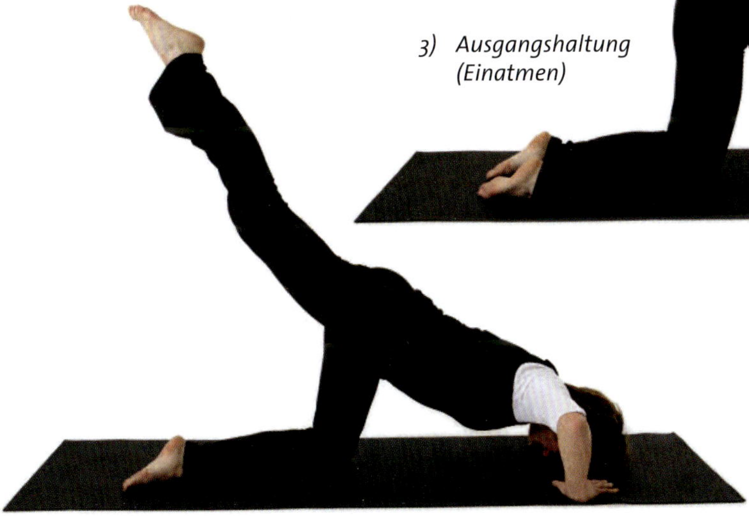

4) *gekippte Waage rechtes Bein (Ausatmen) Die Übung wird in der Stellung des Kindes nachgespürt.*

4 Wiederholungen

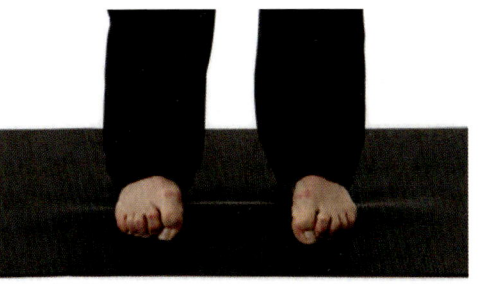

Fußsensibilisierung
Im aufrechten Stand krallen die Zehen mehrmals wiederholend zusammen.

1 min

Gewichtsverlagerung
Im aufrechten Stand wird das Gewicht im Wechsel nach vorne und nach hinten verlagert, wobei die Füße trotz der unterschiedlichen Belastung im Bodenkontakt bleiben.

2 min

Tänzer leicht
1) *Vorbereitung: Der aufrechte Stand wird eingenommen. Im Stand wird das Gewicht auf das linke Bein verlagert. Das Becken wird aufgerichtet, indem der Beckenboden kontrahiert wird. Das nicht belastete Bein wird hinten angehoben und mit der rechten Hand am Knöchel/Fußrücken umfasst und nach oben geführt.*

2) *Ausführung 1: Der linke Arm streckt nach oben.*

3) *Ausführung 2: Der linke Arm zieht nach vorne.*

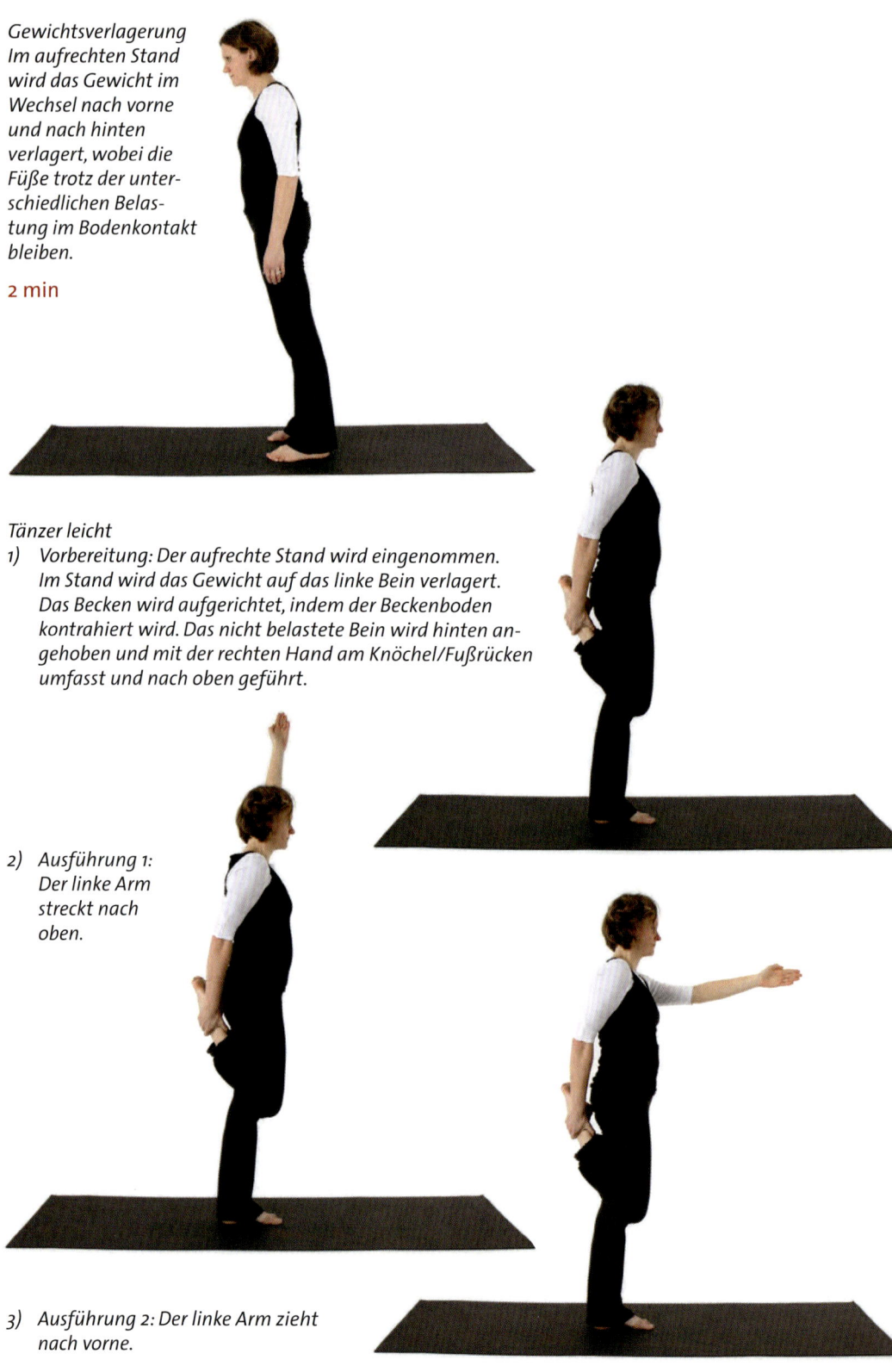

4) Ausführung 3: Die linke Hand umfasst ebenfalls den Knöchel. Danach Seitenwechsel.

Vorbereitung: 3 Atemzüge
Ausführung:
jeweils 8 Atemzüge

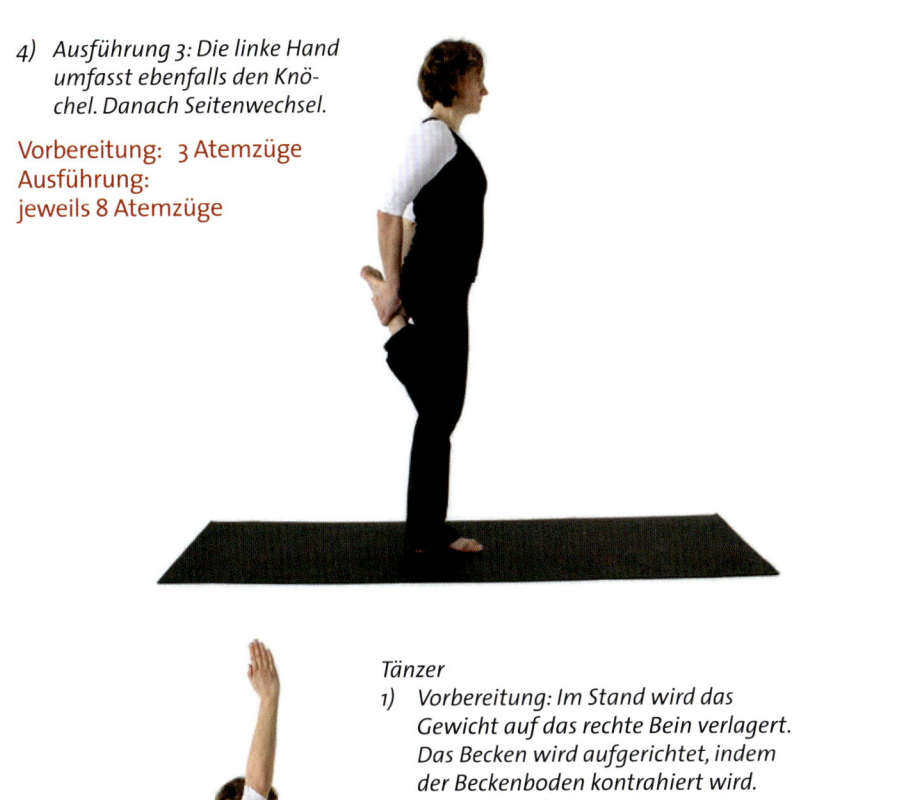

Tänzer

1) Vorbereitung: Im Stand wird das Gewicht auf das rechte Bein verlagert. Das Becken wird aufgerichtet, indem der Beckenboden kontrahiert wird. Das nicht belastete Bein wird hinten angehoben und mit der linken Hand am Knöchel/Fußrücken umfasst und nach oben geführt. Der rechte Arm streckt nach oben.

2) Ausführung: Der Körper wird langsam nach vorne gekippt, der linke Fuß vom Gesäß weggestreckt. Die Haltung im Seitewechsel durchführen und im aufrechten Stand nachspüren.

Jeweils
Vorbereitung: 5 Atemzüge
Ausführung: 5 Atemzüge

Ausgleich – Schildkröte leicht
1) *Vorbereitung: Im Sitz werden die Fußsohlen bei gebeugter Beinhaltung aneinander gelegt. Die Knie sinken auseinander.*

2) *Ausführung: In der geschlossenen Winkelhaltung neigt sich der Oberkörper vor und die Arme gehen unter die Beine hindurch und umfassen die Außenknöchel der Füße. Der Kopf wird entspannt gehalten, während der Rumpf mit jedem Ausatmen tiefer sinkt.*

Vorbereitung: 5 Atemzüge
Ausführung: 10 Atemzüge

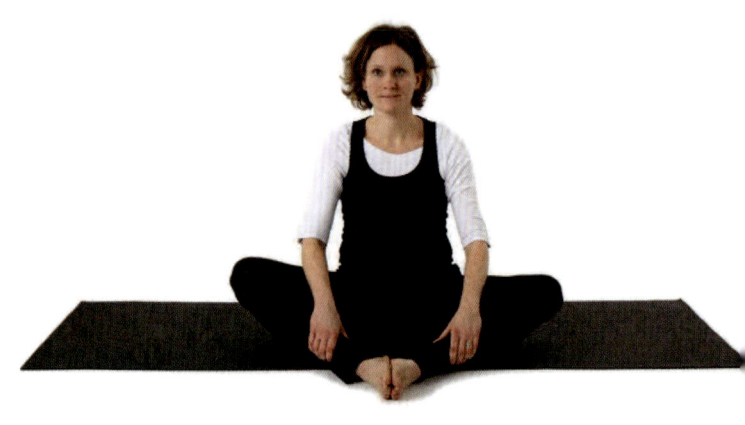

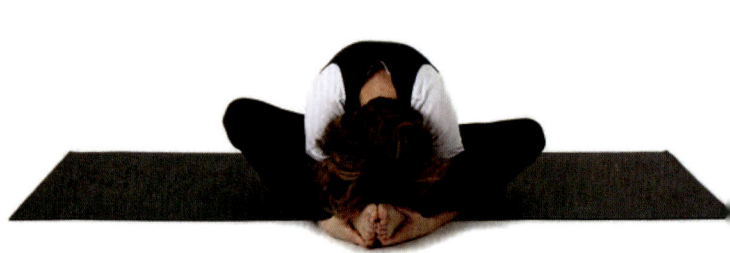

3) Entspannung: Autogenes Training

Einleitende Worte

Der rechte Arm ist ganz schwer ...
Beide Arme sind ganz schwer ...
Arme und Beine sind ganz schwer...
Der rechte Arm ist ganz warm ...
Beide Arme sind ganz warm ...
Arme und Beine sind ganz warm ...
Die Atmung geht ruhig und gleichmäßig ...
Das Herz schlägt ruhig und regelmäßig ...
Der Bauchraum ist strömend warm ...
Die Stirn ist angenehm kühl ...
Dein Körper fühlt sich nun ganz entspannt an. Genieße diesen Zustand noch für eine kleine Weile ...

Rückkehr

Der Kranich (Bekasana)

Die Haltung ist vergleichbar mit dem Aussehen des Kranichs, der häufig reglos auf einem Bein stehend seine Umwelt wahrnimmt.

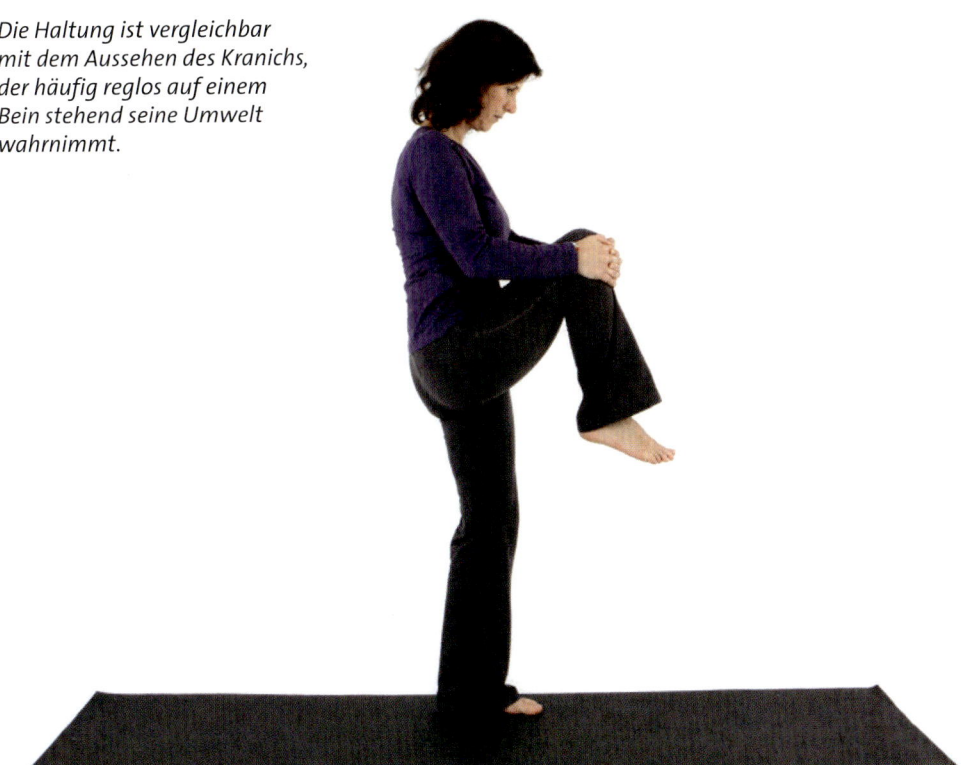

Wirkungen

Körperlich	Langfristig
• Kräftigung der Fuß-, Bein- und rückwärtigen Armmuskulatur • Dehnung der Gesäß- und Nackenmuskulatur • Anregung der Organe des Oberbauchs • Schulung des Gleichgewichtssinns	• Verbesserung der Konzentrationsleistungen • Positiver Einfluss bei Verdauungsbeschwerden • Stärkung des Standvermögens, der Stabilität und Zielorientierung • Positiver Einfluss bei Gefäßerkrankungen

Kontraindikationen:
- Akute Beschwerden in den Knien und an der Hüfte
- Akute Probleme im Rücken (Hexenschuss, Bandscheibenvorfall)
- Nach Operationen im Brustraum

Beschreibung der Haltung:
Vorbereitung: Im aufrechten Stand wird die Konzentration gebündelt.
Ausführung: Das Gewicht wird auf das linke Bein verlagert. Das rechte Bein wird langsam gebeugt angehoben, bis das Knie mit den Händen umfasst werden kann. Die Arme ziehen das Bein bei aufrechter Rumpfhaltung weiter nach oben. Der Kopf neigt sich nach unten, wobei die Schultern nach hinten-unten ziehen.
In der Haltung: Mit jedem Ausatmen wird das rechte Bein weiter zum Bauch herangezogen.
Auflösen: Die Handfassung wird aufgelöst und das rechte Bein streckt sich langsam wieder nach unten. Der Kopf richtet sich wieder auf. Die Haltung wird zu Gunsten der anderen Körperseite wiederholt.

Variation: In der Haltung des Kranichs wird die aufgesetzte Ferse vom Boden gelöst.

Der Weg zum Kranich

Bei der Haltung des Kranichs wird ein Bein bei aufrechter Rumpfhaltung gebeugt vor dem Körper hochgezogen. In den Vorübungen stehen somit die Vordehnung des Gesäßes und die Erwärmung des Rückens im Vordergrund. Hinzu kommt die besondere Beachtung des Nackens, da in der Haltung der Kopf vorgeneigt und so der Nacken leicht gedehnt wird.

1) Meditation:

Einleitende Worte

Der Schwerpunkt der heutigen Einheit liegt in der Ausführung des Kranichs.
Wir schenken dem Kranich besondere Beachtung im Herbst,
wenn er sich auf den Weg in südlich gelegene Regionen macht. Sehen wir die Kraniche am Himmel,
ist dieses für uns das Zeichen von Veränderungen, die mit dem Jahreswechsel einhergehen.
Im Gegensatz zu dem Kranich müssen wir uns in der Regel den äußeren Gegebenheiten anpassen,
da wir keinen Einfluss nehmen können. Auch so ist es in unserem Leben wichtig, sich anzupassen
und zuzulassen, wenn es keine Möglichkeiten der aktiven Veränderung gibt.
Auch du trägst diese Gelassenheit und innere Ruhe in dir …
Spüre, wie du mit jedem Ausatmen loslassen kannst …
Nehme wahr, wie sich immer mehr ein innerer Frieden ausbreiten kann …

Rückkehr

Die Yoga-Übungsprogramme

2) Körperübungen:

Erwärmung – »Der Kranich«
1) Das Gewicht wird im Stand auf das rechte Bein verlagert. Das linke Bein wird gebeugt leicht hochgehoben. Gleichzeitig werden die Arme bis auf Brusthöhe leicht gebeugt hochgebracht (Einatmen).

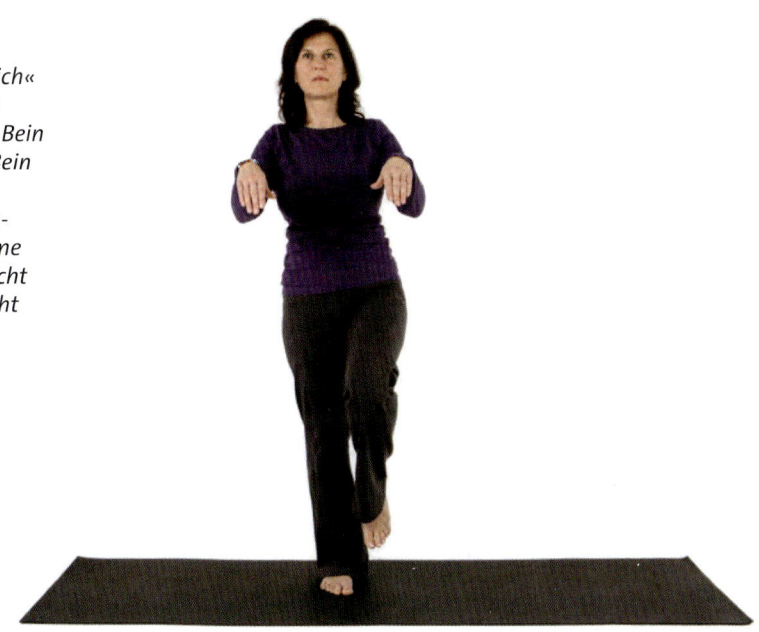

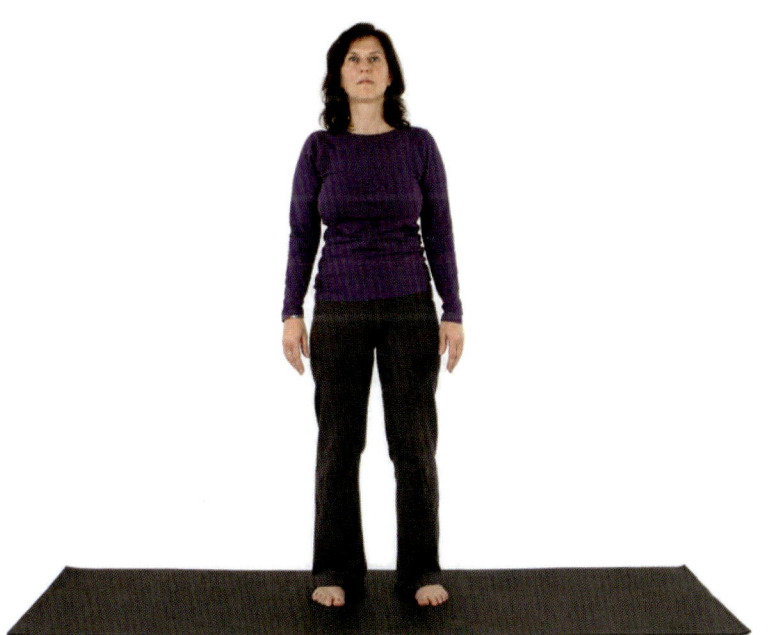

2) Der rechte Fuß wird wieder aufgesetzt und die Arme wieder nach unten geführt (Ausatmen). Danach Seitenwechsel.

6 Wiederholungen

Nackendehnung 1 dynamisch
Ausgangshaltung:
Im aufrechten Sitz wird der Kopf mittig gehalten.
1) *Das linke Ohr neigt sich zur linken Schulter (Ausatmen).*

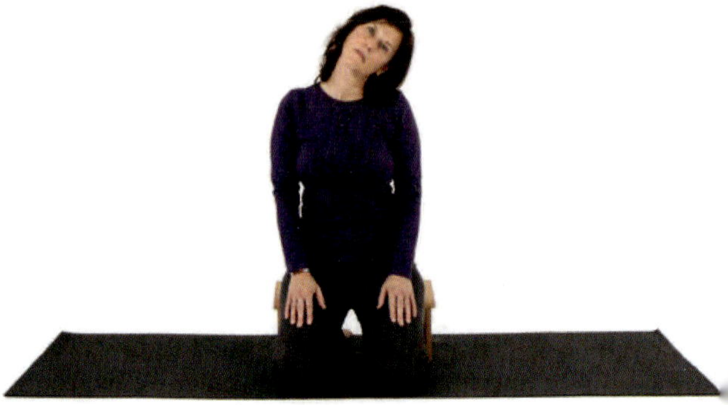

2) *Ausgangshaltung (Einatmen)*

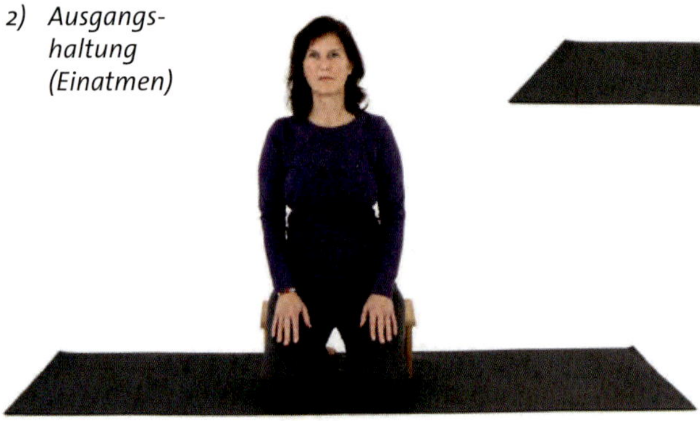

3) *Das rechte Ohr neigt sich zur rechten Schulter (Ausatmen).*

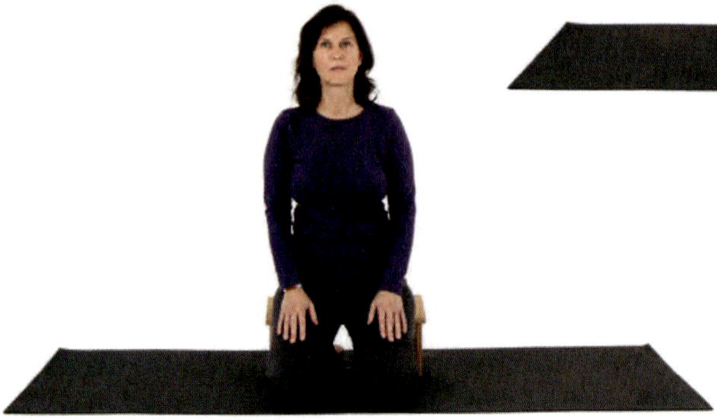

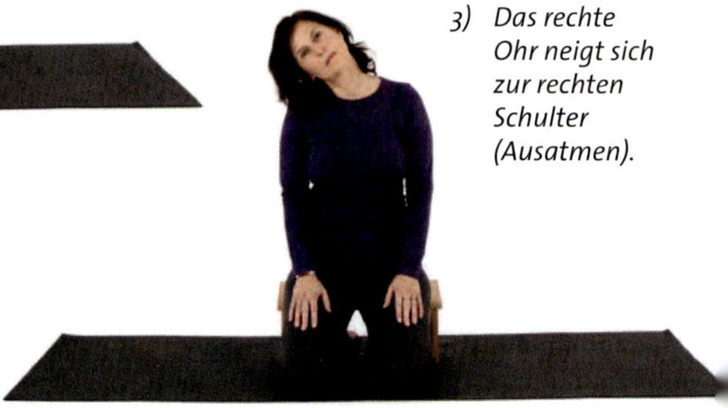

4) *Ausgangshaltung (Einatmen)*

6 Wiederholungen

Nackendehnung 1 statisch
Das rechte Ohr neigt sich zur rechten Schulter. Die rechte Hand legt sich über das linke Ohr auf die linke Kopfhälfte und zieht den Nacken in eine verstärkte Dehnung. Die linke Schulter zieht nach unten. Die Übung zur anderen Seite hin ausführen und in der Ausgangsstellung nachspüren.

Jeweils 10 Atemzüge

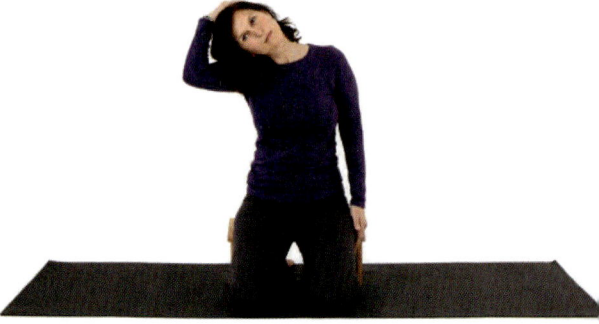

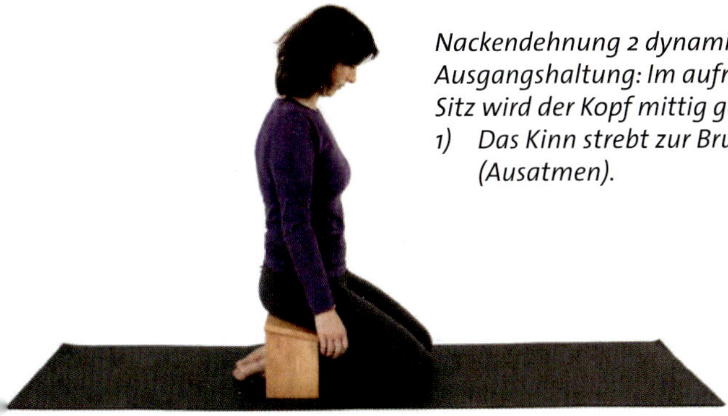

Die Yoga-Übungsprogramme

Nackendehnung 2 dynamisch
Ausgangshaltung: Im aufrechten Sitz wird der Kopf mittig gehalten.
1) Das Kinn strebt zur Brust (Ausatmen).

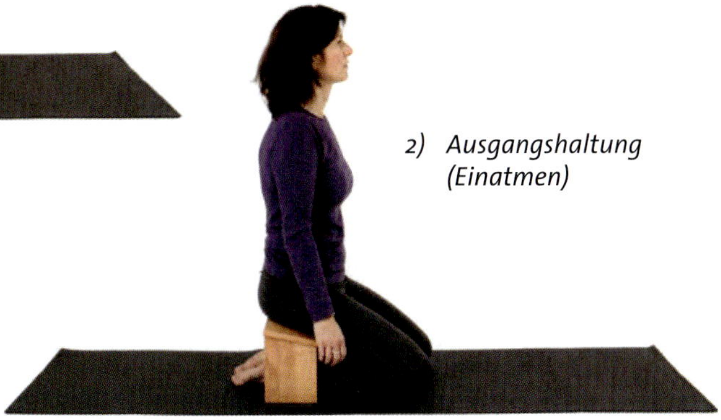

2) Ausgangshaltung (Einatmen)

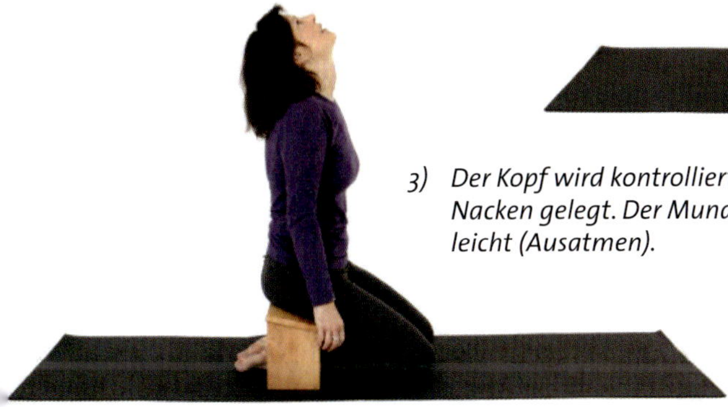

3) Der Kopf wird kontrolliert in den Nacken gelegt. Der Mund öffnet leicht (Ausatmen).

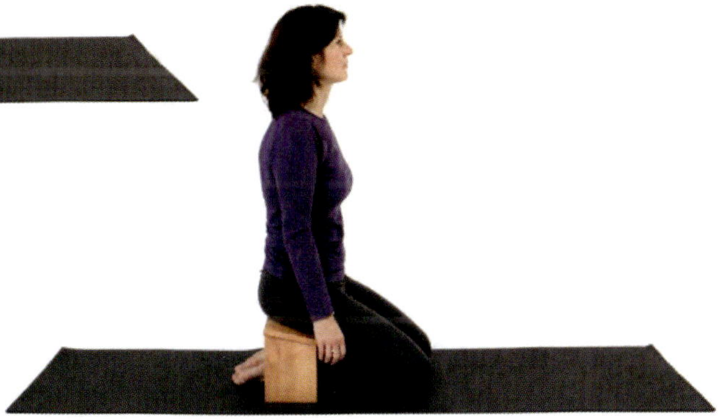

4) Ausgangshaltung (Einatmen)
6 Wiederholungen

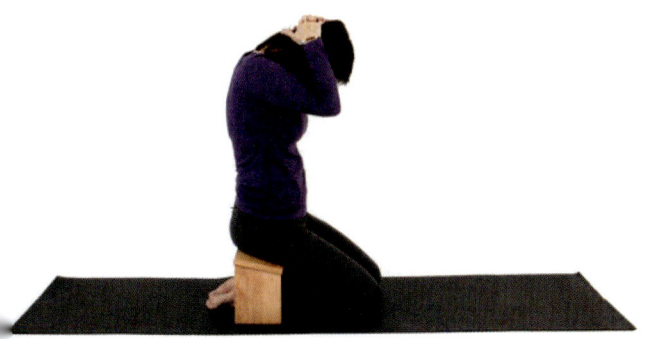

Nackendehnung 2 statisch
Das Kinn strebt zur Brust. Die Hände werden verschränkt zum Hinterkopf gebracht. Die Ellbogen gehen nach vorne und ziehen den Nacken in eine verstärkte Dehnung. Die Übung wird in der Ausgangshaltung nachgespürt.
10 Atemzüge

Schlafende Taube
1) Vorbereitung: Im Vierfüßlerstand mit aufgesetzten Knien wird das rechte Bein so vor das linke Bein gelegt, dass die Knie voreinander liegen.

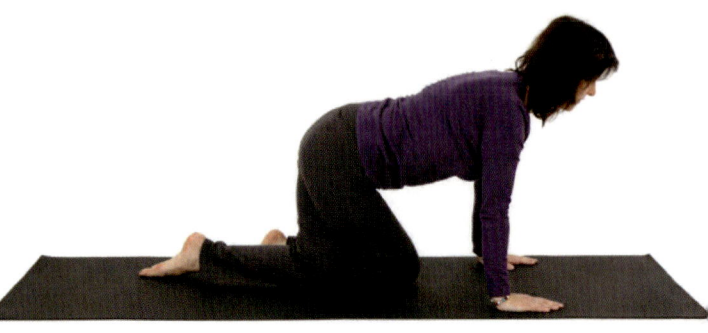

2) Ausführung: Das linke Bein wird nun langsam nach hinten verlängert. Der Rumpf neigt sich nach vorne und die Stirn setzt sich auf die übereinander gestellten Fäuste. Danach Seitenwechsel.

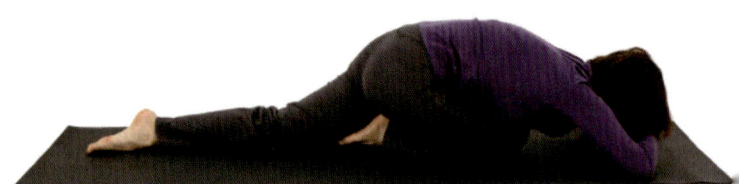

Jeweils
Vorbereitung: 3 Atemzüge
Ausführung: 10 Atemzüge

Liegender Kranich
1) Vorbereitung: Die Rückenlage wird eingenommen.

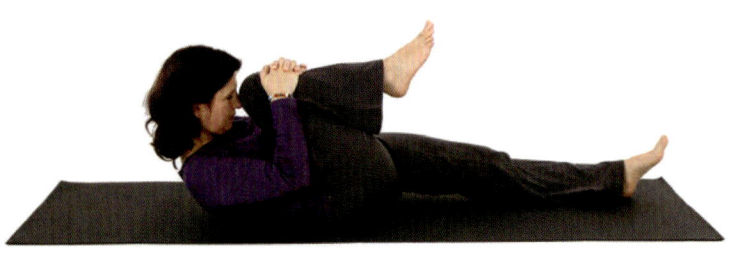

2) Ausführung: Das rechte Bein wird gebeugt zum Rumpf herangezogen. Die Hände umfassen das rechte Knie und intensivieren die Dehnung. Der Kopf hebt vom Boden ab und das Kinn nähert sich der Brust an. Danach Seitenwechsel.

Jeweils
Vorbereitung: 3 Atemzüge
Ausführung: 10 Atemzüge

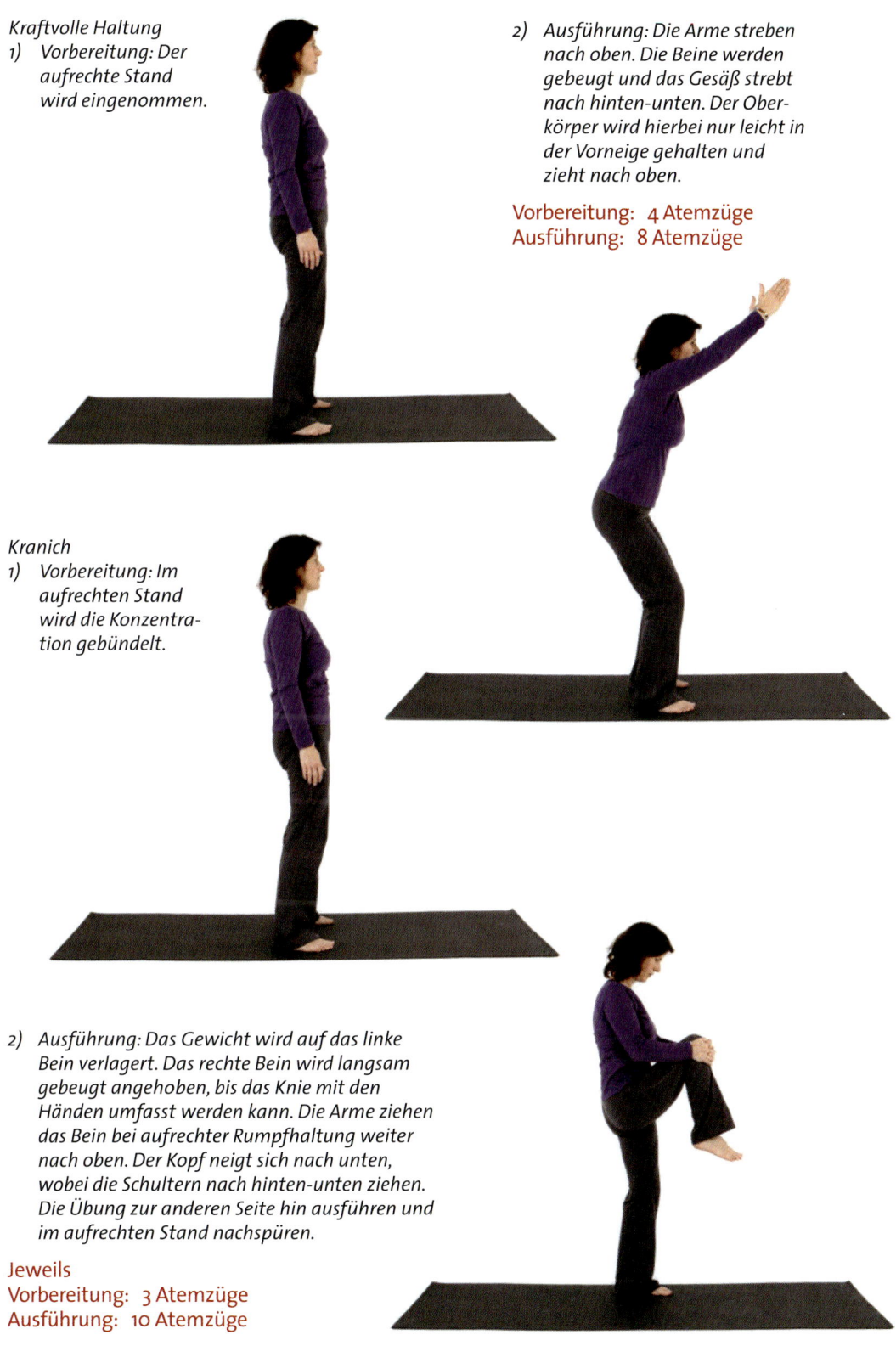

Kraftvolle Haltung
1) *Vorbereitung:* Der aufrechte Stand wird eingenommen.
2) *Ausführung:* Die Arme streben nach oben. Die Beine werden gebeugt und das Gesäß strebt nach hinten-unten. Der Oberkörper wird hierbei nur leicht in der Vorneige gehalten und zieht nach oben.

Vorbereitung: 4 Atemzüge
Ausführung: 8 Atemzüge

Kranich
1) *Vorbereitung:* Im aufrechten Stand wird die Konzentration gebündelt.
2) *Ausführung:* Das Gewicht wird auf das linke Bein verlagert. Das rechte Bein wird langsam gebeugt angehoben, bis das Knie mit den Händen umfasst werden kann. Die Arme ziehen das Bein bei aufrechter Rumpfhaltung weiter nach oben. Der Kopf neigt sich nach unten, wobei die Schultern nach hinten-unten ziehen. Die Übung zur anderen Seite hin ausführen und im aufrechten Stand nachspüren.

Jeweils
Vorbereitung: 3 Atemzüge
Ausführung: 10 Atemzüge

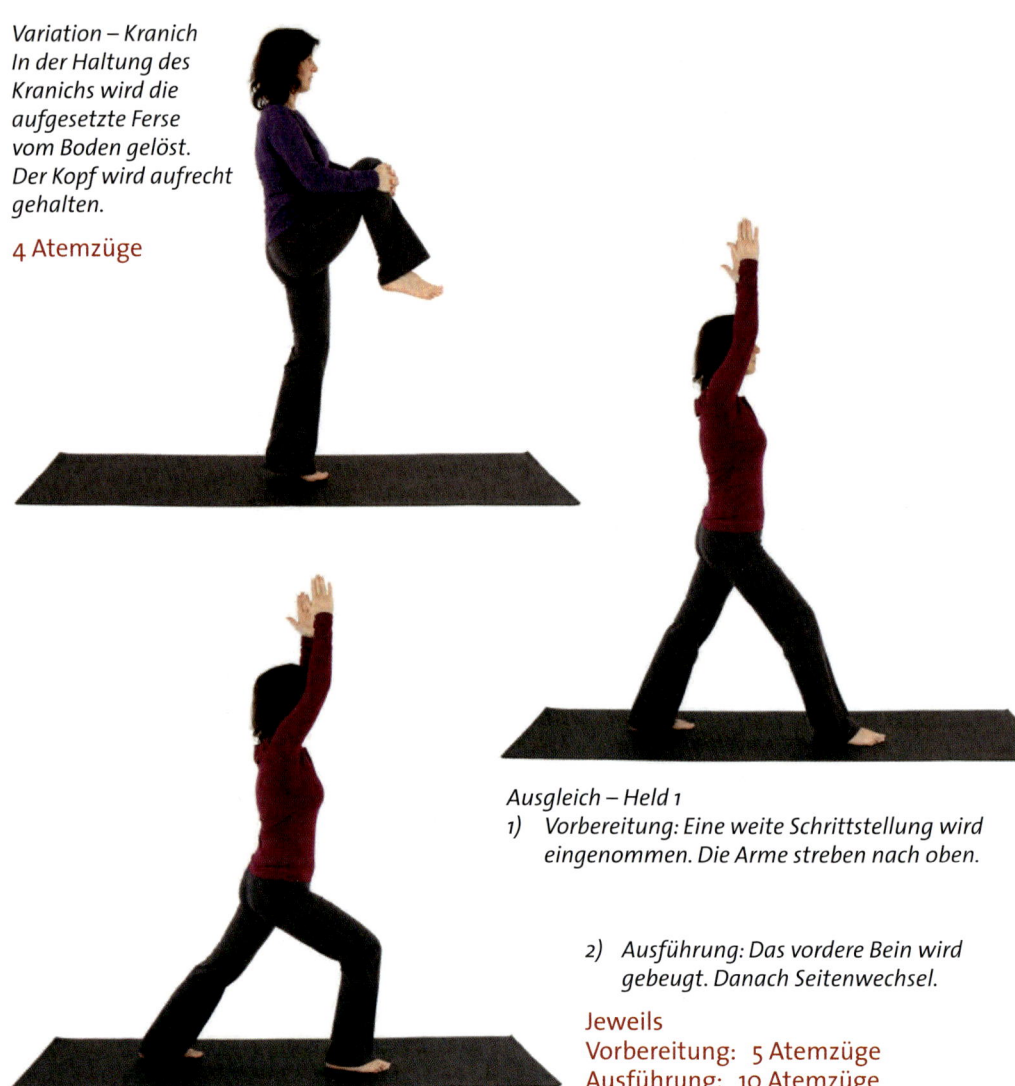

Variation – Kranich
In der Haltung des Kranichs wird die aufgesetzte Ferse vom Boden gelöst. Der Kopf wird aufrecht gehalten.

4 Atemzüge

Ausgleich – Held 1
1) *Vorbereitung: Eine weite Schrittstellung wird eingenommen. Die Arme streben nach oben.*

2) *Ausführung: Das vordere Bein wird gebeugt. Danach Seitenwechsel.*

Jeweils
Vorbereitung: 5 Atemzüge
Ausführung: 10 Atemzüge

3) Entspannung: »Hingabe«

Einleitende Worte

Im Alltag gibt es viele Anforderungen …
Oft musst du handeln, reagieren …
In der Entspannung kannst du geschehen lassen …
Alle Kontrolle abgeben …
Dich Hingeben und zur Ruhe kommen …
Die Gedanken schweifen lassen …
Genieße diesen Zustand der Hingabe noch für eine kleine Weile …

Rückkehr

Die Krähe (Kakasana)

Die Krähe ist eine gute Gleichgewichtshaltung, bei der das gesamte Körpergewicht auf den Händen ruht und so eine erhöhte Konzentration benötigt wird, um das Gleichgewicht halten zu können.

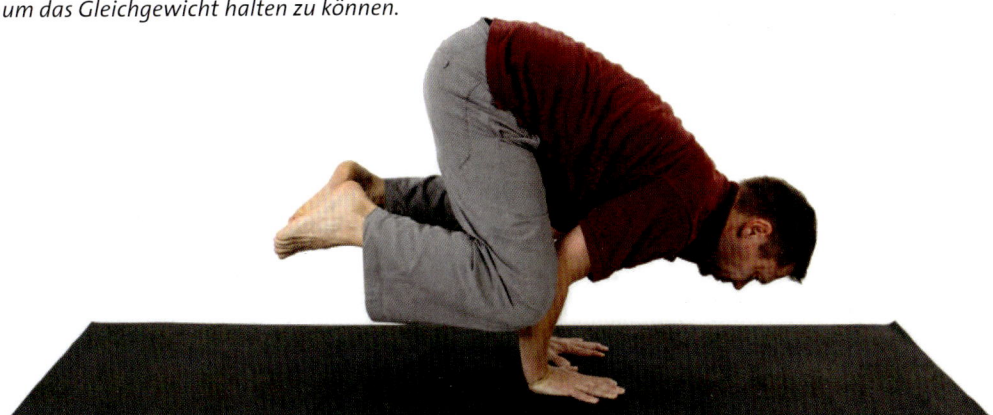

Wirkungen

Körperlich	Langfristig
• Kräftigung der Arm-, Schulter-, Hand-, Nacken- und Brustmuskulatur • Dehnung der Unterarme • Verstärkung der Durchblutung der Arme und Hände und des Kopfes • Erhöhung der Atemkapazität	• Verbesserung der Konzentrationsleistungen • Positiver Einfluss bei Gefäßerkrankungen • Entwicklung von Ausgeglichenheit, Gelassenheit • Stärkung der Stabilität, Zielorientierung

Kontraindikationen:
- Arthrose
- Beschwerden in den Hand-, Ellbogen- oder Schultergelenken
- Nicht medikamentös eingestellter Bluthochdruck
- Gleichgewichtsstörungen, Neigung zum Schwindel
- Mangelnde Muskelkraft in den Armen und Brust

Beschreibung der Haltung:
Vorbereitung: In der Hocke werden die Arme zwischen den Beinen gehalten, wobei Hände schulterbreit aufgesetzt werden und die Finger gespreizt werden. Die Ellbogen werden nach außen geführt, so dass die Knie/Oberschenkel auf die Oberarme gelegt werden können. Die Fersen lösen vom Boden.

Ausführung: Das Gewicht wird zunehmend nach vorne, auf die Hände verlagert, so dass die Füße abwechselnd angehoben werden können.
In der Haltung: Bei gleichmäßiger Atmung sollte die Konzentration möglichst lange aufrecht erhalten bleiben.
Auflösen: Das Gewicht wird wieder zurück verlagert, so dass die Füße wieder Kontakt zum Boden aufnehmen können.

■ Der Weg zur Krähe

Die Krähe ist eine der anspruchvollsten Gleichgewichtshaltungen. Neben der zunehmenden Bündelung der Konzentration muss innerhalb der Vorübungen insbesondere die Arm-, Schulter- und Brustmuskulatur erwärmt und die entsprechenden Gelenke mobilisiert werden. Da in der Haltung der Krähe das Gewicht auf den Händen ruht, werden die Handgelenke zusätzlich vorbereitend mobilisiert.

1) Meditation:

Einleitende Worte

Der Schwerpunkt der heutigen Einheit liegt in der Ausführung der Krähe.
In der Mythologie symbolisiert die Krähe die Weisheit,
in vielen Märchen fungiert die Krähe als Wissensübermittler.
Auch für uns ist die geistige Entwicklung von großer Bedeutung.
Geistige Erschöpfung und Konzentrationsschwierigkeiten, aber auch die geistige Unruhe zu Zeiten,
in denen Ruhe einkehren sollte, sind häufig anzutreffen.
In der Meditation wird die Aufmerksamkeit auf einen Punkt gerichtet,
so dass der Geist sich zentrieren kann.
Konzentriere dich nun auf dein Gesicht, entspanne deine Gesichtsmuskeln …
Nehme deinen Stirnraum wahr …
Konzentriere dich auf den Punkt zwischen deinen Augenbrauen …
Versuche, die Aufmerksamkeit für ein paar Atemzüge aufrecht zu erhalten …

Rückkehr

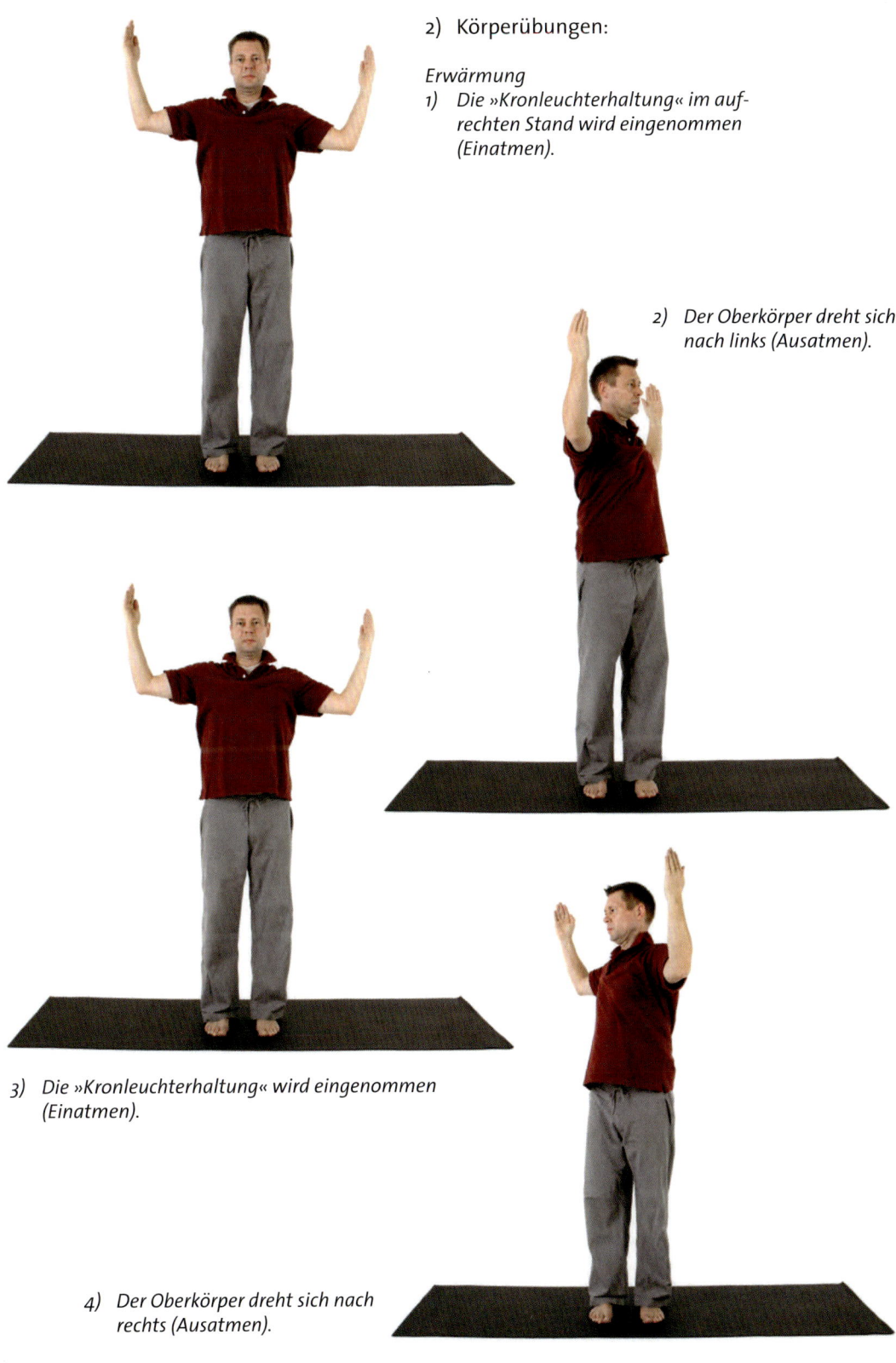

2) Körperübungen:

Erwärmung
1) Die »Kronleuchterhaltung« im aufrechten Stand wird eingenommen (Einatmen).

2) Der Oberkörper dreht sich nach links (Ausatmen).

3) Die »Kronleuchterhaltung« wird eingenommen (Einatmen).

4) Der Oberkörper dreht sich nach rechts (Ausatmen).

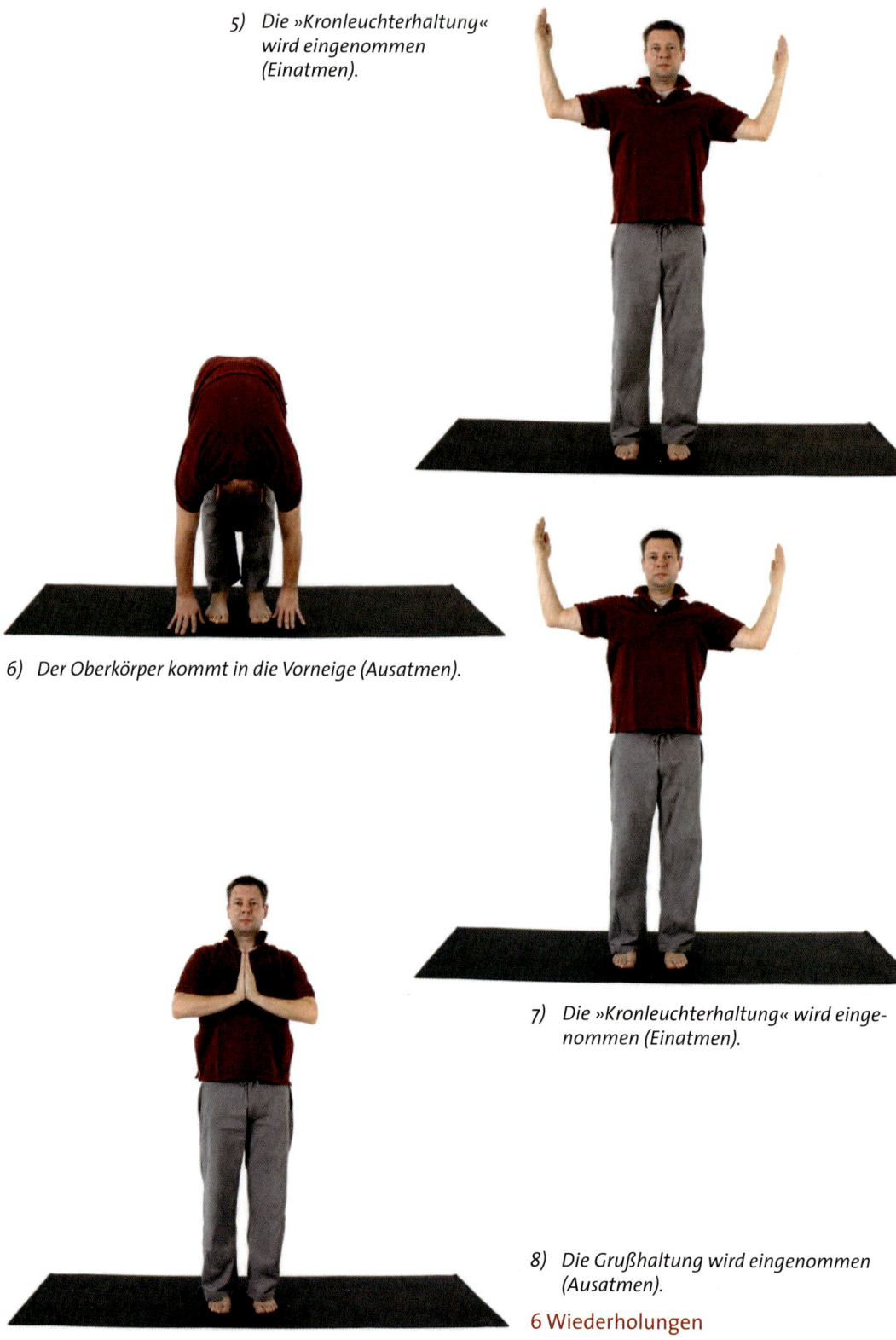

5) Die »Kronleuchterhaltung« wird eingenommen (Einatmen).

6) Der Oberkörper kommt in die Vorneige (Ausatmen).

7) Die »Kronleuchterhaltung« wird eingenommen (Einatmen).

8) Die Grußhaltung wird eingenommen (Ausatmen).

6 Wiederholungen

Die Yoga-Übungsprogramme

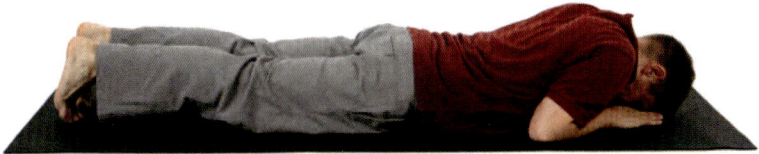

Brett

1) **Vorbereitung:** In der Bauchlage werden die Unterarme bei gebeugter Armhaltung aufgesetzt. Bei Kontraktion der Beckenbodenmuskulatur werden die Zehen auf den Boden gestellt.

2) **Ausführung:** Das Becken wird hochgestützt, so dass der ganze Körper eine gerade Linie bildet. Die Haltung wird in der Bauchlage nachgespürt.

Vorbereitung: 3 Atemzüge
Ausführung: 8 Atemzüge

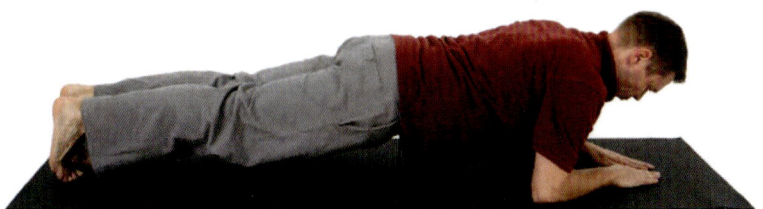

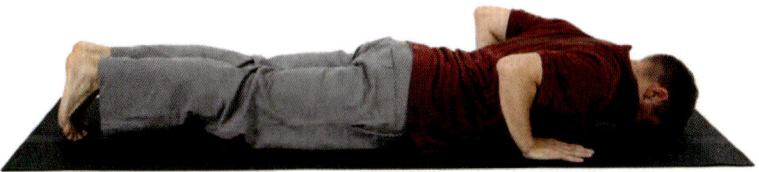

Schiefe Ebene

1) **Vorbereitung:** In der Bauchlage liegen die Hände unter den Schultern. Die Zehen werden aufgestellt.

2) **Ausführung:** Der Körper wird mit Spannung hoch gedrückt, bis er eine schiefe Ebene bildet. Die Haltung wird in der Rückenlage nachgespürt.

Vorbereitung: 3 Atemzüge
Ausführung: 5 Atemzüge

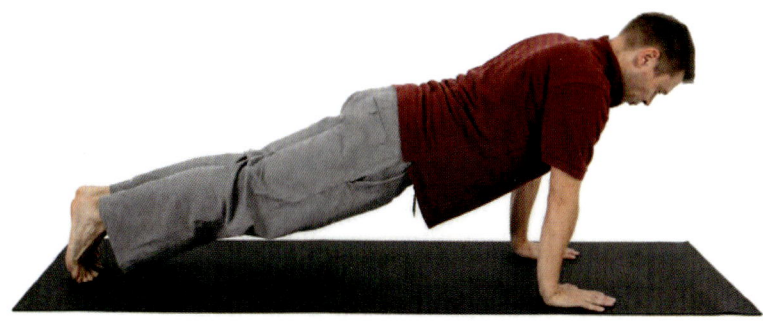

Entspannte Haltung
In der Rückenlage werden die gebeugten Beine zum Rumpf herangezogen. Die Unterschenkel werden überkreuzt und die Knöchel mit den Händen umfasst (rechte Hand – linker Knöchel). Der Körper wiegt sanft um die Körperlängsachse.

3 min

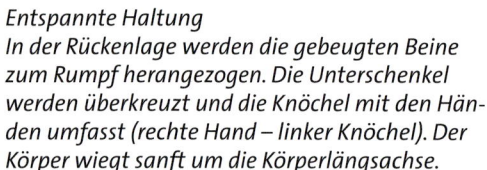

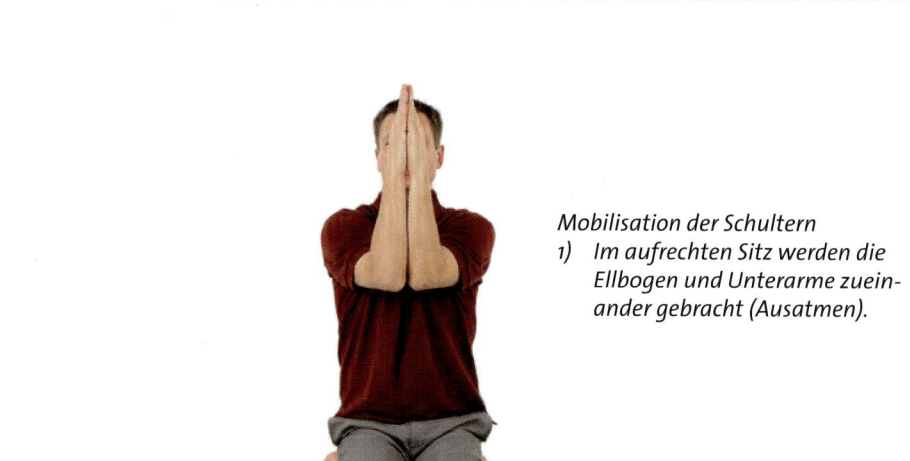

Mobilisation der Schultern
1) *Im aufrechten Sitz werden die Ellbogen und Unterarme zueinander gebracht (Ausatmen).*

2) *Die Ellbogen und Unterarme gehen langsam auseinander. Die Ellbogen ziehen die gebeugten Arme möglichst weit nach hinten (Einatmen).*

8 Wiederholungen

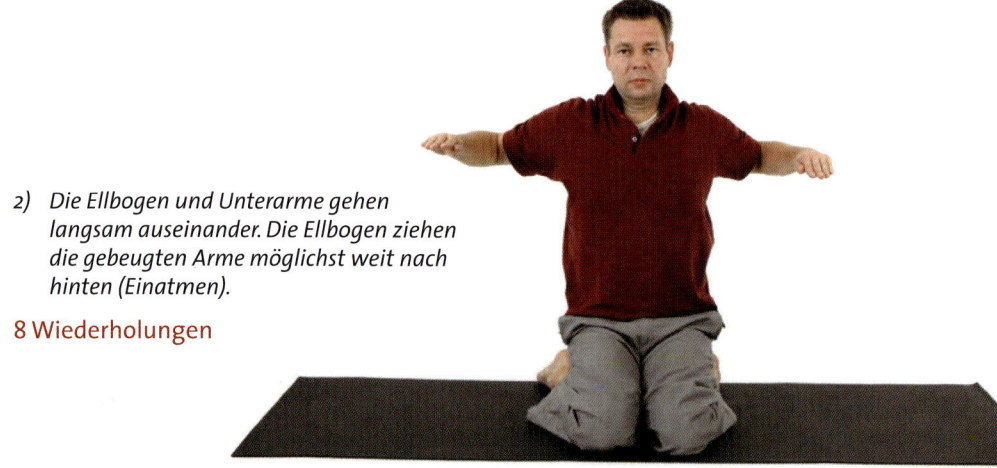

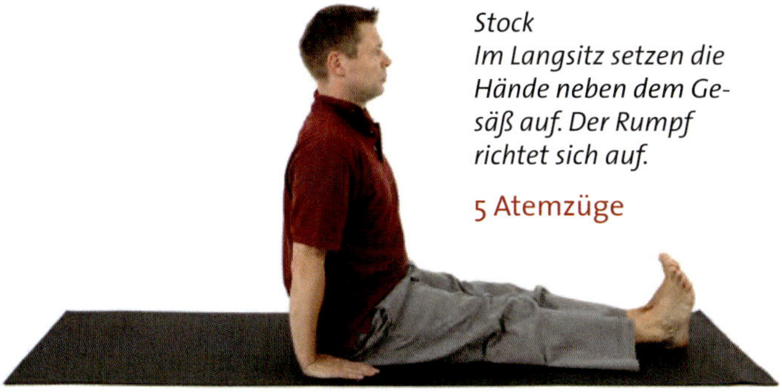

Die Yoga-Übungsprogramme

Stock
Im Langsitz setzen die Hände neben dem Gesäß auf. Der Rumpf richtet sich auf.

5 Atemzüge

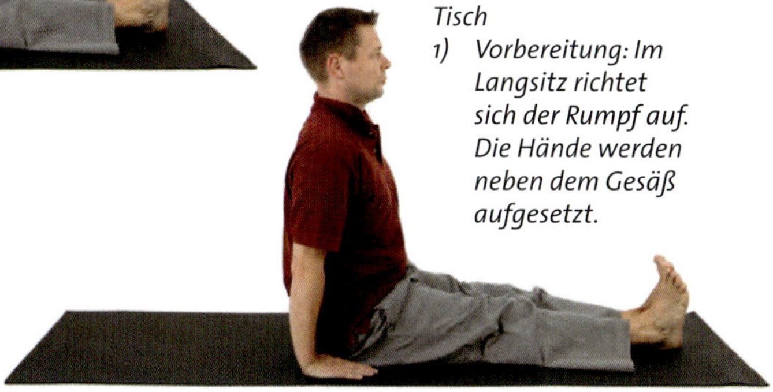

Tisch
1) Vorbereitung: Im Langsitz richtet sich der Rumpf auf. Die Hände werden neben dem Gesäß aufgesetzt.

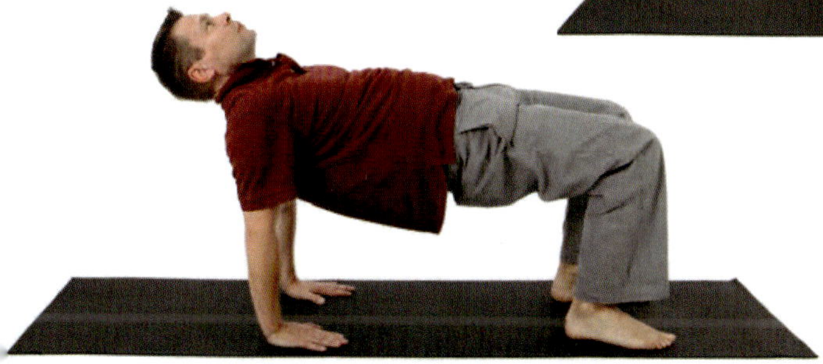

2) Ausführung: Das Gesäß wird hochgestützt. Die Füße setzen auf. Oberschenkel und Rumpf bilden eine gerade Linie.

Vorbereitung: 3 Atemzüge
Ausführung: 5 Atemzüge

Stock/Tisch dynamisch
1) Stock (Einatmen)

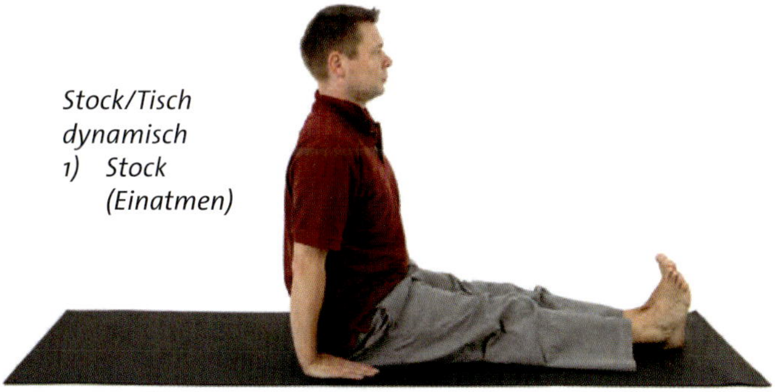

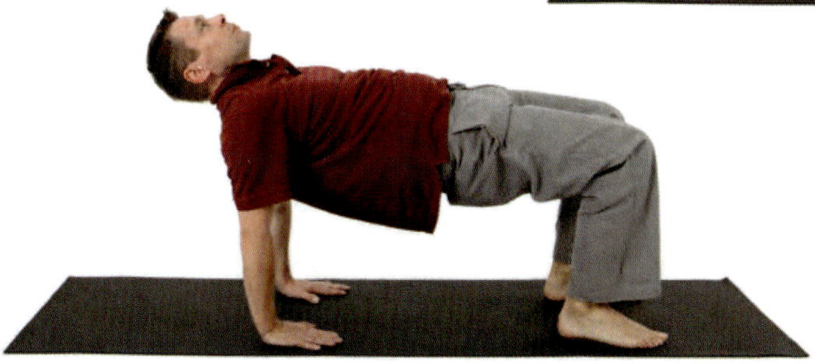

2) Tisch (Ausatmen)
Die Übung wird in der Stellung des Kindes nachgespürt.

5 Wiederholungen

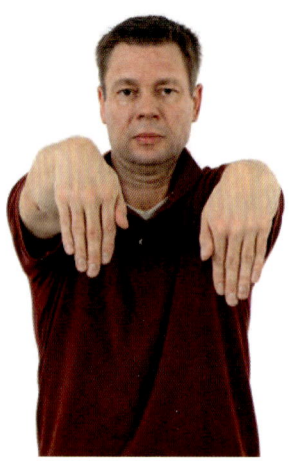 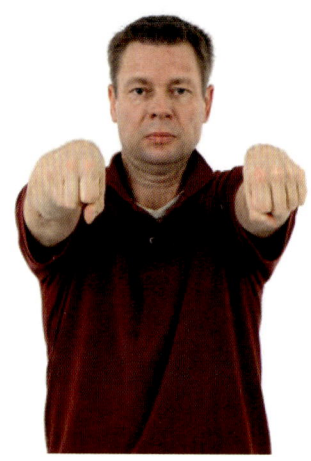 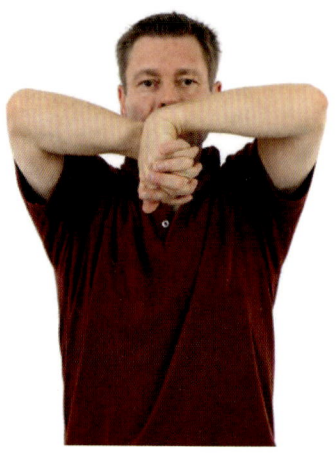

Mobilisation der Handgelenke (im aufrechten Sitz)
1) Bei gestreckter Armhaltung weisen die Hände im Wechsel nach oben und nach unten.

2) Bei gestreckter Armhaltung kreisen die Fäuste.

3) Bei gestreckter, überkreuzter Armhaltung verschränken sich die Hände. Durch Beugung der Arme werden die Hände zum Gesicht geführt.

3 min

Krähe
1) Vorbereitung: In der Hocke werden die Arme zwischen den Beinen gehalten, wobei Hände schulterbreit aufgesetzt werden und die Finger gespreizt werden. Die Ellbogen werden nach außen geführt, so dass die Knie/Oberschenkel auf die Oberarme gelegt werden können. Die Fersen lösen vom Boden.

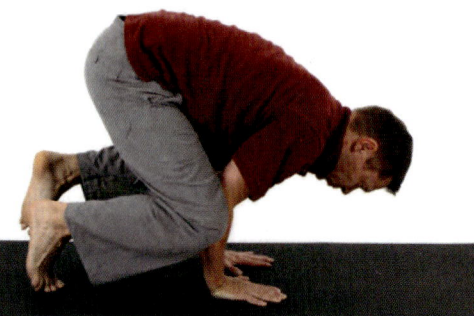

2) Ausführung: Das Gewicht wird zunehmend nach vorne, auf die Hände verlagert, so dass die Füße abwechselnd angehoben werden können. Die Haltung wird im Sitz nachgespürt.

Vorbereitung: 3 Atemzüge
Ausführung: 8 Atemzüge

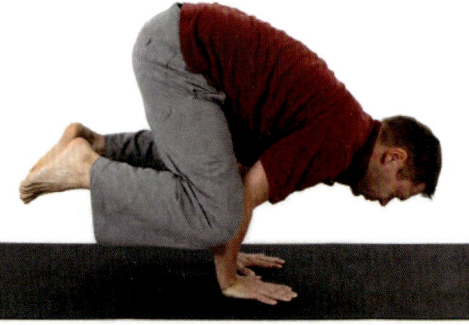

Die Yoga-Übungsprogramme

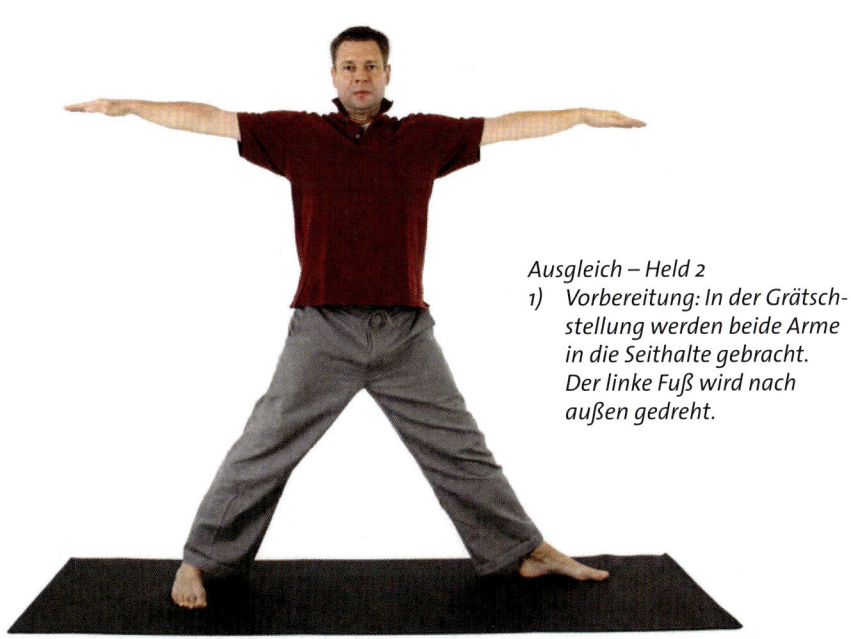

Ausgleich – Held 2
1) *Vorbereitung: In der Grätschstellung werden beide Arme in die Seithalte gebracht. Der linke Fuß wird nach außen gedreht.*

2) *Ausführung: Das linke Bein wird gebeugt. Der Blick geht über die linke Hand in die Ferne. Danach Seitenwechsel.*

Jeweils
Vorbereitung: 3 Atemzüge
Ausführung: 10 Atemzüge

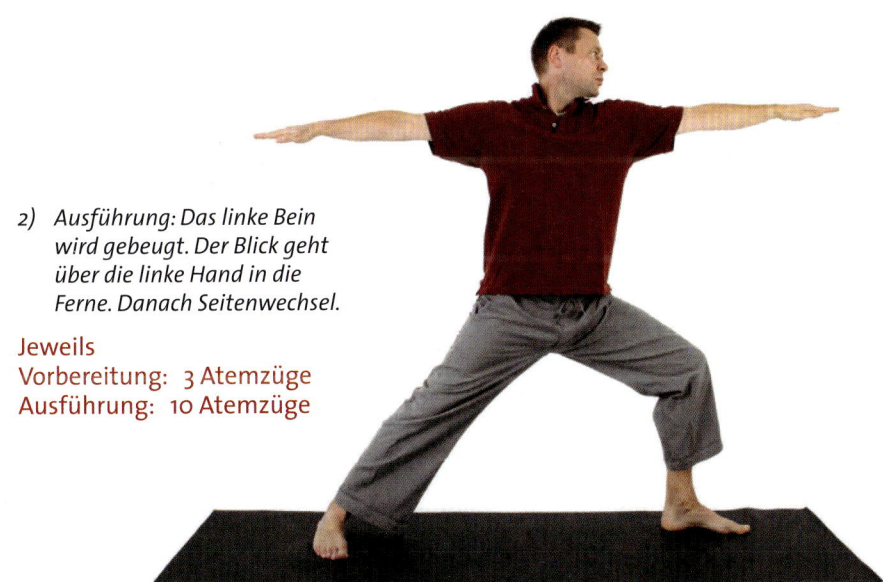

3) *Entspannung: Autogene Rückenmassage*
In der Rückenlage werden die gebeugten Beine mit den Händen umfasst und zum Rumpf herangezogen. Durch sanftes Wiegen um die Körperlängsachse wird der Rücken massiert. Der Zug mit den Händen kann variiert werden, so dass unterschiedliche Rückenpartien massiert werden.

Sitzhaltungen – Erdung

Die sitzende Haltung ist im Alltag oft zu sehen, bei der Arbeit, zur Nahrungsaufnahme oder aber auch als bequeme Haltung in Ruhephasen. Bei dem Sitzen, zum Beispiel bei der Arbeit am Schreibtisch, ist die Körperhaltung jedoch oft nicht im Gleichgewicht, schnell verkrampft und verspannt durch einseitige Bewegungen. Das Sitzen in Erholungsphasen vollzieht sich dann im Vergleich mit wenig Körperspannung. Das Ausführen der Sitzhaltungen im Yoga beschreibt in etwa die Mitte zwischen den dargestellten Extremen. Die Haltung ist aufrecht, aber im muskulären Gleichgewicht. Trotz der Aufrichtung des Rumpfes können die Haltungen durch das regelmäßige Üben als angenehm empfunden werden, so dass auch im Alltag der Sitz aufrecht gestaltet werden kann, ohne dass das Sitzen anstrengt. In den Sitzhaltungen wird der Körper so geschult, dass auch die gewählte Sitzhaltung zur Meditation als angenehm empfunden und so lange ohne körperliche Beschwerden eingenommen werden kann.

Ein weiterer Nebeneffekt bei der Ausführung der Sitzhaltungen ist die Erdung auf Grund der Tatsache, dass der Übende sich nahe dem Boden befindet. Innehalten und sich der eigenen Wurzeln bewusst werden, wird somit zum weiteren Ziel der Sitzhaltungen. Sich Zeit für sich zu nehmen und die inneren Irritationen zur Ruhe kommen zu lassen – dafür wird Raum geschaffen.

Der Drehsitz (Ardha Matsyendrasana)

Bei dem Drehsitz erfährt der Oberkörper eine Drehung bei fixierter Beckenhaltung. Nach alten Texten sollen in dieser Haltung die polaren Energien des Menschen symbolisiert werden.

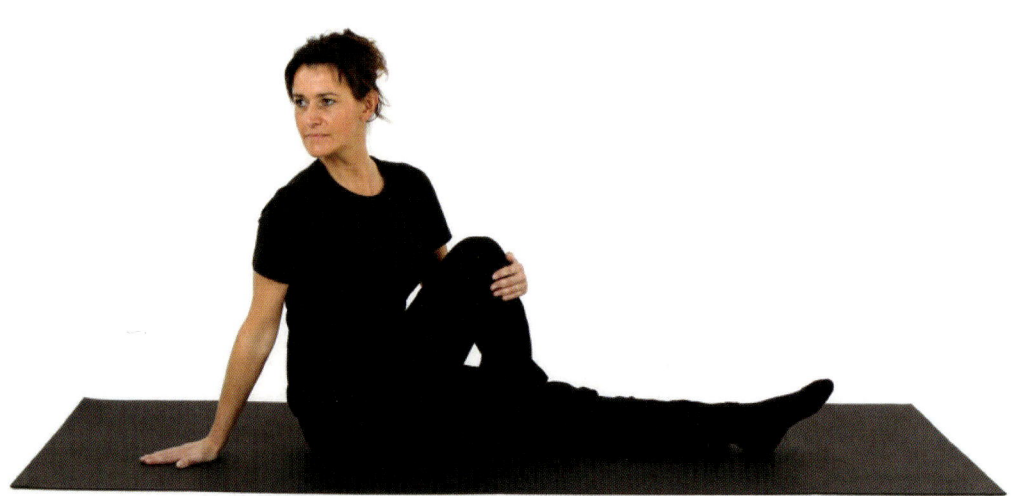

Wirkungen

Körperlich	Langfristig
• Kräftigung der rumpfaufrichtenden Muskulatur • Dehnung der tiefen Gesäßmuskulatur • Vertiefung der Flankenatmung • Mobilisation der Brustwirbelsäule • Anregung der Organe des Oberbauchs	• Positiver Einfluss bei Verdauungsbeschwerden • Positiver Einfluss bei Skoliose • Vorbeugung gegen Ischiasbeschwerden • Entwicklung von Offenheit, Mut und Selbstbewusstsein

Kontraindikationen:
- Akute Problemen im Rücken (Hexenschuss, Bandscheibenvorfall)
- Akute Ischiasbeschwerden
- Bei Entzündungen, Operationen im Bauchraum

Beschreibung der Haltung:
Vorbereitung: Im Langsitz wird das rechte Bein gebeugt und der rechte Fuß wird an der Außenseite des linken Knies/Oberschenkels aufgesetzt. Die linke Hand fasst das rechte Knie und stabilisiert die Haltung. Die rechte Hand stützt sich hinter dem Gesäß ab.
Ausführung: Langsam dreht nun die Wirbelsäule gegen das Becken nach rechts, die Schultern bleiben auf einer Höhe und die beiden Gesäßhälften behalten festen Bodenkontakt.
In der Haltung: Mit jedem Einatmen streckt sich die Wirbelsäule nach oben, mit jedem Ausatmen wird die Drehung intensiviert.
Auflösen: Die Wirbelsäule dreht zurück in die Ausgangshaltung und der Körper kommt zurück in den Langsitz. Die Haltung wird zu Gunsten der anderen Körperhälfte wiederholt.

Variationen: Die Haltung kann verändert werden, indem das gestreckte Bein so gebeugt wird, dass der Fuß an der Gesäßhälfte zu liegen kommt.

■ Der Weg zum Drehsitz
Für die Haltung des Drehsitzes werden Vorübungen ausgeführt, die die Wirbelsäule mobilisieren und so auf die intensive Drehung vorbereiten. Aus mentaler Sicht wird im Verlauf der Einheit die eigene Flexibilität des Körpers immer stärker wahrgenommen.

1) Meditation:

Einleitende Worte

Der Schwerpunkt der heutigen Einheit liegt in der Ausführung des Drehsitzes.
Im Drehsitz wird die Wirbelsäule in sich gedreht. In dieser Meditation soll die Aufmerksamkeit auf das Spüren der Wirbelsäule gerichtet sein, um diesen Bereich für die folgenden Körperübungen sensibel zu machen.
Richte deinen Oberkörper auf, ziehe dein Kinn leicht nach hinten,
so dass der Nacken weit wird, halte deinen Kopf aufrecht ...
Spüre dein Becken ...
Nehme die natürliche Schwingung deines Rückens im Bereich der Lendenwirbelsäule wahr ...
Spüre die Wölbung deines Rückens im Bereich der Brustwirbelsäule ...
Nehme deine Halswirbelsäule wahr ...
Schicke nun mit jedem Einatmen Energie vom Becken nach oben bis zum Kopf und lasse sie
mit deinem Ausatmen zum Becken zurück gelangen ...

Rückkehr

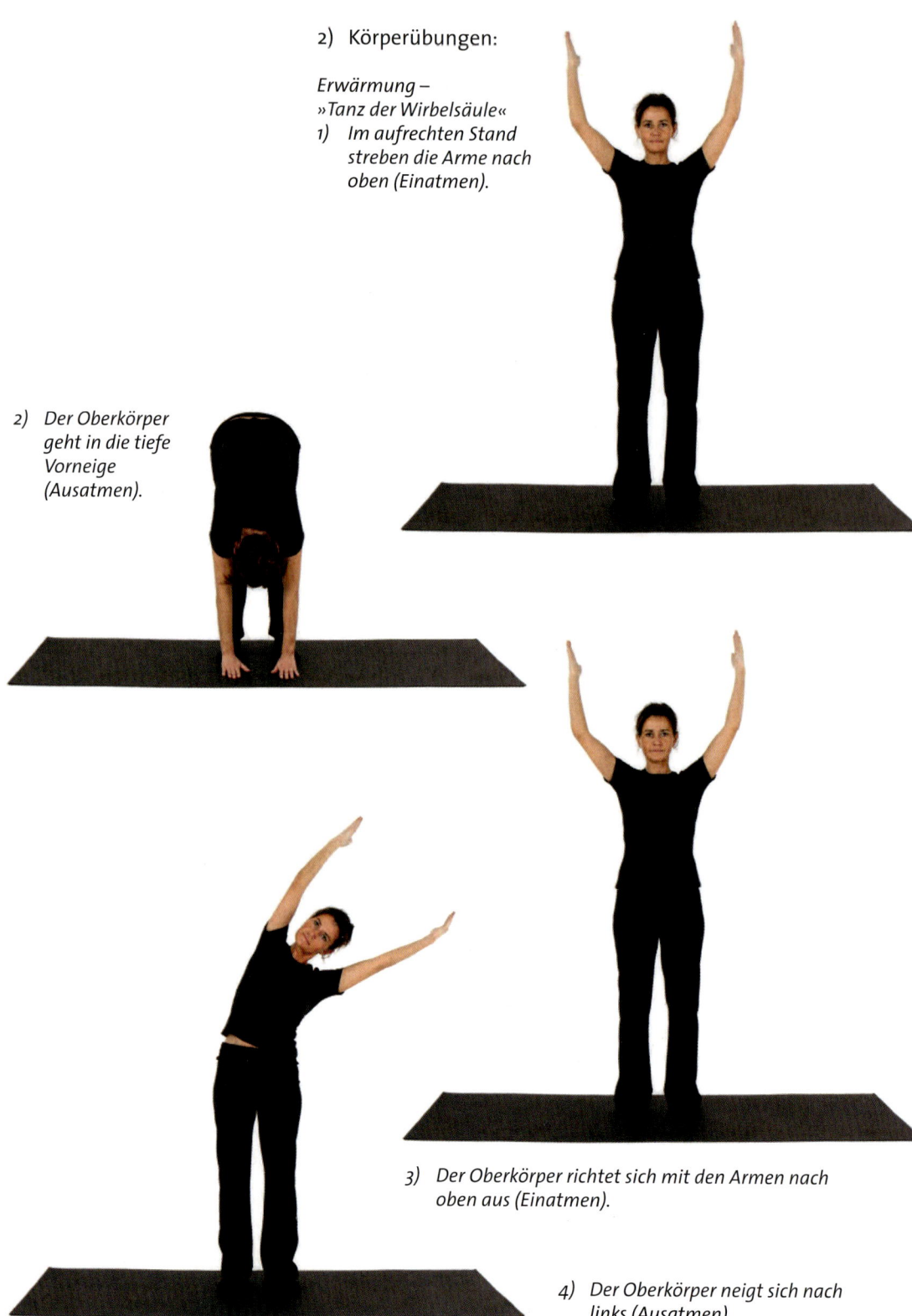

2) Körperübungen:

Erwärmung –
»Tanz der Wirbelsäule«
1) Im aufrechten Stand streben die Arme nach oben (Einatmen).

2) Der Oberkörper geht in die tiefe Vorneige (Ausatmen).

3) Der Oberkörper richtet sich mit den Armen nach oben aus (Einatmen).

4) Der Oberkörper neigt sich nach links (Ausatmen).

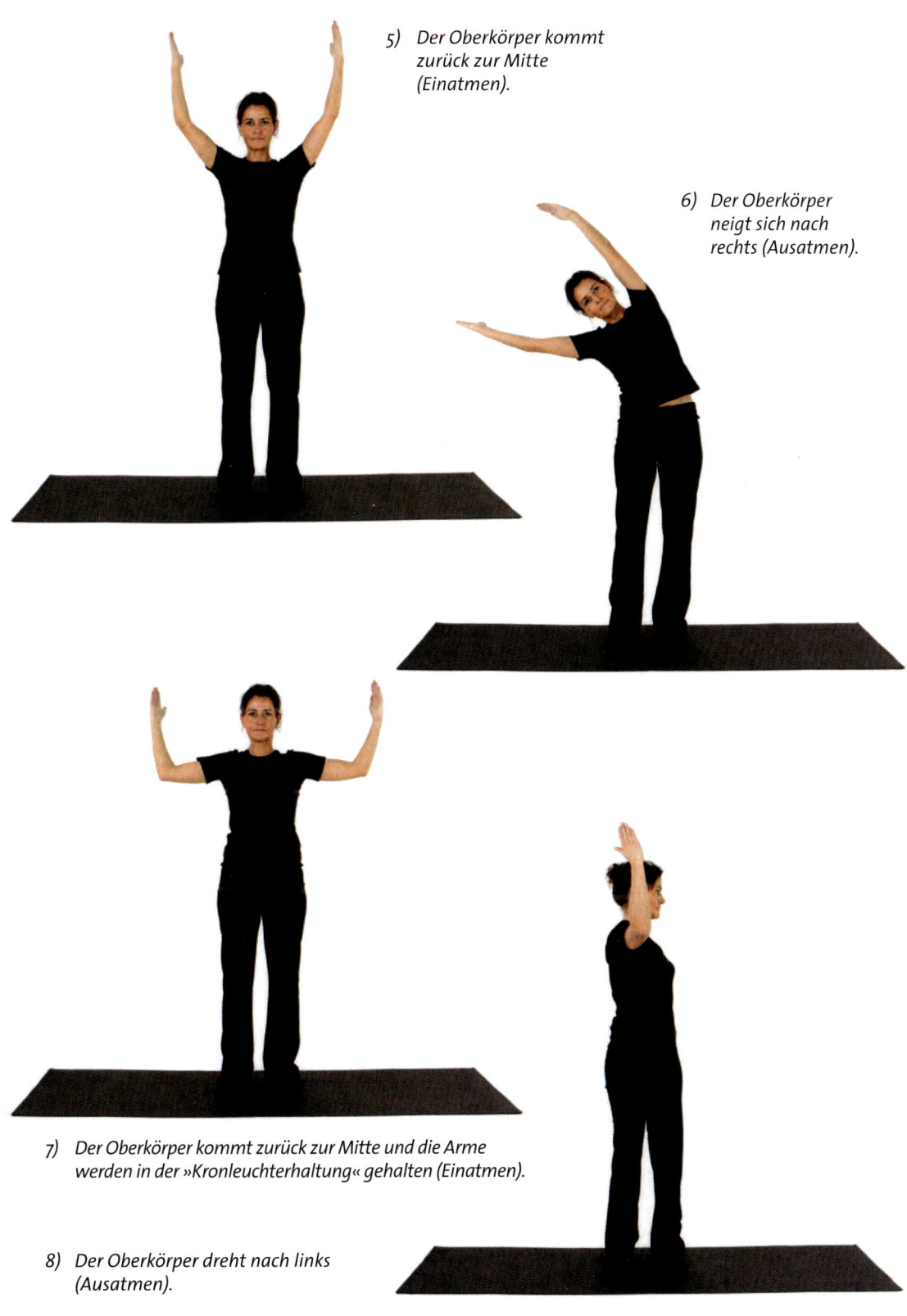

5) Der Oberkörper kommt zurück zur Mitte (Einatmen).

6) Der Oberkörper neigt sich nach rechts (Ausatmen).

7) Der Oberkörper kommt zurück zur Mitte und die Arme werden in der »Kronleuchterhaltung« gehalten (Einatmen).

8) Der Oberkörper dreht nach links (Ausatmen).

9) Der Oberkörper dreht zurück zur Mitte (Einatmen).

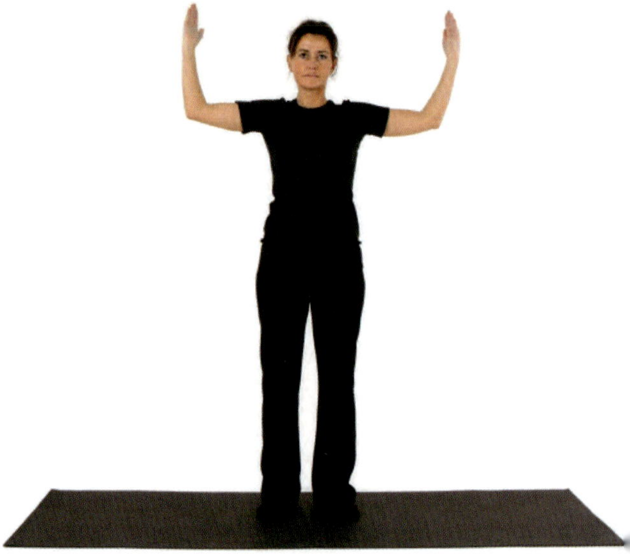

10) Der Oberkörper dreht nach rechts (Ausatmen).

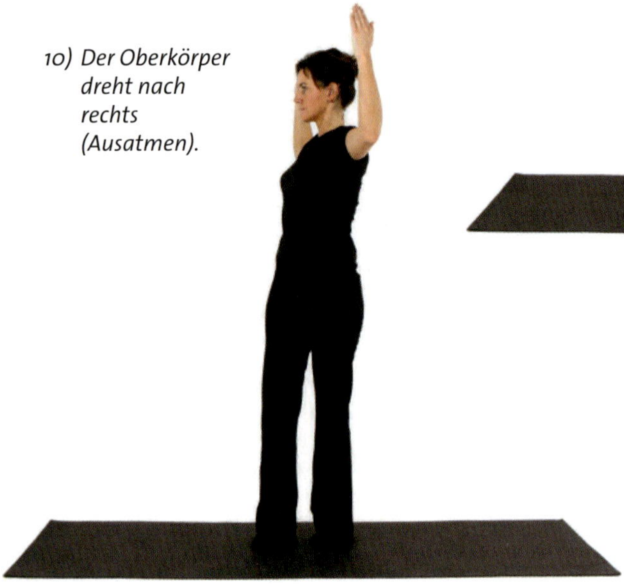

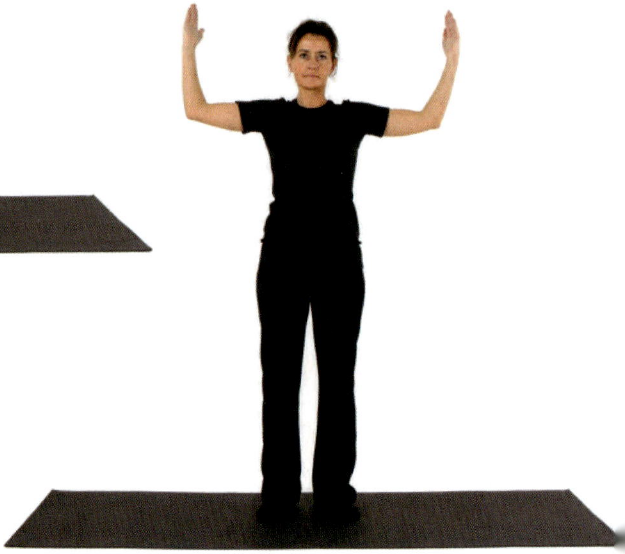

11) Der Oberkörper dreht zurück zur Mitte (Einatmen).

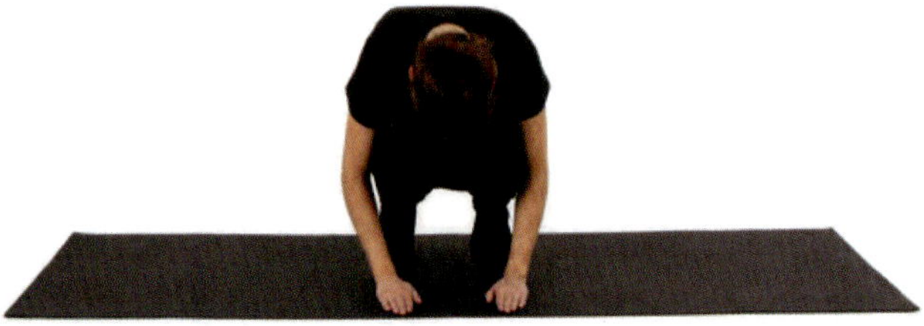

12) Der Körper kommt in die tiefe Hocke (Ausatmen).

13) Der Oberkörper richtet sich mit den Armen nach oben aus (Einatmen).

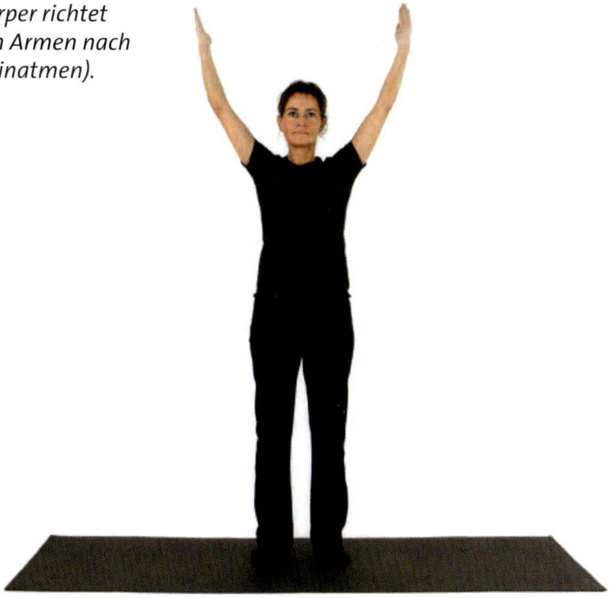

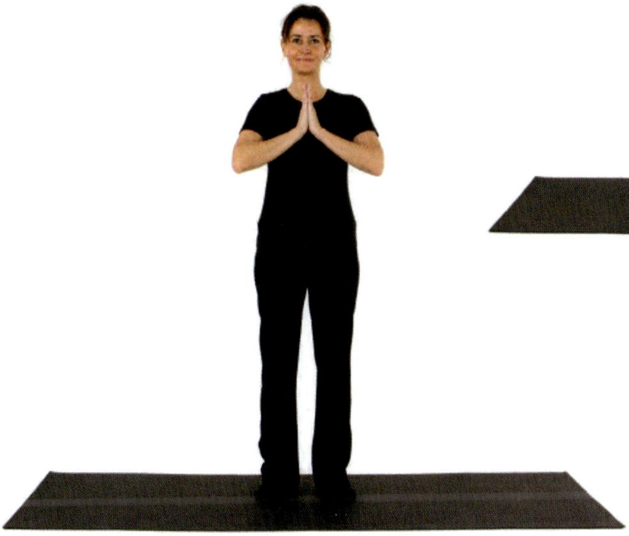

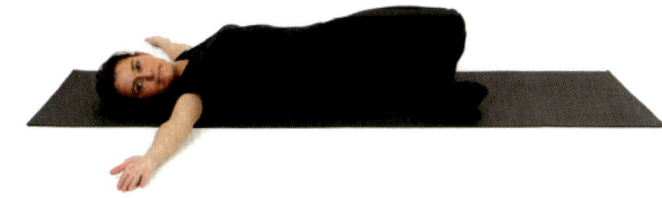

14) Die Grußhaltung wird eingenommen (Ausatmen). Die Übung wird in der Rückenlage nachgespürt.

4 Wiederholungen

Krokodil dynamisch
1) In der Rückenlage werden die Arme seitlich abgelegt und die Füße aufgestellt. Die Beine kippen nach links und legen sich ab. Der Kopf dreht nach rechts (Ausatmen).

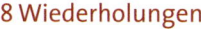

2) Beine und Kopf kommen zurück zur Mitte (Einatmen). Danach Seitenwechsel.

8 Wiederholungen

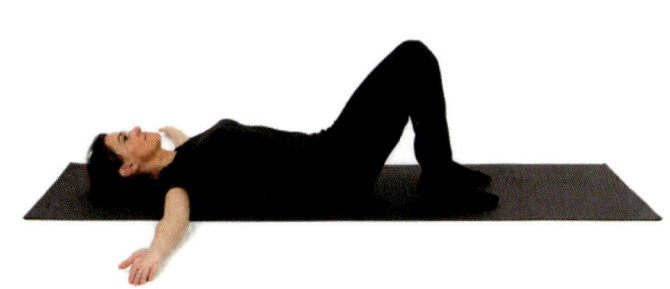

Krokodil
1) Vorbereitung: In der Rückenlage werden die Füße aufgestellt und die Arme legen sich seitlich ab.

2) Ausführung: Die Beine kippen nach rechts und legen sich ab. Das linke Bein wird gestreckt, wenn möglich so hochgebracht, dass der linke Fuß/Knöchel von der rechten Hand umfasst werden kann. Der Kopf dreht nach links. Übung zur anderen Seite hin ausführen und in der Rückenlage nachspüren.

Jeweils
Vorbereitung: 3 Atemzüge
Ausführung: 20 Atemzüge

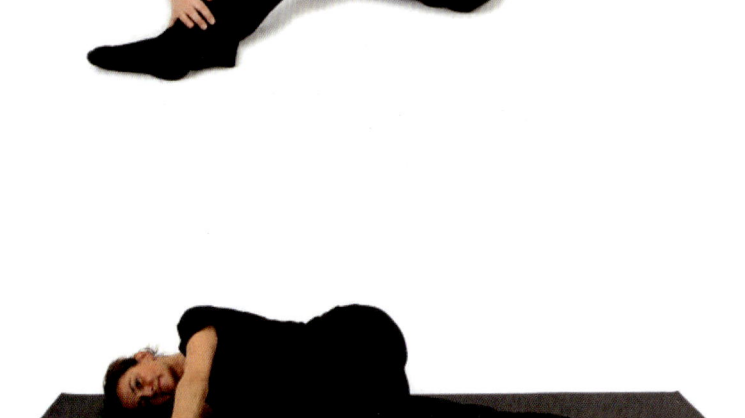

Mobilisation der Brustwirbelsäule dynamisch
1) In der Seitlage werden die Beine gebeugt abgelegt. Die Arme werden senkrecht zum Rumpf übereinander auf den Boden gebracht. Die Handflächen liegen aneinander (Ausatmen).

2) Der oben liegende Arm wird zunächst nach oben und dann weiter nach hinten geführt. Der Blick folgt der bewegten Hand (Einatmen). Danach Seite wechseln.

Jeweils 8 Wiederholungen

Lang gedehnte Drehung
1) Vorbereitung: Im Vierfüßlerstand mit aufgesetzten Knien wird der Rücken gerade gehalten.

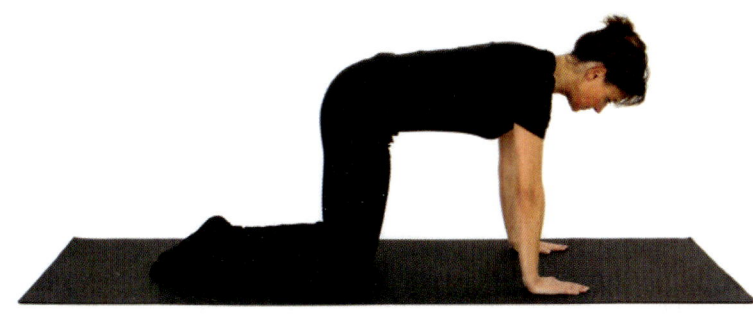

2) Ausführung: Die linke Hand wird mit dem Handrücken nach unten zwischen Knien und rechter Hand aufgesetzt. Die linke Hand schiebt nun unter den rechten Arm hindurch zur Seite. Der rechte Arm wird dabei gebeugt und das linke Ohr legt sich auf den Boden. Danach Seite wechseln.

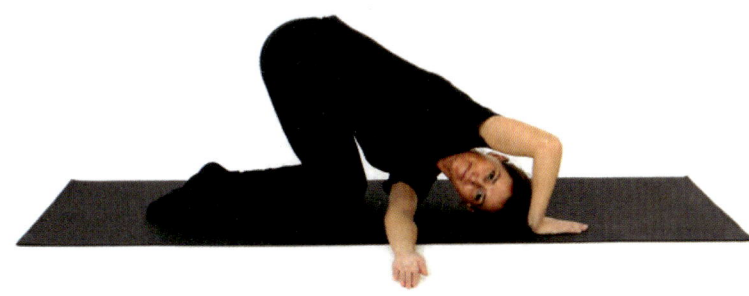

Jeweils
Vorbereitung: 3 Atemzüge
Ausführung: 10 Atemzüge

Lang gedehnte Drehung dynamisch
Ausgangshaltung: Im Vierfüßlerstand mit aufgesetzten Knien wird der Rücken gerade gehalten.
1) Lang gedehnte Drehung nach rechts (Ausatmen)

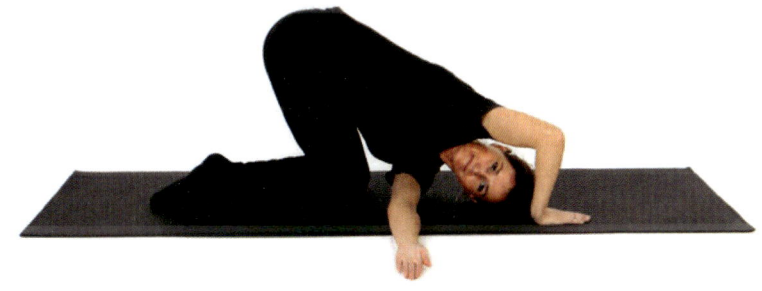

2) Ausgangshaltung (Einatmen)

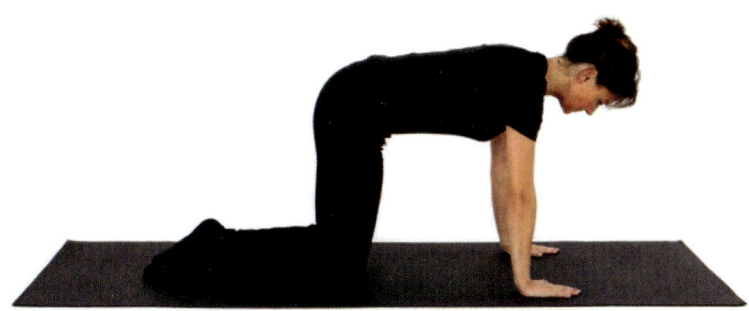

3) Lang gedehnte Drehung nach links (Ausatmen)

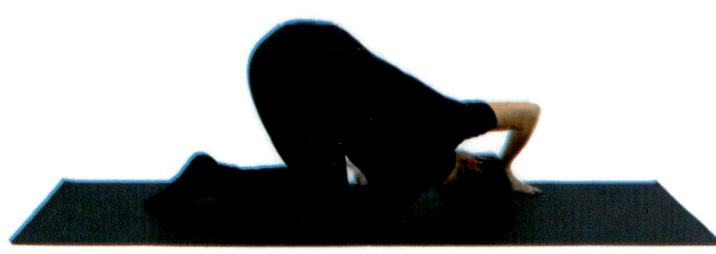

4) Ausgangshaltung (Einatmen)

4 Wiederholungen

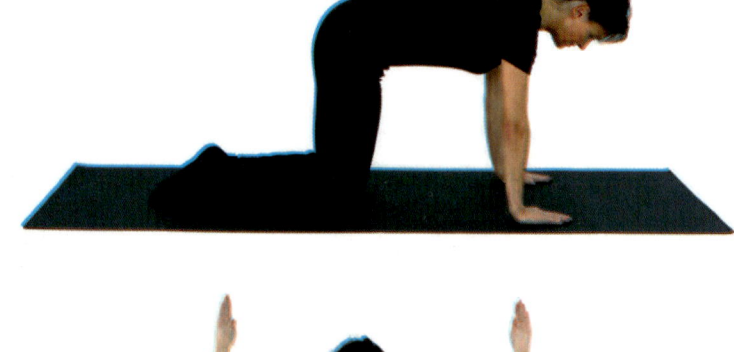

Drehung im Fersensitz dynamisch
1) Im Fersensitz werden die Arme in die »Kronleuchterhaltung« gebracht (Einatmen).

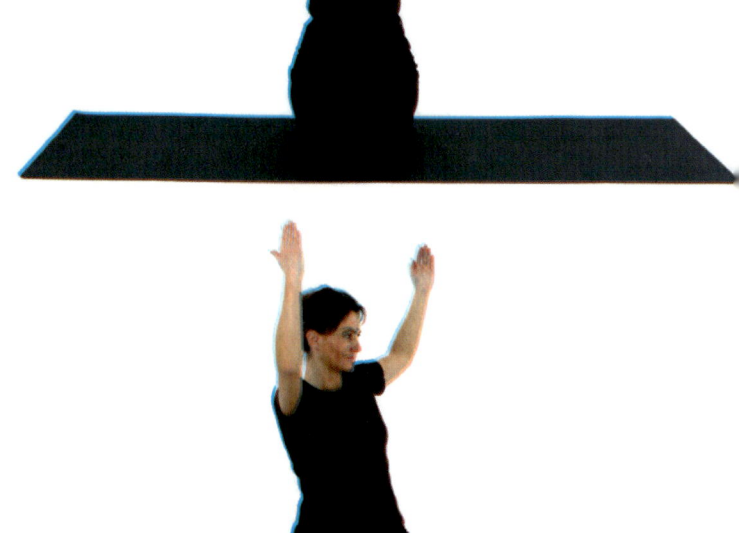

2) Der Oberkörper dreht nach links (Ausatmen).

3) Der Oberkörper kommt zurück zur Mitte (Einatmen).

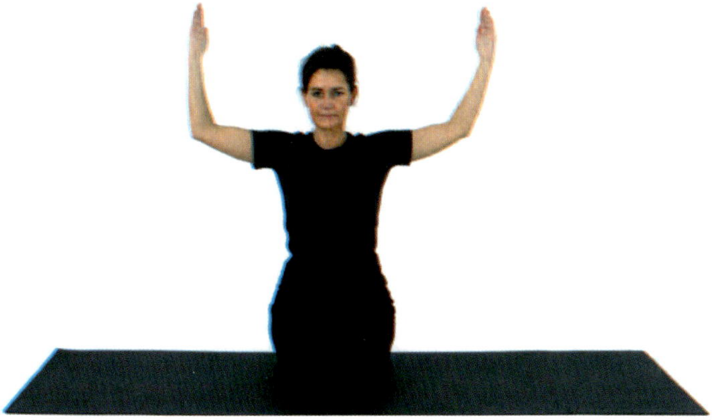

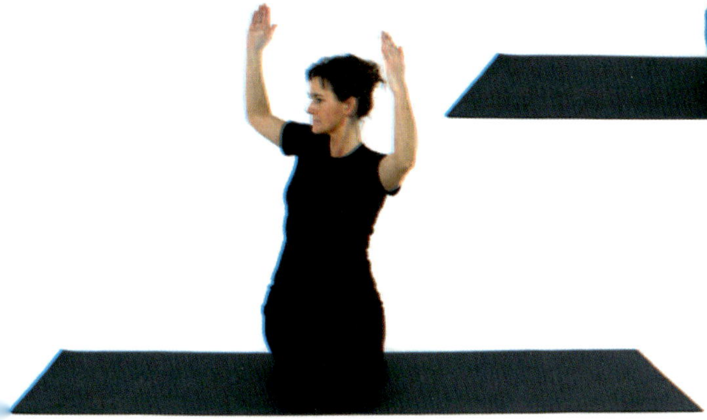

4) Der Oberkörper dreht nach rechts (Ausatmen).

5 Wiederholungen

Drehsitz

1) Vorbereitung: Im Langsitz wird das rechte Bein gebeugt und der rechte Fuß wird an der Außenseite des linken Knies/Oberschenkels aufgesetzt. Die Hände fassen das rechte Knie und stabilisieren die Haltung.

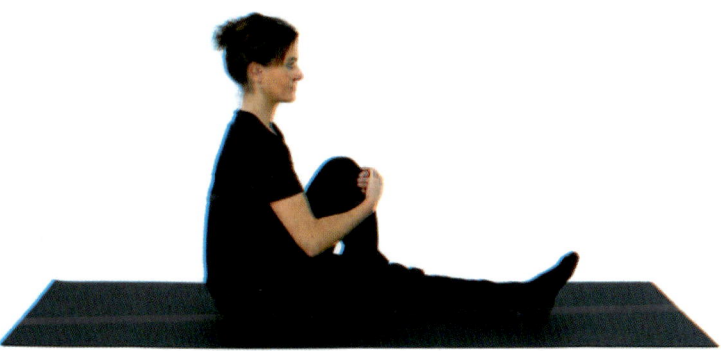

2) Ausführung: Die rechte Hand stützt sich hinter dem Gesäß ab. Langsam dreht nun die Wirbelsäule gegen das Becken nach rechts, die Schultern bleiben auf einer Höhe und die beiden Gesäßhälften behalten festen Bodenkontakt. Danach Seitenwechsel.

Jeweils
Vorbereitung: 5 Atemzüge
Ausführung: 10 Atemzüge

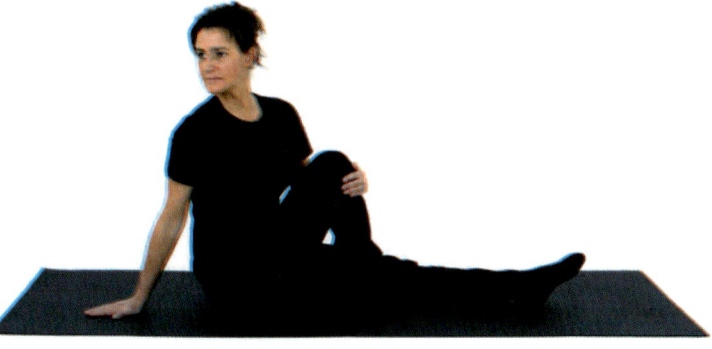

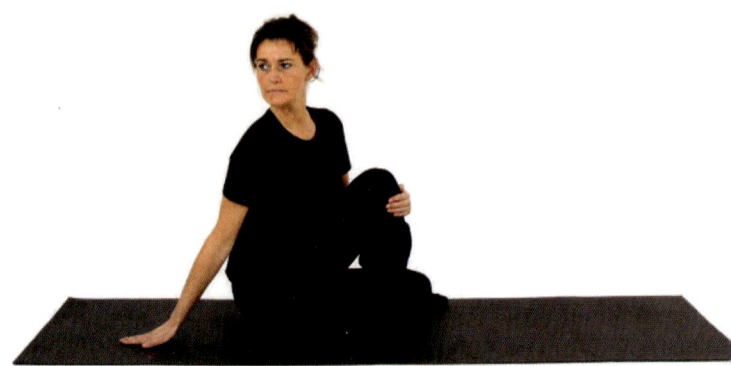

Variation – Drehsitz
Im Drehsitz werden beide Beine gebeugt.

10 Atemzüge

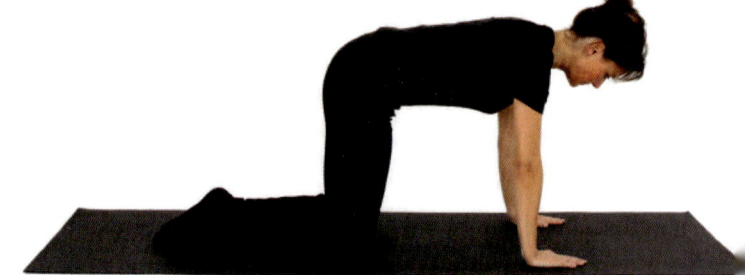

Ausgleich – Stellung des Kindes dynamisch
1) *Der Vierfüßlerstand mit aufgesetzten Knien wird eingenommen (Einatmen).*

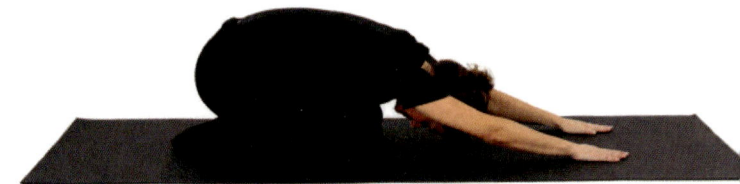

2) *Die Stellung des Kindes mit nach vorn gestreckten Armen wird ausgeführt (Ausatmen).*

8 Wiederholungen

3) Entspannung: »Rücken«

Einleitende Worte

Lenke deine Aufmerksamkeit auf dein Gesäß, spüre den Kontakt zur Erde ...
Spüre deine Lendenwirbelsäule, deinen unteren Rücken und nehme den kleinen Hohlraum wahr ...
Lenke deine Aufmerksamkeit auf deine Schulterblätter, spüre den Kontakt zur Erde ...
Spüre deine Halswirbelsäule, deinen Nacken und nehme den kleinen Hohlraum wahr ...
Lasse deinen Körper nun mit jedem Ausatmen schwer werden ...
Lasse deine Gedanken leicht werden ...
Du genießt den Zustand der Entspannung noch für eine kleine Weile ...

Rückkehr

Die Winkelhaltungen (Konasana)

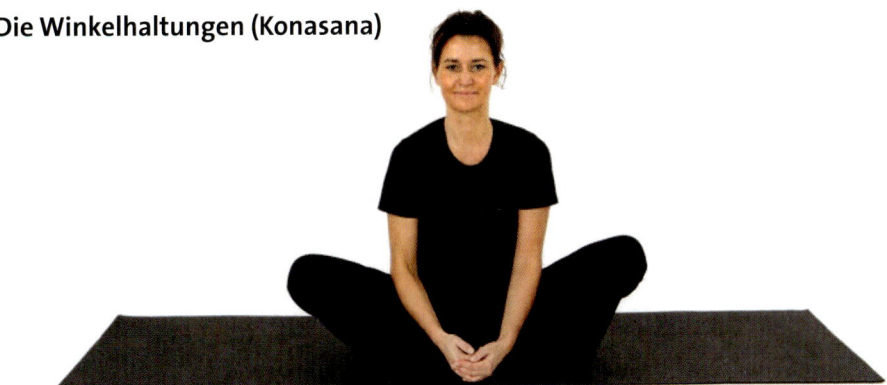

Bei den vorgestellten Übungen wird zwischen der geöffneten und der geschlossenen Winkelhaltung unterschieden. Bei der geschlossenen Ausführung kommen die Füße zusammen, so dass im Gegensatz zu der geöffneten Haltung (mit gegrätschten Beinen) die Auswärtsbewegung der Oberschenkel in den Hüftgelenken stärker betont wird. In den Winkelhaltungen wird sich der Übende insbesondere der Symmetrie des Körpers bewusst.

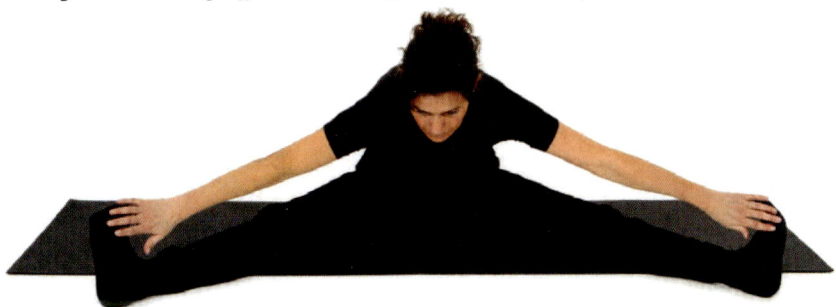

Wirkungen

Körperlich	Langfristig
• Dehnung der innen liegenden Beinmuskulatur • Dehnung des Beckenbodens: Entspannung der Organe des kleinen Beckens • Dehnung der Kreuzbein-Darmbein-Gelenke • Dehnung der unteren Rückenmuskulatur **Bei den geschlossenen Haltungen:** • Dehnung verkürzter Bänder an der Vorderseite der Hüftgelenke **Bei den geöffneten Haltungen:** • Dehnung der hinteren Beinmuskulatur • Dehnung des Gesäßmuskels	• Allgemeine Haltungsverbesserung • Steigerung der Funktionen der Beckenorgane • Milderung von Menstruationsbeschwerden • Besondere Übungen in der Schwangerschaftsvorbereitung • Steigerung des Körperbewusstseins

Kontraindikationen:
- Akute Beschwerden im Hüftgelenk
- Reizungen des Ischiasnervs
- Kniebeschwerden im Bereich der Innenmenisken

Beschreibung der Haltungen.
Die geschlossene Haltung
Ausführung: Im aufrechten Sitz werden die Fußsohlen aneinandergelegt. Die Beckenbodenmuskulatur wird kontrahiert. Die Füße werden mit den Händen nahe zum Körper herangezogen, gleichzeitig sinken die Knie nach außen-unten.
In der Haltung: Mit jedem Einatmen wächst die Wirbelsäule nach oben, mit jedem Ausatmen wird die Dehnung durch die Beinhaltung intensiviert.
Auflösen: Die Hände fassen die Knie und führen sie langsam wieder zusammen.

Die offene Haltung
Vorbereitung: Im Langsitz werden die Beine gegrätscht. Die Hände setzen neben den Becken auf und die Wirbelsäule wächst nach oben.

Ausführung: Abhängig von der Dehnbarkeit werden Knie, Schienbeine, Knöchel oder Zehen mit den Händen umfasst und der Oberkörper kommt in die Vorneige.
In der Haltung: Mit jedem Ausatmen sinkt der Rumpf etwas tiefer, mit jedem Einatmen streckt sich die Wirbelsäule.
Auflösen: Die Handfassung wird gelöst und der Oberkörper wieder aufgerichtet.

■ Der Weg zu den Winkelhaltungen

Durch die vorbereitenden Übungen wird durch Mobilisation insbesondere die Hüfte auf die Winkelhaltungen vorbereitet. Zusätzlich wird die Gesäßmuskulatur sowie die Innen- und Rückseite der Beinmuskulatur vorgedehnt, damit die Sitzhaltung bei guter Aufrichtung des Rumpfes ausgeführt werden kann.

1) Meditation:

Einleitende Worte

Der Schwerpunkt der heutigen Einheit liegt in der Ausführung der offenen
und geschlossenen Winkelhaltung im Sitz.
Bei der Ausführung dieser Haltungen wird eine breite Basis zur Erde geschaffen.
Sie zeigen nach außen Stabilität und Festigkeit.
Man braucht im Leben eine gute Basis, um sich aufrichten zu können.
Denke für einen kleinen Augenblick darüber nach, wo du dich in deinem Leben niederlassen kannst ...
Denke für einen kleinen Augenblick darüber nach, wo du Stabilität erfährst ...
Spüre, wie du dich mit jedem Einatmen ein bisschen weiter aufrichten und wachsen kannst ...

Rückkehr

Die Yoga-Übungsprogramme

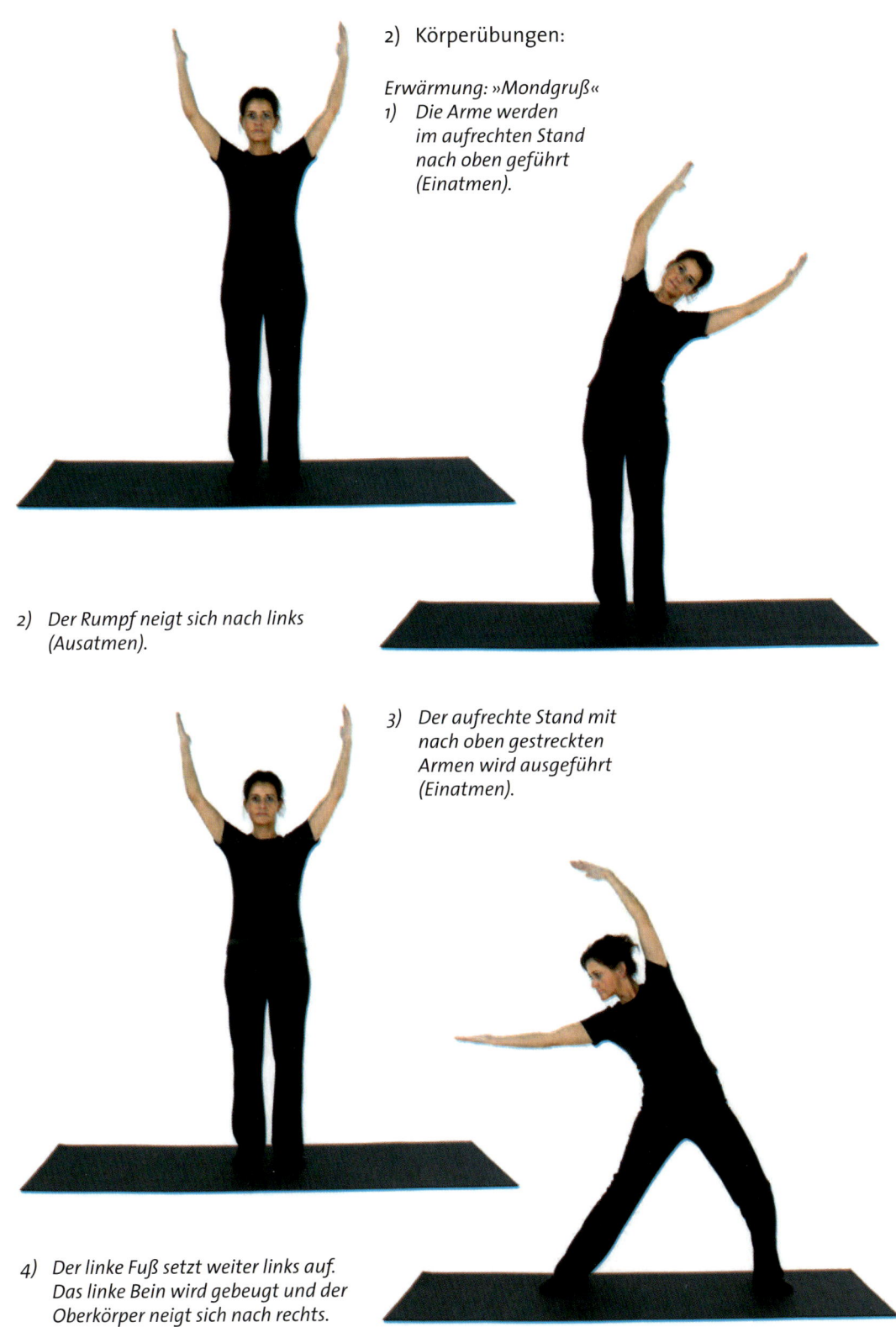

2) Körperübungen:

Erwärmung: »Mondgruß«
1) Die Arme werden im aufrechten Stand nach oben geführt (Einatmen).

2) Der Rumpf neigt sich nach links (Ausatmen).

3) Der aufrechte Stand mit nach oben gestreckten Armen wird ausgeführt (Einatmen).

4) Der linke Fuß setzt weiter links auf. Das linke Bein wird gebeugt und der Oberkörper neigt sich nach rechts.

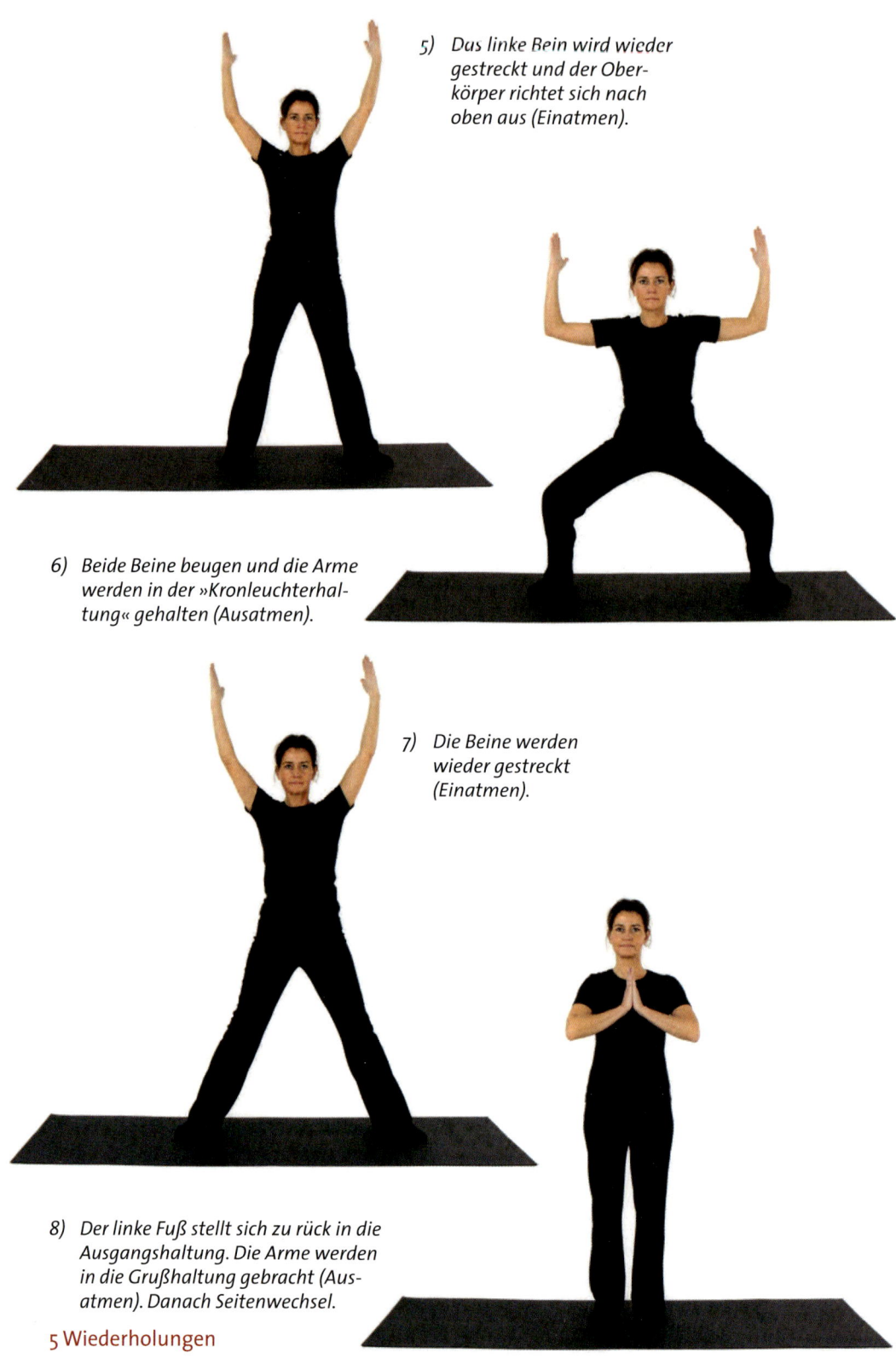

5) Das linke Bein wird wieder gestreckt und der Oberkörper richtet sich nach oben aus (Einatmen).

6) Beide Beine beugen und die Arme werden in der »Kronleuchterhaltung« gehalten (Ausatmen).

7) Die Beine werden wieder gestreckt (Einatmen).

8) Der linke Fuß stellt sich zu rück in die Ausgangshaltung. Die Arme werden in die Grußhaltung gebracht (Ausatmen). Danach Seitenwechsel.

5 Wiederholungen

Die Yoga-Übungsprogramme

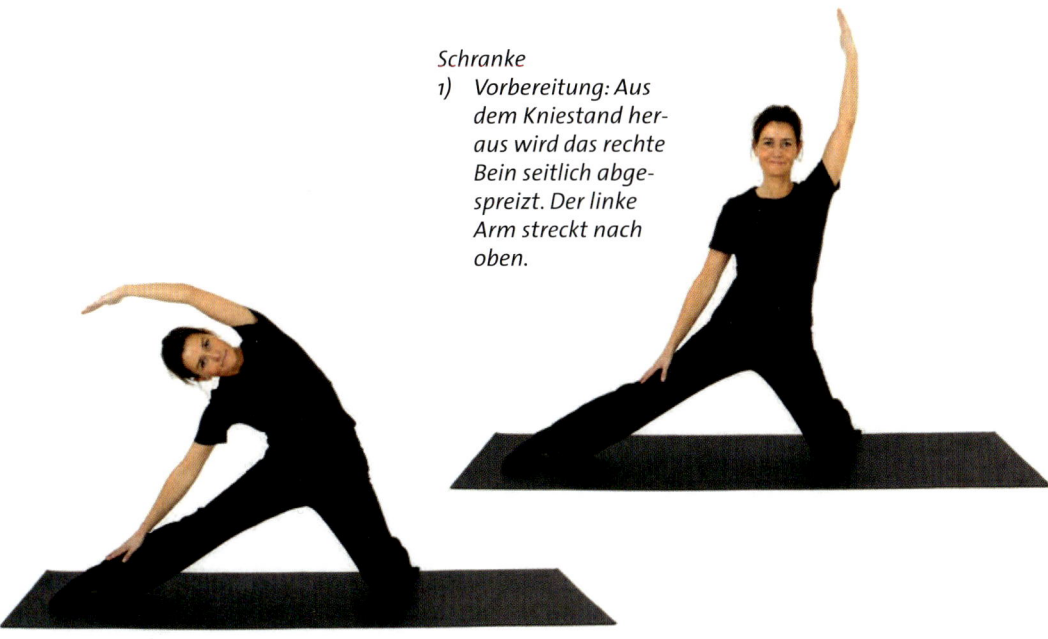

Schranke
1) Vorbereitung: Aus dem Kniestand heraus wird das rechte Bein seitlich abgespreizt. Der linke Arm streckt nach oben.

2) Ausführung: Der Oberkörper wird über das gestreckte Bein geneigt. Danach Seitenwechsel.

Jeweils
Vorbereitung: 5 Atemzüge
Ausführung: 10 Atemzüge

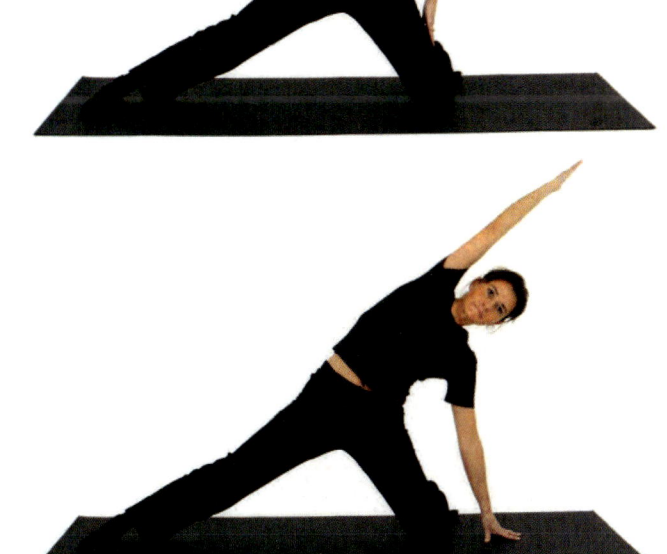

Brett
1) Vorbereitung: Aus dem Kniestand heraus wird das rechte Bein seitlich abgespreizt. Der rechte Arm streckt nach oben.

2) Ausführung: Der Oberkörper neigt sich mit gestreckter Wirbelsäule nach links und wird durch die linke Hand abgestützt. Der rechte Arm zieht in Verlängerung des Rumpfes nach oben. Danach Seitenwechsel.

Jeweils
Vorbereitung: 5 Atemzüge
Ausführung: 10 Atemzüge

*Schranke/Brett dynamisch
Ausgangshaltung: Aus dem
Kniestand heraus wird das
rechte Bein seitlich abgespreizt. Die Arme streben
nach oben.*
1) *Schranke (Ausatmen)*

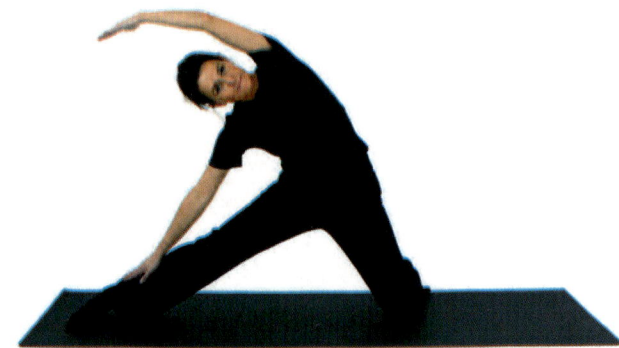

2) *Ausgangshaltung
   (Einatmen)*

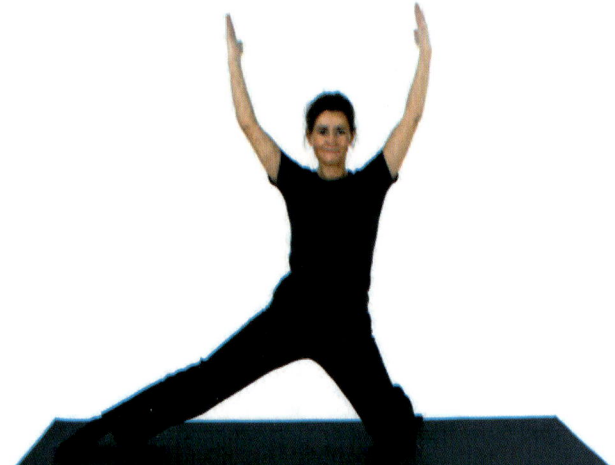

3) *Brett
   (Ausatmen)*

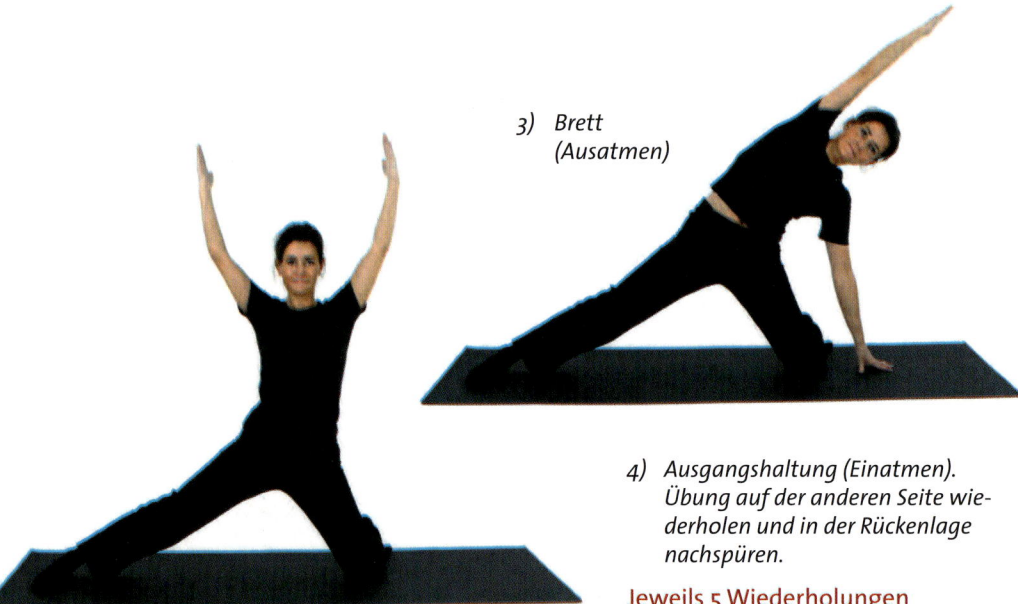

4) *Ausgangshaltung (Einatmen).
   Übung auf der anderen Seite wiederholen und in der Rückenlage
   nachspüren.*

Jeweils 5 Wiederholungen

Die Yoga-Übungsprogramme

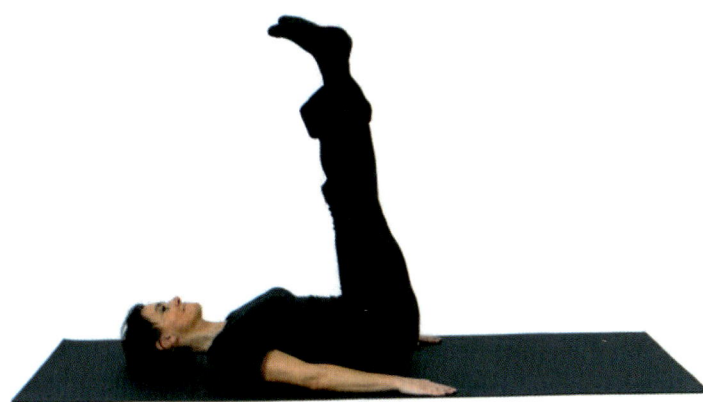

Winkel in der Rückenlage
1) Vorbereitung: In der Rückenlage strecken die Beine nach oben.

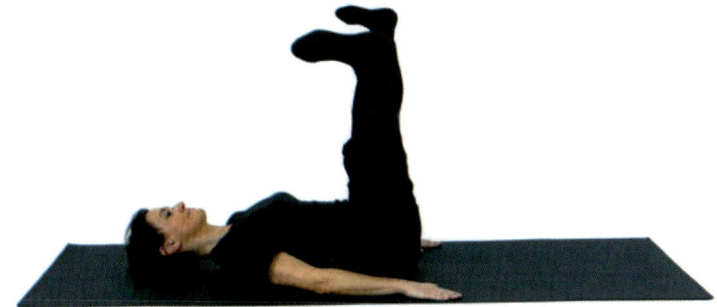

2) Ausführung: Die Beine werden gegrätscht.

Vorbereitung: 5 Atemzüge
Ausführung: 5 Atemzüge

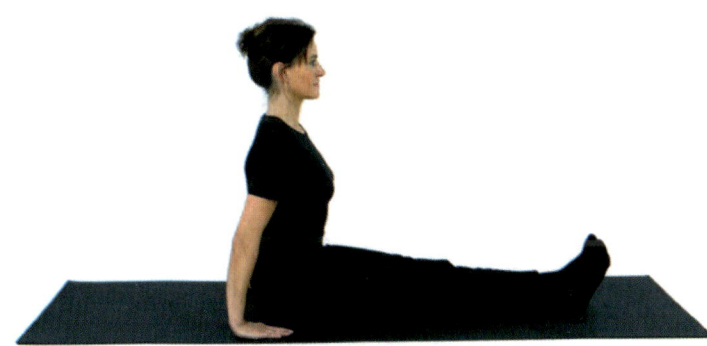

Stock
Im Langsitz setzen die Hände neben dem Gesäß auf. Der Rumpf richtet sich auf.

8 Atemzüge

Geschlossener Winkel
Im aufrechten Sitz werden die Fußsohlen aneinandergelegt. Die Beckenbodenmuskulatur wird kontrahiert. Die Füße werden mit den Händen nahe zum Körper herangezogen, gleichzeitig sinken die Knie nach außen-unten. Die Übung wird im Sitz nachgespürt.

10 Atemzüge

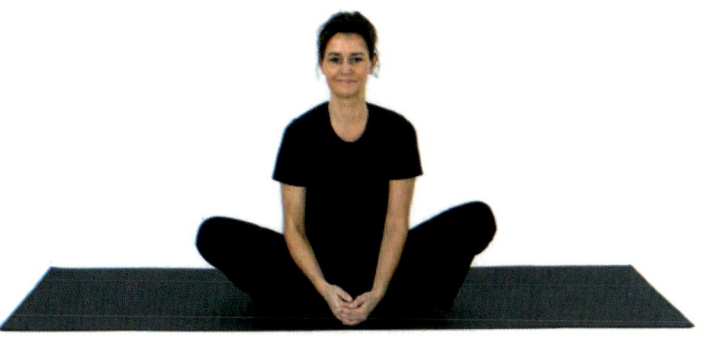

Offener Winkel
1) Vorbereitung: Im Langsitz werden die Beine gegrätscht. Die Hände setzen neben den Becken auf und die Wirbelsäule wächst nach oben.

2) Ausführung: Abhängig von der Dehnbarkeit werden Knie, Schienbeine, Knöchel oder Zehen mit den Händen umfasst und der Oberkörper kommt in die Vorneige. Die Übung wird im Sitz nachgespürt.

Vorbereitung: 3 Atemzüge
Ausführung: 10 Atemzüge

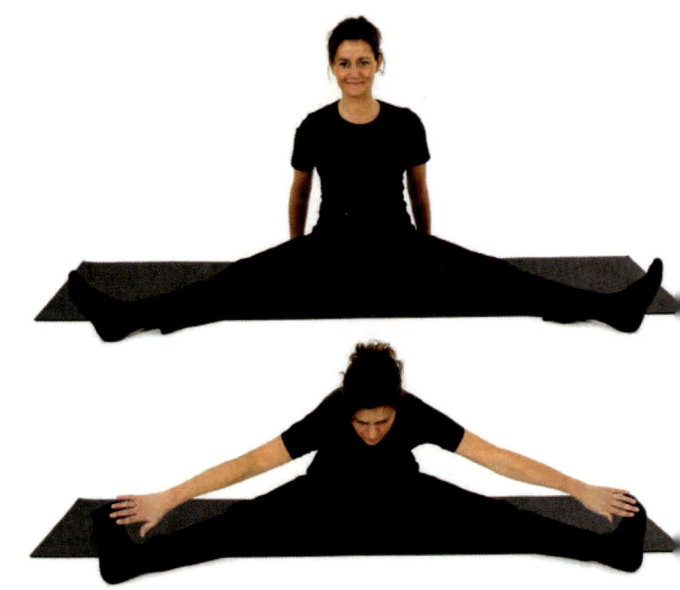

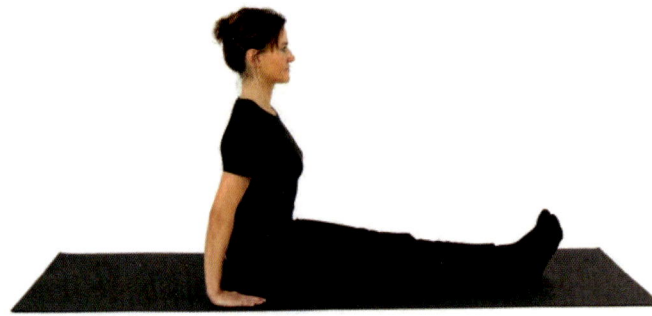

Ausgleich – Tisch
1) Vorbereitung: Im Langsitz richtet sich der Rumpf auf. Die Hände werden neben dem Gesäß aufgesetzt.

2) Ausführung: Das Gesäß wird hochgestützt. Die Füße setzen auf. Oberschenkel und Rumpf bilden eine gerade Linie.

Vorbereitung: 3 Atemzüge
Ausführung: 8 Atemzüge

3) Entspannung: »Geborgenheit«

Einleitende Worte

Vor deinem inneren Auge erscheint ein Ort, an dem du dich gerne niederlässt …
Komme hier zu Ruhe …
Du betrachtest die Umgebung …
Du spürst das Gefühl der Geborgenheit und der Sicherheit …
Du genießt dieses Gefühl noch für eine kleine Weile …

Rückkehr

Die Zange (Pashcimottanasana)

In dieser Sitzhaltung neigt sich der Oberkörper so weit vor, dass die ganze Rückseite des Körpers gedehnt wird.

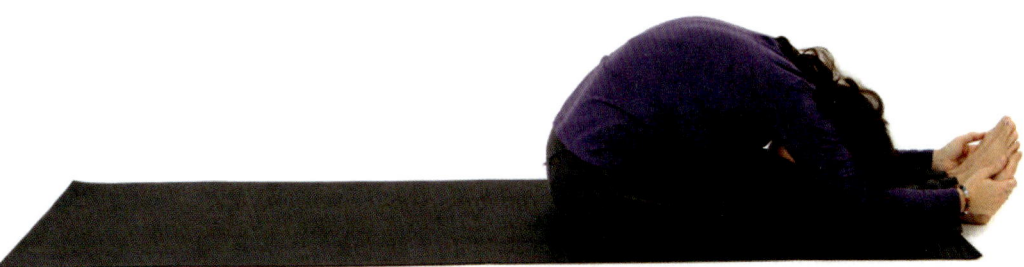

Wirkungen

Körperlich	Langfristig
• Dehnung der rückwärtigen Beinmuskulatur • Dehnung des unteren Rückens • Massage der Bauchorgane • Vertiefung der Bauchatmung	• Milderung von Verdauungsproblemen • Regelung der Funktion der Bauchspeicheldrüse (Positiver Einfluss bei Diabetes) • Steigerung der Funktionen der Bauchorgane

Kontraindikationen:
- Große Zwerchfellhernien
- Akute Entzündungen im Bauchraum
- Akute Ischiasbeschwerden
- Akute Beschwerden an der Wirbelsäule

Beschreibung der Haltung:
Vorbereitung: Im aufrechten Langsitz streben die Arme nach oben.
Ausführung: Der Oberkörper neigt sich weit vor, wobei darauf geachtet wird, dass der untere Rücken gestreckt bleibt. Die Hände finden in Abhängigkeit der Dehnbarkeit einen Platz an den Schienbeinen, Füßen oder legen sich bei gebeugter Armhaltung auf den Boden.
In der Haltung: Mit dem Ausatmen wird die Bauchdecke eingezogen und der Oberkörper kommt zunehmend stärker in die Vorneige.

Auflösen: Der Oberkörper wird wieder aufgerichtet.

Variation: Als Ausgangshaltung werden die Beine etwas gebeugt und die Hände umfassen die Zehen. Der Bauch schmiegt sich an den Oberschenkeln an und hält den Kontakt, auch wenn die Beine langsam gestreckt werden.

■ Der Weg zur Zange

Da in der Zange die gesamte Rückseite des Körpers gedehnt wird, werden die einzelnen

Körperbereiche vorbereitend getrennt voneinander berücksichtigt. Durch die tiefe Vorneige wird die Aufmerksamkeit in der Haltung nach innen gelenkt, so sollte auch im Verlauf der Einheit die Konzentration immer mehr nach innen gehen.

1) Meditation:

Einleitende Worte

Der Schwerpunkt der heutigen Einheit liegt in der Ausführung der Zange.
Bei der Zange befindet sich der Körper im Sitz in einer weiten Vorneige.
Sehr bewegliche Menschen können in dieser Haltung ihren Kopf auf den Beinen ablegen.
In dieser Haltung wird die Wahrnehmung visueller Reize ausgeschaltet.
So werden Ablenkungen reduziert und der Geist kann zur Ruhe kommen.
Deine Augen sind in der Meditation geschlossen ...
Du empfindest die Dunkelheit beruhigend und angenehm ...
Du konzentrierst dich nun auf den Punkt zwischen deinen Augenbrauen ...
Stelle dir vor, wie du durch diesen Punkt nach innen schauen kannst ...
Bleibe während der folgenden Atemzüge bei dem Blick in dein innerstes Selbst ...

Rückkehr

2) Körperübungen:

Erwärmung
1) Im aufrechten Stand streben die Arme nach oben (Einatmen).

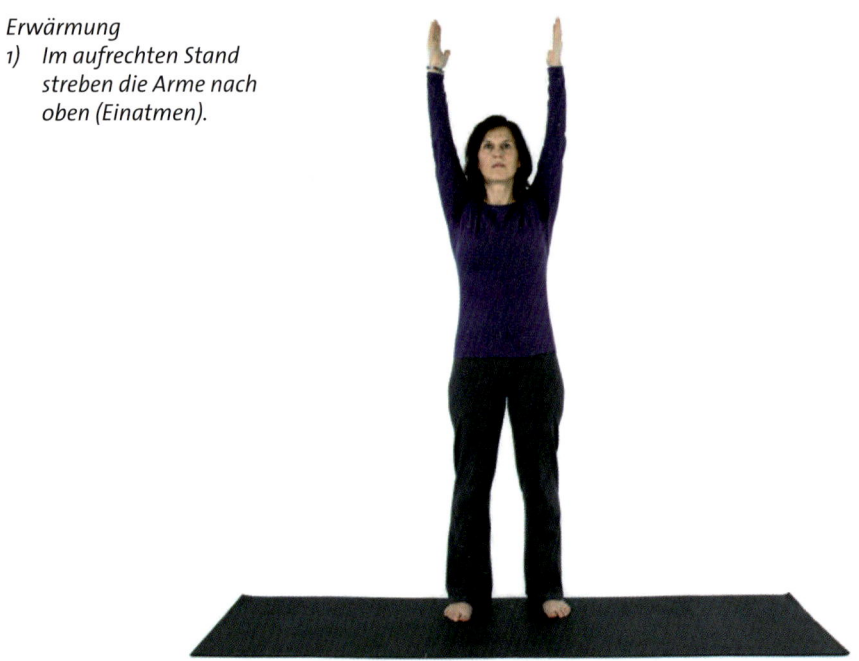

2) Der Oberkörper neigt sich nach links (Ausatmen).

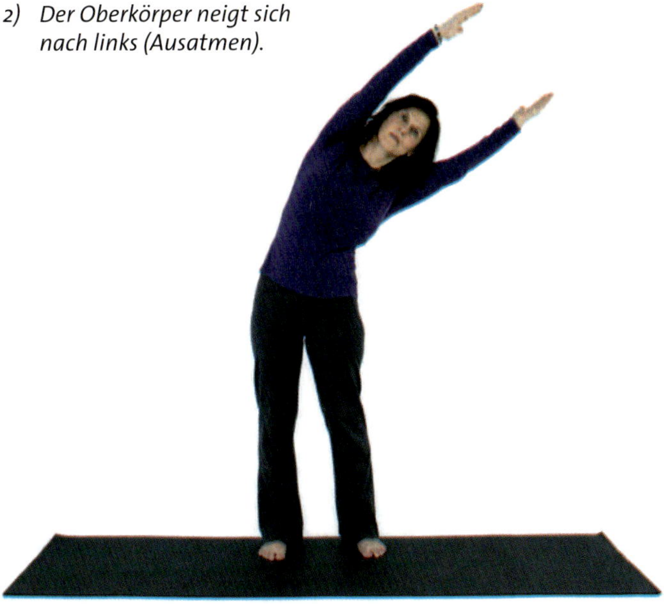

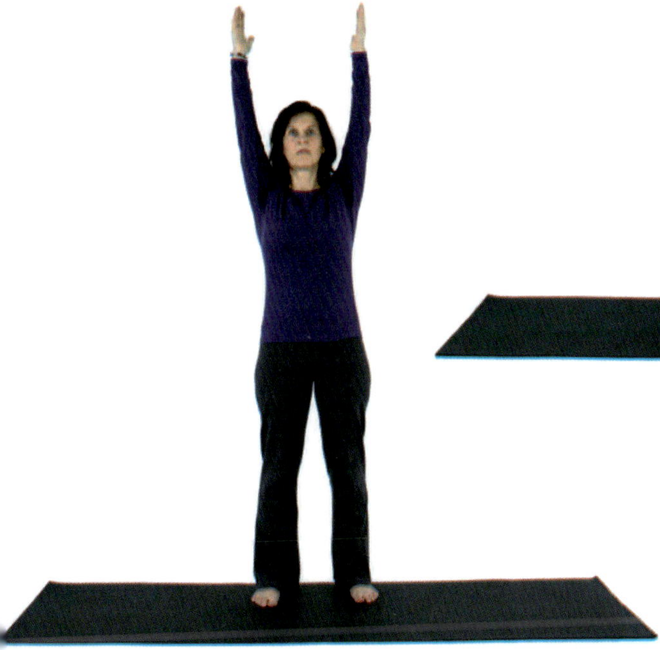

3) Der aufrechte Stand mit erhobenen Armen wird eingenommen (Einatmen).

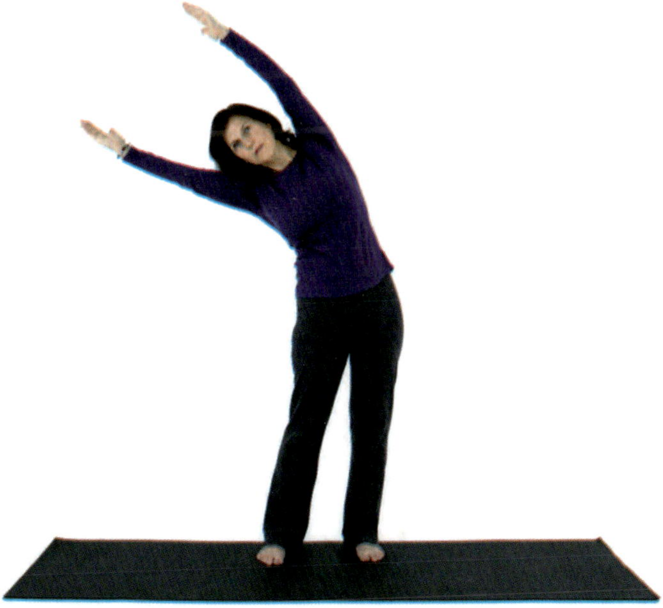

4) Der Oberkörper neigt sich nach rechts (Ausatmen).

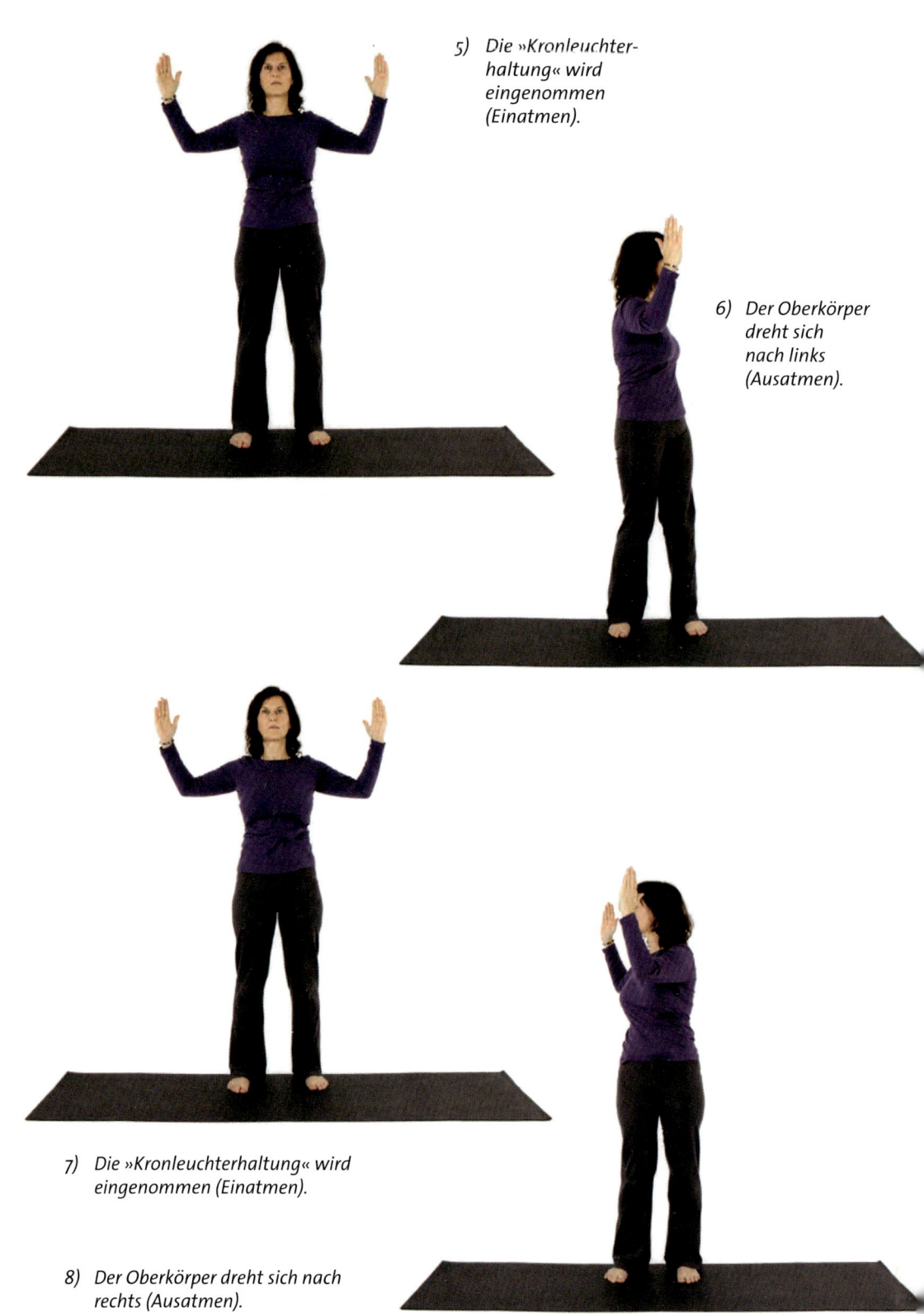

5) Die »Kronleuchterhaltung« wird eingenommen (Einatmen).

6) Der Oberkörper dreht sich nach links (Ausatmen).

7) Die »Kronleuchterhaltung« wird eingenommen (Einatmen).

8) Der Oberkörper dreht sich nach rechts (Ausatmen).

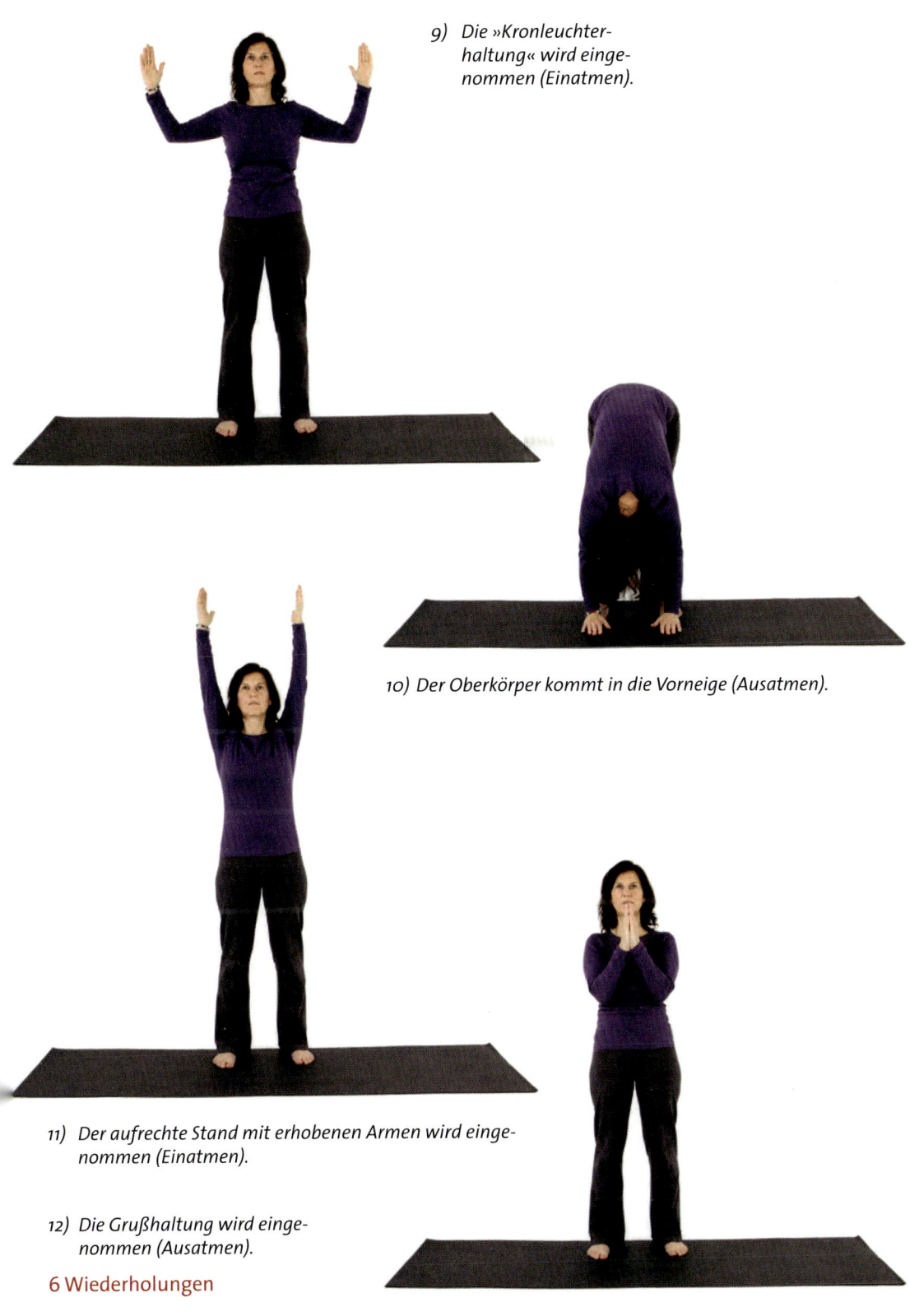

9) Die »Kronleuchterhaltung« wird eingenommen (Einatmen).

10) Der Oberkörper kommt in die Vorneige (Ausatmen).

11) Der aufrechte Stand mit erhobenen Armen wird eingenommen (Einatmen).

12) Die Grußhaltung wird eingenommen (Ausatmen).

6 Wiederholungen

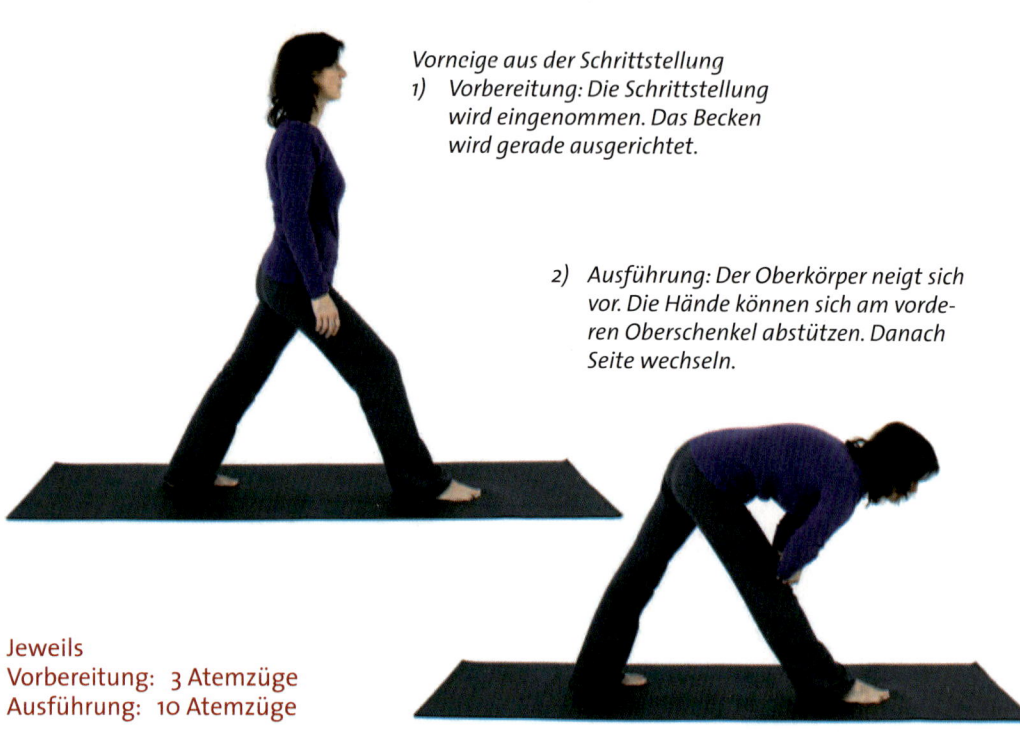

Vorneige aus der Schrittstellung
1) *Vorbereitung: Die Schrittstellung wird eingenommen. Das Becken wird gerade ausgerichtet.*

2) *Ausführung: Der Oberkörper neigt sich vor. Die Hände können sich am vorderen Oberschenkel abstützen. Danach Seite wechseln.*

Jeweils
Vorbereitung: 3 Atemzüge
Ausführung: 10 Atemzüge

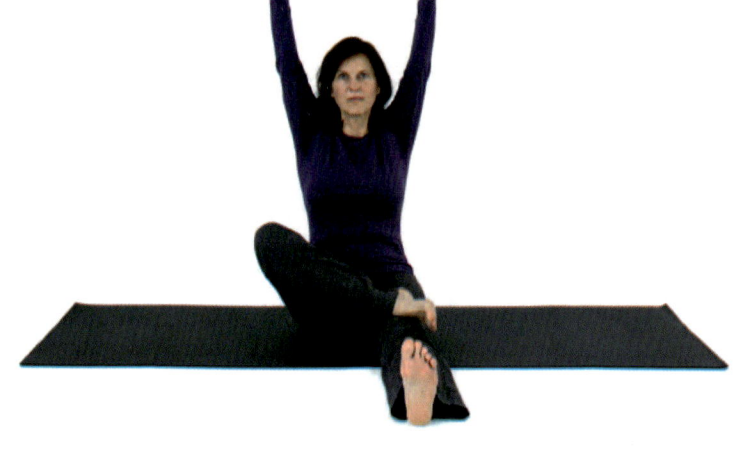

Schwingende Beine
1) Im aufrechten Sitz mit erhobenen Armen überschlägt das rechte Bein das gestreckte linke Bein (Einatmen).

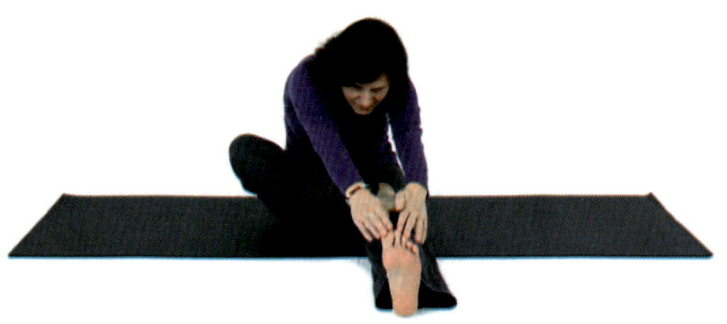

2) Der Oberkörper neigt sich über das linke Bein (Ausatmen).

3) Der Oberkörper richtet sich auf (Einatmen).

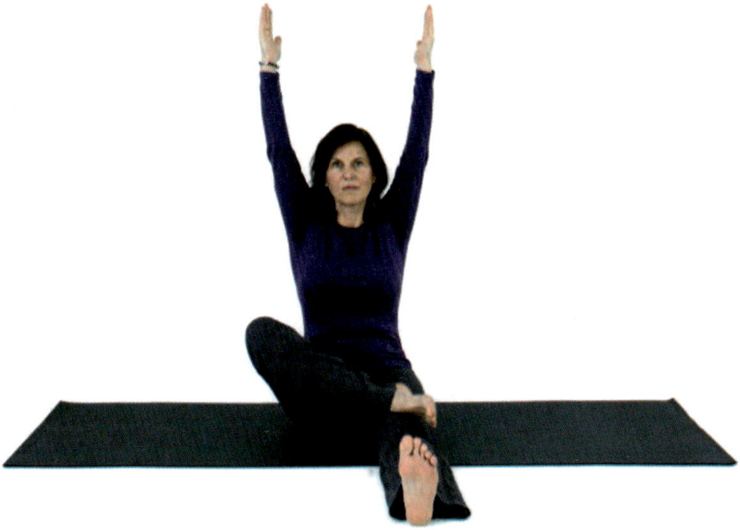

4) Die rechte Ferse wird aufgestellt. Der rechte Fuß wird mit einer Hand umfasst und das Bein wird nach oben gestreckt (Ausatmen). Danach Seite wechseln und in der Rückenlage nachspüren.

Jeweils 4 Wiederholungen

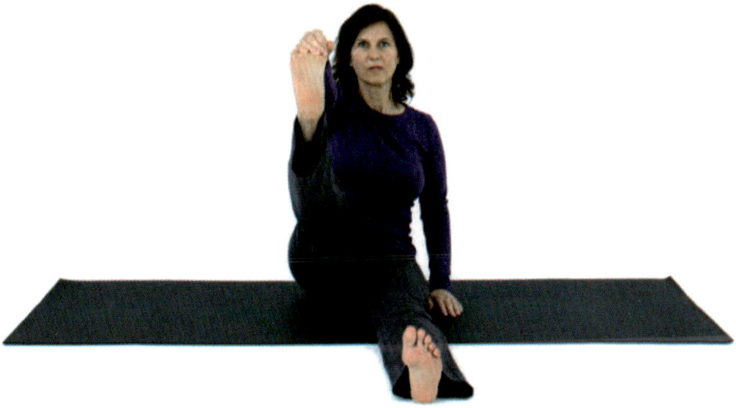

Beindehnung
1) Vorbereitung: In der Rückenlage werden die Beine aufgestellt.

2) Ausführung: Ein Gurt oder Tuch wird mittig um eine Fußsohle platziert und an den Enden mit den Händen gehalten. Das Bein wird nach oben gestreckt und durch den Zug weiter in Dehnung gebracht. Danach Seitenwechsel.

**Jeweils
Vorbereitung: 3 Atemzüge
Ausführung: 10 Atemzüge**

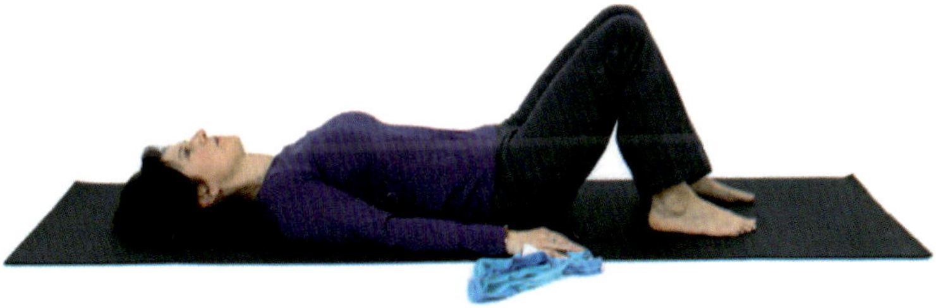

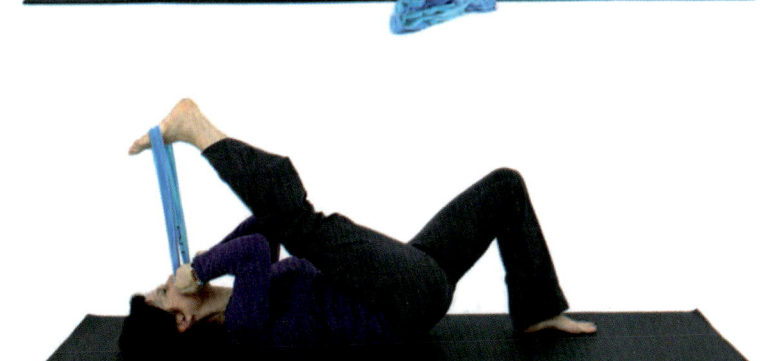

*Bauchkräftigung/
Zange dynamisch*
1) In der Rückenlage werden die Arme gestreckt hinter dem Körper abgelegt. Die Arme werden in einem Bogen zu den Oberschenkeln geführt. Der Blick folgt den Händen. Hierbei hebt langsam erst der Kopf, dann wird der Rücken Wirbel für Wirbel hoch gerollt, bis der Oberkörper aufgerichtet ist. Die Hände gleiten an der Beinvorderseite in Abhängigkeit der Dehnbarkeit weiter nach vorne (Einatmen).
2) Der Rücken rollt langsam wieder zurück in die Rückenlage (Ausatmen). Die Übung wird in der Rückenlage nachgespürt.

6 Wiederholungen

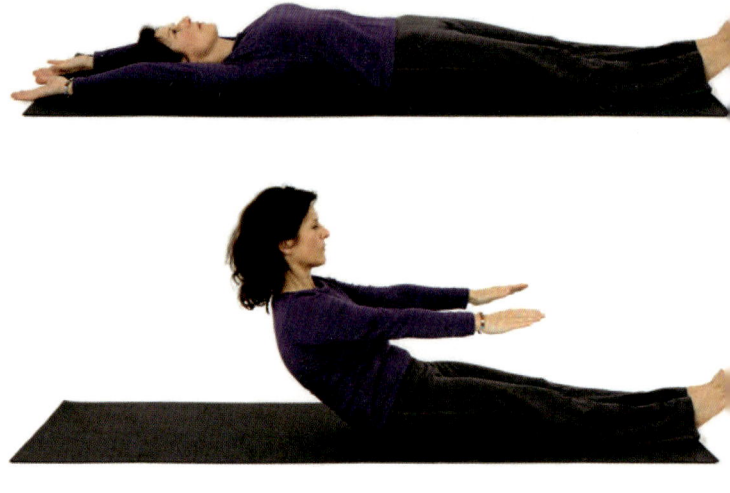

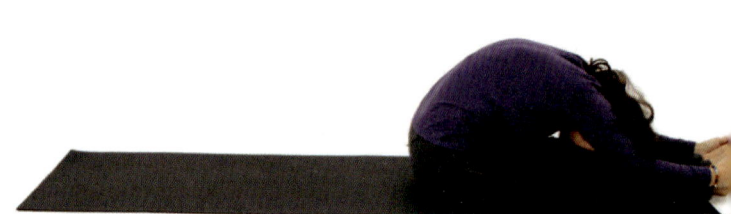

Zange
1) Vorbereitung: Im aufrechten Langsitz streben die Arme nach oben.
2) Ausführung: Der Oberkörper neigt sich weit vor, wobei darauf geachtet wird, dass der untere Rücken gestreckt bleibt. Die Hände finden in Abhängigkeit der Dehnbarkeit einen Platz an den Schienbeinen oder legen sich bei gebeugter Armhaltung neben die Füße.

Vorbereitung: 3 Atemzüge
Ausführung: 10 Atemzüge

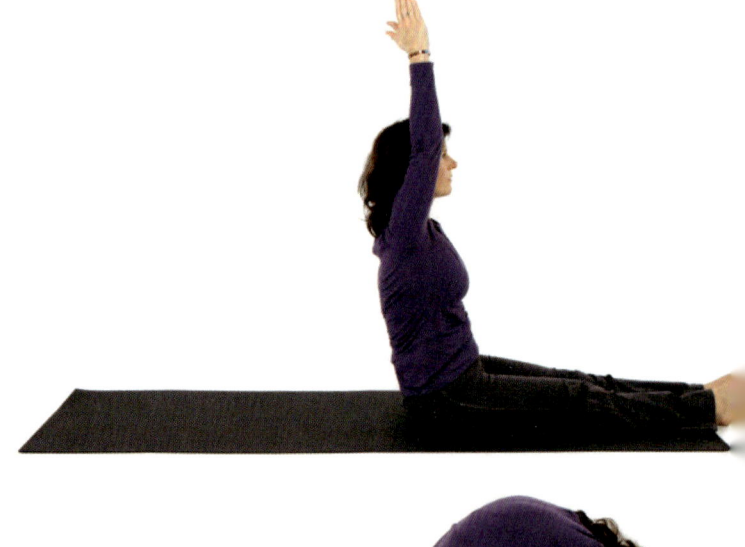

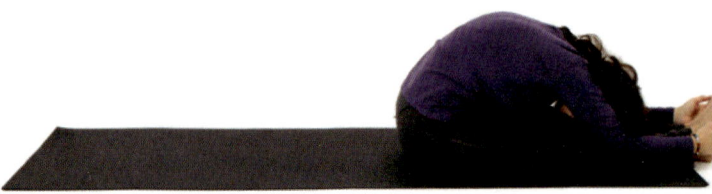

Variation der Zange
1) Vorbereitung: Im Sitz werden die gebeugten Beine aufgestellt. Die Hände umfassen die Füße. Die Rumpfvorderseite schmiegt sich an die Oberschenkel.

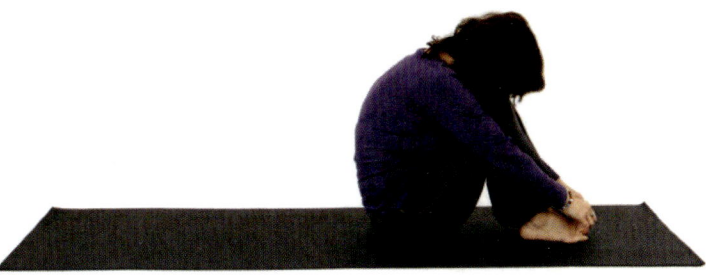

2) Ausführung: Die Beine werden langsam so weit gestreckt, wie der Kontakt zu den Oberschenkeln aufrechterhalten werden kann. Die Haltung wird im aufrechten Sitz nachgespürt.

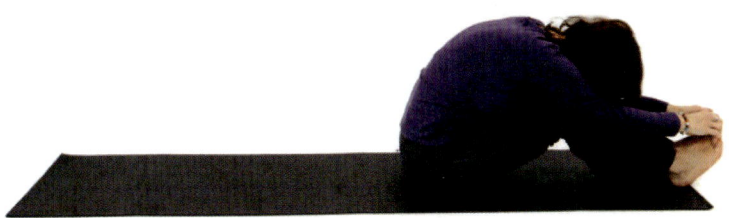

Vorbereitung: 3 Atemzüge
Ausführung: 10 Atemzüge

Ausgleich – Kobra leicht
1) Vorbereitung: In der Bauchlage ruht die Stirn auf dem Boden. Die Hände befinden sich unter den Schultergelenken und die Ellbogen werden aufgesetzt.

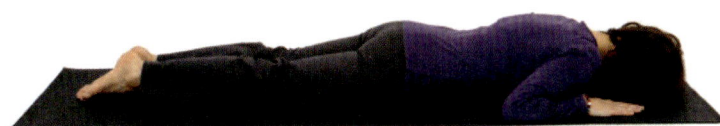

2) Ausführung: Der Beckenboden wird aktiviert und die Beine drücken gegeneinander. Mit der Kraft aus dem Rücken neigt sich der Oberkörper nach oben. Das Brustbein strebt nach vorne-oben. Auf den Händen und Unterarmen lastet kein Gewicht.

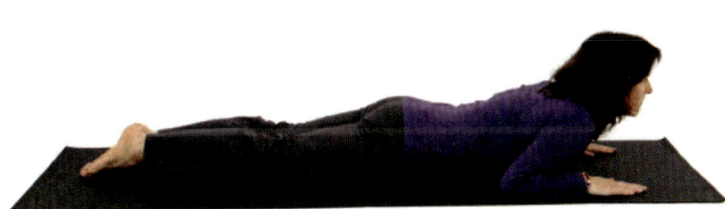

Vorbereitung: 3 Atemzüge
Ausführung: 8 Atemzüge

3) Entspannung: »Zurückziehen der Sinne«

Einleitende Worte

Du spürst den Kontakt deines Körpers zu dem Boden ...
Nehme die Auflageflächen deines Körpers wahr ...
Du spürst die Luft an deinem Gesicht, an deinen Händen ...
Du hörst Geräusche von außen ...
Du gehst nun mit deiner Aufmerksamkeit nach innen ...
Du spürst deine Atmung, das Heben und Senken deiner Bauchdecke ...
Ruhig und gleichmäßig ...
Du spürst deinen Herzschlag ...
Ruhig und regelmäßig ...
Du genießt den Zustand der Entspannung noch für eine kleine Weile ...

Rückkehr

Die Schildkröte (Kurmasana)

Die Haltung der Schildkröte ist eine Vorbeuge aus dem »geschlossenen Winkel«. In dieser Haltung verweilend kommt man zur Ruhe, sie symbolisiert das Streben nach Rückzug, um die eigenen Kräfte sammeln zu können.

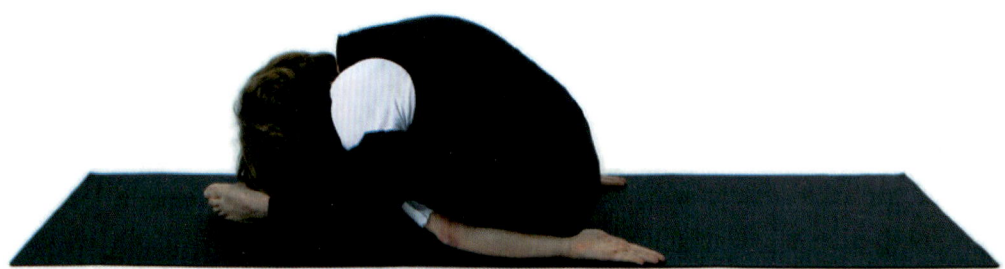

Wirkungen

Körperlich	Langfristig
• Dehnung der Rückseite des Rumpfes • Dehnung der Innenseiten der Beine • Anregung der Bauchorgane • Entspannung von Schultern und Nacken • Dehnung der Kreuzbein-/Darmbein-Gelenke • Anregung der Atmung im unteren Rücken	• Positiver Einfluss bei Verdauungsproblemen • Beruhigung des Nervensystems • Positiver Einfluss bei Schlafstörungen

Kontraindikationen:
- Entzündungen und Brüche im Bauchraum
- Akute Beschwerden im unteren Rücken
- Arthrose in den Schultergelenken
- Schmerzen in der Schulter

Beschreibung der Haltung:
Vorbereitung: In der geschlossenen Winkelhaltung neigt sich der Oberkörper vor und die Arme gehen unter die Beine hindurch und umfassen die Außenknöchel der Füße. Der Kopf wird entspannt gehalten, während der Rumpf mit jedem Ausatmen tiefer sinkt.
Ausführung: Nacheinander schiebt erst der eine, dann der andere Arm nach hinten.
In der Haltung: Bei ruhiger Atmung wird die Aufmerksamkeit nach innen gelenkt.
Auflösen: Die Arme ziehen zurück und die Hände setzen sich zwischen den Knien auf. Mit der Kraft der Arme kann sich der Oberkörper wieder aufrichten.

Variation: Statt der geschlossenen kann die offene Winkelhaltung gewählt werden.

■ Der Weg zur Schildkröte

In der Schildkröte wird der Oberkörper im Sitz in der geschlossenen Winkelhaltung vorgeneigt. Durch die Vorübungen, bei denen die Hüfte mobilisiert, die Beine und der Rücken vorgedehnt werden, wird die Haltung der Schildkröte vorbereitet. Ähnlich wie bei der Zange wird in der Haltung die Aufmerksamkeit durch die tiefe Vorneige nach innen gelenkt, so dass im Verlauf der Einheit zunehmend innere Ruhe aufgebaut werden sollte.

1) Meditation:

Einleitende Worte

Der Schwerpunkt dieser Einheit liegt in der Ausführung der Schildkröte.
In der Haltung der Schildkröte befindet sich der Körper im Sitz bei gebeugter Beinhaltung in einer weiten Vorneige. Die Haltung, die dem Aussehen der Schildkröte gleicht, zeigt nach außen Verschlossenheit und Zurückgezogenheit. Im Vordergrund ist der Rücken sichtbar, der wie ein Panzer den übrigen Körper schützt. Übertragen zeigt die Haltung die Notwendigkeit der Sammlung und des Zurückziehens von der Außenwelt.
Richte deine Aufmerksamkeit nun auf die Geräusche von außen ...
Spüre die Luft auf deinem Gesicht, deinen Händen ...
Lenke deine Gedanken auf die Anforderungen des Tages ...
Ziehe dich nun in dich zurück ...
Genieße es, ganz bei dir zu sein ...
Spüre, wie du mit jedem Ausatmen ruhiger wirst ...

Rückkehr

2) Körperübungen:

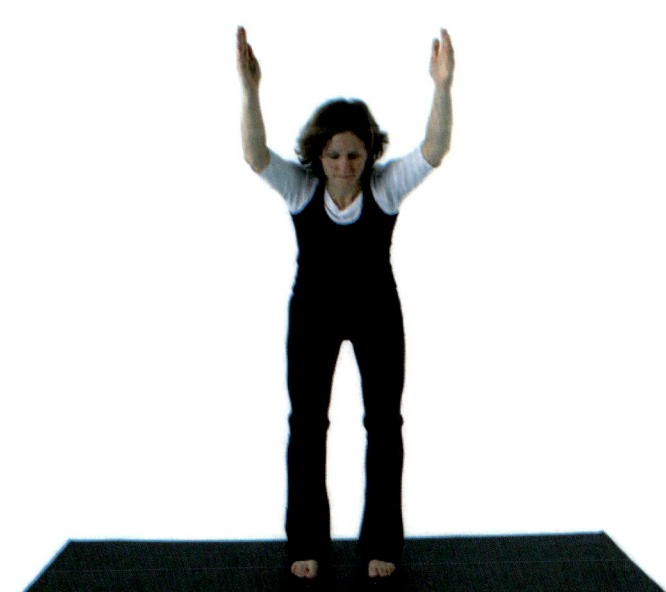

Atemübung »Ha-Atmung«: Im aufrechten Stand werden die Arme nach oben gestreckt. Mit dem Ausatmen schwingt der Rumpf kräftig nach vorn, wobei die Silbe »ha« intoniert wird.

10 Atemzüge

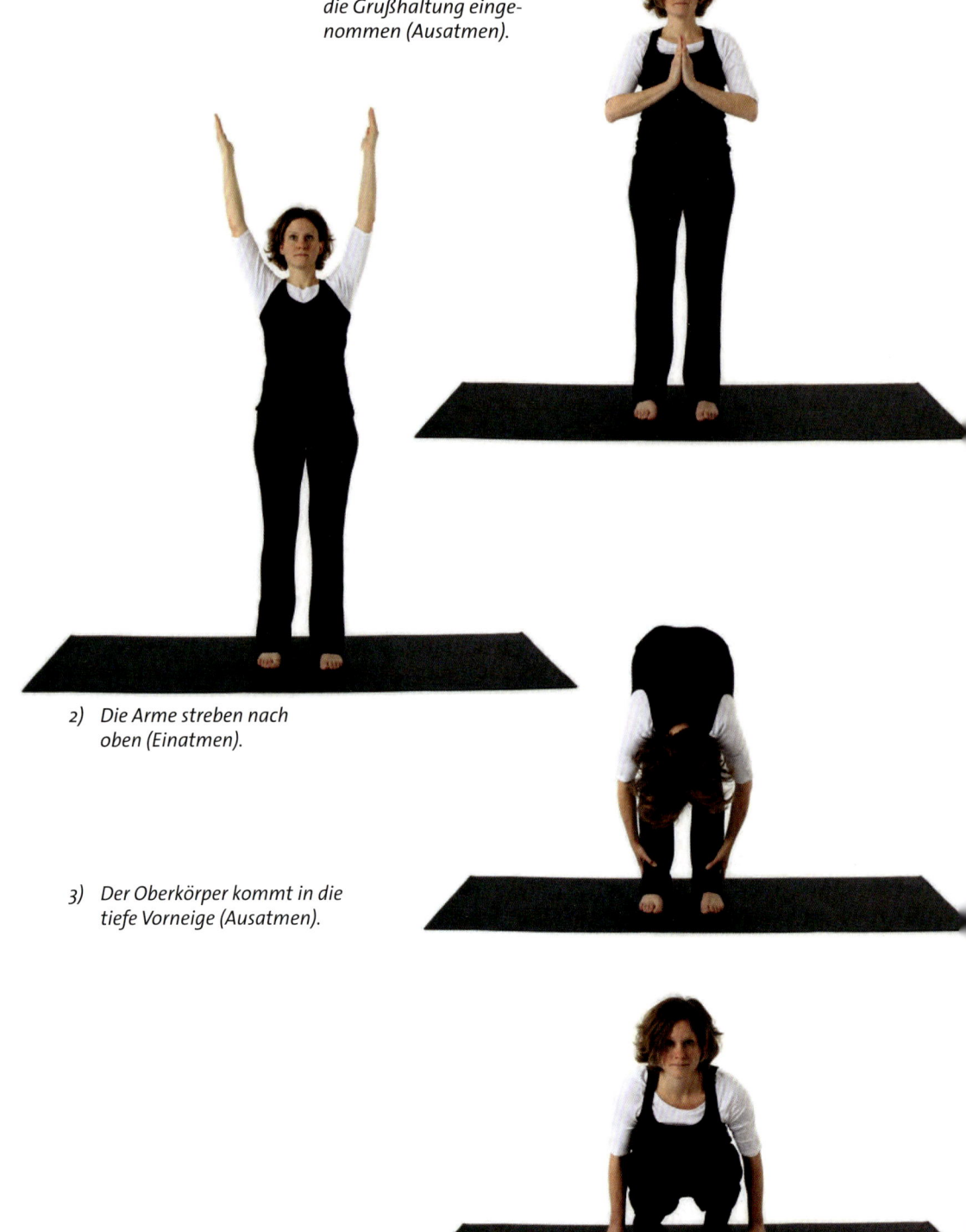

Erwärmung
1) Im aufrechten Stand wird die Grußhaltung eingenommen (Ausatmen).

2) Die Arme streben nach oben (Einatmen).

3) Der Oberkörper kommt in die tiefe Vorneige (Ausatmen).

4) Die Beine werden gebeugt, der Kopf wird aufgerichtet (Einatmen).

5) Die Beine werden gestreckt, der Kopf wird wieder entspannt (Ausatmen).

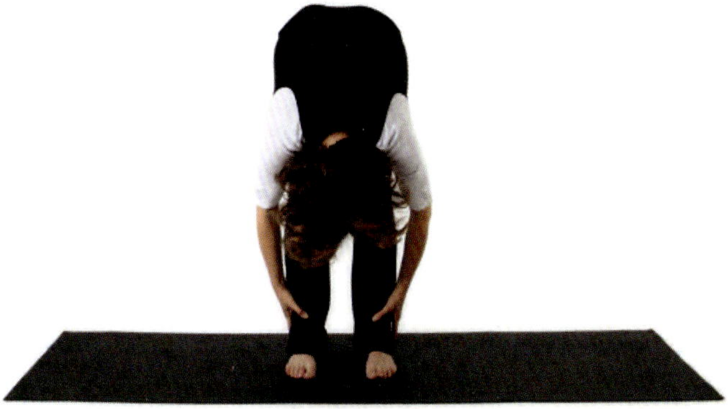

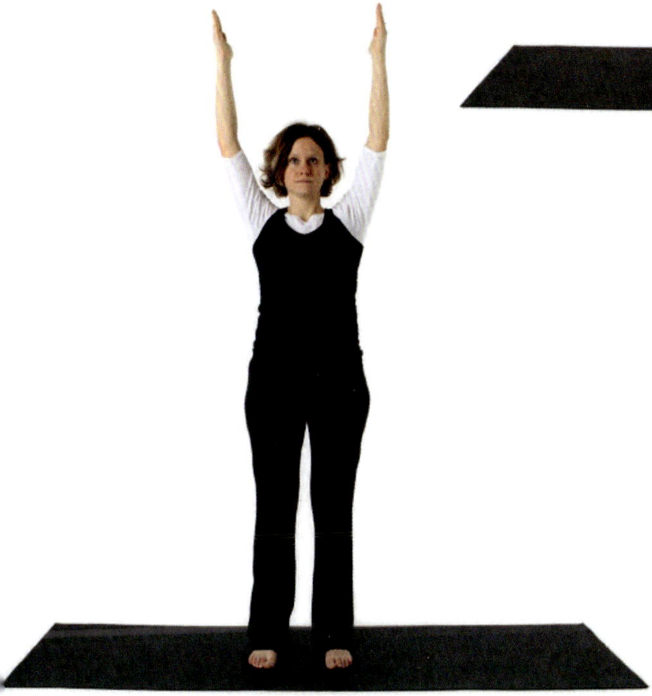

6) Im aufrechten Stand streben die Arme nach oben (Einatmen). Die Übung wird in der Rückenlage nachgespürt.

4 Wiederholungen

Dynamische Atemführung
1) Die entspannte Rückenlage wird eingenommen. Die Arme legen sich nach hinten. Die Arme werden im Bogen zu dem rechten Bein geführt, welches mit Handfassung am Knie gebeugt zur Rumpfvorderseite gezogen wird (Ausatmen).

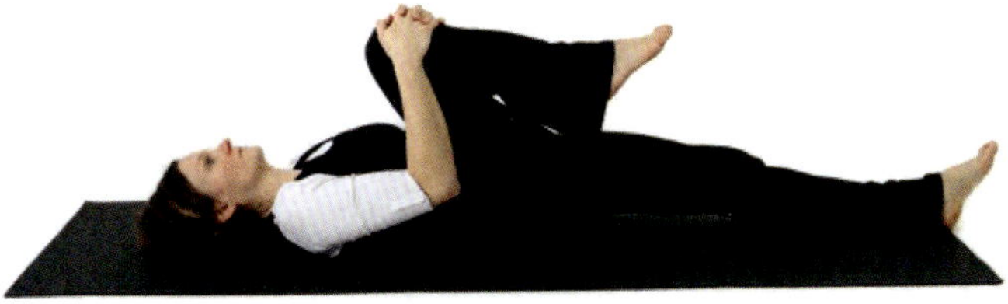

2) Arme und Beine werden wieder zurückgeführt (Einatmen). Danach Seitenwechsel.

8 Wiederholungen

Päckchen
Die entspannte Rückenlage wird eingenommen. Die gebeugten Beine werden mit den Armen umschlungen und zur Rumpfvorderseite gezogen. Der Kopf wird angehoben und strebt zu den Knien.

8 Atemzüge

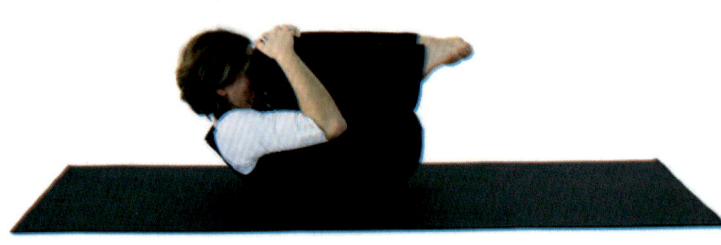

Liegende Schildkröte: In der Rückenlage werden die gebeugten Beine zur Rumpfvorderseite herangezogen. Die Knie gehen auseinander und die Füße kommen zueinander. Die Arme gehen durch die Beinöffnung hindurch und bekommen die Füße zu fassen. Die Haltung wird in der Rückenlage nachgespürt.

10 Atemzüge

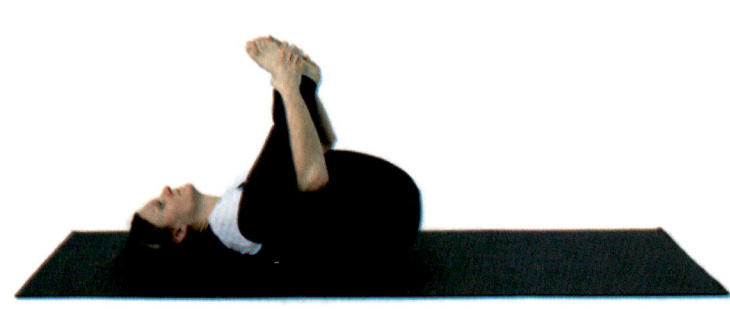

Stellung des Kindes/Kuh/ Katze dynamisch
Ausgangshaltung: Im Vierfüßlerstand mit aufgesetzten Knien wird der Rücken gerade gehalten.
1) Der Kopf geht in den Nacken und der untere Rücken zieht sich leicht zusammen (Einatmen).

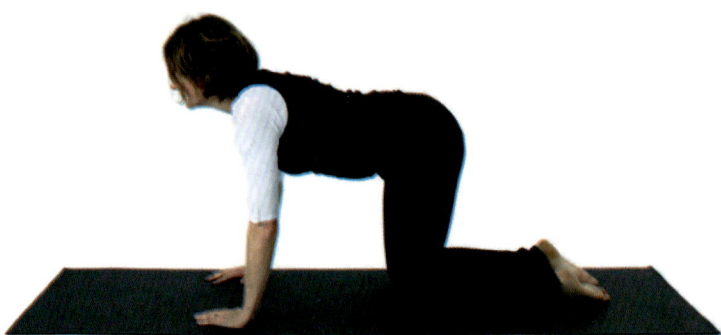

2) Das Kinn neigt zur Brust und der Rücken wird gerundet (Ausatmen).

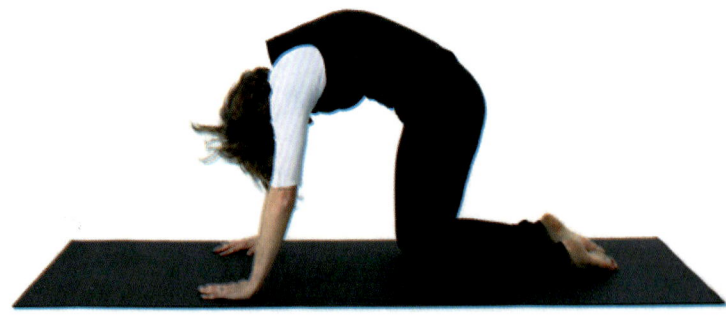

3) Ausgangshaltung
   (Einatmen)

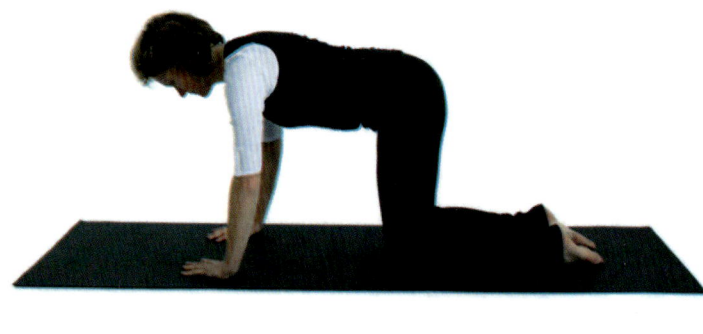

4) Das Gesäß geht zu den Fersen und der Oberkörper kommt in die tiefe Vorneige (Ausatmen).

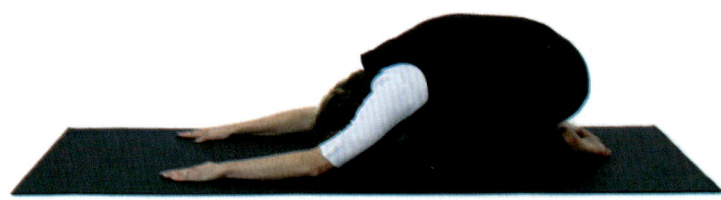

5) Ausgangshaltung
   (Einatmen/Ausatmen)

5 Wiederholungen

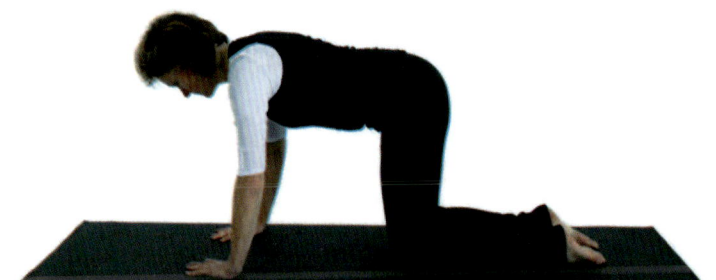

Schildkröte
1) Vorbereitung (eventuell auch Ausführung): In der geschlossenen Winkelhaltung neigt sich der Oberkörper vor und die Arme gehen unter die Beine hindurch und umfassen die Außenknöchel der Füße. Der Kopf wird entspannt gehalten, während der Rumpf mit jedem Ausatmen tiefer sinkt.
2) Eventuell Ausführung: Nacheinander schiebt erst der eine, dann der andere Arm nach hinten. Die Übung wird in der Rückenlage nachgespürt.

Vorbereitung: 10 Atemzüge
Ausführung: 10 Atemzüge

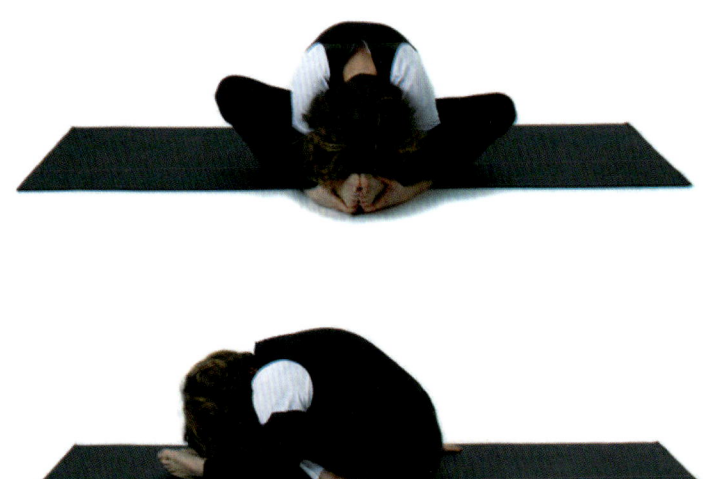

Ausgleich – Schulterbrücke dynamisch

1) *In der Rückenlage liegen die Arme neben dem Rumpf und die Füße werden nahe dem Gesäß aufgestellt. Der Beckenboden wird kontrahiert. Wirbel für Wirbel löst sich der Rücken vom Boden (Einatmen).*

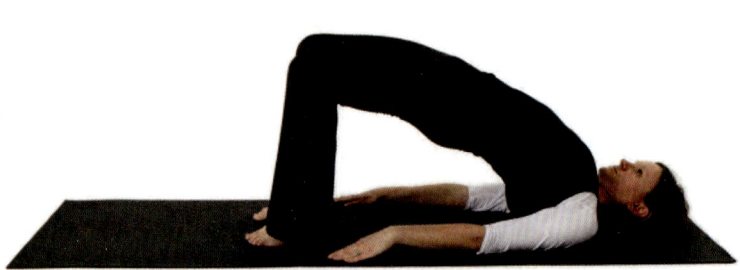

2) *Wirbel für Wirbel wird der Rücken wieder abgerollt (Ausatmen).*

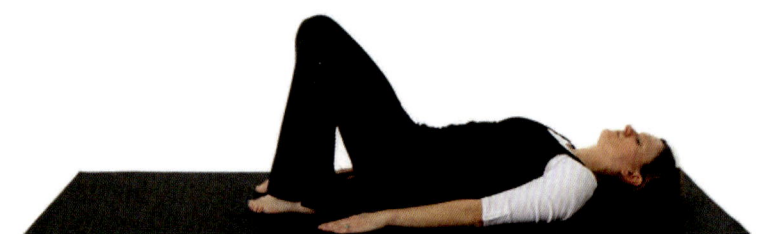

6 Wiederholungen

3) Entspannung: »Ruheoasen«

Einleitende Worte

Vor deinem inneren Auge erscheint ein Ort absoluter Ruhe ...
Lasse dich hier nieder ...
Du betrachtest die Umgebung ...
Du genießt die Ruhe ...
Du spürst, wie sehr du Ruhe und Zurückgezogenheit brauchst ...
Du spürst, wie sich auch in dir immer mehr Ruhe und Gelassenheit ausbreitet ...
Mit jedem Ausatmen kannst du mehr Loslassen ...
Genieße diesen Zustand der Ruhe noch für eine kleine Weile ...

Rückkehr

Das Boot (Navasana)

Diese Haltung gleicht vom Aussehen einem Boot, das Gewicht ruht auf dem Becken, während Oberkörper und Beine angehoben sind.

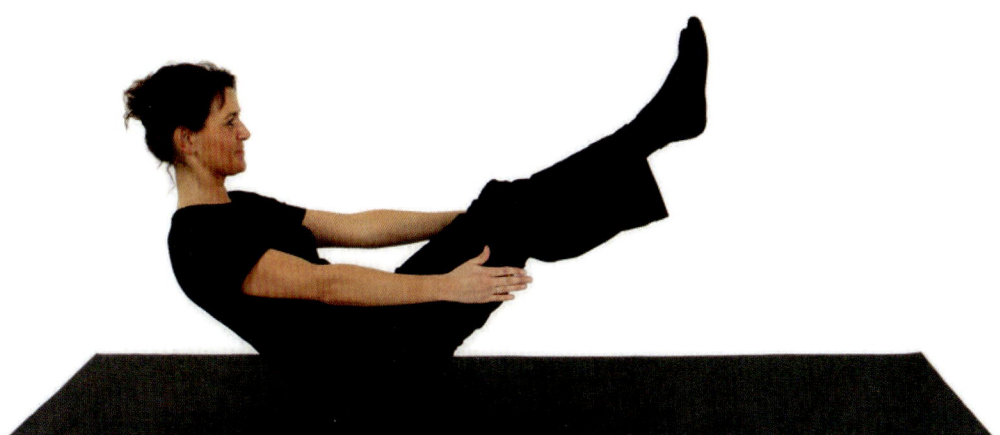

Wirkungen

Körperlich	Langfristig
• Kräftigung Bauch-, Nacken- und Oberschenkelmuskulatur • eventuell Dehnung der rückwärtigen Oberschenkelmuskulatur • Anregung des Kreislaufs • Schulung des Gleichgewichtssinns • Schulung des Körperzusammenschlusses • Belebung der Bauchorgane	• Positiver Einfluss bei Verdauungsproblemen • Positiver Einfluss bei niedrigem Blutdruck • Stärkung des Durchsetzungsvermögens, Zielorientiertheit

Kontraindikationen:
- Entzündungen im Bauchraum
- Brüche im Bauchraum oder Leisten
- Akute Beschwerden im unteren Rücken

Beschreibung der Haltung:
Vorbereitung: Im Sitz mit aufgestellten Füßen fassen die Hände die Knie. Das Gewicht des Oberkörpers verlagert sich bei geradem Rücken nach hinten, ohne dass der Kontakt mit den Sitzknochen verloren geht. Die Arme werden hierbei langsam in Streckung gebracht.

Ausführung: Die Füße lösen vom Boden, die Handfassung wird aufgelöst, wobei die Arme parallel zum Boden gehalten werden. Es wird ein rechter Winkel zwischen Rumpf und Oberschenkel angestrebt. Langsam werden die Beine nach oben gestreckt.

In der Haltung: Das Brustbein strebt nach vorn und oben, der Rücken wird stabil gehalten. Das Gefühl der Kraft und Stärke wird aufgebaut.
Auflösen: Die Beine werden wieder gebeugt und die Füße setzen zurück auf den Boden. Der aufrechte Sitz wird eingenommen.

■ **Der Weg zum Boot**
Die Haltung des Bootes ist eine kraftvolle Sitzhaltung. In den Vorübungen werden insbesondere der Rücken, der Bauch und die Oberschenkelmuskulatur gekräftigt, damit die Haltung des Bootes stabil gehalten werden kann. Im Verlauf der Einheit sollte immer stärker das Gefühl der Kraft und der Stärke zu spüren sein.

1) Meditation:

Einleitende Worte

Vor deinem inneren Auge erscheint das Bild eines Bootes auf offenem Meer ...
Lasse das Meer nun rauer werden ...
Betrachte das Boot, wie es sich den hohen Wellen anpasst ...
Auch in deinem Leben gibt es hohe Wellen zu nehmen ...
Du trägst die Kraft und Stabilität in dir, Stürme zu durchleben, und gestärkt aus ihnen hervorzugehen ...
Richte deine Aufmerksamkeit auf deinen Bauchraum ...
Spüre mit jedem Einatmen die Energie ...
Lasse die Energie sich mit jedem Ausatmen in deinem Körper ausbreiten ...

Rückkehr

2) Körperübungen:

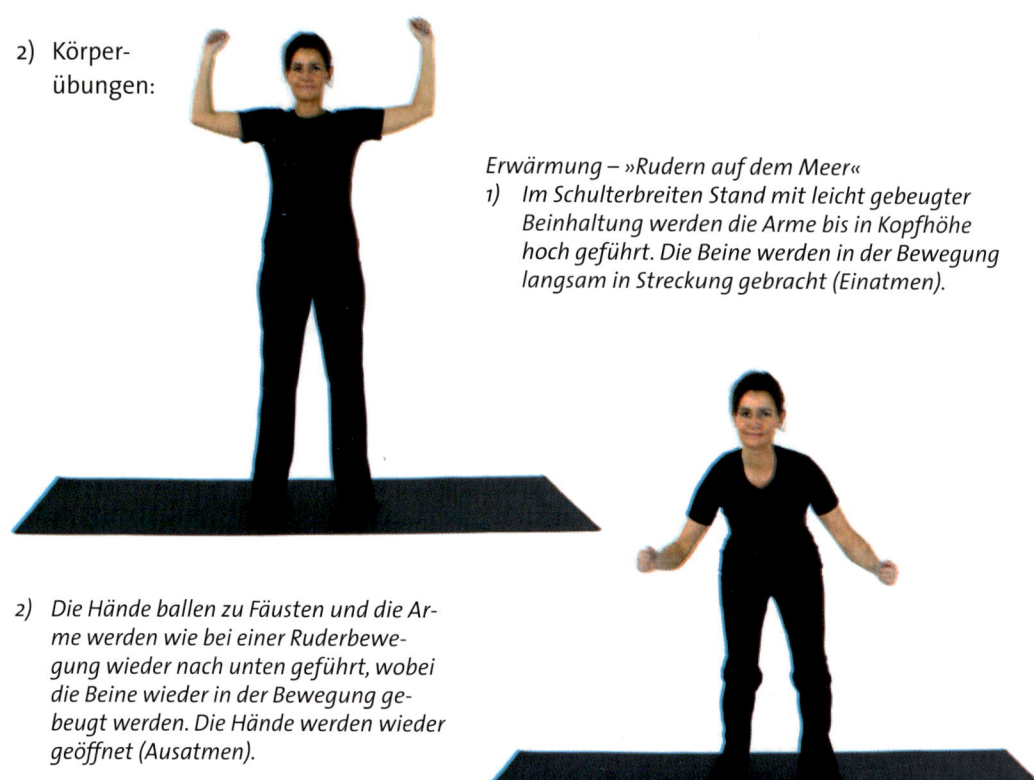

Erwärmung – »Rudern auf dem Meer«
1) Im Schulterbreiten Stand mit leicht gebeugter Beinhaltung werden die Arme bis in Kopfhöhe hoch geführt. Die Beine werden in der Bewegung langsam in Streckung gebracht (Einatmen).

2) Die Hände ballen zu Fäusten und die Arme werden wie bei einer Ruderbewegung wieder nach unten geführt, wobei die Beine wieder in der Bewegung gebeugt werden. Die Hände werden wieder geöffnet (Ausatmen).

8 Wiederholungen

Liegendes Boot
1) Vorbereitung: Die Rückenlage mit aufgestellten Füßen wird eingenommen.

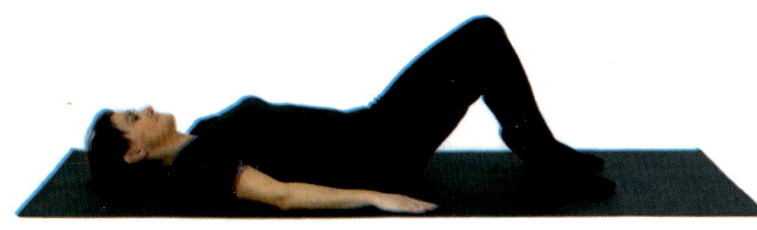

2) Ausführung: Die Beine strecken bei Kontraktion der Bauchmuskulatur nach oben. Die Hände drücken gegen die Knie. Die Übung wird in der Rückenlage nachgespürt.

Vorbereitung: 3 Atemzüge
Ausführung: 8 Atemzüge

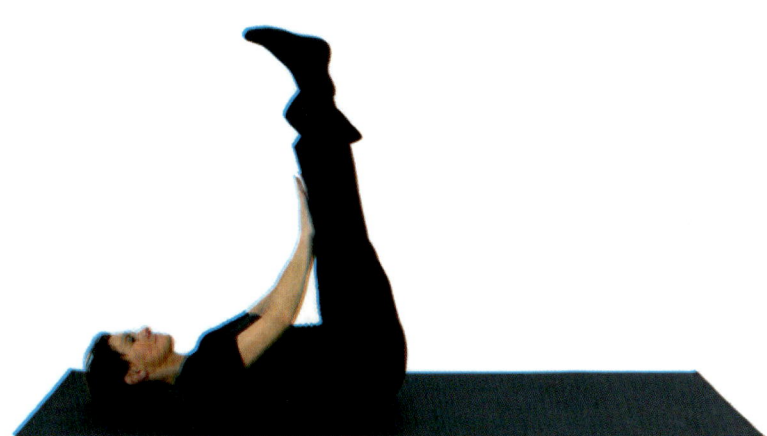

Liegendes Boot dynamisch
1) Die gebeugten Beine werden angehoben. In der Hüfte und den Knien wird ein rechter Winkel eingestellt (Einatmen).

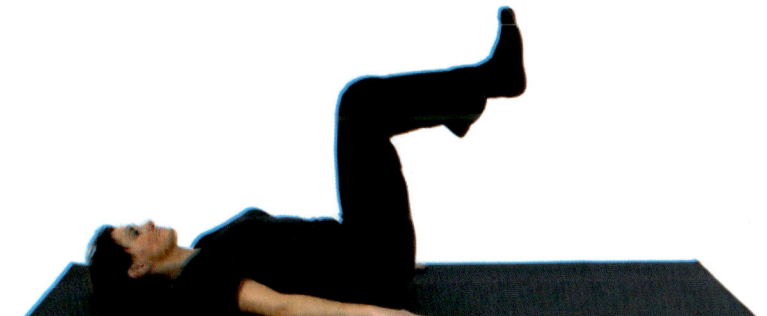

2) Die Beine strecken bei Kontraktion der Bauchmuskulatur nach oben. Die Hände drücken gegen die Knie (Ausatmen). Die Übung wird in der Rückenlage nachgespürt.

6 Wiederholungen

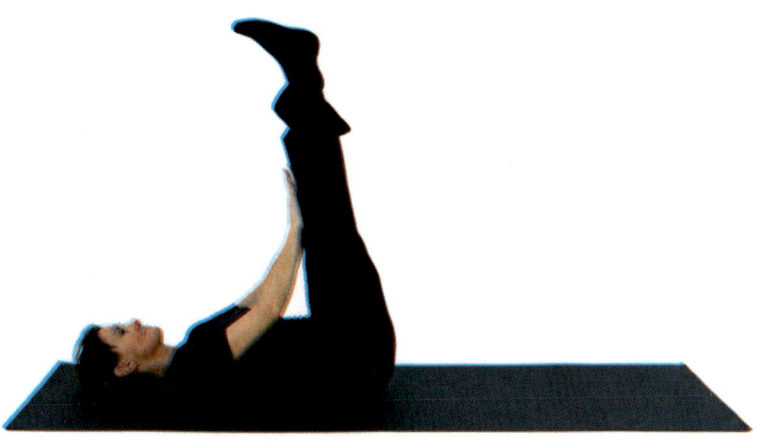

Schulterbrücke
1) *Vorbereitung:* In der Rückenlage liegen die Arme neben dem Rumpf und die Füße werden nahe dem Gesäß aufgestellt.

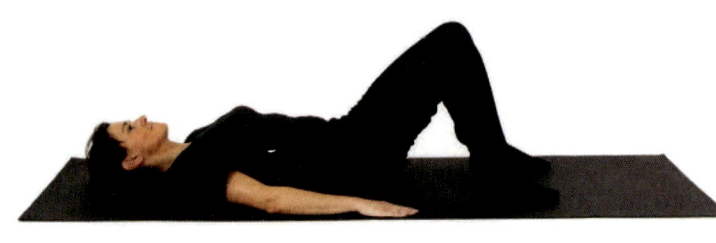

2) *Ausführung:* Der Beckenboden wird kontrahiert. Wirbel für Wirbel löst sich der Rücken vom Boden. Die Schulterbrücke wird gehalten.

Vorbereitung: 3 Atemzüge
Ausführung: 8 Atemzüge

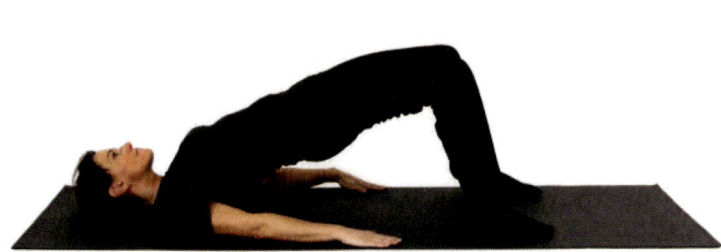

Variation – Schulterbrücke mit Verschluss
In der Schulterbrücke wird nach dem Einatmen eine Atempause von 5 Zähleinheiten gesetzt, bei der die Muskulatur im Dammbereich kontrahiert. Der Verschluss wird mit dem Ausatmen wieder aufgelöst.

5 Atemzüge

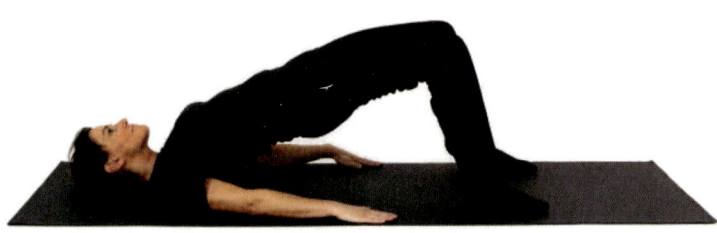

Bogen einfach
1) *Vorbereitung:* Auf dem Bauch liegend wird mit der rechten Hand der Knöchel des rechten Fußes umfasst.

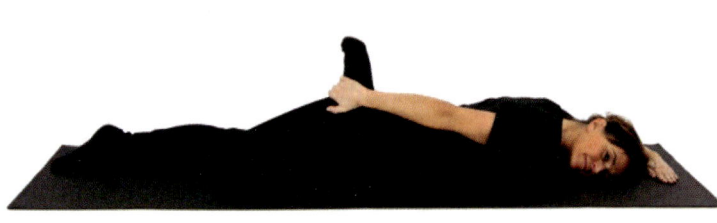

2) *Ausführung:* Der Beckenboden wird kontrahiert, die Leisten fest an den Boden geschmiegt. Nun richtet sich der Körper auf und kommt in die Rückneige, Kopf, Brust und rechter Oberschenkel sind angehoben. Das Brustbein wird nach vorn-oben gehalten. Der linke Unterarm kann etwas Gewicht abstützen. Danach Seitenwechsel.

Jeweils
Vorbereitung: 5 Atemzüge
Ausführung: 5 Atemzüge

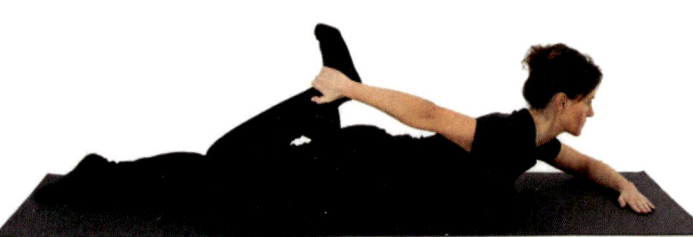

Schwingende Arme
1) Die Stellung des Kindes mit nach vorn gestreckten Armen wird eingenommen (Ausatmen).

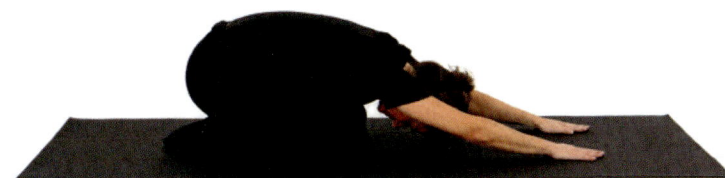

2) Das Gesäß löst sich von den Fersen und bringt den Körper in den Vierfüßlerstand mit aufgesetzten Knien. Gleichzeitig schwingt ein Arm wie beim Kraulschwimmen in einem Bogen mit (Einatmen).
Die Übung wird zu Gunsten der anderen Seite wiederholt.

10 Wiederholungen

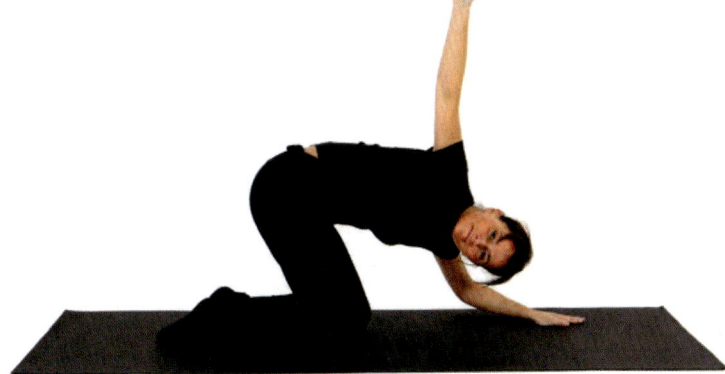

Wahrnehmung der Sitzhöcker: Im Sitz werden durch Gewichtsverlagerung die Sitzhöcker wahrgenommen.

1 min

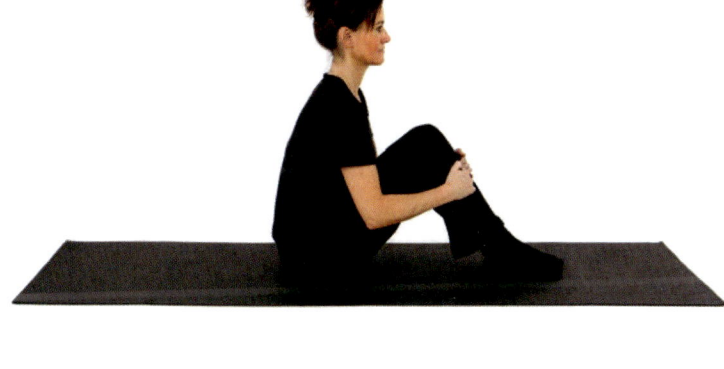

Boot
1) Vorbereitung: Im Sitz mit aufgestellten Füßen fassen die Hände die Knie. Das Gewicht des Oberkörpers verlagert sich bei geradem Rücken nach hinten, ohne dass der Kontakt mit den Sitzknochen verloren geht. Die Arme werden hierbei langsam in Streckung gebracht.

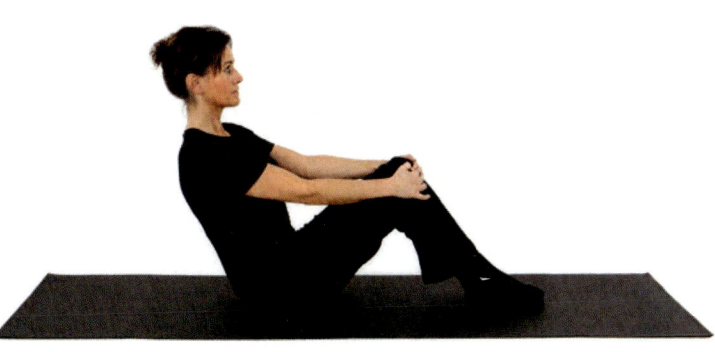

2) *Ausführung:* Die Füße lösen vom Boden, die Handfassung wird aufgelöst, wobei die Arme parallel zum Boden gehalten werden. Es wird ein rechter Winkel zwischen Rumpf und Oberschenkel angestrebt.

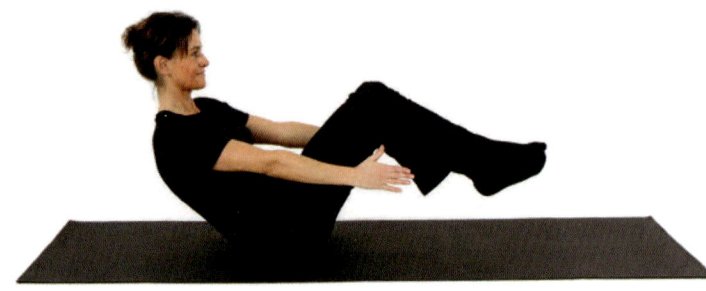

3) Langsam werden die Beine nach oben gestreckt. Die Übung wird in dem aufrechten Sitz nachgespürt.

Vorbereitung: 5 Atemzüge
Ausführung: 5 Atemzüge

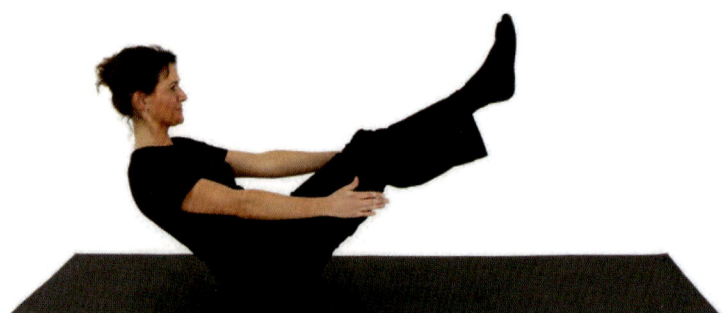

Ausgleich – Seitliche Embryohaltung: In der Seitlage werden die Beine gebeugt.

3 min

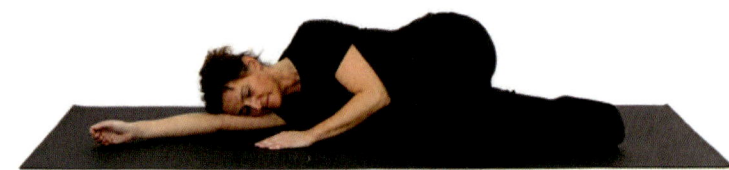

3) Entspannung: Fantasiereise »Am Meer«

Einleitende Worte

Stell dir vor, du liegst in einem Boot, das auf dem Meer treibt …
Das Boot schaukelt sanft auf den Wellen …
Leicht wirst du hin und her gewiegt. Du hörst nur das leise Plätschern des Wassers und das Geschrei der Möwen in der Ferne …
Die Sonne scheint, wärmt deine Haut. Der Himmel ist fast wolkenlos …
Alles, was dich stören könnte, alle Gedanken sind weit weg. Hier bist du weit weg vom Alltag und kannst die Ruhe genießen …
Diesen Zustand der Entspannung genießt du noch für eine kleine Weile …

Rückkehr

Das Kuhgesicht (Gomukhasana)

Die Sitzhaltung strahlt nach außen Gelassenheit aus, die Hände fassen hinter dem Rücken zusammen, so dass eine gewisse Beweglichkeit der Schulter vorhanden sein sollte.

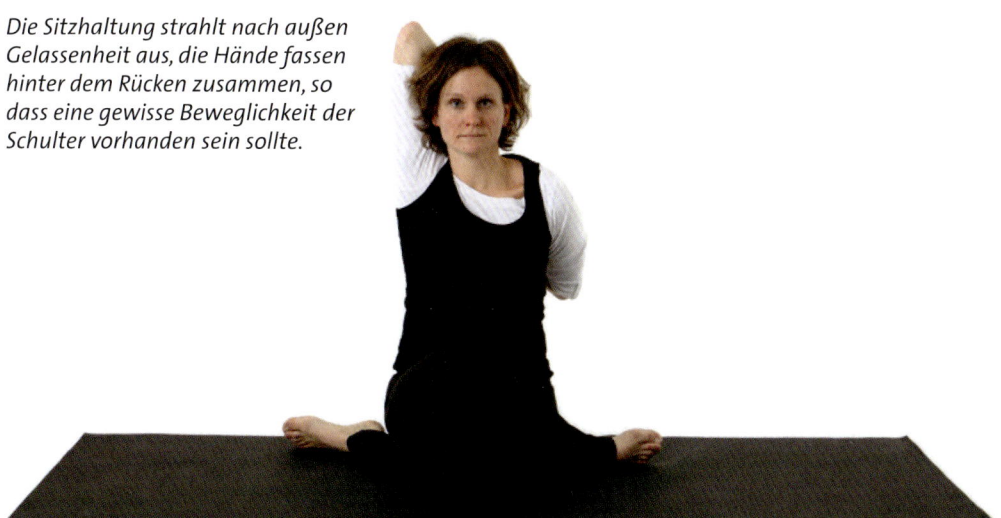

Wirkungen

Körperlich	Langfristig
• Mobilisation der Schultergelenke • Dehnung der Oberarm-, Schulter-, Brust-, Gesäß und Oberschenkelmuskulatur • Vertiefung der Atmung	• Positiver Einfluss bei Hämorrhoiden • Positiver Einfluss bei Atemwegserkrankungen • Milderung von Rückenproblemen (insbesondere Brustwirbelsäule) • Positiver Einfluss bei Ischiasbeschwerden • Stärkung des Durchsetzungsvermögens

Kontraindikationen
- Arthrose in den Schultergelenken
- Schmerzen in den Schultern
- Schmerzen in den Knien

Beschreibung der Haltung:
Vorbereitung: Im Vierfüßlerstand mit aufgesetzten Knien wird das rechte Bein vor das linke gelegt, so dass die Knie voreinander liegen. Das Gesäß sinkt nach unten, bis die linke Ferse Kontakt mit dem Becken aufnimmt. Der Oberkörper richtet sich auf.
Ausführung: Der linke Arm geht hinter den Rücken und die linke Hand wird mit der Handfläche nach außen entlang der Wirbelsäule nach oben geführt. Der rechte Arm streckt zunächst nach oben, beugt sich dann nach unten und die Hände fassen ineinander.
In der Haltung: Der Rücken wird gerade gehalten und der Blick geht offen in die Ferne.
Auflösen: Die Handfassung wird gelöst.

Variation: In der Haltung neigt sich der Oberkörper nach vorne.

■ Der Weg zum Kuhgesicht

In dieser Sitzhaltung sind die Beine eng umeinander geschlagen. Die Hände fassen hinter dem Rücken zusammen. Hieraus ergeben sich aus körperlicher Sicht zwei Schwerpunkte für die Vorbereitung. Das Gesäß und die Schultern werden durch Dehnungen und Mobilisation auf das »Kuhgesicht« vorbereitet. Bei mangelnder Flexibilität der Schultergelenke kann ein Ring eingesetzt werden, der hinter dem Rücken gefasst werden kann.

1) Meditation:

Einleitende Worte

Der Schwerpunkt dieser Einheit liegt in der Ausführung des Kuhgesichts.
Die Kuh wirkt auf den Betrachter meist ruhig und gelassen.
Die Kraft, die sich durch den kräftigen Körperbau abzeichnet, wird meist nicht eingesetzt.
Wenn eine Kuh sich in Bewegung setzt, kann jedoch eine enorme Energie freigesetzt werden.
Es ist erstrebenswert, gelassen durch das Leben zu gehen und zu wissen,
wann Energie freigesetzt werden sollte.
Richte nun deine Aufmerksamkeit auf deinen Bauchraum ...
Nehme die Bewegung der Bauchdecke wahr ...
Spüre deine Kraft, die deinem Bauch innewohnt ...

Rückkehr

2) Körperübungen:

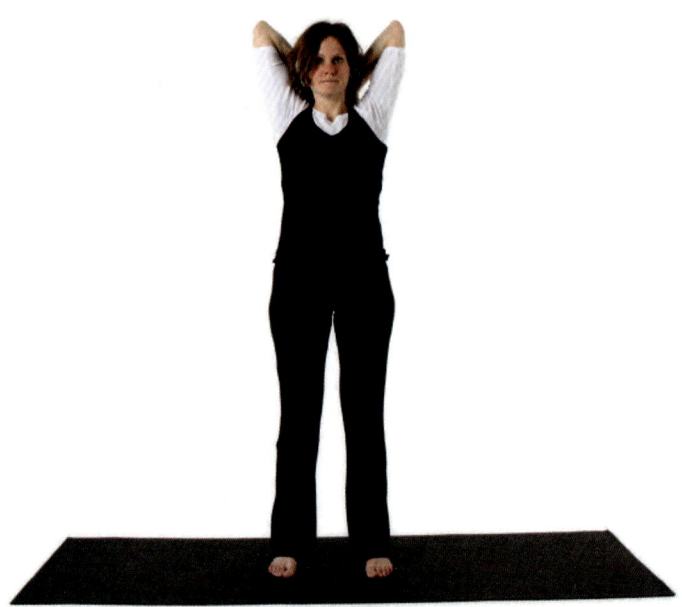

Schultermobilisation
Ausgangshaltung: Im aufrechten Stand liegen die Finger auf den Schultern.
1) *Die Ellbogen werden nach oben geführt (Einatmen).*

2) Ausgangshaltung (Ausatmen)

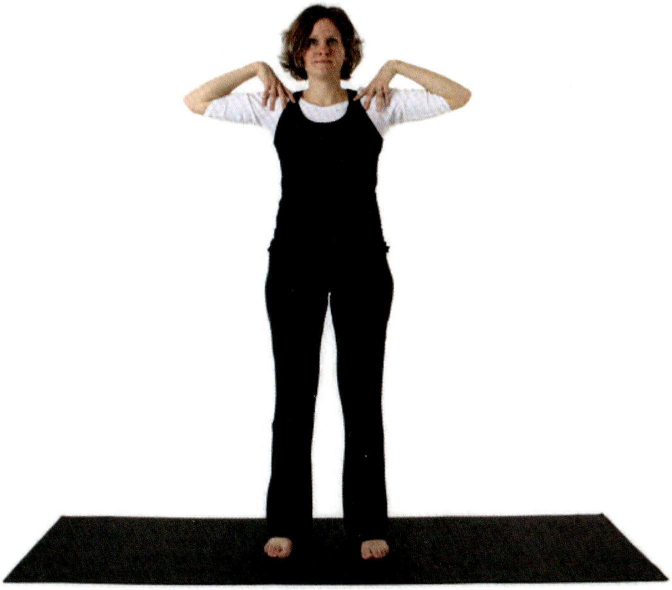

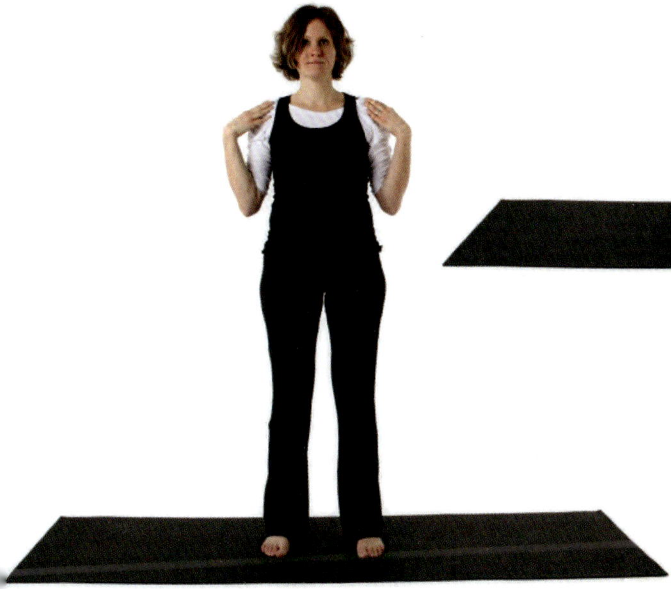

3) Die Ellbogen werden nach unten geführt (Einatmen).

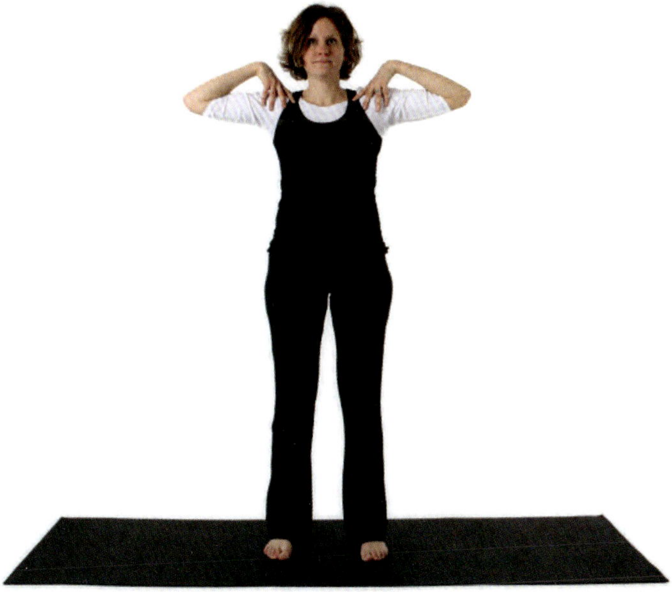

4) Ausgangshaltung (Ausatmen)

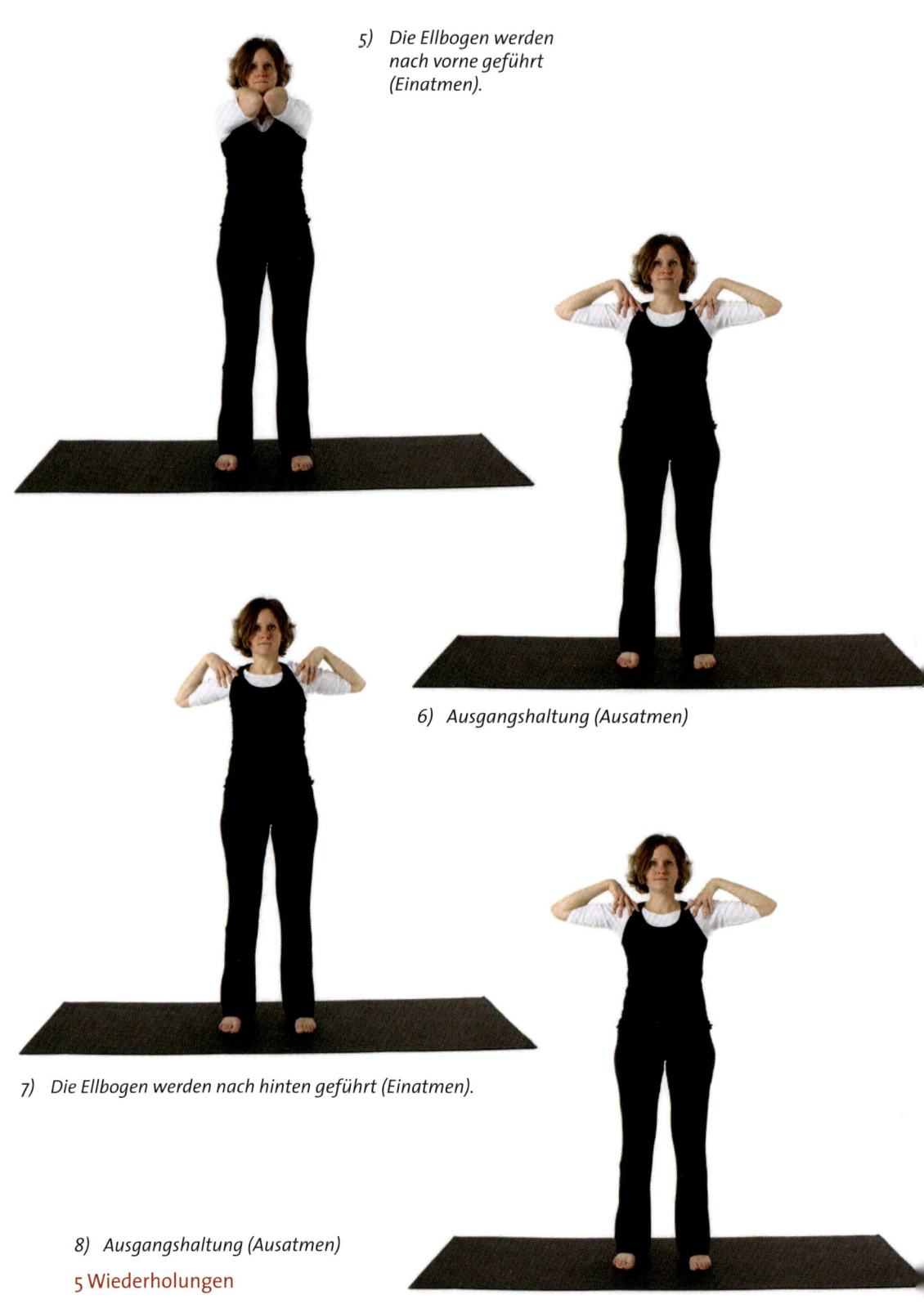

5) Die Ellbogen werden nach vorne geführt (Einatmen).

6) Ausgangshaltung (Ausatmen)

7) Die Ellbogen werden nach hinten geführt (Einatmen).

8) Ausgangshaltung (Ausatmen)

5 Wiederholungen

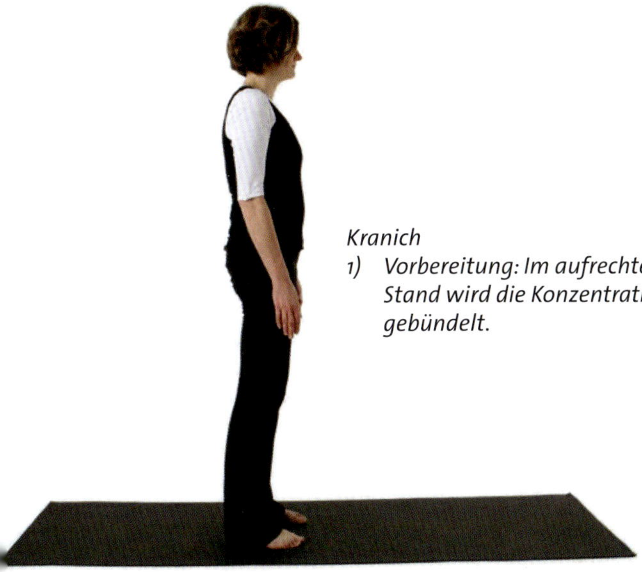

Kranich
1) Vorbereitung: Im aufrechten Stand wird die Konzentration gebündelt.

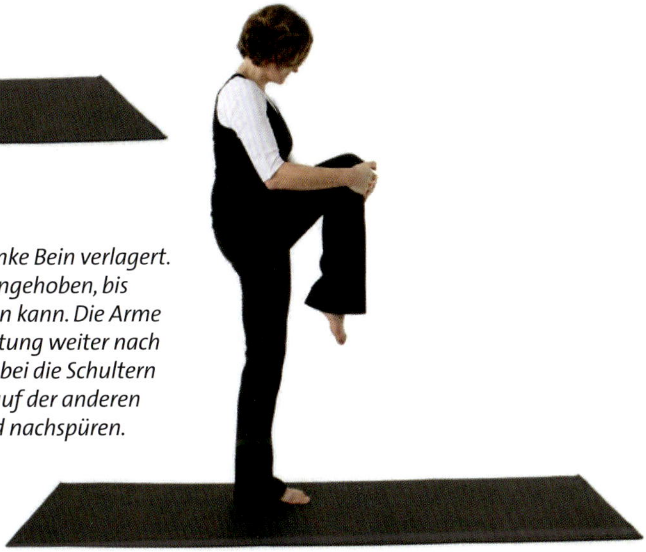

2) Ausführung: Das Gewicht wird auf das linke Bein verlagert. Das rechte Bein wird langsam gebeugt angehoben, bis das Knie mit den Händen umfasst werden kann. Die Arme ziehen das Bein bei aufrechter Rumpfhaltung weiter nach oben. Der Kopf neigt sich nach unten, wobei die Schultern nach hinten-unten ziehen. Die Haltung auf der anderen Seite ausführen und im aufrechten Stand nachspüren.

Jeweils
Vorbereitung: 3 Atemzüge
Ausführung: 10 Atemzüge

Schlafende Taube
1) Vorbereitung: Im Vierfüßlerstand mit aufgesetzten Knien wird das linke Bein so vor das rechte Bein gelegt, dass die Knie voreinander liegen.
2) Ausführung: Das rechte Bein wird nun langsam nach hinten verlängert. Der Rumpf neigt sich nach vorne und die Stirn setzt auf den Boden. Danach Seitenwechsel.

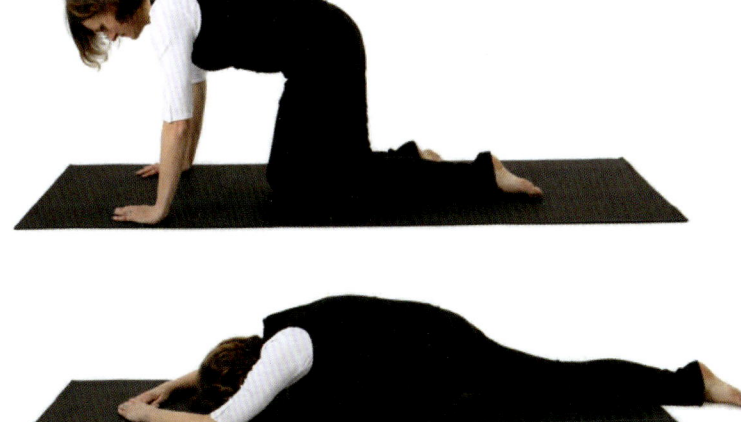

Jeweils
Vorbereitung: 5 Atemzüge
Ausführung: 10 Atemzüge

Käfer
1) Vorbereitung: In der Rückenlage werden die gebeugten Beine mit Unterstützung durch die Hände an den Bauch gezogen.

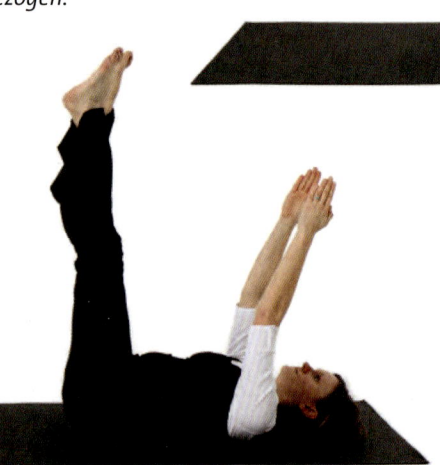

2) Ausführung: Arme und Beine strecken unter Kontraktion der Bauchmuskulatur nach oben.

Vorbereitung: 5 Atemzüge
Ausführung: 10 Atemzüge

Stellung des Kindes/ Catstretch dynamisch
Ausgangshaltung: Im Vierfüßlerstand mit aufgesetzten Knien setzen die Hände eine Handlänge weiter vorne auf.
1) Die Stellung des Kindes wird mit weit nach vorn gestreckten Armen ausgeführt (Ausatmen).

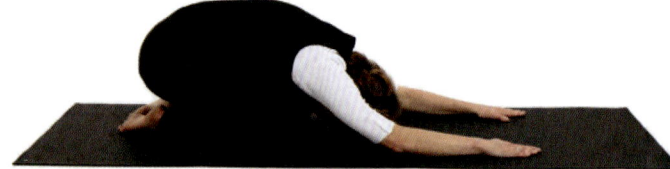

2) Ausgangshaltung (Einatmen)

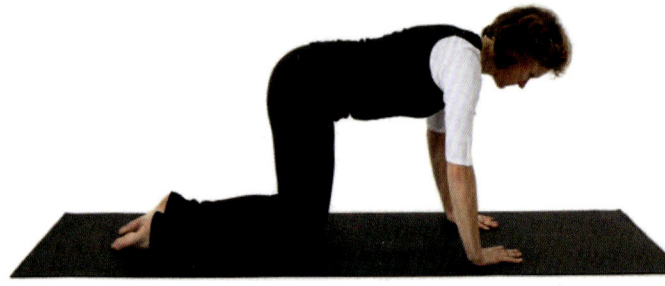

3) Der Rumpf kommt in eine Vorneige und die Arme strecken weit nach vorne (Ausatmen).

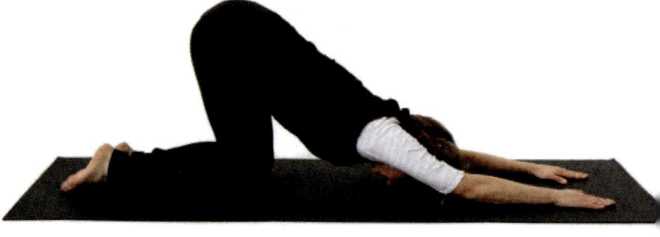

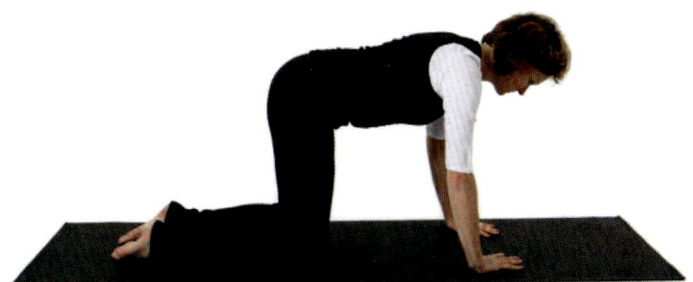

4) Ausgangshaltung (Einatmen)

5 Wiederholungen

Beinhaltung Kuhgesicht
1) Vorbereitung: Im Vierfüßlerstand auf den Knien wird das linke Bein vor das rechte Bein gelegt, so dass die Knie voreinander liegen.

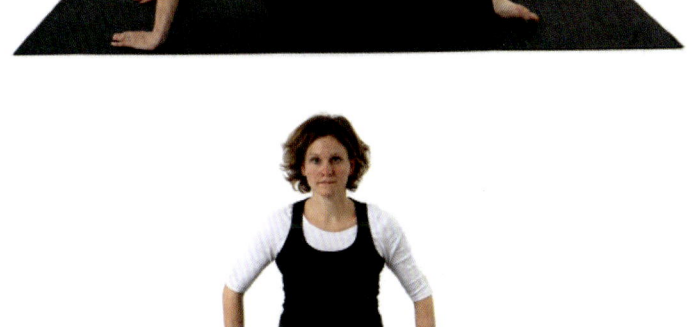

2) Ausführung: Das Gesäß sinkt nach unten, bis die rechte Ferse Kontakt mit dem Becken aufnimmt. Der Oberkörper richtet sich auf. Die Hände nehmen Kontakt zu den Füßen auf. Danach Seitenwechsel.

Jeweils
Vorbereitung: 3 Atemzüge
Ausführung: 10 Atemzüge

Kuhgesicht
1) Vorbereitung: Im Vierfüßlerstand auf den Knien wird das rechte Bein vor das linke gelegt, so dass die Knie voreinander liegen. Das Gesäß sinkt nach unten, bis die linke Ferse Kontakt mit dem Becken aufnimmt. Der Oberkörper richtet sich auf.

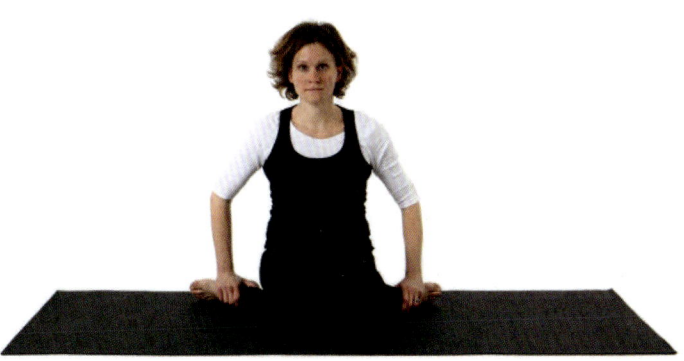

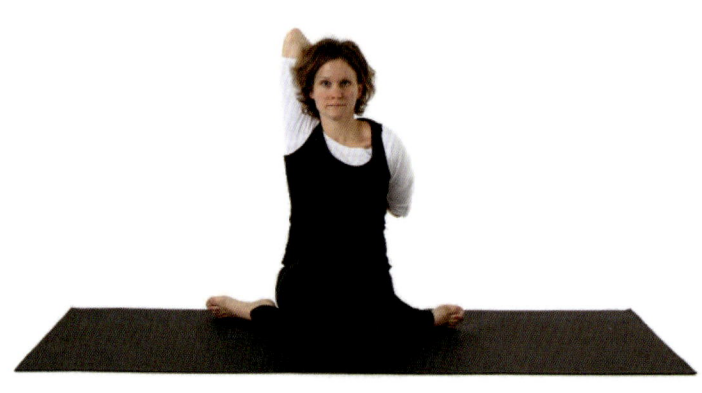

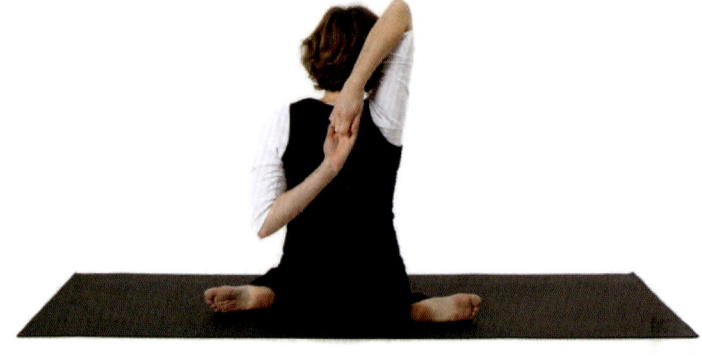

2) *Ausführung:* Der linke Arm geht hinter den Rücken und die linke Hand wird mit der Handfläche nach außen entlang der Wirbelsäule nach oben geführt. Der rechte Arm streckt zunächst nach oben, beugt sich dann nach unten und die Hände fassen ineinander. Die Haltung auf der anderen Seite ausführen und im Langsitz nachspüren.

Jeweils
Vorbereitung: 5 Atemzüge
Ausführung: 10 Atemzüge

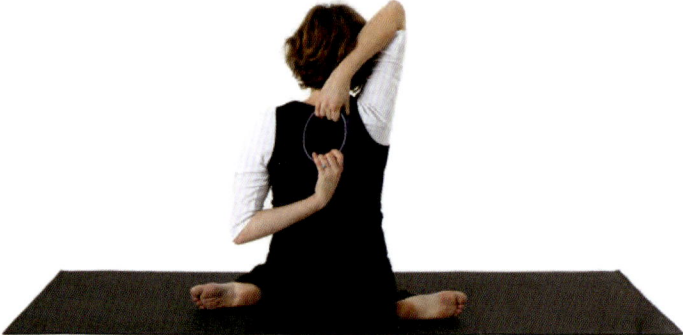

Variation – Kuhgesicht
In der Haltung neigt sich der Oberkörper vor.

5 Atemzüge

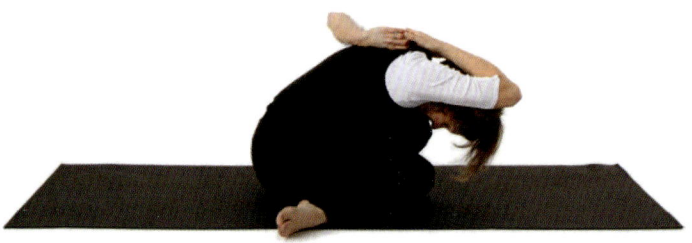

Ausgleich Giraffe
1) *Vorbereitung: Im Grätschstand fassen die Hände in die Ellbogenbeugen. Der Oberkörper neigt sich vor und der Kopf wird zwischen den Armen gehalten. Der Rücken ist möglichst flach.*

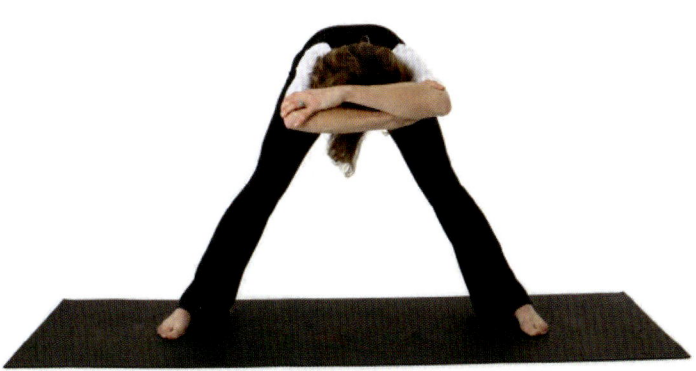

2) *Ausführung: Der Rücken rundet sich und der Oberkörper kommt in die tiefe Vorneige.*

Vorbereitung: 3 Atemzüge
Ausführung: 10 Atemzüge

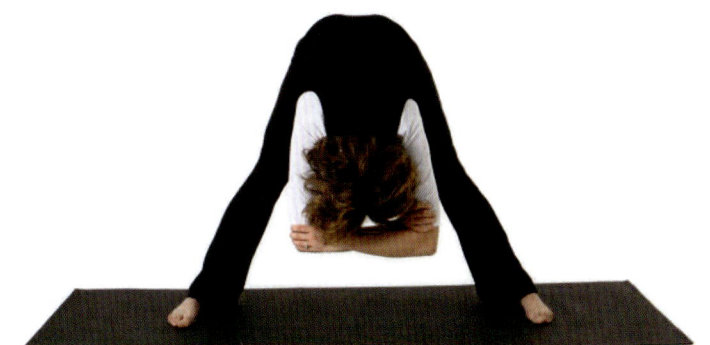

3) Entspannung: »Gelassenheit«

Einleitende Worte

Aus der Entspannung kannst du neue Kraft schöpfen …
Du lernst, auch im Alltag zu entspannen und gelassener durchs Leben zu gehen …
Mit deinem Ausatmen lässt du deinen Körper schwer werden …
Du gibst das Gewicht ab …
Mit deinem Ausatmen lässt du deine Gedanken los …
Du gibst das Gewicht ab …
Du spürst die Gelassenheit in dir …
Du genießt diesen Zustand noch für eine kleine Weile …

Rückkehr

Rückwärtsbeugen – Öffnung

Die rückneigenden Haltungen haben gemeinsam, dass der Rumpf bei meist geöffnetem Brustraum zurück geneigt wird. Hieraus werden aus körperlicher Sicht sowohl der Rücken gekräftigt, als auch die Rumpfvorderseite gedehnt. Diese Wirkungen haben Einfluss auf die Körperhaltung, befindet sich diese doch oft in der Vorneige. Eine verkürzte Muskulatur im Brustbereich und eine zu schwache obere Rückenmuskulatur verspannen den Nacken, begünstigen den Rundrücken und behindern die Atmung. Die vorgestellten Haltungen wirken dem entgegen, schaffen einen kräftigen Rücken, richten den Rumpf auf und schaffen eine höhere Atemkapazität, was wiederum Einfluss auf den Energiehaushalt hat.

Die Öffnung des Brustraums verdeutlicht die Öffnung nach außen. Zum einen die Öffnung für Neues, aber auch die Öffnung des Herzens. Die Bereitschaft, sich sensibel zu machen für die eigene Gefühlswelt, wird durch die Öffnung weiter entwickelt.

Ein starker Rücken ist darüber hinaus Sinnbild für Ausdauer, Belastbarkeit und Durchsetzungsvermögen. Um die Probleme und Sorgen des Alltags zu meistern, wird Kraft und Geduld benötigt, um zu reflektieren, Entscheidungen zu treffen und ausdauernd Ziele verfolgen zu können.

Die Taube (Kapotasana)

Das Bild der Taube, die sich vor den Flug reckt, ist vergleichbar mit dem Aussehen des Körpers in der Haltung der Taube.

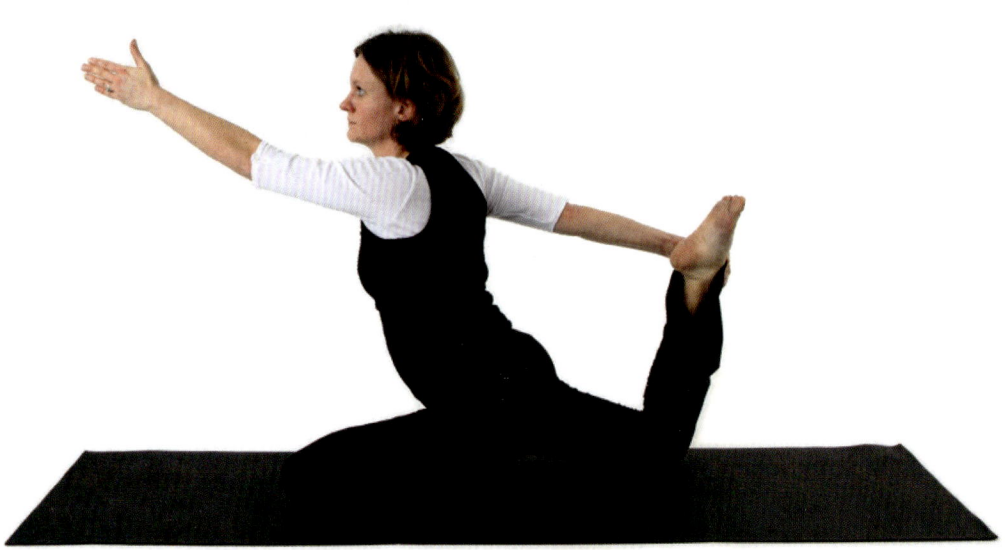

Wirkungen

Körperlich	Langfristig
• Dehnung der Brust-, Gesäß- und Oberschenkelmuskulatur • Dehnung der Hüftbeuger • Kräftigung der Nacken- und Rückenmuskulatur • Vertiefung der Atmung	• Positiver Einfluss bei Hämorrhoiden • Positiver Einfluss bei Atemwegserkrankungen • Milderung von Rückenproblemen (insbesondere Brustwirbelsäule) • Positiver Einfluss bei Ischiasbeschwerden • Stärkung des Selbstbewusstseins

Kontraindikationen:
- Akute Beschwerden im unteren Rücken
- Schmerzen und Probleme am Knie

Beschreibung der Haltung:
Vorbereitung: Im Vierfüßlerstand mit aufgesetzten Knien wird das linke Bein so vor das rechte Bein gelegt, dass die Knie voreinander liegen. Das rechte Bein wird nun langsam nach hinten verlängert. Der Rumpf neigt sich nach vorne und die Stirn setzt am Boden auf.
Ausführung: Die Hände setzen sich neben das vordere Knie. Der Oberkörper richtet sich langsam auf, wobei die Hüfte tief gehalten wird. Das Brustbein strebt nach vorne-oben. Ist der Oberkörper weit aufgerichtet, sollte kaum Gewicht auf den Armen ruhen. Die rechte Hand kann nun den rechten Fuß fassen, während der linke Arm nach vorne strebt.
In der Haltung: Mit jedem Einatmen richtet sich der Oberkörper weiter auf. Das Gefühl der Freiheit und Weite breitet sich aus.
Auflösen: Die Haltung kehrt sich wieder um in die »schlafende Taube«. Die Haltung wird zu Gunsten der anderen Körperseite wiederholt.

■ Der Weg zur Taube

In der Haltung der Taube befindet sich der Rumpf in einer Rückbeuge bei gleichzeitig geöffneter Leiste. In den vorbereitenden Übungen wird demnach insbesondere der Rücken gekräftigt. Zusätzlich werden die Leiste und das Gesäß durch Dehnübungen auf die Haltung vorbereitet. Innerlich sollte sich im Verlauf der Einheit immer mehr das Gefühl der Weite ausbreiten können.

1) Meditation:

Einleitende Worte

Der Schwerpunkt dieser Einheit liegt in der Ausführung der Taube.
Da sich die Taube sowohl an Land, als auch in der Luft aufhalten kann,
symbolisiert sie die Verbindung der materiellen Natur mit der Spiritualität.
Sie verkörpert die Loslösung von den ich-bezogenen Strukturen,
um sich in ein höheres Bewusstsein erheben zu können.
Stelle dir vor, wie du mit jedem Einatmen sorgloser und freier wirst ...
Lasse mit jedem Ausatmen den Alltag hinter dir ...

Rückkehr

2) **Körperübungen:**

Erwärmung – »Öffnung«
1) Im Stand werden die Arme von unten durch Führung der Ellbogen hoch und dann weit zur Seite geöffnet. Die Beine werden während der Armführung von der Beugung in die Streckung gebracht (Einatmen).

2) Die Unterarme kommen aufeinander zu und die Arme werden wieder nach unten geführt. Die Beine werden während der Armführung wieder in die leichte Beugung gebracht (Ausatmen).

Ca. 2 min

Kranich
1) Vorbereitung: Im aufrechten Stand wird die Konzentration gebündelt.

2) Ausführung: Das Gewicht wird auf das linke Bein verlagert. Das rechte Bein wird langsam gebeugt angehoben, bis das Knie mit den Händen umfasst werden kann. Die Arme ziehen das Bein bei aufrechter Rumpfhaltung weiter nach oben. Der Kopf neigt sich nach unten, wobei die Schultern nach hinten-unten ziehen. Dann Seitenwechsel und Haltung im aufrechten Stand nachspüren.

Jeweils
Vorbereitung: 3 Atemzüge
Ausführung: 10 Atemzüge

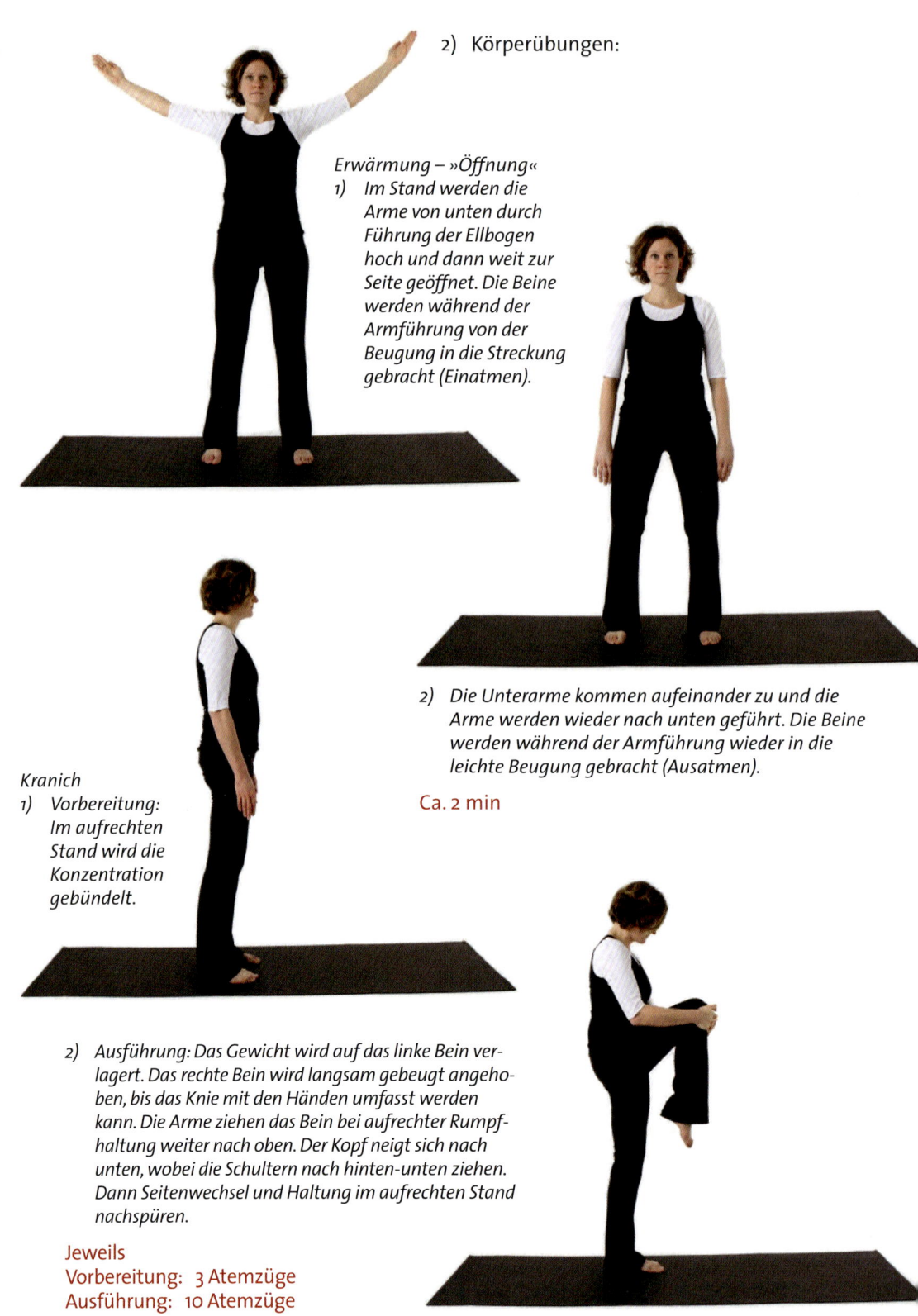

Die Yoga-Übungsprogramme

Tanzende Katze
Ausgangshaltung: Der Vierfüßlerstand mit aufgesetzten Knien wird eingenommen.

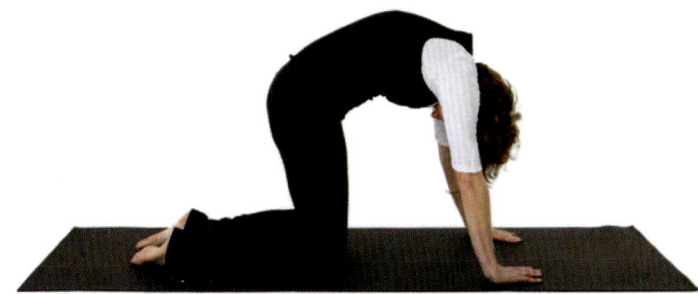

1) Der Rücken wird gerundet und das Kinn zieht zur Brust (Ausatmen).

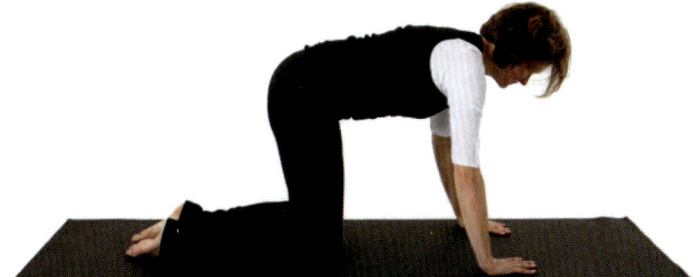

2) Ausgangshaltung (Einatmen)

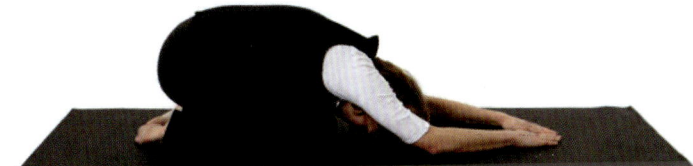

3) Die Stellung des Kindes mit nach vorn gestreckten Armen wird ausgeführt (Ausatmen).

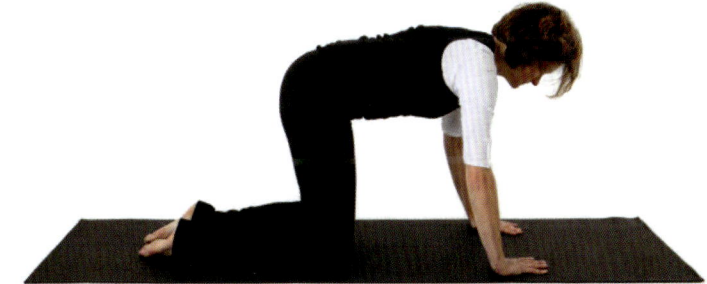

4) Ausgangshaltung (Einatmen)

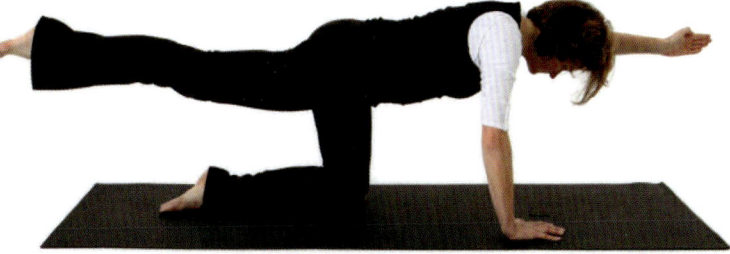

5) Das rechte Bein und der linke Arm strecken parallel zum Boden (Ausatmen).

6) Ausgangshaltung (Einatmen)

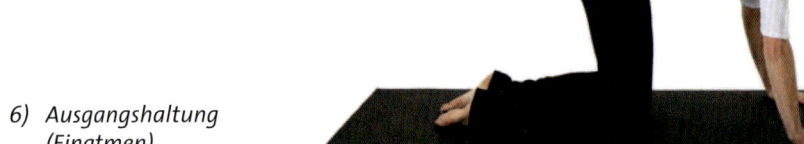

7) Das linke Bein und der rechte Arm strecken parallel zum Boden (Ausatmen).

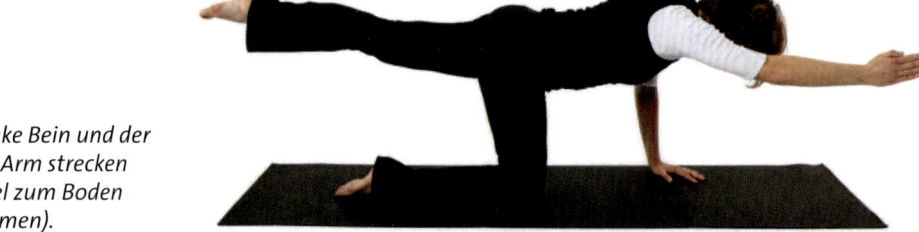

8) Ausgangshaltung (Einatmen)

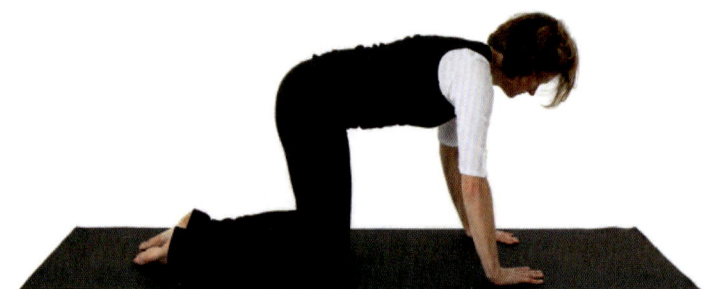

9) Die rechte Hand wird mit dem Handrücken nach unten zwischen Knien und linker Hand aufgesetzt. Die rechte Hand schiebt nun unter den linken Arm hindurch zur Seite. Der linke Arm wird dabei gebeugt und das rechte Ohr legt sich auf den Boden (Ausatmen).

10) Ausgangshaltung (Einatmen)

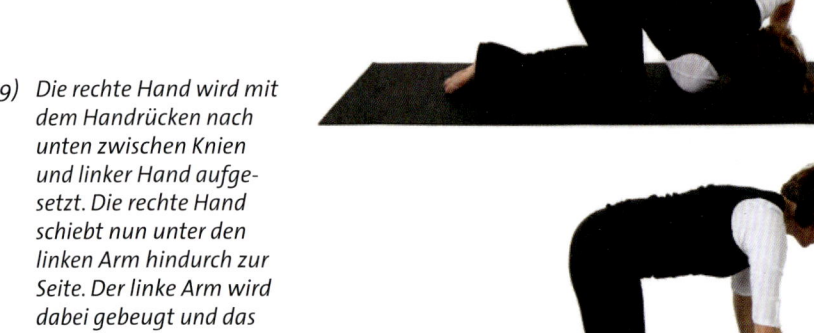

11) Die linke Hand wird mit dem Handrücken nach unten zwischen Knien und rechter Hand aufgesetzt. Die linke Hand schiebt nun unter den rechten Arm hindurch zur Seite. Der rechte Arm wird dabei gebeugt und das linke Ohr legt sich auf den Boden (Ausatmen).
12) Ausgangshaltung (Einatmen). Die Übung wird in der Rückenlage nachgespürt.

4 Wiederholungen

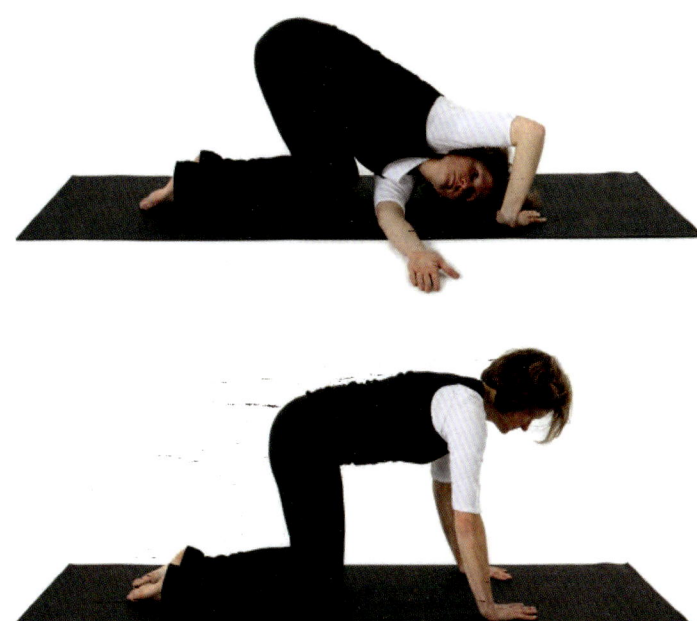

Schulterbrücke dynamisch
1) In der Rückenlage liegen die Arme neben dem Rumpf und die Füße werden nahe dem Gesäß aufgestellt. Der Beckenboden wird kontrahiert. Wirbel für Wirbel löst sich der Rücken vom Boden (Einatmen).
2) Wirbel für Wirbel wird der Rücken wieder abgerollt (Ausatmen).

8 Wiederholungen

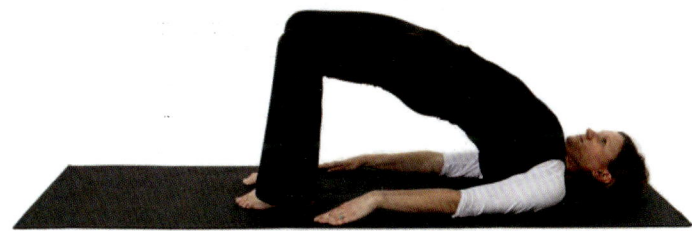

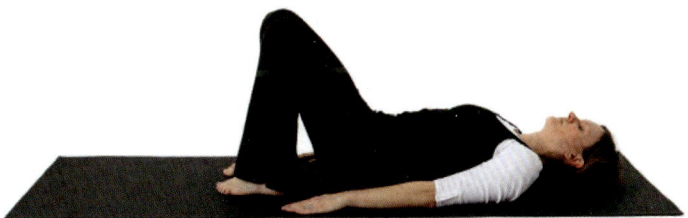

Schulterbrücke
Die Schulterbrücke wird gehalten. Der Nacken ist lang. Die Hände können unter dem Körper zusammenkommen, so dass der Brustraum noch weiter gedehnt werden kann.

10 Atemzüge

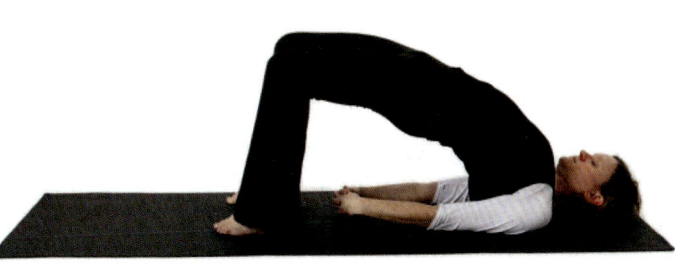

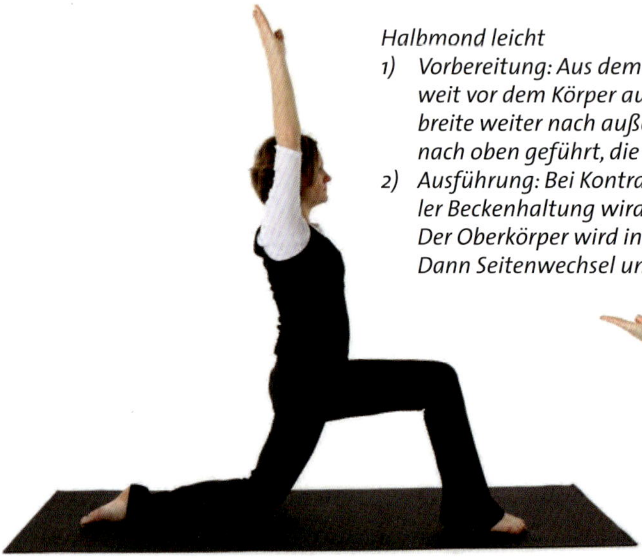

Halbmond leicht
1) Vorbereitung: Aus dem Kniestand heraus wird ein Bein weit vor dem Körper aufgesetzt. Der Fuß wird eine Fußbreite weiter nach außen verschoben. Die Arme werden nach oben geführt, die Daumen ineinander verhakt.
2) Ausführung: Bei Kontraktion des Beckenbodens und stabiler Beckenhaltung wird das vordere Bein stärker gebeugt. Der Oberkörper wird in eine leichte Rückbeuge gebracht. Dann Seitenwechsel und Haltung im Sitz nachspüren.

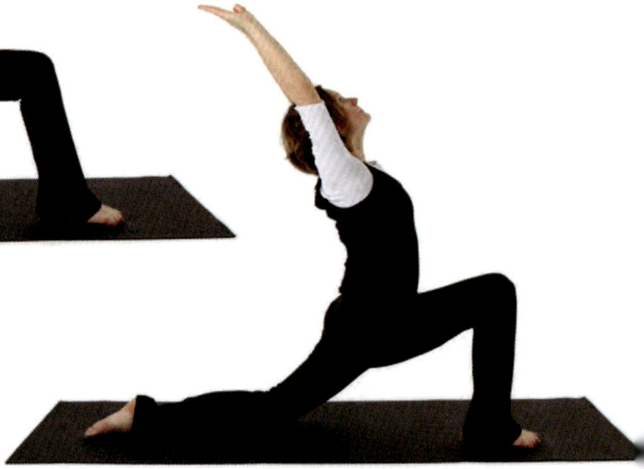

Jeweils
Vorbereitung: 3 Atemzüge
Ausführung: 10 Atemzüge

Schlafende Taube
Im Vierfüßlerstand mit aufgesetzten Knien wird das linke Bein so vor das rechte Bein gelegt, dass die Knie voreinander liegen. Das rechte Bein wird nun langsam nach hinten verlängert. Der Rumpf neigt sich nach vorne und die Stirn wird am Boden aufgesetzt. Danach Seitenwechsel.
Jeweils
Vorbereitung: 3 Atemzüge
Ausführung: 10 Atemzüge

Taube
1) Vorbereitung: Im Vierfüßlerstand mit aufgesetzten Knien wird das linke Bein so vor das rechte Bein gelegt, dass die Knie voreinander liegen. Das rechte Bein wird nun langsam nach hinten verlängert. Der Rumpf neigt sich nach vorne und die Stirn wird am Boden aufgesetzt.

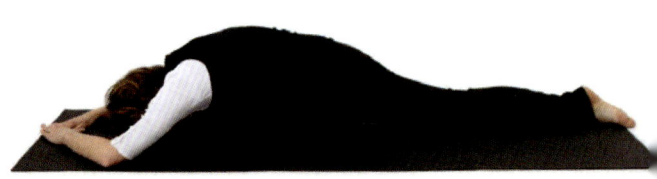

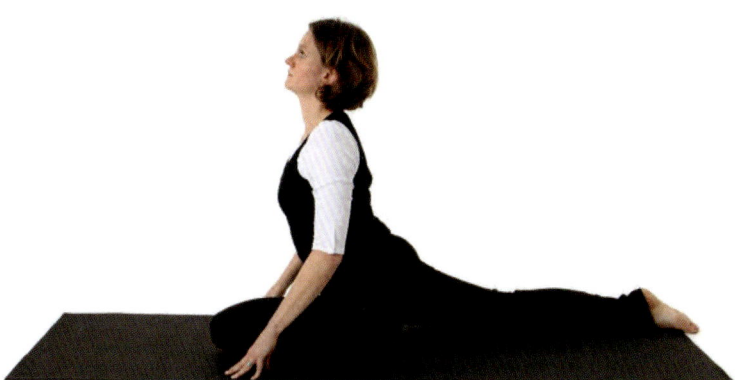

2) Ausführung: Die Hände setzen sich neben das vordere Knie. Der Oberkörper richtet sich langsam auf, wobei die Hüfte tief gehalten wird. Das Brustbein strebt nach vorne-oben. Ist der Oberkörper weit aufgerichtet, sollte kaum Gewicht auf den Armen ruhen.

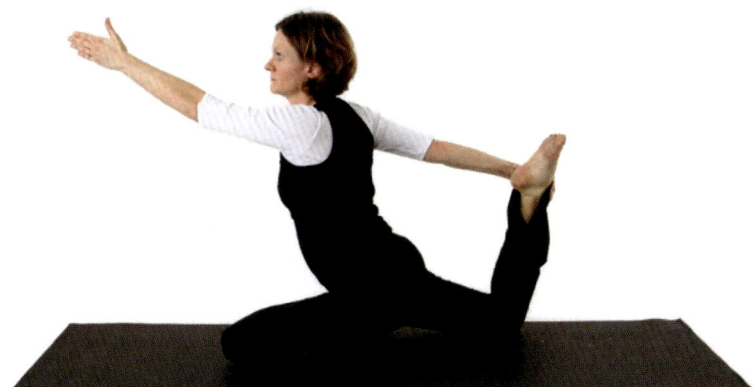

3) Die rechte Hand kann nun den rechten Fuß fassen, während der linke Arm nach vorne strebt.. Dann Seitenwechsel und Haltung im Langsitz nachspüren.

Jeweils
Vorbereitung: 3 Atemzüge
Ausführung: 10 Atemzüge

Ausgleich – Päckchen
1) Vorbereitung: In der Rückenlage legen die Arme hinter dem Körper ab.
2) Ausführung: Die gebeugten Beine werden zur Rumpfvorderseite gebracht und mit den Händen umfasst. Der Kopf hebt und nähert sich den Knien an.

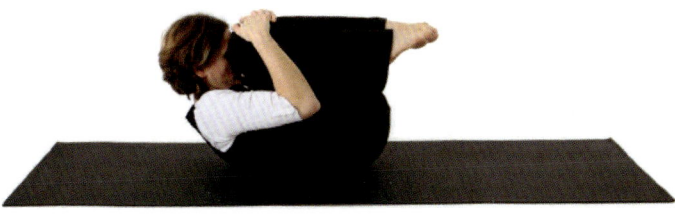

Vorbereitung: 5 Atemzüge
Ausführung: 10 Atemzüge

3) Entspannung: »Wärme«

Einleitende Worte

Lenke deine Aufmerksamkeit auf deinen Brustraum …
Du spürst deinen Herzschlag …
Du spürst die Wärme, die von deinem Brustraum ausstrahlt …
Die Wärme erfüllt nun deinen Bauchraum …
Durchströmt deine Beine …
Durchströmt deine Arme …
Durchströmt deinen Nacken …
Dein Körper fühlt sich nun warm und entspannt an …
Deine Gedanken werden leicht und schweben dahin …
Genieße diesen Zustand noch für eine kleine Weile …

Rückkehr

Das Kamel (Ushtrasana)

In der Haltung des Kamels wird der Oberkörper aus dem Kniestand heraus nach hinten gebeugt. Die Haltung erinnert an das Kamel, welches vor dem Aufrichten zuerst den Kopf zurücklegt und die Brust wölbt.

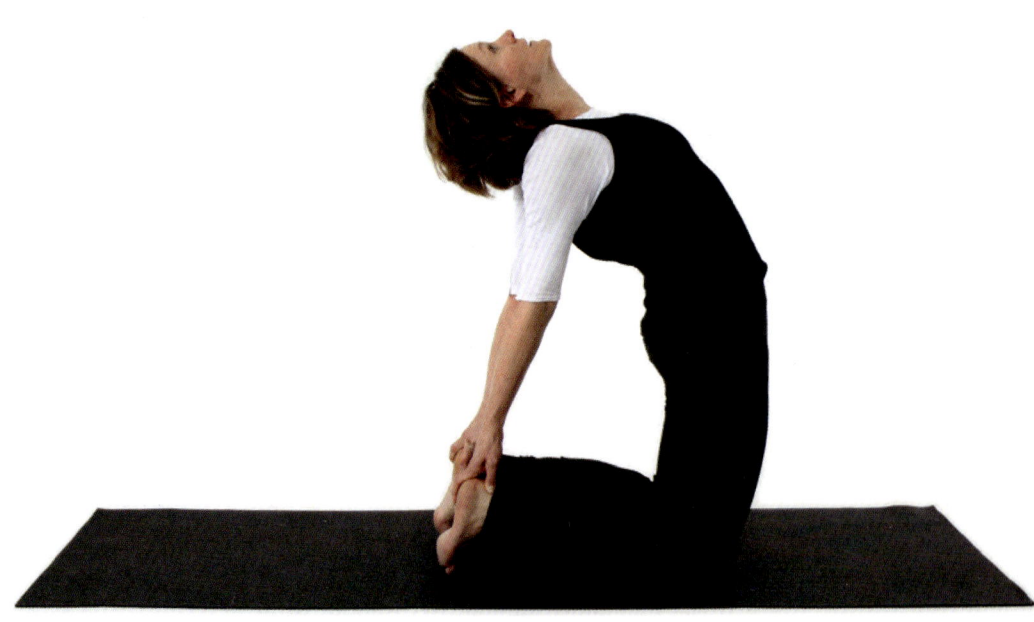

Wirkungen

Körperlich	Langfristig
• Dehnung der Brust- und Oberschenkelvorderseitenmuskulatur • Dehnung der Leisten • Kräftigung der Rückenmuskulatur • Anregung der Brustatmung • Anregung des Kreislaufs • Positiver Einfluss bei Atemwegserkrankungen	• Milderung von Rückenbeschwerden (insbesondere im Bereich der Brustwirbelsäule) • Positiver Einfluss bei niedrigem Blutdruck • Stärkung des Selbstbewusstseins

Kontraindikationen:
- Akute Probleme mit der Wirbelsäule
- Nicht medikamentös eingestellte Schilddrüsenüberfunktion
- Nach Operationen im Brustraum

Beschreibung der Haltung:
Vorbereitung: Im Kniestand werden die Zehen aufgesetzt. Die Muskulatur des Beckenbodens wird kontrahiert. Die Leisten werden nach vorn geschoben.
Ausführung: Der Oberkörper kommt in die Rückbeuge. Nacheinander umfassen die Hände die Fersen. Der Kopf befindet sich in der Verlängerung der Wirbelsäule. Der Mund wird leicht geöffnet.
In der Haltung: Mit jedem Einatmen wird die Körpervorderseite in der Länge gespannt. Es breitet sich das Gefühl der Weite und der Offenheit aus.
Auflösen: Das Becken sinkt zu den Fersen, die Handfassung wird gelöst.

Variationen: Die Fußrücken können in der Haltung ganz aufliegen. Zur Vereinfachung der Haltung könnte das Kamel mit einem Stuhl ausgeführt werden, welcher sich hinter dem Übenden befindet. Statt die Fersen zu erreichen, könnten sich dann die Hände auf dem Sitz abstützen.

Der Weg zu dem Kamel
Im Kamel werden durch die Rückneige des Rumpfes aus dem Kniestand heraus der Brustraum und die Leistengegend geöffnet. In den Vorübungen wird demnach durch Dehnungen dieser Körperbereiche auf die Haltung vorbereitet.

1) Meditation:

Einleitende Worte

Der Schwerpunkt der heutigen Einheit liegt in der Ausführung des Kamels.
Dadurch, dass sich das Kamel über einen längeren Zeitraum mit einem geringen Wasservorrat
fortbewegen kann, symbolisiert es nach außen Ausdauer und Geduld.
Es ist erstrebenswert, Ziele vor Augen zu behalten und, wie das Kamel,
ausdauernd und geduldig, darauf zuzugehen.
Auch du trägst diese Kraft der Ausdauer in dir ...
Du weißt, du brauchst Phasen der Ruhe, um Kraft zu tanken ...
Durch die Meditation kannst du diese innere Ruhe erfahren ...
Spüre, wie du mit jedem Ausatmen tiefer in dein inneres Selbst sinkst ...

Rückkehr

2) Körperübungen:

Erwärmung
1) Im aufrechten Stand streben die Arme nach oben (Einatmen).

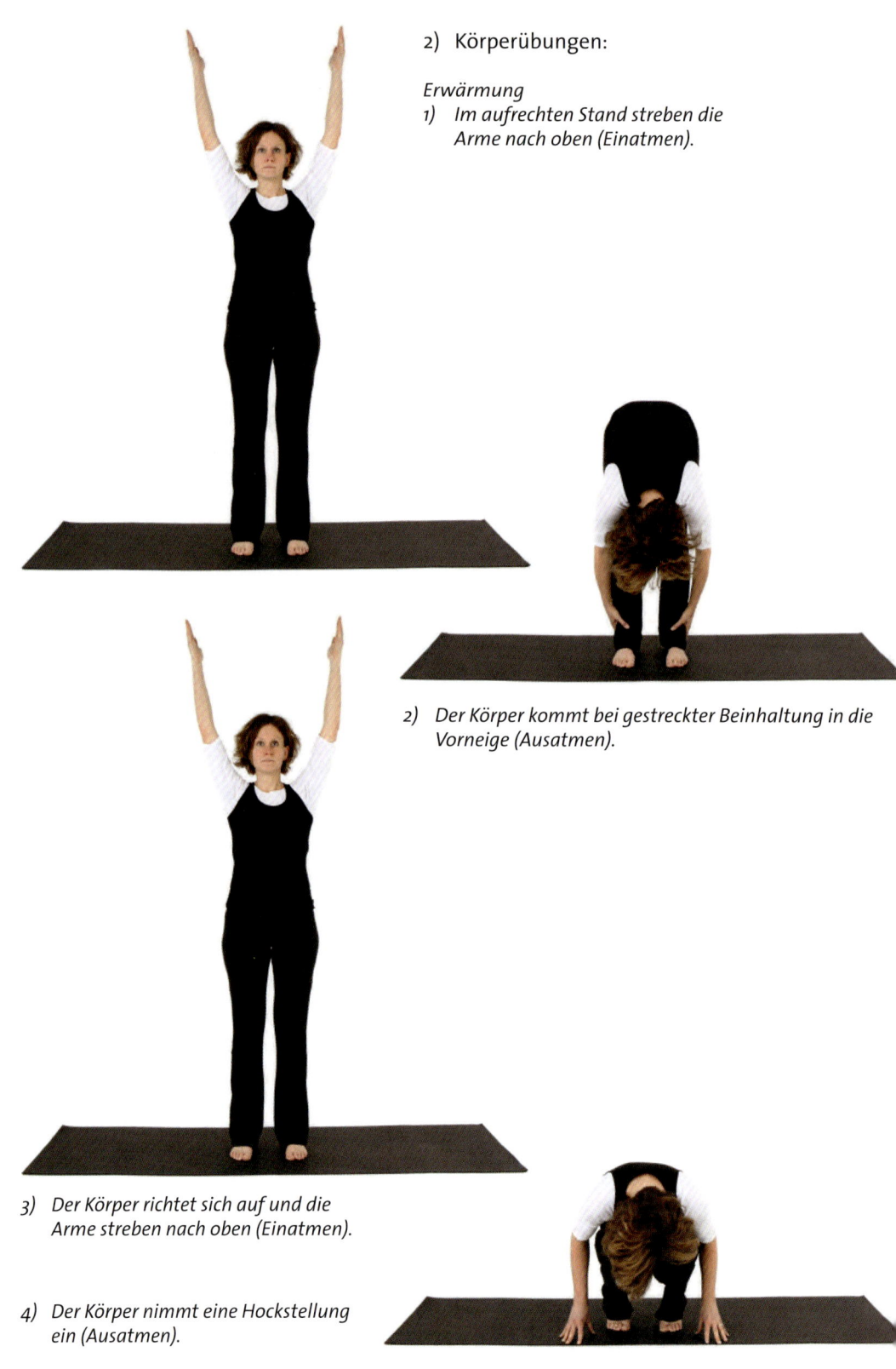

2) Der Körper kommt bei gestreckter Beinhaltung in die Vorneige (Ausatmen).

3) Der Körper richtet sich auf und die Arme streben nach oben (Einatmen).

4) Der Körper nimmt eine Hockstellung ein (Ausatmen).

Die Yoga-Übungsprogramme

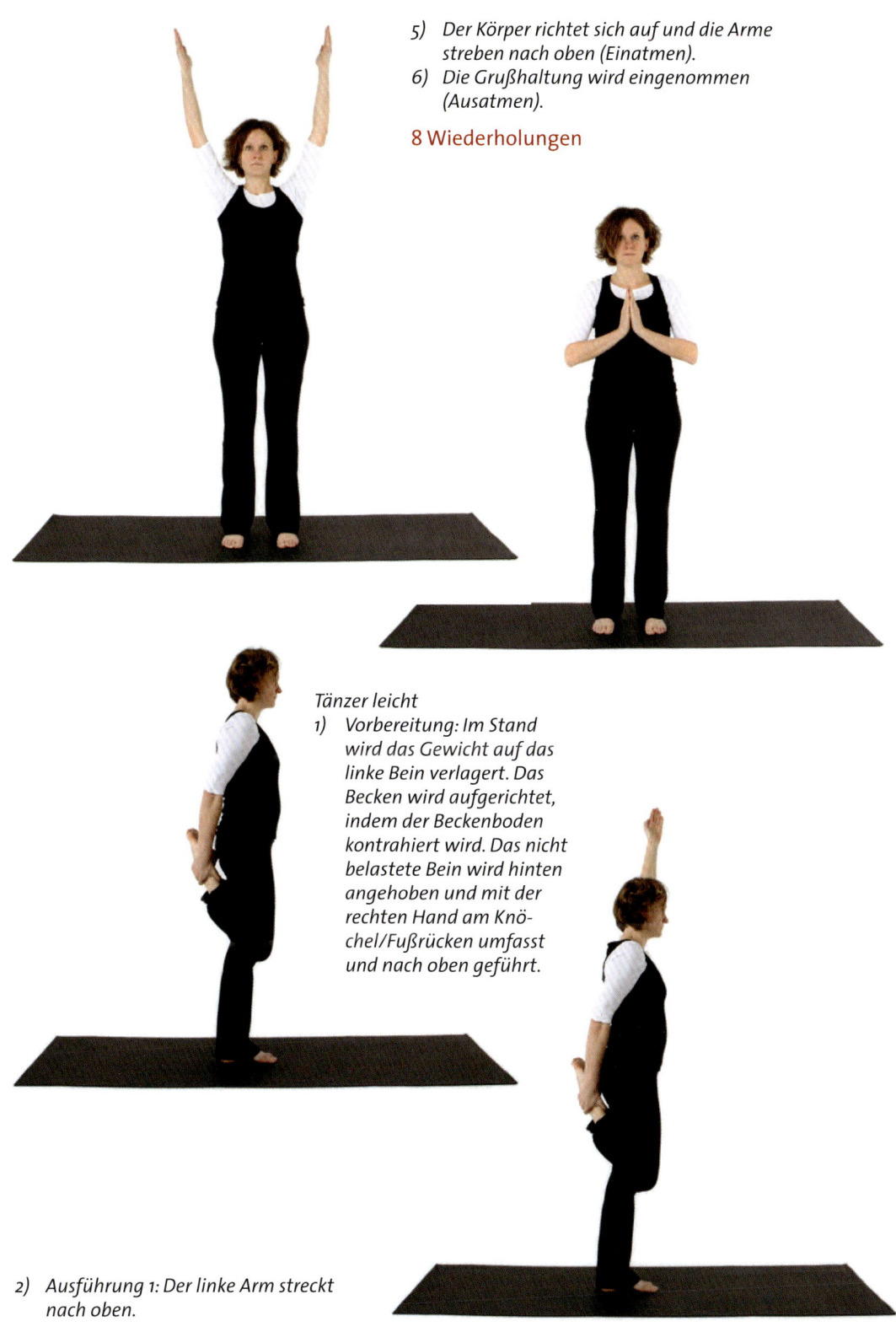

5) Der Körper richtet sich auf und die Arme streben nach oben (Einatmen).
6) Die Grußhaltung wird eingenommen (Ausatmen).

8 Wiederholungen

Tänzer leicht
1) Vorbereitung: Im Stand wird das Gewicht auf das linke Bein verlagert. Das Becken wird aufgerichtet, indem der Beckenboden kontrahiert wird. Das nicht belastete Bein wird hinten angehoben und mit der rechten Hand am Knöchel/Fußrücken umfasst und nach oben geführt.

2) Ausführung 1: Der linke Arm streckt nach oben.

3) Ausführung 2: Der linke Arm zieht nach vorne.

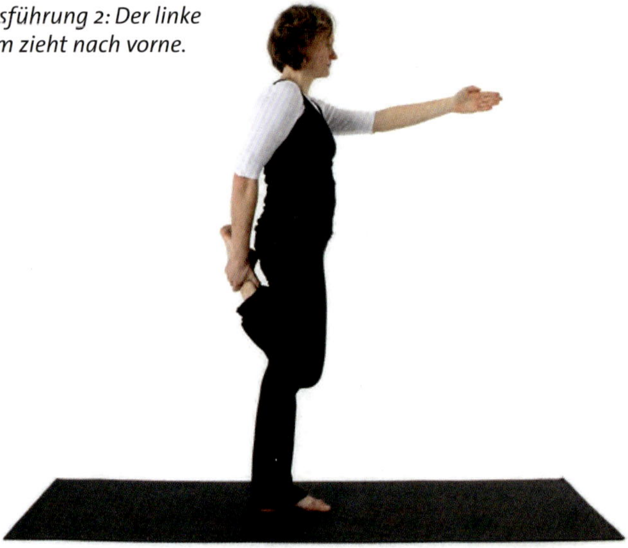

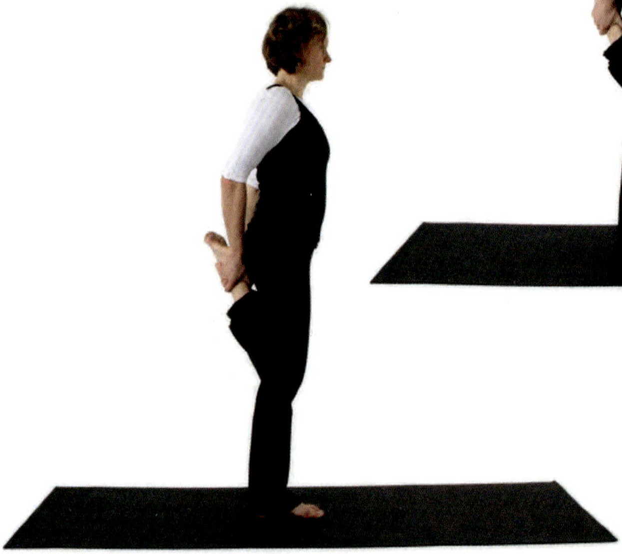

4) Ausführung 3: Die linke Hand umfasst ebenfalls den Knöchel. Danach Seite wechseln und in der Bauchlage nachspüren.

Jeweils
Vorbereitung: 3 Atemzüge
Ausführungen: 8 Atemzüge

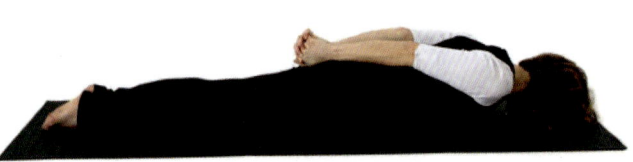

Kobra leicht
1) Vorbereitung: In der Bauchlage ruht die Stirn auf dem Boden. Die Hände fassen bei gestreckter Armhaltung hinter dem Rücken zusammen.

2) Ausführung: Der Beckenboden wird aktiviert und die Beine drücken gegeneinander. Mit der Kraft aus dem Rücken neigt sich der Oberkörper leicht nach oben. Der Kopf bleibt in der Verlängerung der Wirbelsäule. Die Haltung wird in der Bauchlage nachgespürt.

Vorbereitung: 5 Atemzüge
Ausführungen: 8 Atemzüge

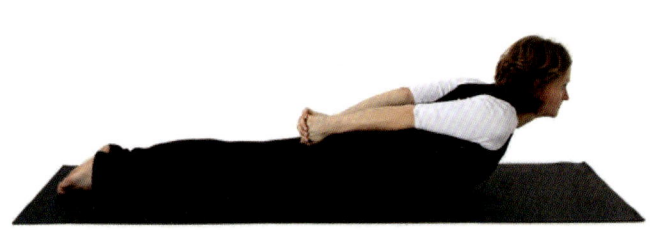

Die Yoga-Übungsprogramme

Kamel mit aufgesetzten Händen

1) Vorbereitung: Im Fersensitz neigt sich der Rumpf zurück und die Hände setzen auf.

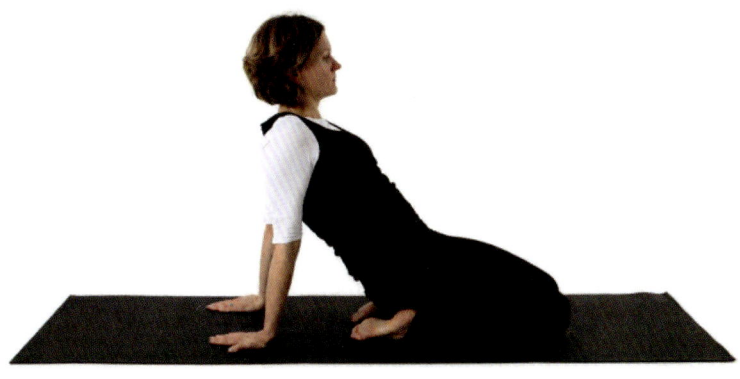

2) Ausführung: Das Gesäß löst von den Fersen. Oberschenkel und Rumpf werden gedehnt.

Vorbereitung: 3 Atemzüge
Ausführungen: 8 Atemzüge

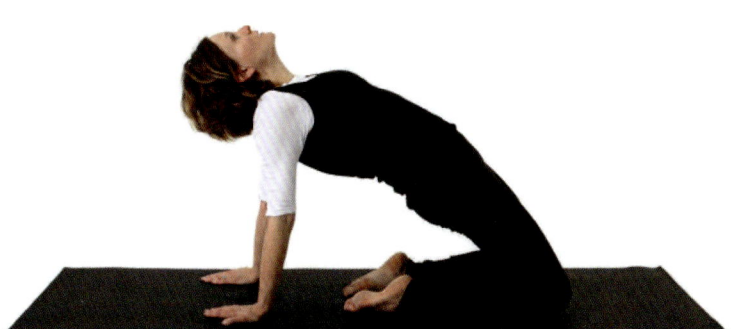

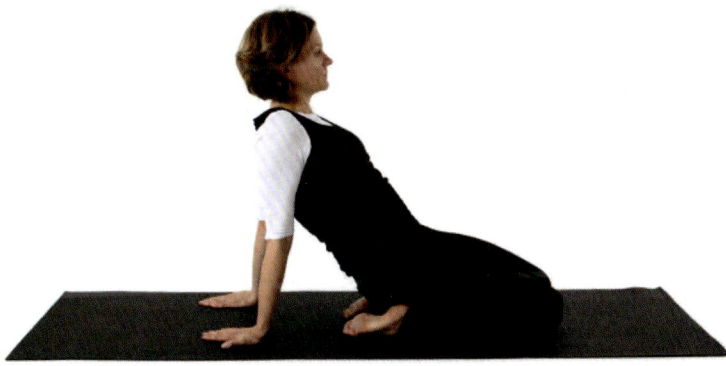

Kamel mit aufgesetzten Händen dynamisch

1) Im Fersensitz neigt sich der Rumpf zurück und die Hände setzen auf (Ausatmen).

2) Das Gesäß löst von den Fersen. Oberschenkel und Rumpf werden gedehnt (Einatmen). Die Übung wird im Sitz nachgespürt.

6 Wiederholungen

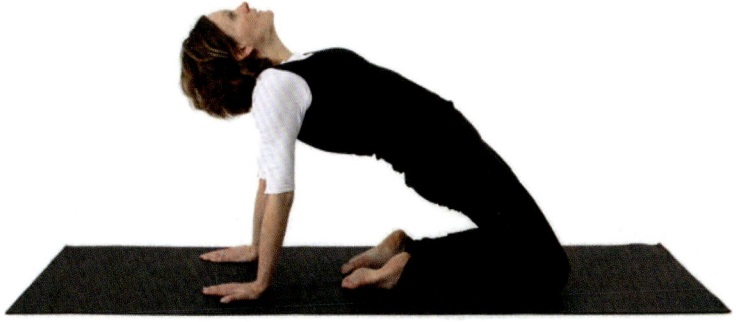

Kamel leicht
1) Vorbereitung: Im Kniestand legen sich die Hände rechts und links neben die Lendenwirbelsäule.

2) Ausführung: Unter Kontraktion des Beckenbodens werden die Ellbogen nach hinten geführt und der Rumpf kommt in eine leichte Rückneige. Der Kopf wird kontrolliert gehalten.

Vorbereitung: 3 Atemzüge
Ausführungen: 8 Atemzüge

Kamel leicht dynamisch
1) Im Kniestand legen sich die Hände rechts und links neben der Lendenwirbelsäule (Ausatmen).

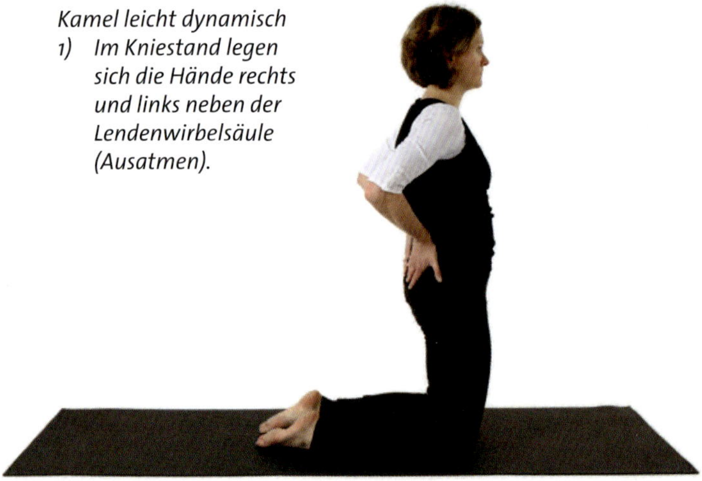

2) Unter Kontraktion des Beckenbodens werden die Ellbogen nach hinten geführt und der Rumpf kommt in eine leichte Rückneige. Der Kopf wird kontrolliert gehalten (Einatmen).

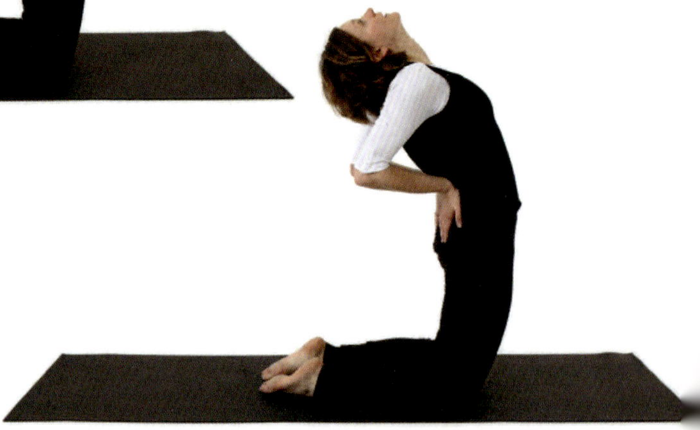

8 Wiederholungen

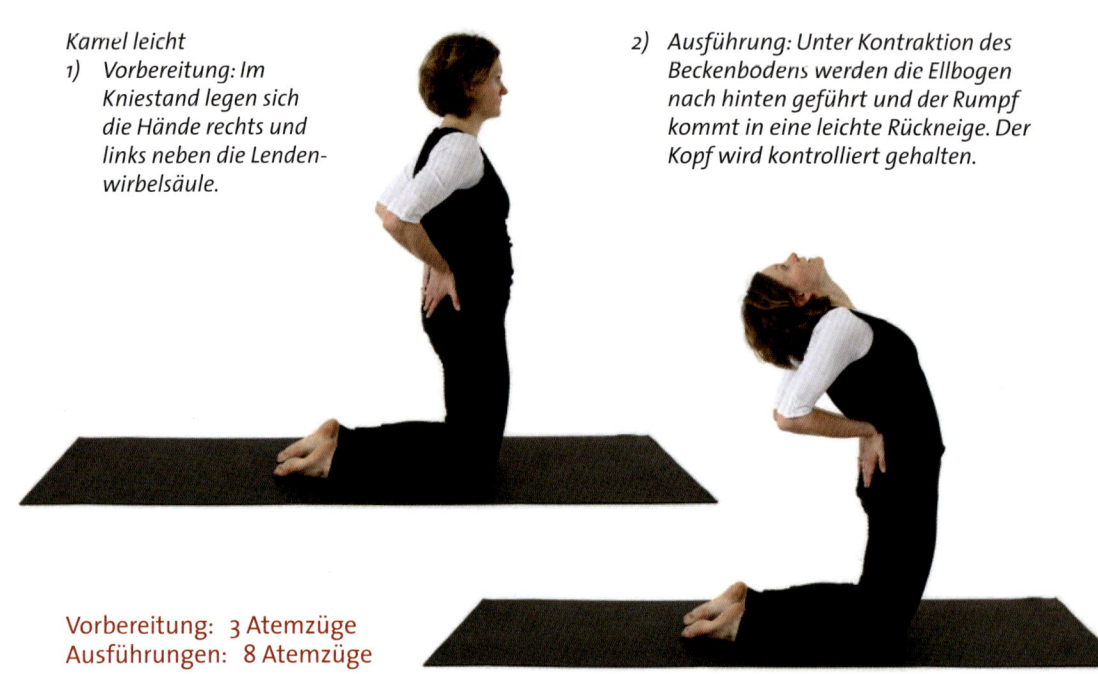

Kamel

1) **Vorbereitung:** Im Kniestand werden die Zehen aufgesetzt. Die Muskulatur des Beckenbodens wird kontrahiert. Die Leisten werden nach vorn geschoben.

2) **Ausführung:** Der Oberkörper kommt in die Rückbeuge. Nacheinander umfassen die Hände die Fersen. Der Kopf befindet sich in der Verlängerung der Wirbelsäule. Die Haltung wird im Sitz nachgespürt.

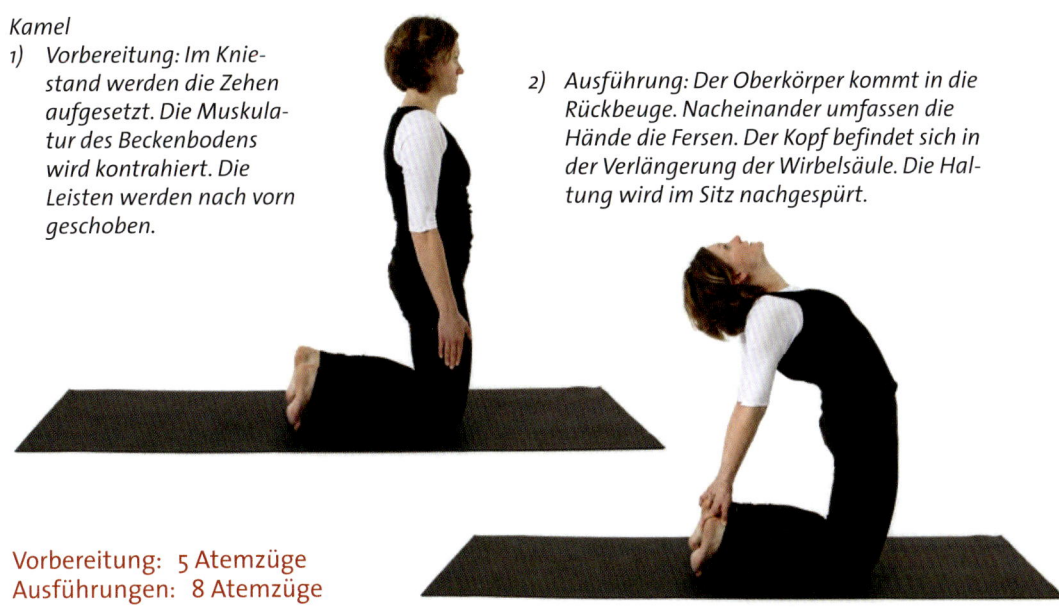

Vorbereitung: 5 Atemzüge
Ausführungen: 8 Atemzüge

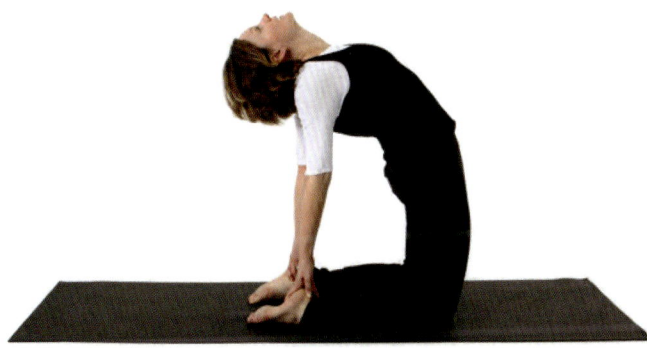

Variation – Kamel
In der Haltung des Kamels können die Fußrücken ganz aufsetzen.

8 Atemzüge

Ausgleich – Beinstreckung dynamisch
1) In der Rückenlage werden die gebeugten Beine zur Rumpfvorderseite gebracht (Ausatmen).

2) Die Beine strecken nach oben (Einatmen).

8 Wiederholungen

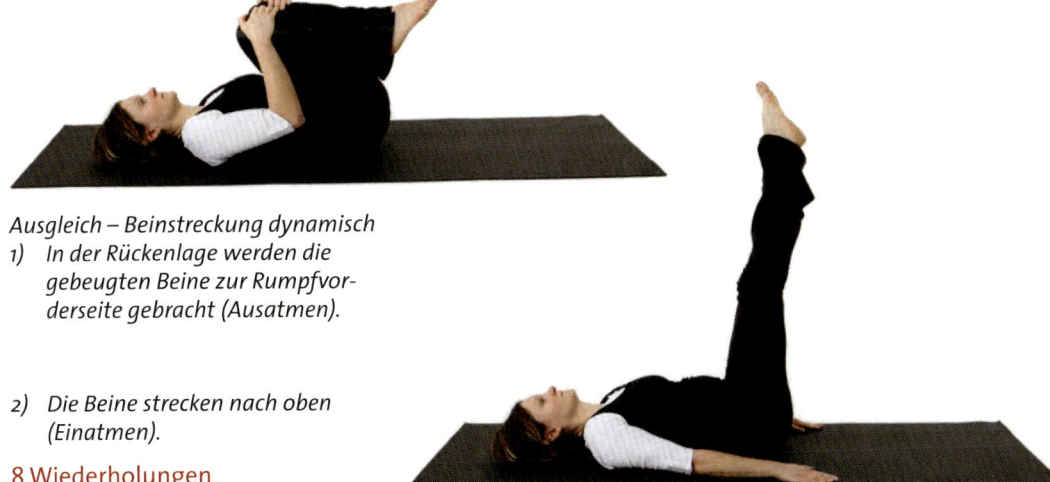

3) Entspannung: »Lichtwirbel«

Einleitende Worte

Du richtest deine Aufmerksamkeit auf deinen Brustraum ...
Du spürst deinen Herzschlag ...
Du stellst dir einen grünen Lichtwirbel vor, der in der Mitte des Brustkorbs liegt ...
Du stellst dir vor, wie der Wirbel mit jedem Atemzug größer wird ...
Er erhellt deinen Brustraum ...
Du genießt das wohltuende Gefühl noch für eine kleine Weile.

Rückkehr

Die Schulterbrücke (Kandharasana)

Der Körper formt in dieser Haltung aus der Rückenlage eine Brücke, indem durch das Aufsetzen der Füße Beine, Gesäß und Rücken bis zum Nacken einen Bogen bilden.

Wirkungen

Körperlich	Langfristig
• Mobilisation der Wirbelsäule • Stärkung der Beckenbodenmuskulatur • Kräftigung der Oberschenkel- und Rückenmuskulatur • Dehnung des Nackens und der Leisten • Dehnung der Brustmuskulatur • Vertiefung der Atmung	• Positiver Einfluss bei Atemwegserkrankungen • Milderung von Rückenbeschwerden (insbesondere im Bereich der Brustwirbelsäule)

Kontraindikationen:
- Nicht medikamentös eingestellter Bluthochdruck
- Erhöhter Augeninnendruck
- Kopfschmerzen, Migräne
- Entzündungen im Kopf

Beschreibung der Haltung:
Vorbereitung: In der Rückenlage werden die Füße nahe des Gesäßes aufgesetzt. Die Arme liegen neben dem Rumpf.
Ausführung: Die Beckenbodenmuskulatur wird kontrahiert. Nach und nach hebt erst das Becken, dann Wirbel für Wirbel vom Boden nach oben, bis eine Ebene von den Knien zu den Schultern entsteht. Der Nacken und die Schulter bleiben entspannt.
In der Haltung: Mit jedem Einatem wird die Weite im Brustraum gespürt.
Auflösen: Der Rücken wird wieder Wirbel um Wirbel zurückgerollt, bis die Ausgangshaltung erlangt wird. Sobald das Becken aufliegt, entspannt der Beckenboden.

Variationen: Die Armhaltungen können variieren. Sie können nach hinten herausgelegt werden, so dass die Achseln zusätzlich, und die Brustmuskulatur stärker gedehnt werden. Eine stärkere Brustdehnung wird ebenfalls erreicht, wenn die Hände sich bei gestreckter Armhaltung unter dem Körper auf dem Boden verschränken und so ein zusätzlicher Hebel geschaffen wird. Als weitere Variante eignet sich die Fassung der Fußknöchel mit den Händen.

▪ Der Weg zur Schulterbrücke
Die Schulterbrücke gehört zu den leichteren, rückbeugenden Haltungen. Wichtig sind in der Vorbereitung die Mobilisation der Wirbelsäule, damit der Rücken langsam in die Schulterbrücke hoch rollen kann und die Dehnung des Brustraums, da dieser in der Haltung geöffnet ist.

1) Meditation:

Einleitende Worte

Der Schwerpunkt dieser Einheit liegt in der Ausführung der Schulterbrücke.
Die Brücke ermöglicht das Überwinden von Hindernissen. In unserem Sprachgebrauch
finden sich häufig Ausdrücke und Sprüche, in denen der Wortstamm der Brücke benutzt wird.
Es ist erstrebenswert, Altes hinter sich zu lassen, Hindernisse und Ängste zu überwinden.
So symbolisiert die Brücke den Übergang zu etwas Neuem ...
Das Überqueren sollte von dem Gefühl des Mutes begleitet sein ...
Spüre das Gefühl des Mutes, des Selbstbewusstseins in dir ...
Lasse dieses Gefühl mit dem Einatmen stärker werden ...

Rückkehr

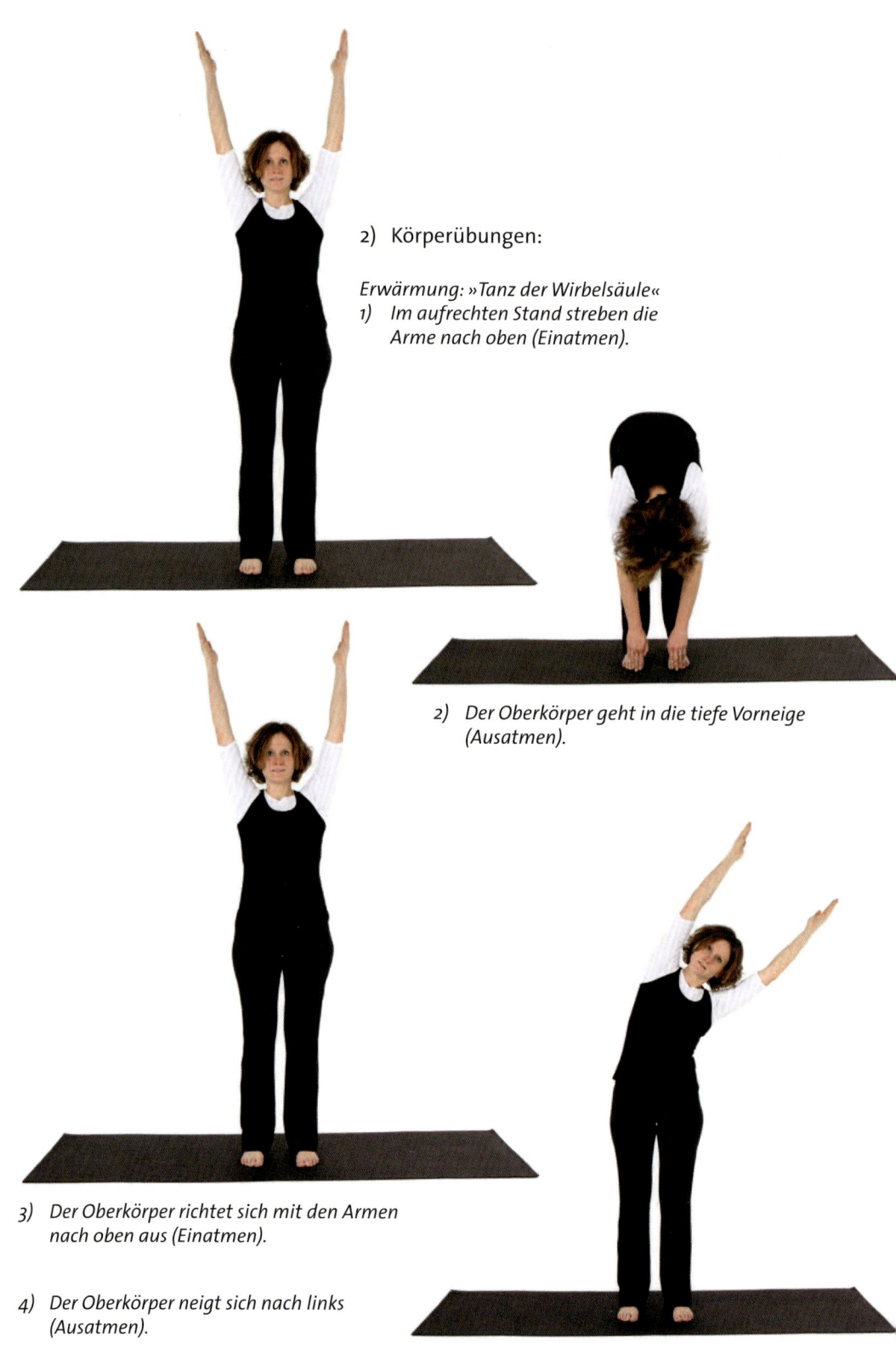

2) Körperübungen:

   Erwärmung: »Tanz der Wirbelsäule«
   1) Im aufrechten Stand streben die Arme nach oben (Einatmen).

   2) Der Oberkörper geht in die tiefe Vorneige (Ausatmen).

   3) Der Oberkörper richtet sich mit den Armen nach oben aus (Einatmen).

   4) Der Oberkörper neigt sich nach links (Ausatmen).

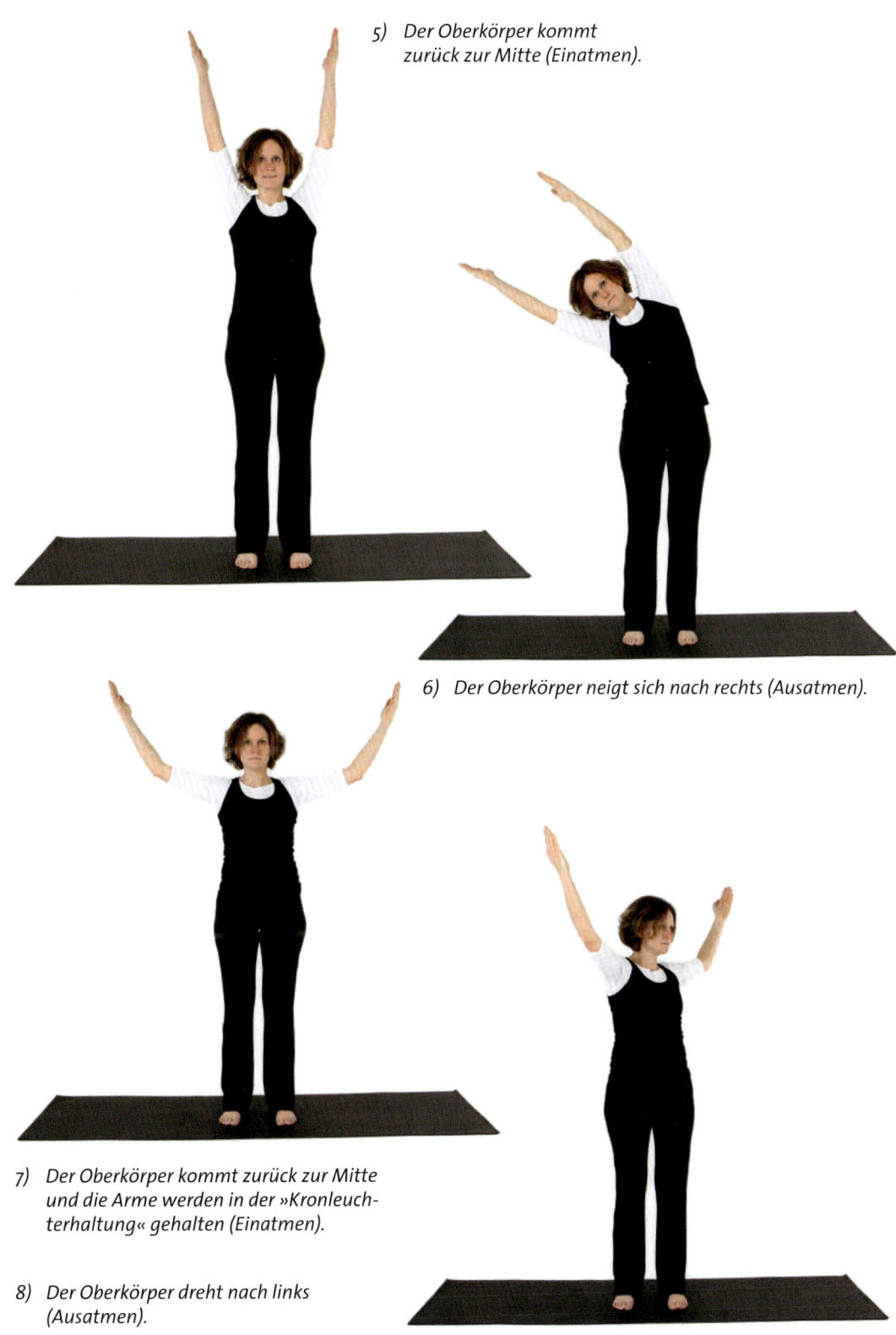

5) Der Oberkörper kommt zurück zur Mitte (Einatmen).

6) Der Oberkörper neigt sich nach rechts (Ausatmen).

7) Der Oberkörper kommt zurück zur Mitte und die Arme werden in der »Kronleuchterhaltung« gehalten (Einatmen).

8) Der Oberkörper dreht nach links (Ausatmen).

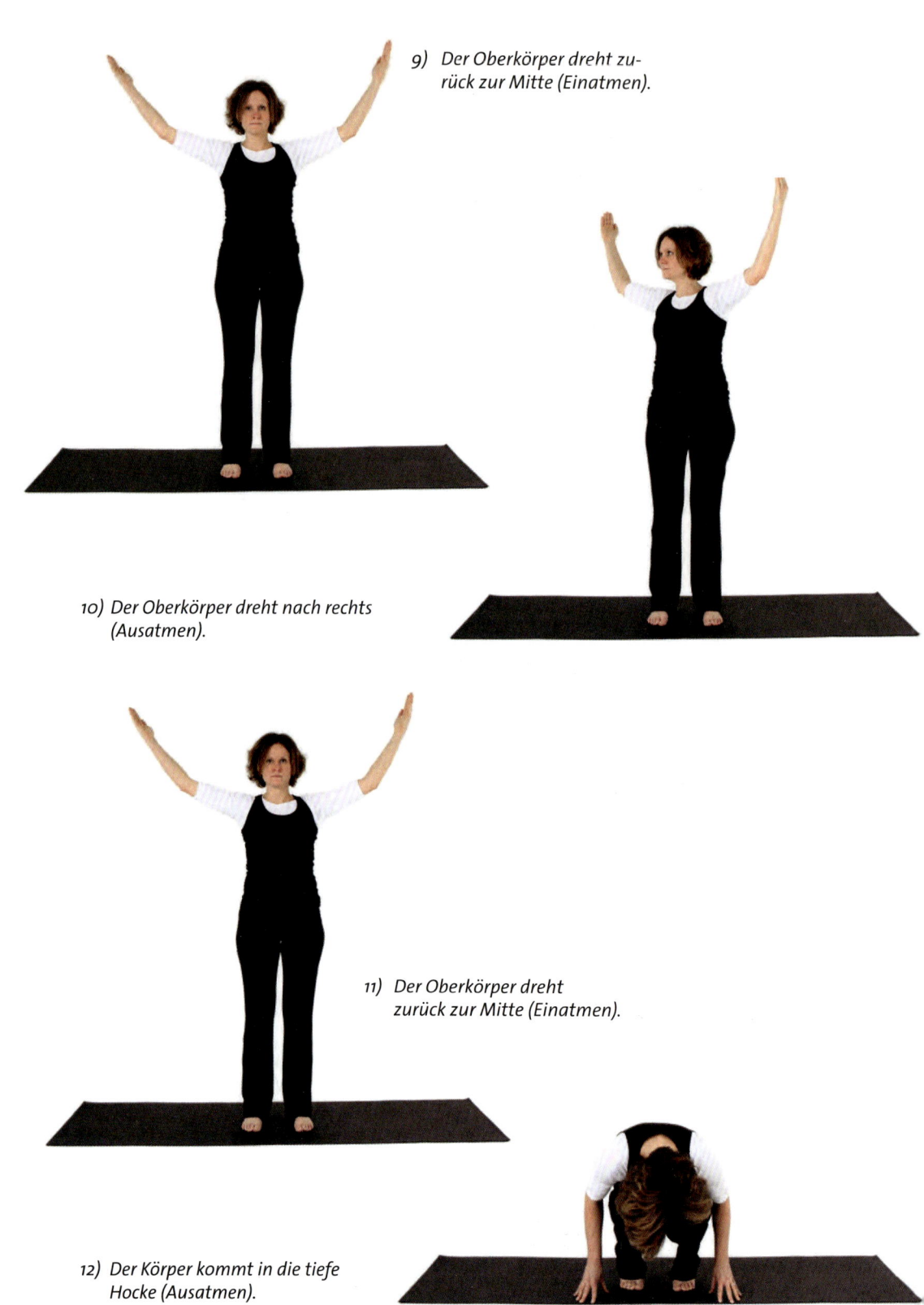

9) Der Oberkörper dreht zurück zur Mitte (Einatmen).

10) Der Oberkörper dreht nach rechts (Ausatmen).

11) Der Oberkörper dreht zurück zur Mitte (Einatmen).

12) Der Körper kommt in die tiefe Hocke (Ausatmen).

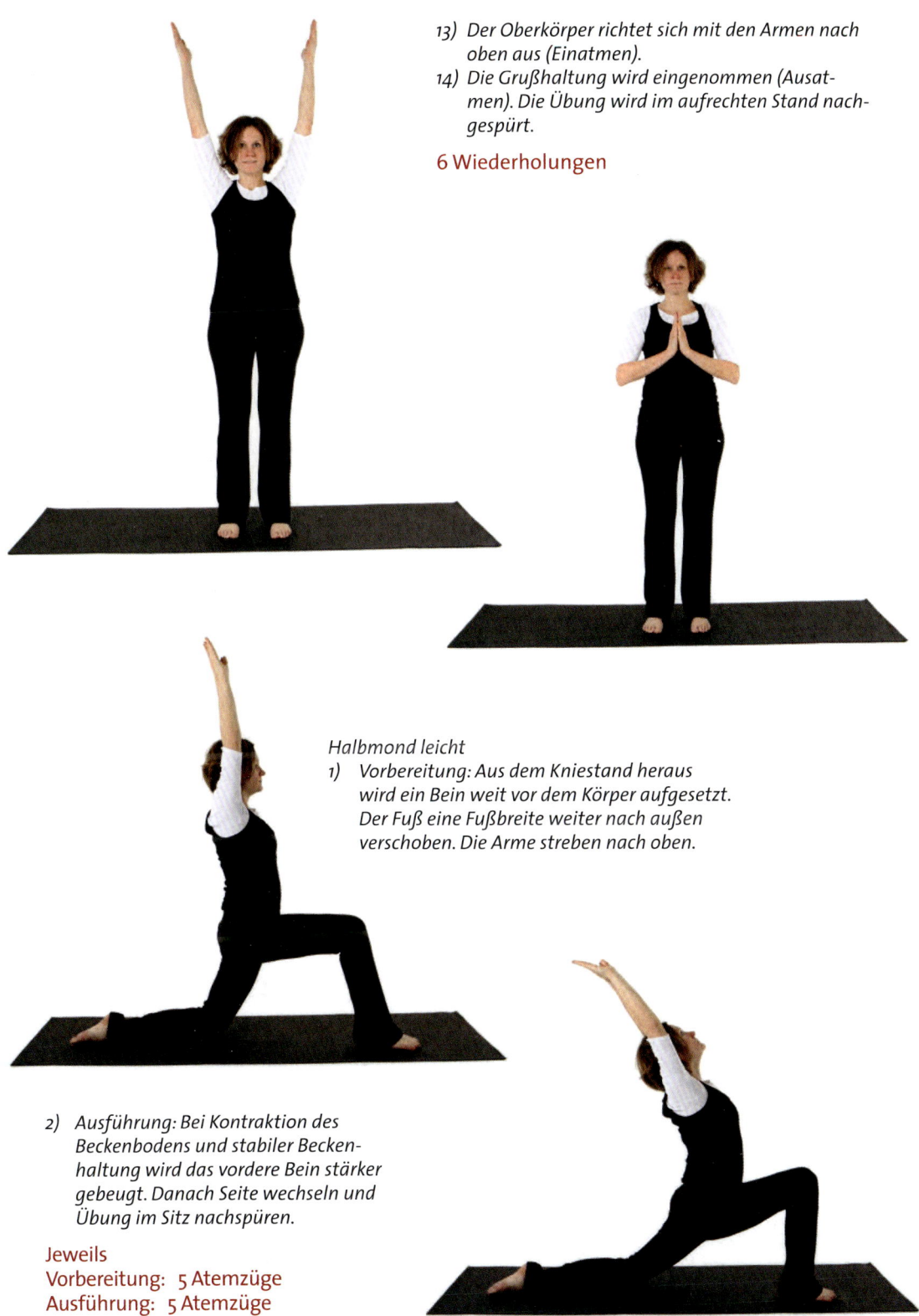

13) Der Oberkörper richtet sich mit den Armen nach oben aus (Einatmen).
14) Die Grußhaltung wird eingenommen (Ausatmen). Die Übung wird im aufrechten Stand nachgespürt.

6 Wiederholungen

Halbmond leicht
1) Vorbereitung: Aus dem Kniestand heraus wird ein Bein weit vor dem Körper aufgesetzt. Der Fuß eine Fußbreite weiter nach außen verschoben. Die Arme streben nach oben.

2) Ausführung: Bei Kontraktion des Beckenbodens und stabiler Beckenhaltung wird das vordere Bein stärker gebeugt. Danach Seite wechseln und Übung im Sitz nachspüren.

Jeweils
Vorbereitung: 5 Atemzüge
Ausführung: 5 Atemzüge

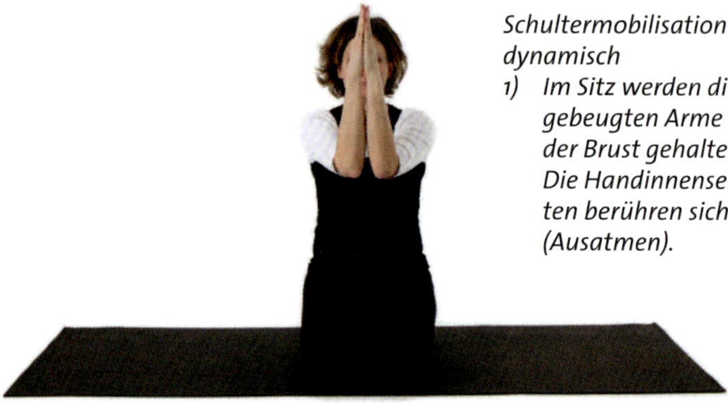

Schultermobilisation dynamisch
1) *Im Sitz werden die gebeugten Arme vor der Brust gehalten. Die Handinnenseiten berühren sich (Ausatmen).*

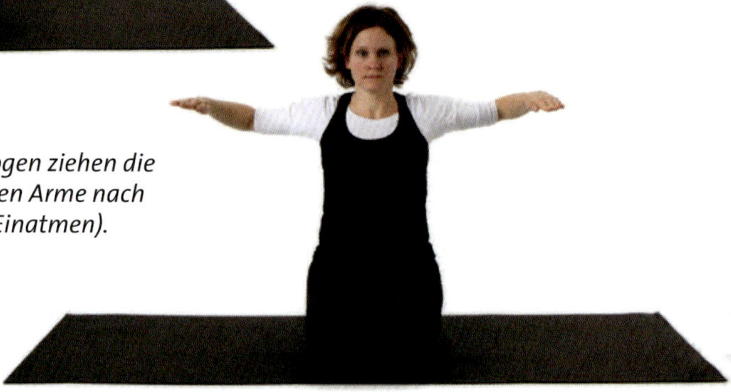

2) *Die Ellbogen ziehen die gebeugten Arme nach hinten (Einatmen).*

3) *Die Arme werden nach vorne gestreckt (Ausatmen).*

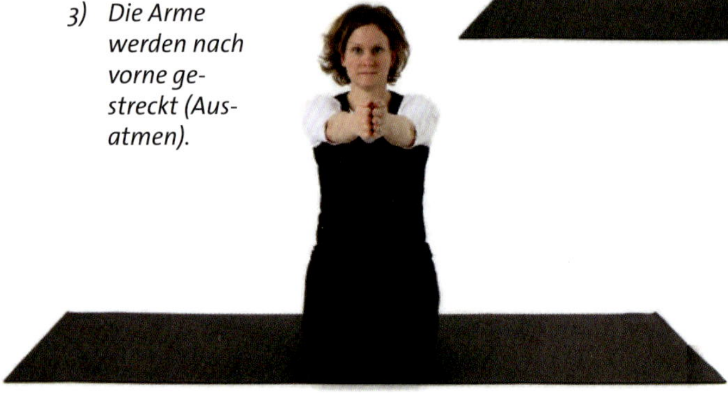

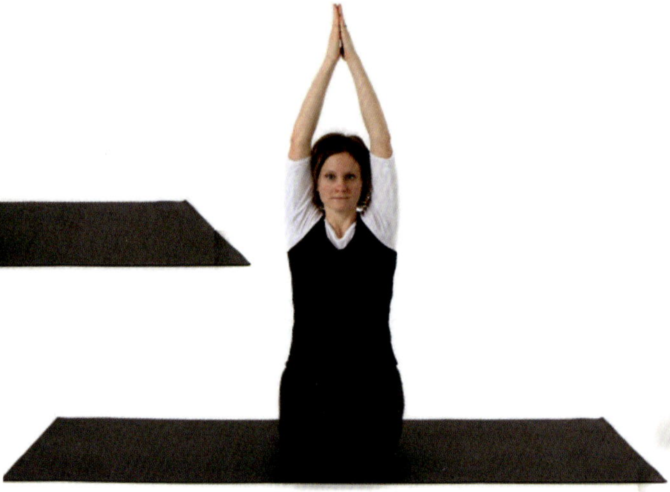

4) *Die Arme werden nach oben gestreckt und die Handinnenseiten aneinander gelegt (Einatmen).*

6 Wiederholungen

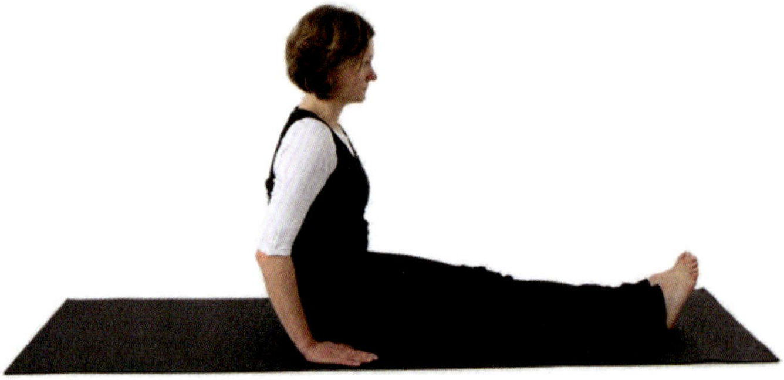

Stock
Im Langsitz setzen die Hände neben dem Gesäß auf. Der Rumpf richtet sich auf.

8 Atemzüge

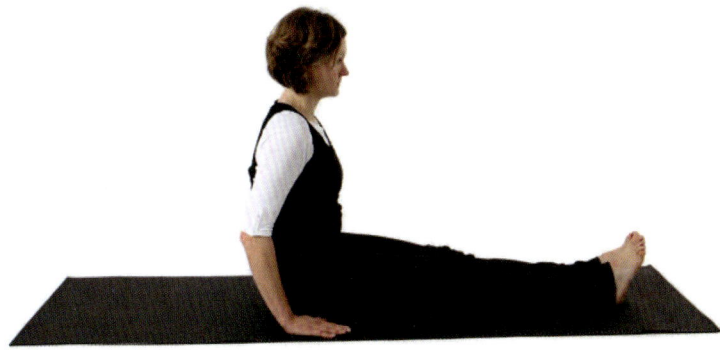

Tisch
1) Vorbereitung: Im Langsitz richtet sich der Rumpf auf. Die Hände werden neben dem Gesäß aufgesetzt.

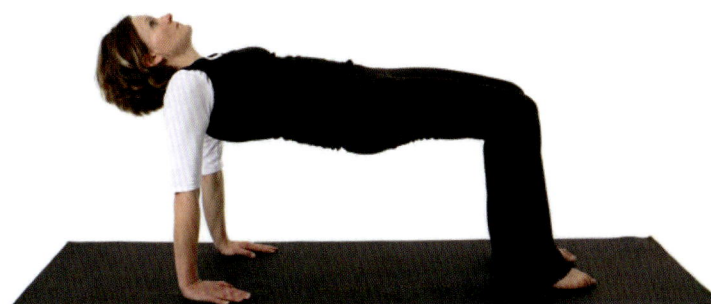

2) Ausführung: Das Gesäß wird hochgestützt. Die Füße setzen auf. Oberschenkel und Rumpf bilden eine gerade Linie.

Vorbereitung: 3 Atemzüge
Ausführung: 6 Atemzüge

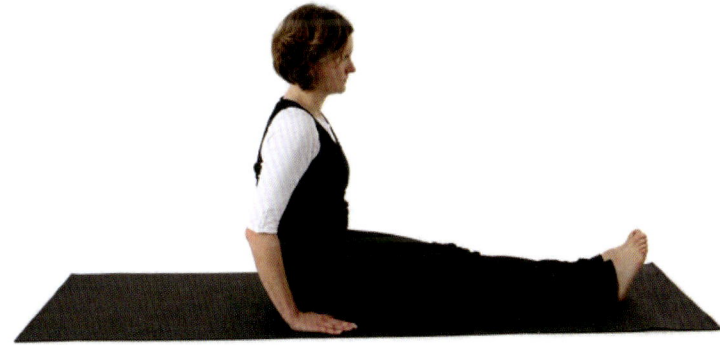

Stock/Tisch dynamisch
1) Stock (Einatmen)

2) Tisch (Ausatmen)
Die Übung wird in der Rückenlage nachgespürt.

6 Wiederholungen

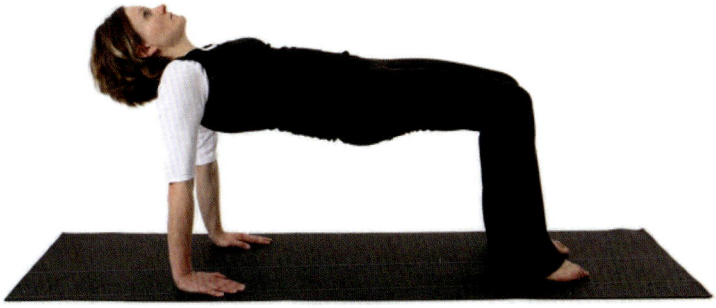

Schulterbrücke dynamisch
1) *In der Rückenlage mit aufgestellten Füßen wird der Beckenboden kontrahiert. Wirbel für Wirbel löst sich der Rücken vom Boden (Einatmen).*

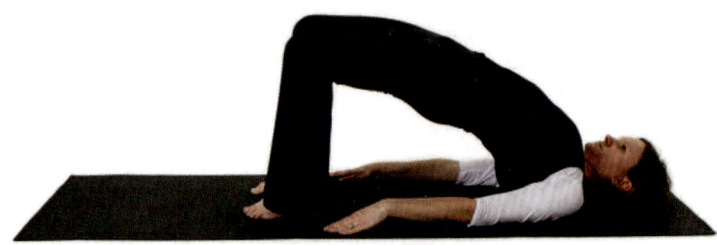

2) *Wirbel für Wirbel wird der Rücken wieder abgerollt (Ausatmen).*

6 Wiederholungen

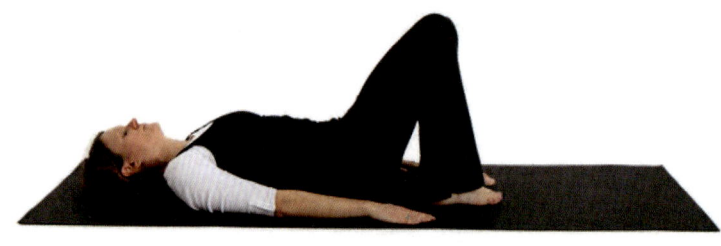

Variation – Schulterbrücke dynamisch: Nach dem Einatmen wird in der Schulterbrücke eine Atempause von 5 Zähleinheiten gesetzt, bei der die Muskulatur im Dammbereich kontrahiert und die Schulterbrücke gehalten wird.

5 Wiederholungen

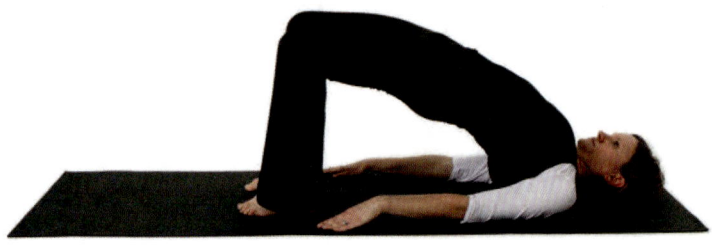

Schulterbrücke
1) *Vorbereitung: In der Rückenlage liegen die Arme neben dem Rumpf und die Füße werden nahe dem Gesäß aufgestellt.*

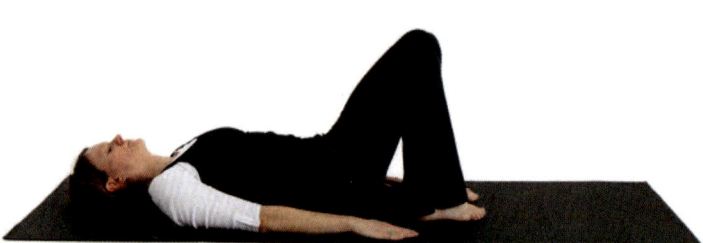

2) *Ausführung: Der Beckenboden wird kontrahiert. Wirbel für Wirbel löst sich der Rücken vom Boden. .Die Schulterbrücke wird gehalten. Der Nacken ist lang.*

Vorbereitung: 3 Atemzüge
Ausführung: 10 Atemzüge

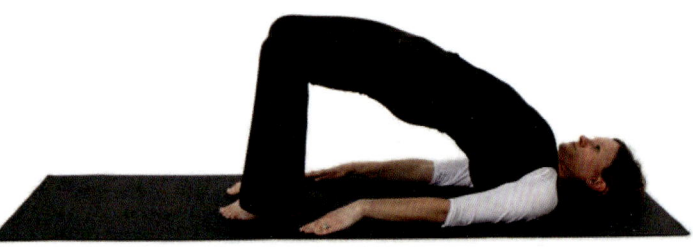

Variation 1 – Schulterbrücke
In der Schulterbrücke fassen die Hände unter dem Körper zusammen und die Ellbogen werden näher zueinander gebracht. In dieser Haltung kann der Brustraum durch die Hebelwirkung der Arme noch weiter geöffnet werden.

10 Atemzüge

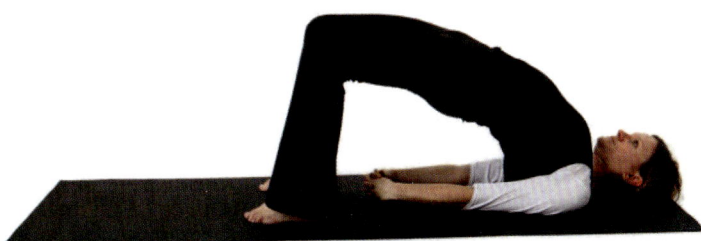

Variation 2 – Schulterbrücke
1) Vorbereitung: In der Rückenlage werden die Arme nach hinten gelegt und die Füße nahe dem Gesäß aufgestellt.

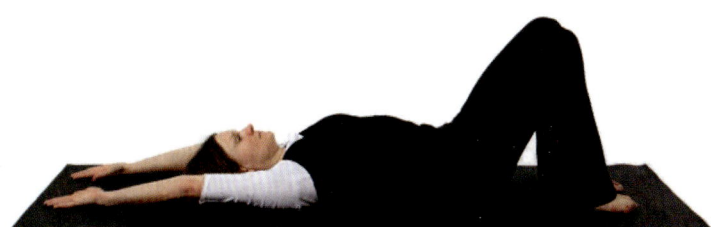

2) Ausführung: Der Rücken wird hoch gerollt. Gleichzeitig streben die Arme weiter nach hinten. Die Haltung wird in der Rückenlage nachgespürt.

Vorbereitung: 3 Atemzüge
Ausführung: 10 Atemzüge

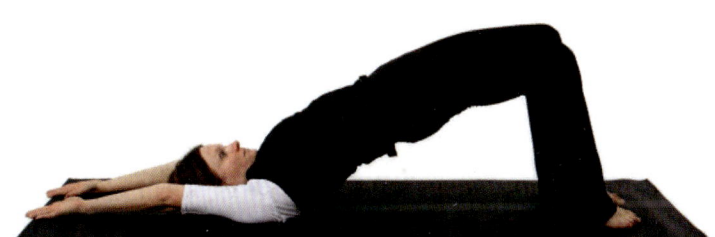

Variation 3 – Schulterbrücke
In der Schulterbrücke fassen die Hände die Fußknöchel.

8 Atemzüge

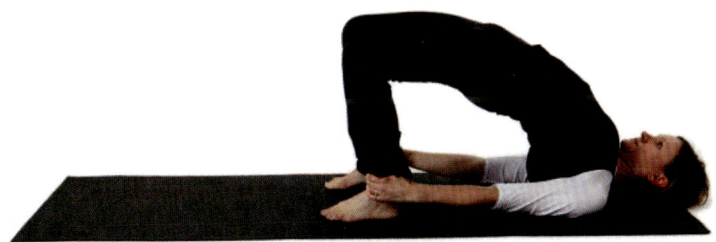

Ausgleich – Zange leicht
1) Vorbereitung: Im Sitz mit aufgestellten Füßen fassen die Hände die Zehen. Die Rumpfvorderseite schmiegt sich an die Oberschenkel.

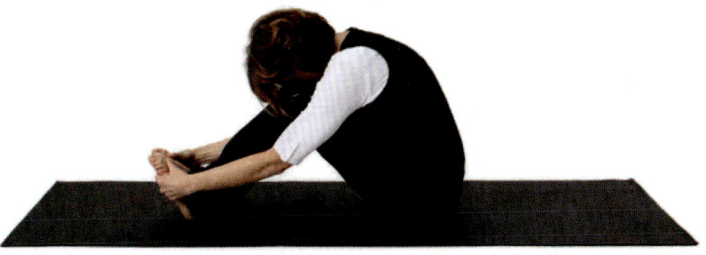

2) *Ausführung: Langsam werden die Beine so weit gestreckt, wie der Kontakt zu den Oberschenkeln gehalten werden kann.*

Vorbereitung: 3 Atemzüge
Ausführung: 10 Atemzüge

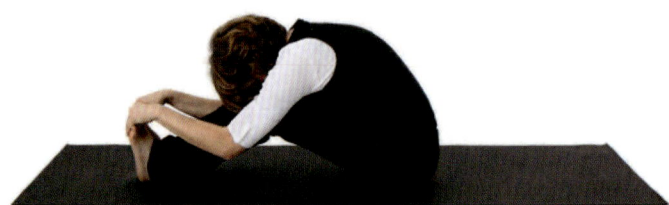

3) Entspannung: Fantasiereise »Brücke«

Einleitende Worte

Vor deinem inneren Auge erscheint das Bild einer Brücke, die sich über einen Bach spannt ...
Betrachte die Umgebung ...
Du gehst über die Brücke und bleibst in der Mitte stehen ...
Schaue zurück ...
Schaue, was vor dir liegt ...
Du gehst über die Brücke und lässt dich am Ufer des Baches nieder ...
Du betrachtest noch einmal die Brücke aus deiner Perspektive ...
Du schließt deine Augen ...
Du hörst das beruhigende Plätschern des Baches ...
Diesen Zustand der Entspannung genießt du noch für eine kleine Weile ...

Rückkehr

Der Halbmond 2
(Ardha Chandrasana)

In der hier vorgestellten Haltung des Halbmonds erfährt die Vorderseite des Körpers aus dem Kniestand heraus eine intensive Dehnung nach hinten, so dass der Körper die Silhouette des Halbmonds formt.

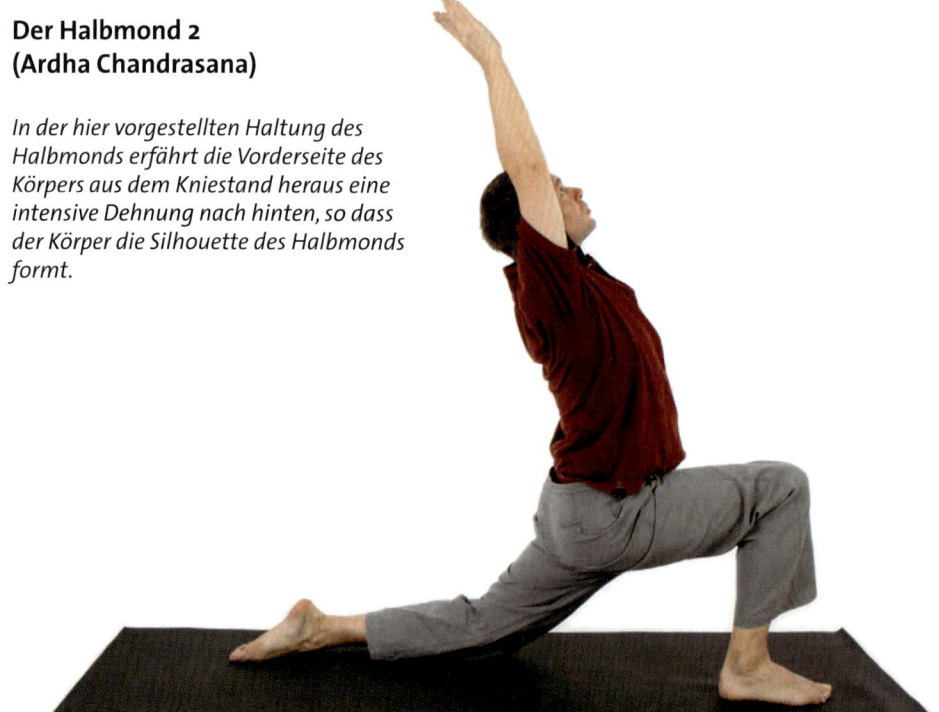

Wirkungen

Körperlich	Langfristig
• Dehnung der Leisten • Dehnung der Brust-, Gesäß-, Bauch- und Oberschenkelmuskulatur • Vertiefung der Atmung • Kräftigung der Rücken-, Nacken- und Gesäßmuskulatur • Verstärkte Durchblutung der Bauchorgane • Anregung der Schilddrüse	• Verminderung des Fettansatzes an Bauch und Hüfte • Positiver Einfluss bei emotionalen Stimmungsschwankungen • Positiver Einfluss bei Atemwegserkrankungen

Kontraindikationen:
- Akute Probleme mit der Wirbelsäule
- Nicht medikamentös eingestellte Schilddrüsenüberfunktion
- Nach Operationen im Brustraum
- Entzündungen oder Brüche im Bauch- und Brustraum
- Schmerzen an den Knien

Beschreibung der Haltung:
Vorbereitung: Aus dem Kniestand heraus wird ein Bein weit vor dem Körper aufgesetzt. Der Fuß wird eine Fußbreite weiter nach außen verschoben. Die Arme werden nach oben geführt, die Daumen ineinander verhakt.
Ausführung: Bei Kontraktion des Beckenbodens und stabiler Beckenhaltung wird der Oberkörper langsam in die Rückbeuge gebracht, wobei der Kopf stabil gehalten und das vordere Bein stärker gebeugt wird.
In der Haltung: Mit jedem Ausatmen wird die Rückbeuge intensiviert. Das Gefühl der Weite breitet sich aus.
Auflösen: Der Oberkörper richtet sich wieder nach oben aus und die Hände werden in die Gebetshaltung gebracht. Der Fersensitz wird eingenommen. Die Haltung wird zu Gunsten der anderen Körperseite wiederholt.

Variation: Die Arme können in der Rückneige in der Gebetshaltung gehalten werden.

■ Der Weg zum 2. Halbmond

Der 2. Halbmond wird durch Vordehnung der Brustmuskulatur und Öffnung der Leisten in den Vorübungen vorbereitet. Zusätzlich wird der Rücken mobilisiert, damit die rückbeugende Haltung schonend und gut erwärmt eingenommen werden kann.

1) Meditation:

Einleitende Worte

Der Schwerpunkt dieser Einheit liegt in der Ausführung des Halbmondes.
Der Körper formt in dieser Haltung die Silhouette des Halbmondes und befindet sich aus dem Kniestand in einer intensiven Rückbeuge. Die Oberkörpervorderseite erfährt hier eine weite Öffnung. So ist es auch im Leben erstrebenswert, sich nach außen zu öffnen, Gefühle nicht zu verschließen, intensiv zu leben ...
Richte deine Aufmerksamkeit auf deine Atmung ...
Spüre, wie sich dein Bauch- und Brustraum mit jedem Einatmen weitet und öffnet ...

Rückkehr

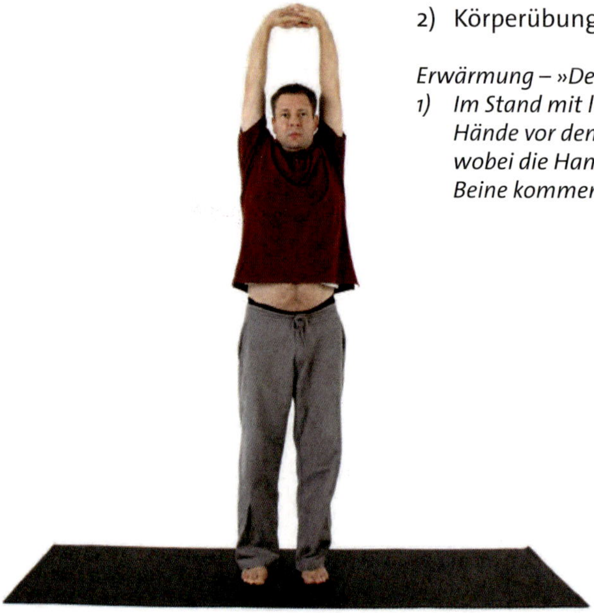

2) **Körperübungen:**

Erwärmung – »Den Himmel stützen«
1) Im Stand mit leicht gebeugten Beinen verschränken sich die Hände vor dem Bauch. Die Arme werden nach oben geführt, wobei die Handinnenseiten nach oben gedreht werden. Die Beine kommen in der Bewegung in Streckung (Einatmen).

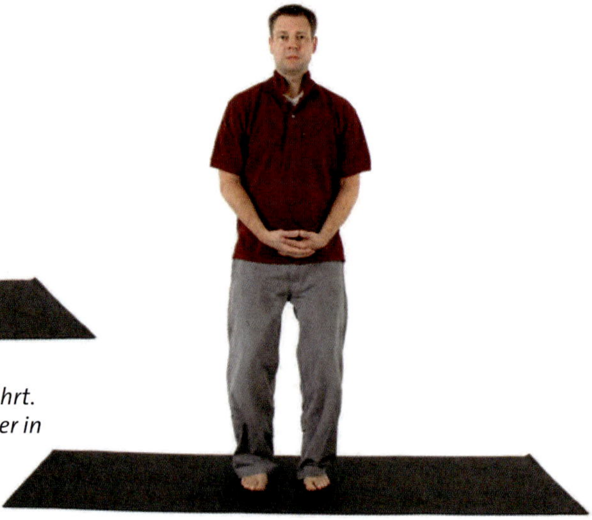

2) Die Arme werden wieder nach unten geführt. Die Beine kommen in der Bewegung wieder in eine leichte Beugung (Ausatmen).

8 Wiederholungen

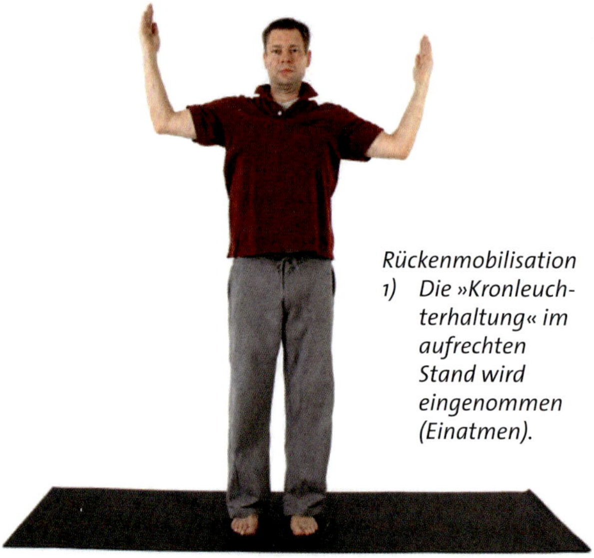

Rückenmobilisation
1) Die »Kronleuchterhaltung« im aufrechten Stand wird eingenommen (Einatmen).

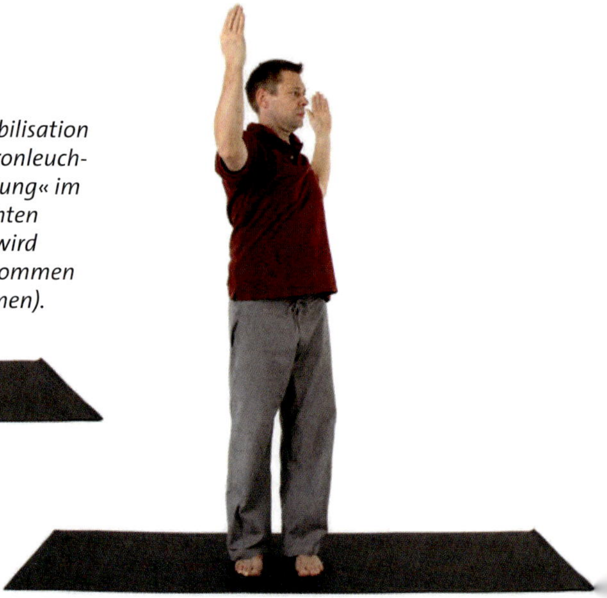

2) Der Oberkörper dreht sich nach links (Ausatmen).

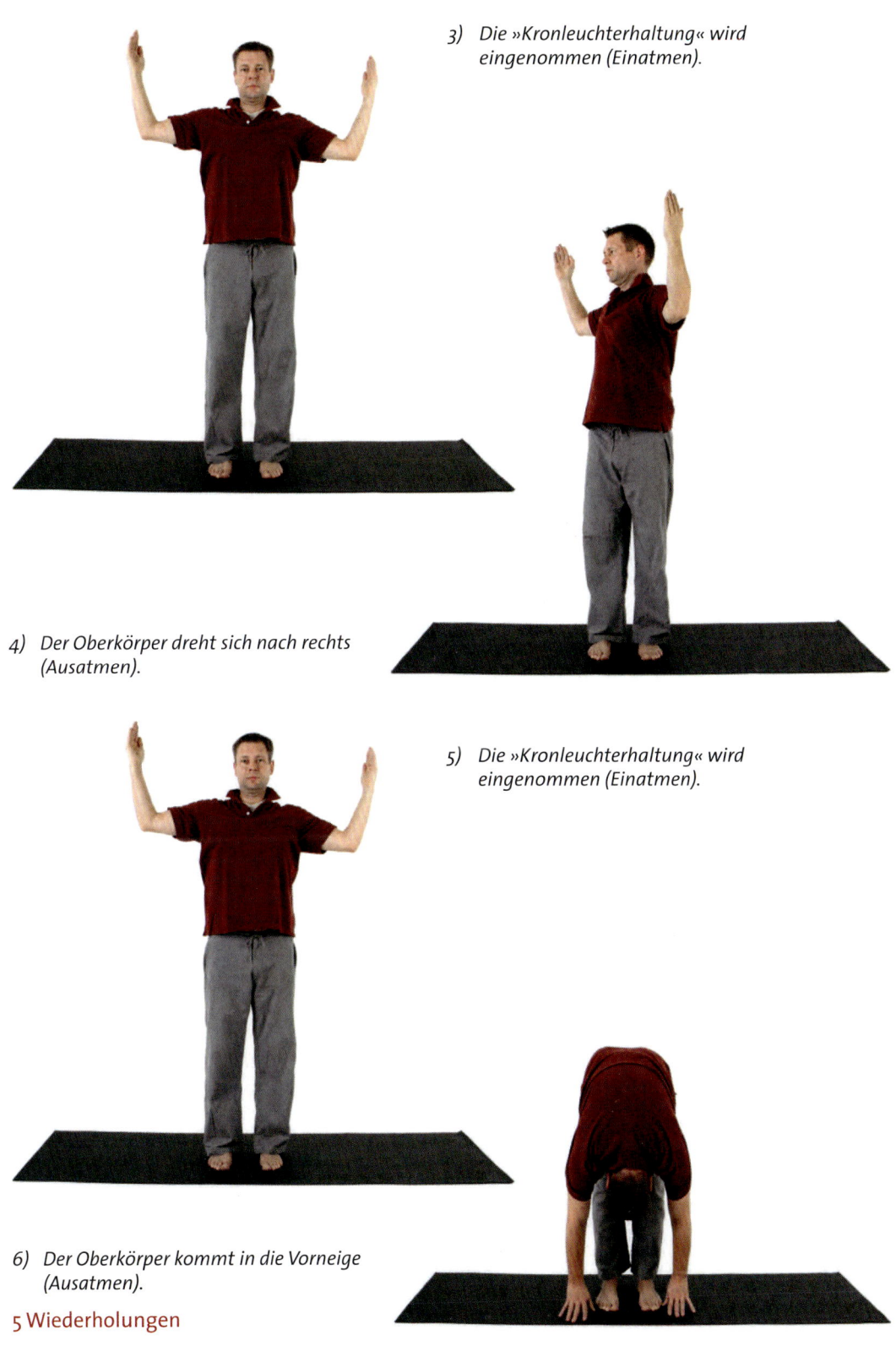

3) Die »Kronleuchterhaltung« wird eingenommen (Einatmen).

4) Der Oberkörper dreht sich nach rechts (Ausatmen).

5) Die »Kronleuchterhaltung« wird eingenommen (Einatmen).

6) Der Oberkörper kommt in die Vorneige (Ausatmen).

5 Wiederholungen

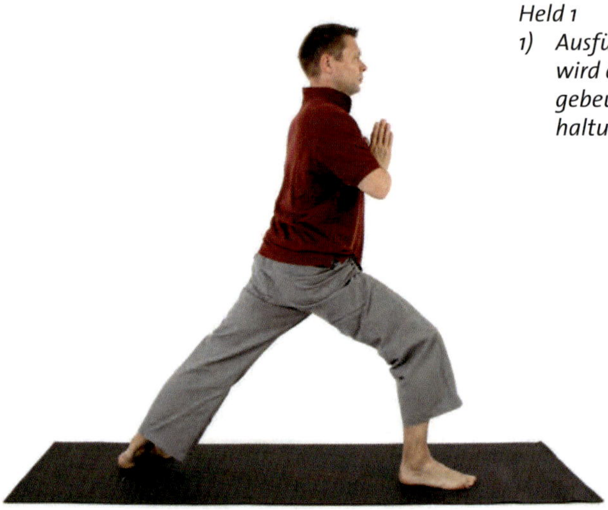

Held 1
1) Ausführung 1: Eine weite Schrittstellung wird eingenommen. Das vordere Bein wird gebeugt, die Arme werden in die Grußhaltung gebracht.

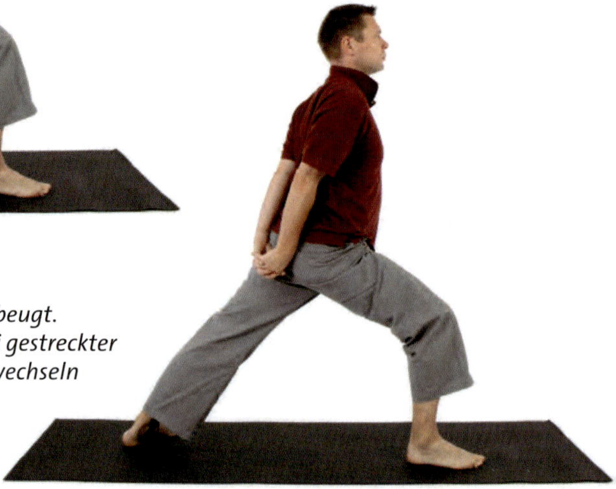

2) Ausführung 2: Das vordere Bein wird gebeugt. Die Hände fassen hinter dem Rücken bei gestreckter Armhaltung zusammen. Danach Seite wechseln und im aufrechten Stand nachspüren.

Jeweils
Ausführungen: 10 Atemzüge

Kamel leicht
1) Vorbereitung: Im Kniestand legen sich die Hände rechts und links neben die Lendenwirbelsäule.

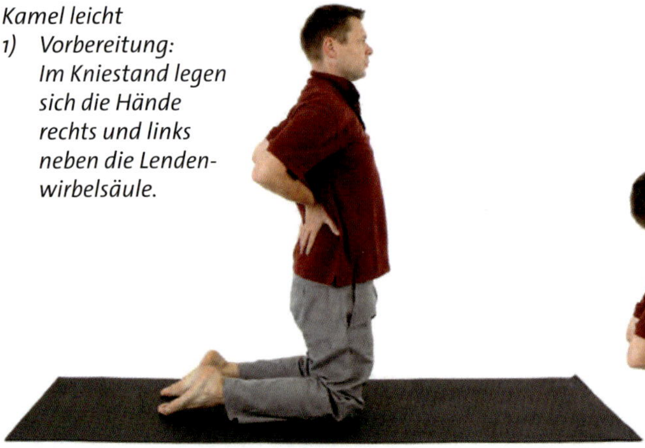

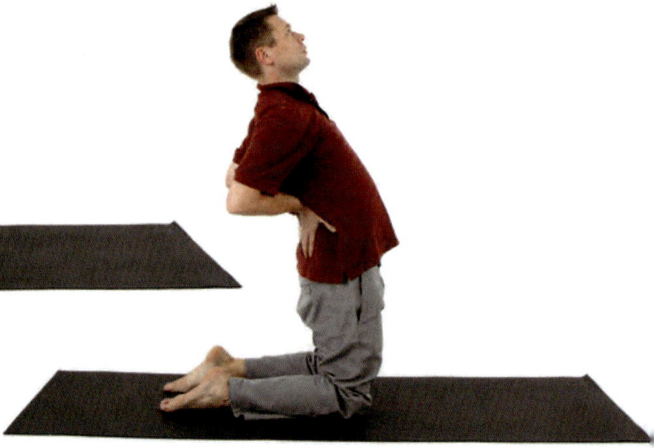

2) Ausführung: Unter Kontraktion des Beckenbodens werden die Ellbogen nach hinten geführt und der Rumpf kommt in eine leichte Rückneige. Der Kopf wird kontrolliert gehalten.

Vorbereitung: 3 Atemzüge
Ausführung: 8 Atemzüge

Kamel leicht dynamisch:
1) Im Kniestand legen sich die Hände rechts und links neben die Lendenwirbelsäule. (Ausatmen)

2) Unter Kontraktion des Beckenbodens werden die Ellbogen nach hinten geführt und der Rumpf kommt in eine leichte Rückneige. Der Kopf wird kontrolliert gehalten (Einatmen).

6 Wiederholungen

Entspannte Brustraumöffnung: In der Rückenlage werden der Rumpf und der Kopf mit einem Kissen abgestützt. Die Arme legen sich entspannt neben den Körper.

3 min

Halbmond
1) Vorbereitung: Aus dem Kniestand heraus wird ein Bein weit vor dem Körper aufgesetzt. Der Fuß eine Fußbreite weiter nach außen verschoben. Die Arme werden nach oben geführt, die Daumen ineinander verhakt.

2) Ausführung: Bei Kontraktion des Beckenbodens und stabiler Beckenhaltung wird der Oberkörper langsam in die Rückbeuge gebracht, wobei der Kopf stabil gehalten und das vordere Bein stärker gebeugt wird.

Vorbereitung: 5 Atemzüge
Ausführung: 8 Atemzüge

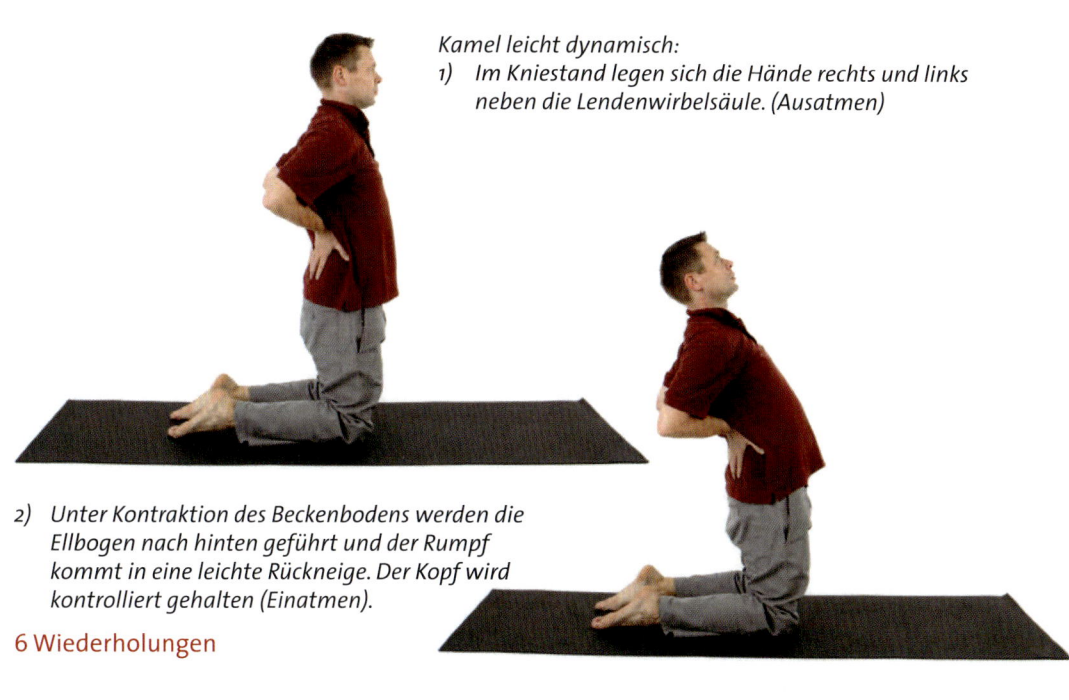

Variation – Halbmond
Im Halbmond werden die Hände in die Grußhaltung gebracht. Die Übung wird im Sitz nachgespürt.

8 Atemzüge

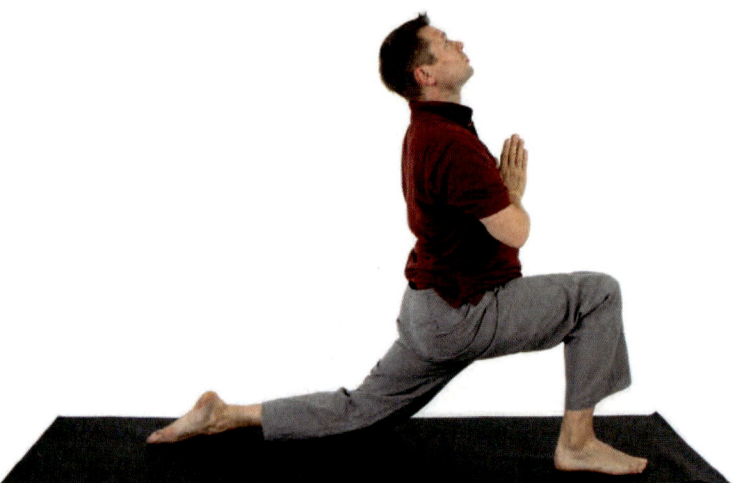

Ausgleich – Autogene Rückenmassage
In der Rückenlage werden die gebeugten Beine mit den Händen zur Rumpfvorderseite geführt. Der Rücken wird durch sanftes Wiegen um die Körperlängsachse massiert.

3 min

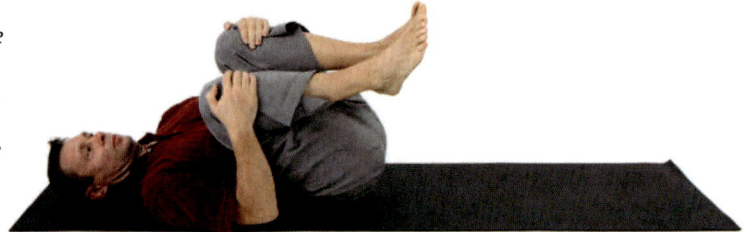

3) Entspannung: »Atem«

Einleitende Worte

Du richtest deine Aufmerksamkeit auf deinen Bauchraum ...
Du spürst, wie sich deine Bauchdecke mit deinem Atem bewegt ...
Die Atmung geschieht von ganz allein ...
Wie die Wellen im Meer, die sich immer wieder aufbauen und entspannen ...
Ein ständiges Auf und Ab ...
Du spürst, wie deine Atmung dich immer mehr beruhigt ...
Mit jedem Ausatmen lässt du die Ruhe immer mehr zu ...
Deine Gedanken lösen sich ...
Diese Ruhe kannst du noch für eine kleine Weile genießen ...

Rückkehr

Der Fisch (Matsyasana)

Die vorgestellte Haltung des Fisches ist eine Rückbeuge bei gleichzeitiger Öffnung des Brustraumes. Normalerweise werden die Beine in der Form des Lotus gehalten, da viele Menschen mit dieser Beinhaltung jedoch Probleme haben, wird der Fisch hier mit gestreckter Beinhaltung ausgeführt.

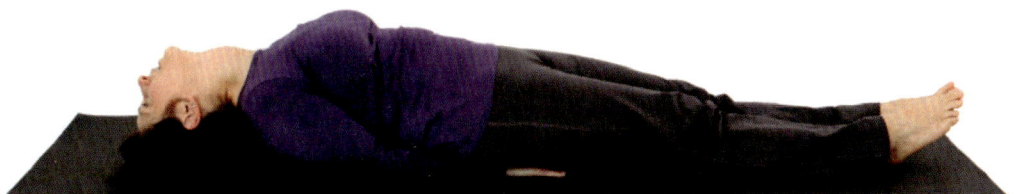

Wirkungen

Körperlich	Langfristig
• Kräftigung der tiefen Hals-, Schulter- und Rückenmuskulatur • Öffnung des Brustraumes • Vertiefung der Atmung • Verstärkte Durchblutung der Bauchorgane • Anregung der Schilddrüse	• Positiver Einfluss bei Atemwegserkrankungen • Milderung von Nackenverspannungen • Positiver Einfluss bei verstärkter Kyphose • Positiver Einfluss bei Stimmungsschwankungen • Stärkung des Selbstbewusstseins

Kontraindikationen:
- Akute Beschwerden in der Halswirbelsäule
- Akute Beschwerden im unteren Rücken (Hexenschuss, Bandscheibenvorfall)
- Entzündungen oder Brüche im Brustraum
- Nach Operationen im Bauch- und Brustraum
- Nicht medikamentös eingestellte Schilddrüsenüberfunktion

Beschreibung der Haltung:
Vorbereitung: In der Rückenlage liegen die Hände bei gestreckter Armhaltung unter den Oberschenkeln.
Ausführung: Die Ellbogen werden angewinkelt und stemmen sich in den Boden. Der Oberkörper kann sich abgestützt hoch drücken. Der Kopf wird in den Nacken genommen und die Kopfoberseite nimmt Kontakt mit dem Boden auf, so dass der Brustraum weit wird. Das Gewicht bleibt hierbei auf den Armen.

In der Haltung: Die Atmung geht ruhig und gleichmäßig. Der geöffnete Brustraum wird wahrgenommen und zunehmend gedehnt.
Auflösen: Der Kopf wird angehoben und der Rücken gleitet kontrolliert zum Boden.

■ Der Weg zu dem Fisch

In der Haltung des Fisches wird aus der Rückenlage heraus der Kopf bei hochgestütztem Rumpf in den Nacken gelegt. Auch wenn das Gewicht von den Ellbogen aufgefangen wird, sollte die Halswirbelsäule in den vorbereitenden Übungen angemessen mobilisiert werden. Zusätzlich werden der Rücken und der Brustraum auf die Haltung des Fisches durch Dehn- und Kräftigungsübungen vorbereitet.

1) Meditation:

Einleitende Worte

Der Schwerpunkt dieser Einheit liegt in der Ausführung des Fisches.
Der Fisch lebt zunächst für den Menschen nicht sichtbar im Verborgenen.
Begibt man sich in die Unterwasserwelt, ist eine Schönheit zu entdecken,
die von außen nicht zu vermuten ist.
Auch in unserem Leben ist es erstrebenswert, hinter das Sichtbare zu sehen,
um Erfahrungen zu sammeln und so inneres Wachstum zu ermöglichen.
Spüre deine Haut ...
Wisse, dass deine Haut deinen Körper zwar begrenzt, dein inneres Selbst aber weiter reicht ...
Stelle dir vor, wie dein inneres Selbst mit jedem Ausatmen nach außen strahlt ...
Stelle dir vor, wie du dich mit dem Außen verbindest ...

Rückkehr

2) Körperübungen:

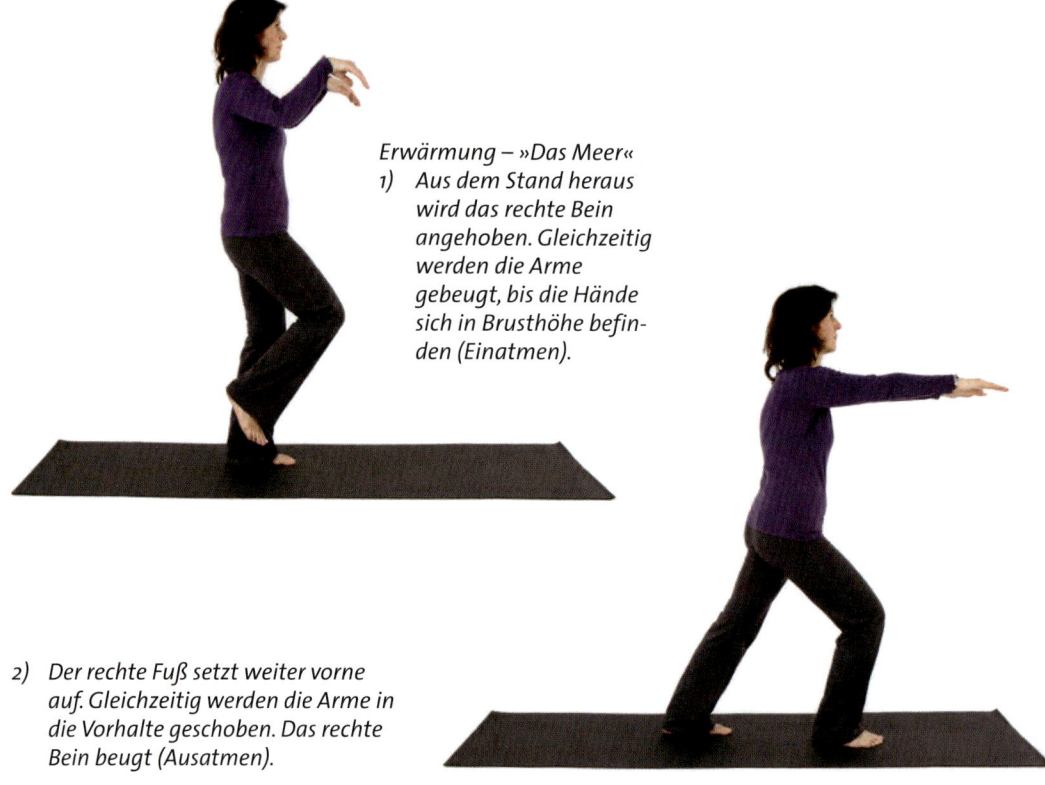

Erwärmung – »Das Meer«
1) *Aus dem Stand heraus wird das rechte Bein angehoben. Gleichzeitig werden die Arme gebeugt, bis die Hände sich in Brusthöhe befinden (Einatmen).*

2) *Der rechte Fuß setzt weiter vorne auf. Gleichzeitig werden die Arme in die Vorhalte geschoben. Das rechte Bein beugt (Ausatmen).*

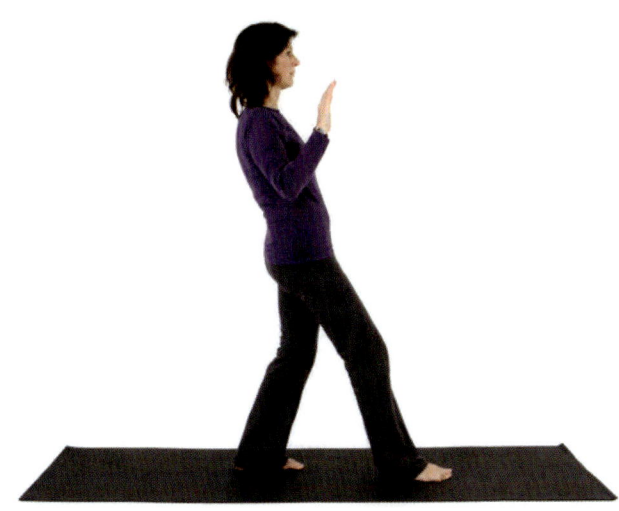

3) Das Gewicht wird auf das hintere Bein verlagert. Gleichzeitig werden die Arme in Form einer Welle wieder zum Rumpf heran gebeugt (Einatmen).

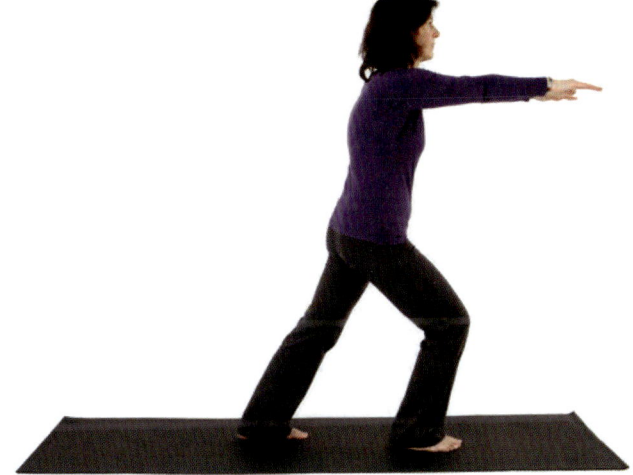

4) Das Gewicht verlagert wieder auf das vordere Bein, wobei die Arme wieder nach vorne schieben (Ausatmen).

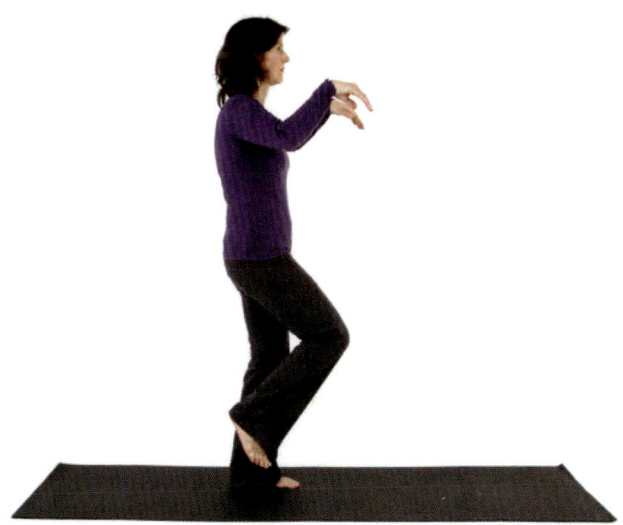

5) Das rechte Bein wird wieder zurück angehoben. Gleichzeitig werden die Arme wieder zum Rumpf heran gebeugt (Einatmen).
Das rechte Bein setzt zurück und die Arme werden herunter geführt (Ausatmen). Danach Seitenwechsel.

8 Wiederholungen

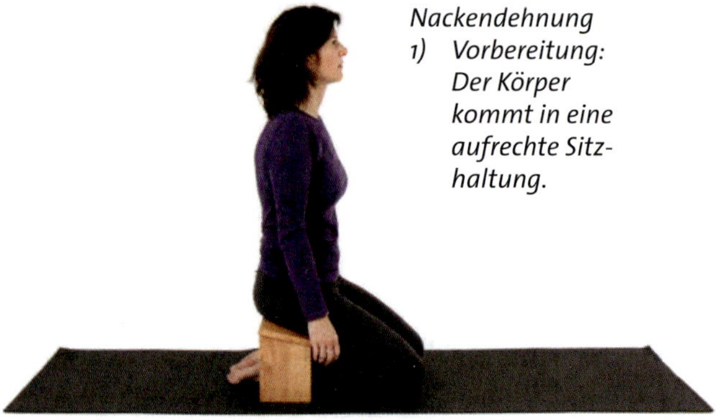

Nackendehnung
1) Vorbereitung: Der Körper kommt in eine aufrechte Sitzhaltung.

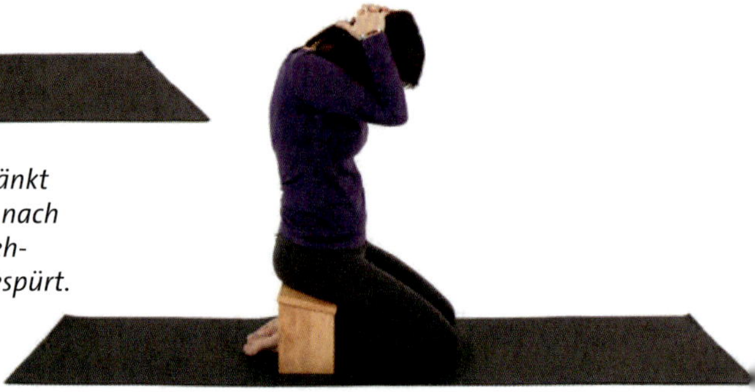

2) Ausführung: Die Hände setzen verschränkt am Hinterkopf an. Die Ellbogen gehen nach vorne und ziehen den Nacken in die Dehnung. Die Haltung wird im Sitz nachgespürt.

Vorbereitung: 3 Atemzüge
Ausführung: 10 Atemzüge

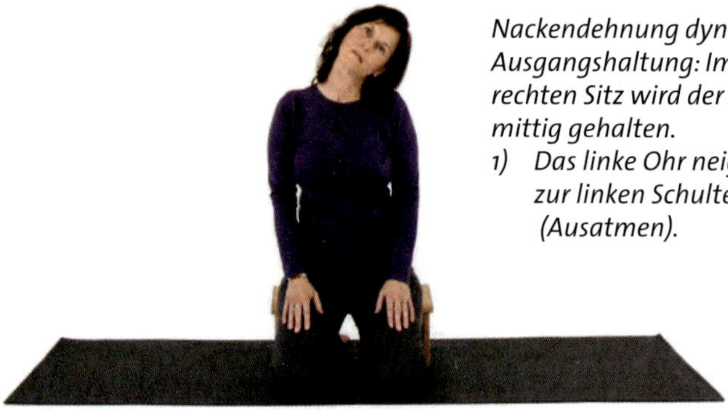

Nackendehnung dynamisch
Ausgangshaltung: Im aufrechten Sitz wird der Kopf mittig gehalten.
1) Das linke Ohr neigt sich zur linken Schulter (Ausatmen).

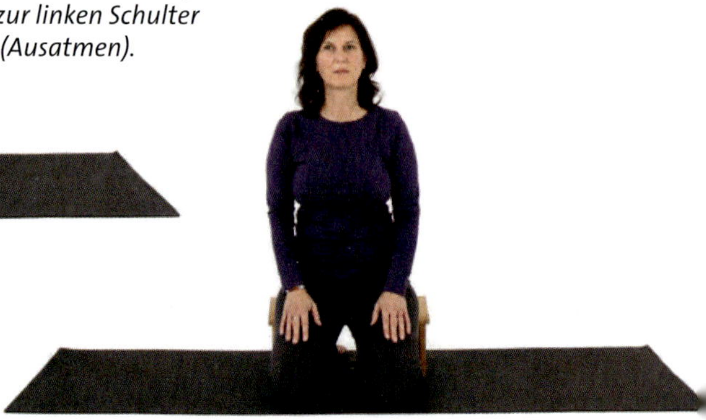

2) Ausgangshaltung (Einatmen)

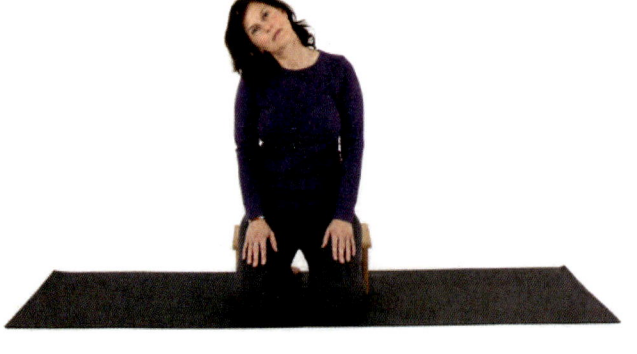

3) Das rechte Ohr neigt sich zur rechten Schulter (Ausatmen).

Die Yoga-Übungsprogramme

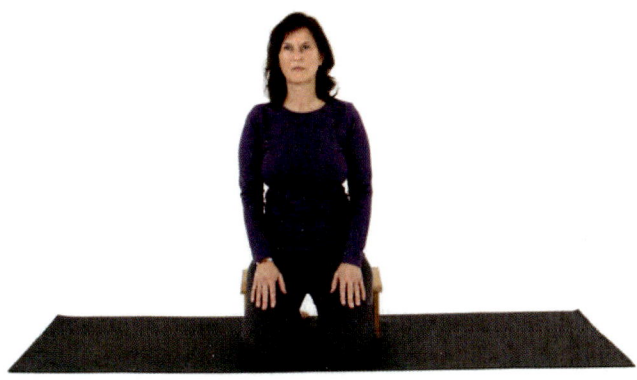

4) Ausgangshaltung
   (Einatmen)

8 Wiederholungen

Nackendehnung statisch
Das rechte Ohr neigt sich zur rechten Schulter. Die rechte Hand legt sich über das linke Ohr auf die linke Kopfhälfte und zieht den Nacken in eine verstärkte Dehnung. Die linke Schulter zieht nach unten. Seite wechseln und im Sitz nachspüren.

Jeweils 8 Atemzüge

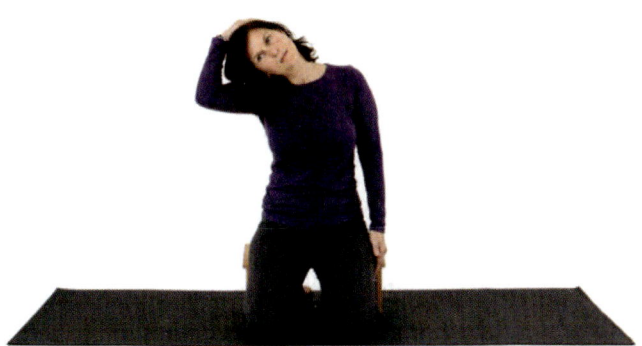

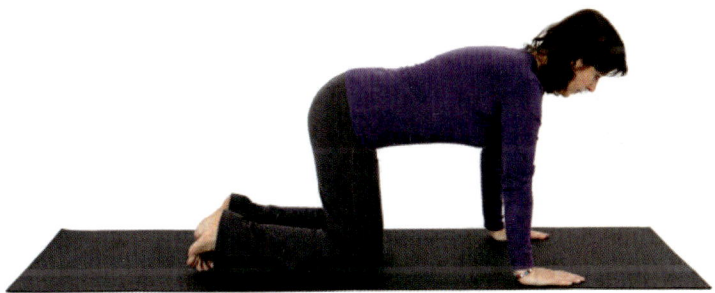

Lang gedehnte Drehung
1) *Vorbereitung: Im Vierfüßlerstand mit aufgesetzten Knien wird der Rücken gerade gehalten.*

2) *Ausführung: Die linke Hand wird mit dem Handrücken nach unten zwischen Knien und rechter Hand aufgesetzt. Die linke Hand schiebt nun unter den rechten Arm hindurch zur Seite. Der rechte Arm wird dabei gebeugt und das linke Ohr legt sich auf den Boden. Danach Seitenwechsel.*

Jeweils
Vorbereitung: 3 Atemzüge
Ausführung: 10 Atemzüge

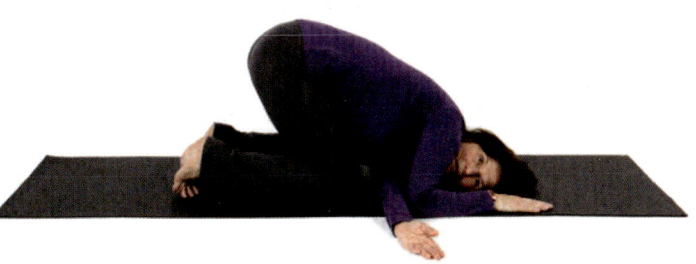

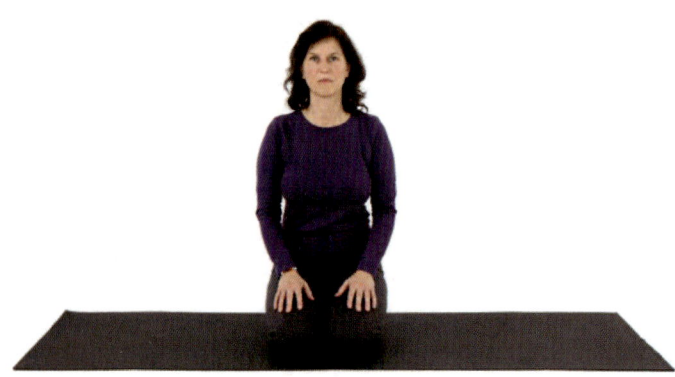

Brustöffnung
1) Vorbereitung: Der Fersensitz wird eingenommen.

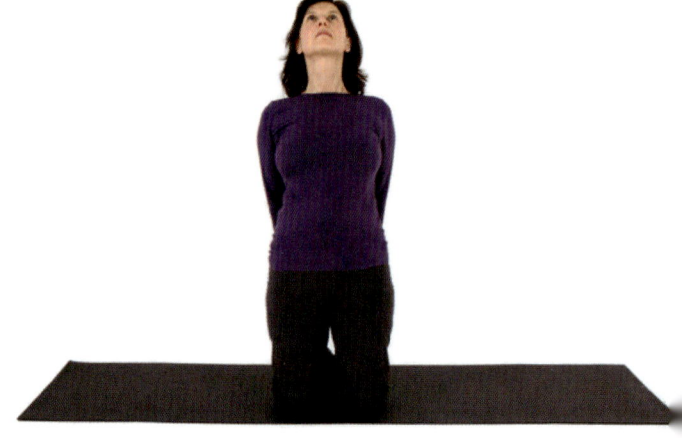

2) Ausführung: Im Kniestand wird der Beckenboden kontrahiert und der Rücken in eine leichte Rückneige gebracht. Gleichzeitig kommen die Arme hinter dem Rücken zusammen.

Vorbereitung: 3 Atemzüge
Ausführung: 8 Atemzüge

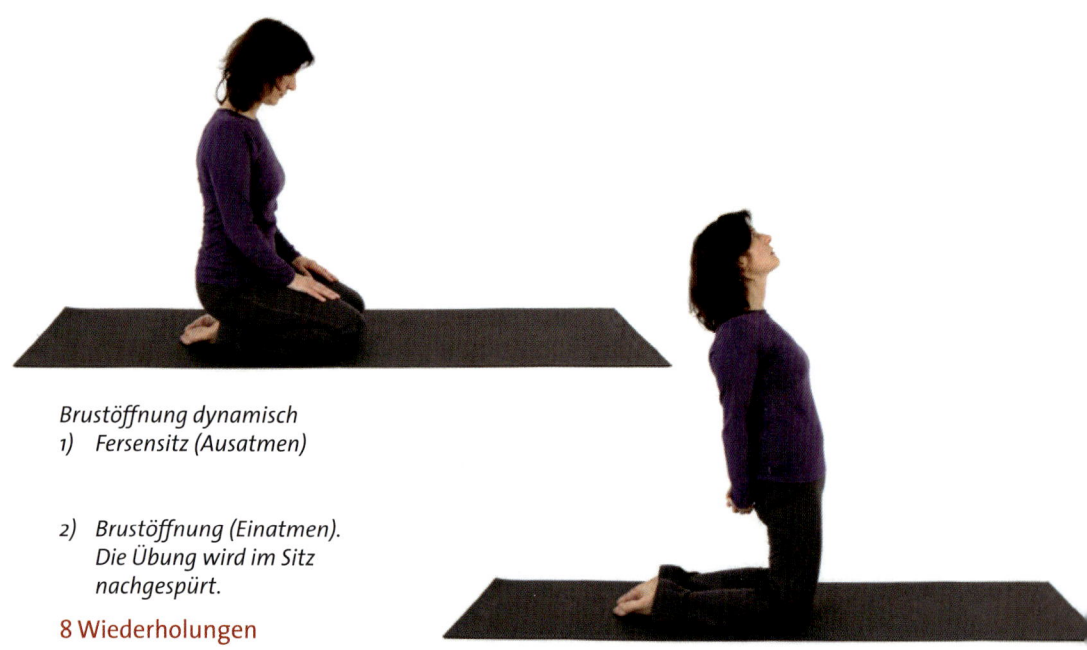

Brustöffnung dynamisch
1) Fersensitz (Ausatmen)

2) Brustöffnung (Einatmen). Die Übung wird im Sitz nachgespürt.

8 Wiederholungen

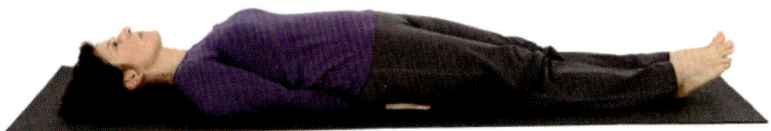

Fisch
1) Vorbereitung: In der Rückenlage liegen die Hände bei gestreckter Armhaltung unter den Oberschenkeln.

2) Ausführung: Die Ellbogen werden angewinkelt und stemmen sich in den Boden. Der Oberkörper kann sich abgestützt hoch drücken. Der Kopf wird in den Nacken genommen und die Kopfoberseite nimmt Kontakt mit dem Boden auf, so dass der Brustraum weit wird. Das Gewicht bleibt hierbei auf den Armen.

Vorbereitung: 3 Atemzüge
Ausführung: 8 Atemzüge

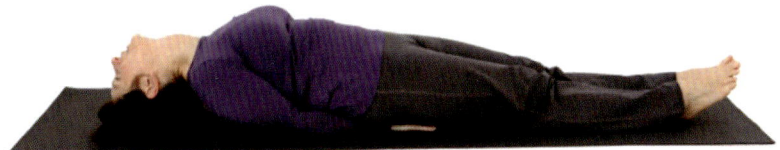

Ausgleich – Waage
1) Vorbereitung: Im Vierfüßlerstand mit aufgesetzten Knien wird der Rücken gerade gehalten.

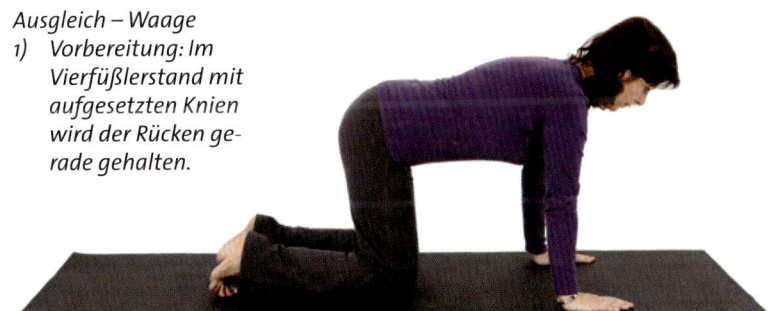

2) Ausführung: Der rechte Arm und das linke Bein lösen vom Boden und werden möglichst waagerecht gehalten. Danach Seitenwechsel.

Jeweils
Vorbereitung: 3 Atemzüge
Ausführung: 8 Atemzüge

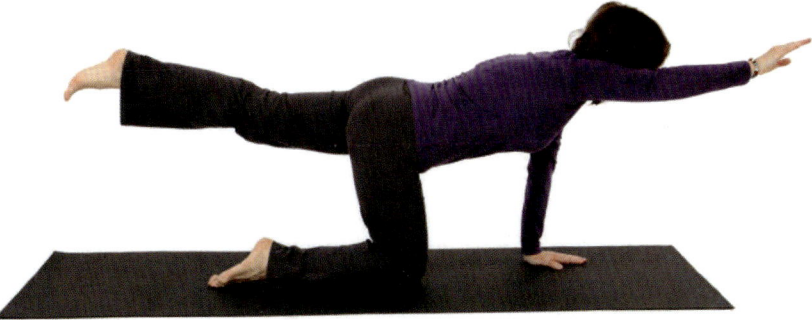

3) Entspannung: Fantasiereise »Im Meer«

Einleitende Worte

Deine Gedanken gehen auf die Reise...
Du bist an einem Strand ...
Du stehst im Sand, dein Blick auf das Meer gerichtet ...
Es ist warm, ein leichter Wind streift deine Haut ...
Du hörst in der Ferne das Kreischen der Möwen, Rauschen der Wellen ...
Das Wasser schimmert verlockend vor dir ...
Es zieht dich zum Wasser hin ...
Du gleitest hinein ins Wasser ...
Wie durch einen Zauber fühlst du dich schwerelos ...
Du kannst schwimmen, tauchen wie ein Fisch ...
Warm ist das Wasser – ganz warm ...
Sanft gleitest du tiefer und tiefer ...
Du gleitest dahin wie ein Fisch – sicher und leicht...
Du fühlst dich leicht und wohl und sicher ...
Um dich herum ist Stille ...
Du spürst das Wasser ...
Wie es deinen Körper umspült ...
Fische sind dir ganz nah ...
Schwärme von bunten, schillernden Fischen ...
Viele Formen und Farben ...
Du fühlst dich leicht und lebendig ...
Bis du sicher von deiner Reise wieder zurückgeholt wirst ...

Rückkehr

Die Kobra (Bhujangasana)

Die Kobra ist eine Rückbeuge, bei der insbesondere der obere Rücken und der Brustkorb angesprochen werden. Die Haltung gleicht einer Schlange, die sich mit vorgewölbter Brust aufrichtet.

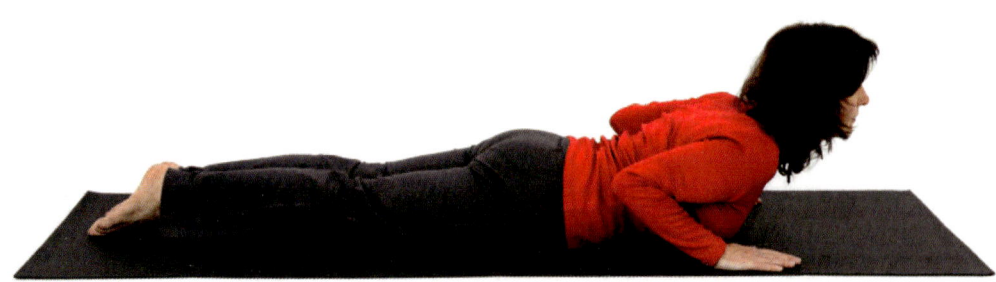

Wirkungen

Körperlich	Langfristig
• Öffnung des Brustraumes • Vertiefung der Atmung • Kräftigung der Rücken- und Beinmuskulatur (leicht) • Kräftigung des Beckenbodens • Dehnung der Leisten • Verstärkte Durchblutung der Bauchorgane	• Positiver Einfluss bei Rückenbeschwerden (Skoliose, verstärkte Kyphose) • Milderung von Verdauungsproblemen • Positiver Einfluss bei Atemwegserkrankungen • Steigerung des Durchhaltevermögens • Steigerung des Selbstbewusstseins

Kontraindikationen:
- Akute Probleme im unteren Rücken (Hexenschuss, Bandscheibenvorfall)
- Entzündungen oder Brüchen im Bauchraum
- Nach Operationen im Bauchraum

Beschreibung der Haltung:
Vorbereitung: In der Bauchlage ruht die Stirn auf dem Boden. Die Hände befinden sich unter den Schultergelenken und die Ellbogen weisen nach oben.
Ausführung: Der Beckenboden wird aktiviert und die Beine drücken gegeneinander. Mit der Kraft aus dem Rücken neigt sich der Oberkörper nach oben. Das Brustbein strebt nach vorne-oben. Auf den Händen lastet kein Gewicht.
In der Haltung: Mit dem Einatmen strebt der Oberkörper immer weiter nach oben.
Auflösen: Der Oberkörper legt sich zurück in die entspannte Bauchlage.

Variationen: Der Brustraum erfährt eine verstärkte Öffnung, wenn die gestreckten Arme mit verschränkter Handfassung hinter dem Rücken gehalten werden. Zusätzlich kann die Kobra mit hinter dem Kopf verschränkten Händen ausgeführt werden. So wird der Nacken geschont und die Aufrichtung erfolgt sicher aus dem Rücken heraus.

■ Der Weg zu der Kobra

Die Kobra, eine der leichteren Rückwärtsbeugen wird durch Mobilisation des Rückens und des Nackens vorbereitet. In der Haltung muss der Beckenboden aktiviert sein, damit der untere Rücken geschont bleibt. Diese Aktivierung sollte schon in den Vorübungen geschehen, um diesen Körperbereich für die Kobra sensibel zu machen.

1) Meditation:

Einleitende Worte

Der Schwerpunkt dieser Einheit liegt in der Ausführung der Kobra.
Die Schlange häutet sich und erneuert sich somit immer wieder aufs Neue. Auch wir sollten uns immer wieder von alten Strukturen und Mustern lösen, um die Wirklichkeit klarer erkennen zu können. Diese Loslösung und Erneuerung benötigt Kraft und Mut, wie in der Körperhaltung der Kobra durch den aufgerichteten Oberkörper nach außen gezeigt wird.
Wisse um die Kraft, die in dir liegt ...
Spüre deinen Bauchraum ...
Spüre die Energie, die mit jedem Einatmen in deinem Bauchraum heranwächst ...
Spüre die Energie, die sich mit jedem Ausatmen in deinem Körper ausbreitet ...

Rückkehr

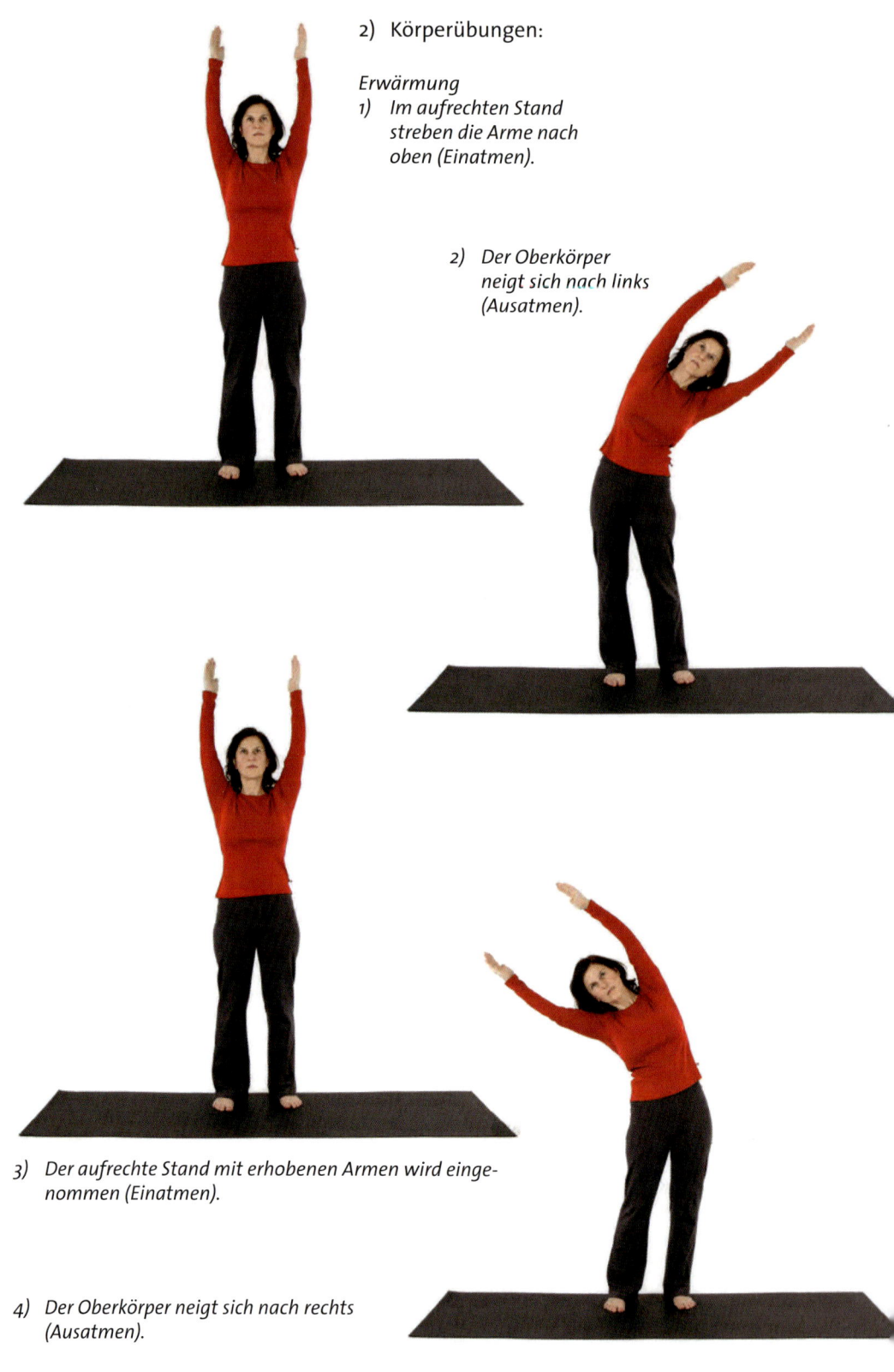

2) Körperübungen:

Erwärmung
1) Im aufrechten Stand streben die Arme nach oben (Einatmen).

2) Der Oberkörper neigt sich nach links (Ausatmen).

3) Der aufrechte Stand mit erhobenen Armen wird eingenommen (Einatmen).

4) Der Oberkörper neigt sich nach rechts (Ausatmen).

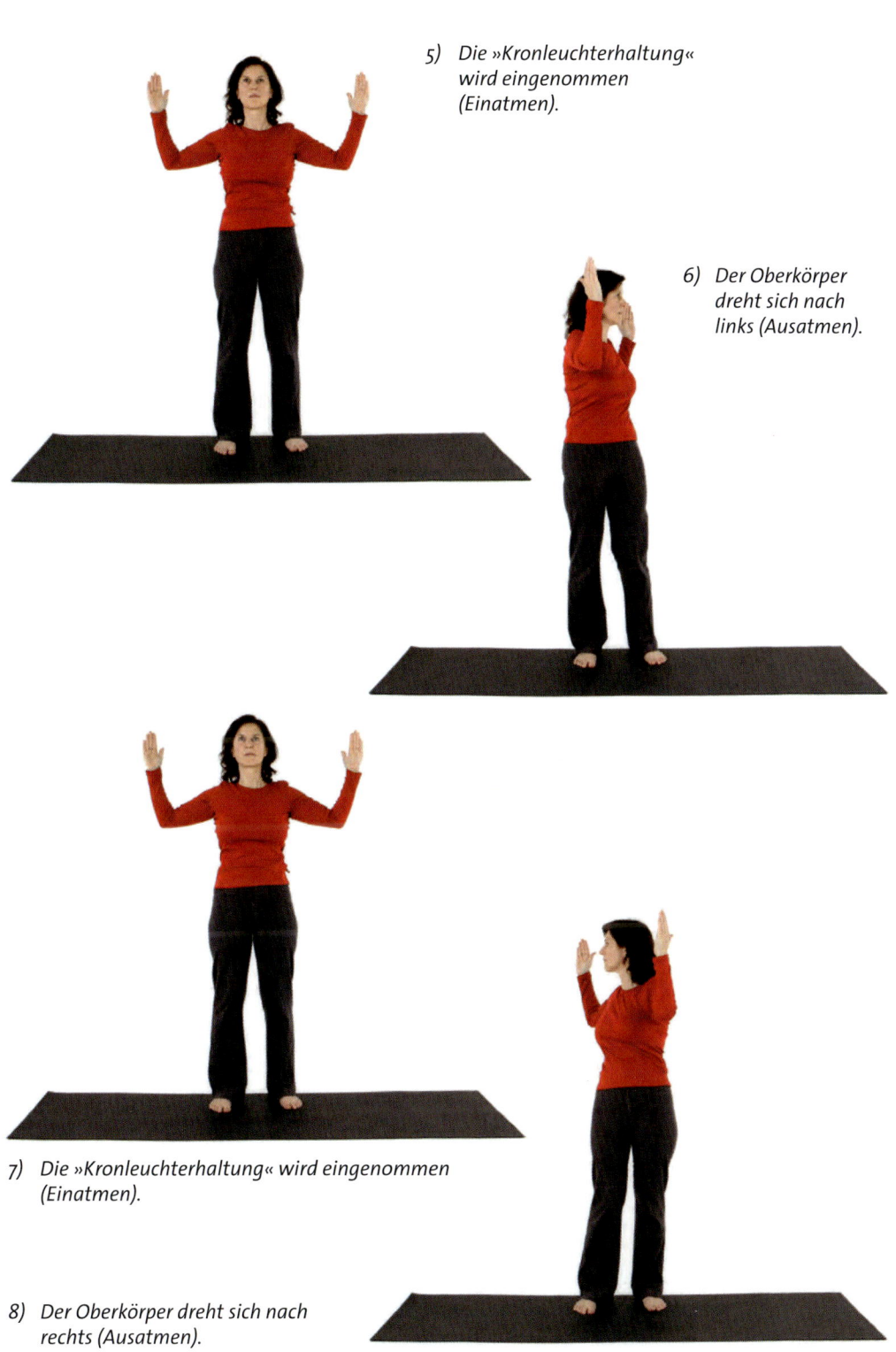

5) Die »Kronleuchterhaltung« wird eingenommen (Einatmen).

6) Der Oberkörper dreht sich nach links (Ausatmen).

7) Die »Kronleuchterhaltung« wird eingenommen (Einatmen).

8) Der Oberkörper dreht sich nach rechts (Ausatmen).

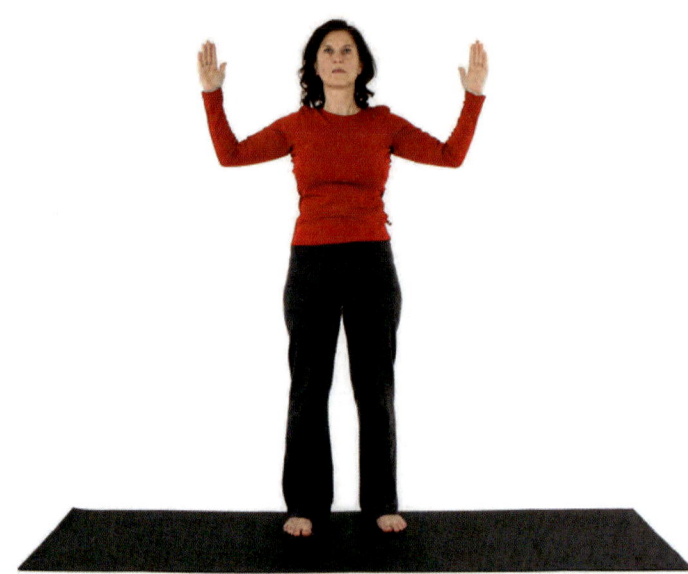

9) Die »Kronleuchterhaltung« wird eingenommen (Einatmen).

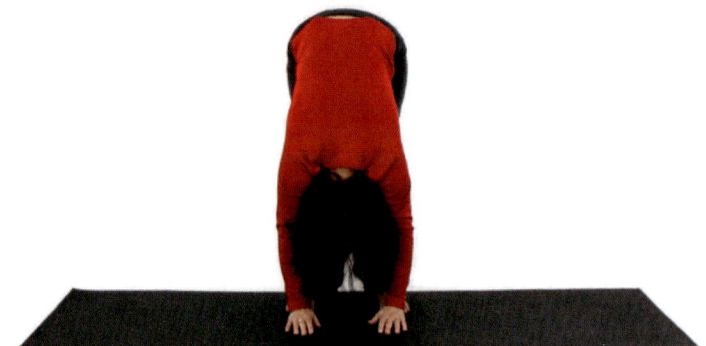

10) Der Oberkörper kommt in die Vorneige (Ausatmen).

6 Wiederholungen

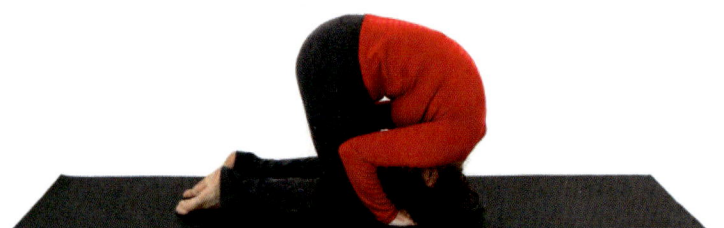

Kaninchen
1) Vorbereitung: Im Kniestand setzen die Hände vor den Knien im kopfbreiten Abstand auf. Der Kopf setzt sich mit dem Scheitel zwischen die Hände.

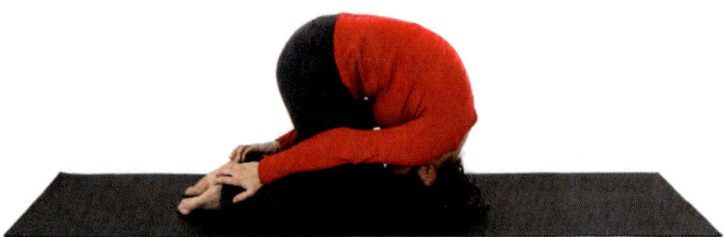

2) Ausführung: Die Hände fassen die Fersen. Der Kopf bleibt unbelastet. Die Übung wird in der Rückenlage nachgespürt.

Vorbereitung: 5 Atemzüge
Ausführung: 8 Atemzüge

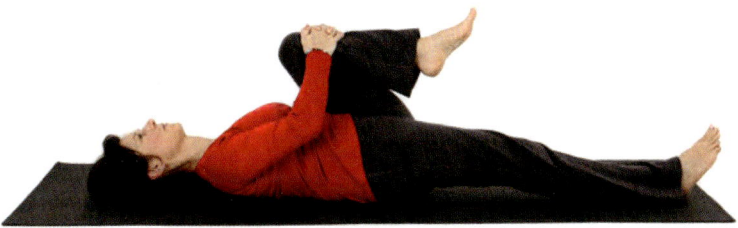

Dynamische Atemführung
1) Die entspannte Rückenlage wird eingenommen. Die Arme legen sich hinten ab. Die Arme werden im Bogen zum linken Bein geführt, welches gebeugt mit Handfassung am Knie zur Rumpfvorderseite gezogen wird (Ausatmen).

2) Arme und Bein werden zurückgeführt (Einatmen). Die Übung wird zu Gunsten der anderen Seite ausgeführt.

10 Wiederholungen

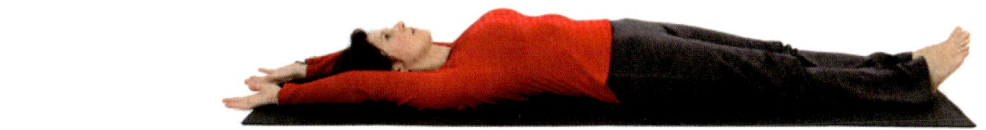

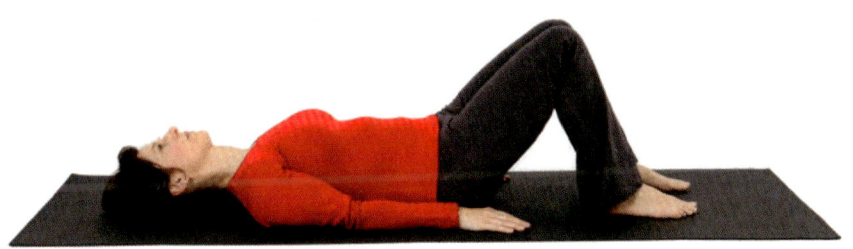

Beckenkippen: In der Rückenlage mit aufgestellten Füßen wird das Becken vor und zurück gekippt. Kippt das Becken vor, wird der Beckenboden kontrahiert.

2 min

Beckenkippen mit Atempause: Das Becken wird vorgekippt. Die Muskeln im Dammbereich werden kontrahiert (Einatmen). Eine Atempause von 5 Zähleinheiten wird gesetzt. Das Becken kippt wieder zurück. Gleichzeitig wird der Verschluss gelöst (Ausatmen).

6 Wiederholungen

Kamel mit aufgesetzten Händen
1) *Vorbereitung: Im Fersensitz neigt sich der Rumpf zurück und die Hände setzen auf.*

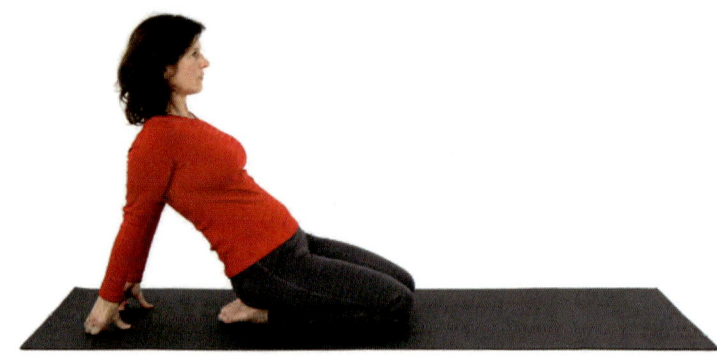

2) *Ausführung: Das Gesäß löst von den Fersen. Oberschenkel und Rumpf bilden eine gerade Linie.*

Vorbereitung: 3 Atemzüge
Ausführung: 8 Atemzüge

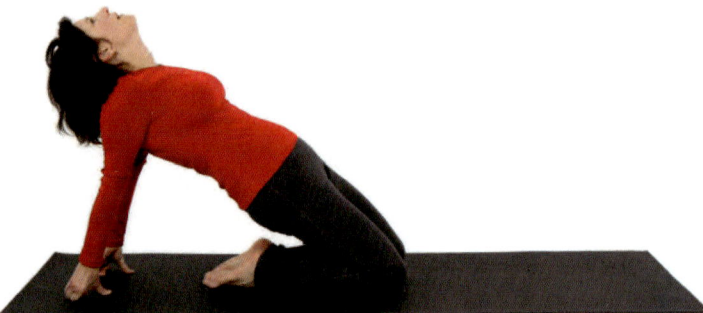

Kamel mit aufgesetzten Händen dynamisch
1) *Im Fersensitz neigt sich der Rumpf zurück und die Hände setzen auf (Ausatmen).*

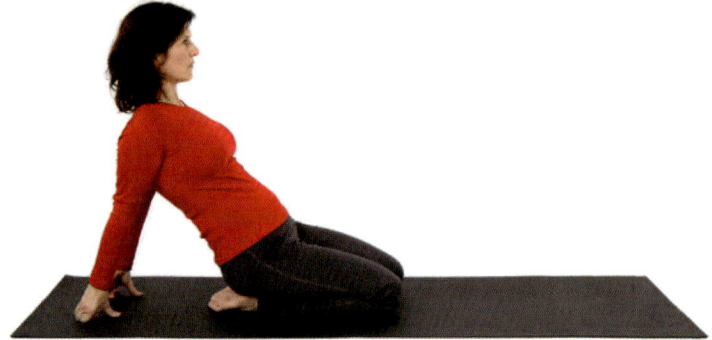

2) *Das Gesäß löst von den Fersen. Oberschenkel und Rumpf bilden eine gerade Linie (Einatmen). Die Übung wird im Sitz nachgespürt.*

6 Wiederholungen

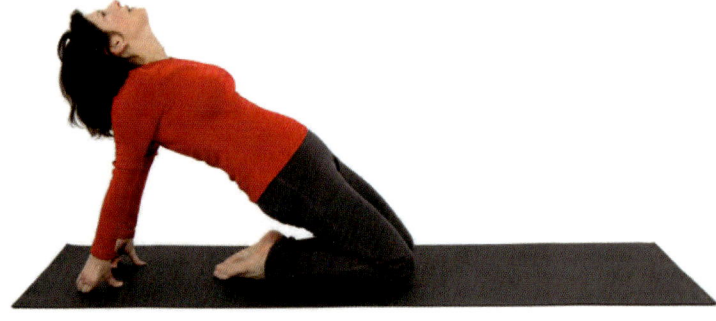

Kobra dynamisch
1) In der Bauchlage ruht die Stirn auf dem Boden. Die Hände befinden sich unter den Schultergelenken und die Ellbogen weisen nach oben (Ausatmen).

2) Der Beckenboden wird aktiviert und die Beine drücken gegeneinander. Mit der Kraft aus dem Rücken neigt sich der Oberkörper nach oben. Auf den Händen lastet kein Gewicht (Einatmen).

6 Wiederholungen

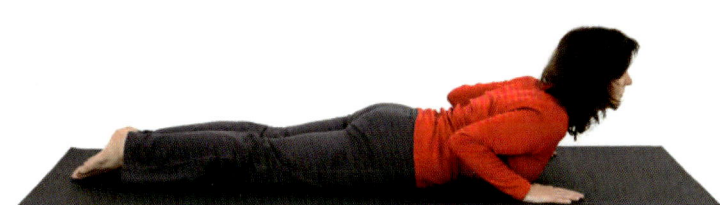

Kobra
1) Vorbereitung: In der Bauchlage ruht die Stirn auf dem Boden. Die Hände befinden sich unter den Schultergelenken und die Ellbogen weisen nach oben.
2) Ausführung: Der Beckenboden wird aktiviert und die Beine drücken gegeneinander. Mit der Kraft aus dem Rücken neigt sich der Oberkörper nach oben. Das Brustbein strebt nach vorne-oben. Auf den Händen lastet kein Gewicht.

Vorbereitung: 3 Atemzüge
Ausführung: 8 Atemzüge

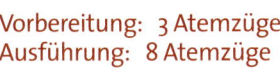
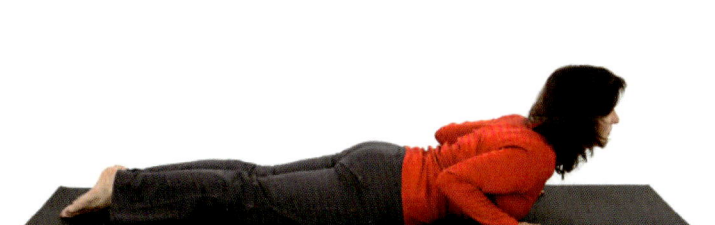

Variation 1 – Kobra
In der Kobra-Haltung werden die Hände bei gestreckter Armhaltung hinter dem Rücken gehalten. Die Haltung wird in der Bauchlage nachgespürt.

6 Atemzüge

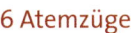
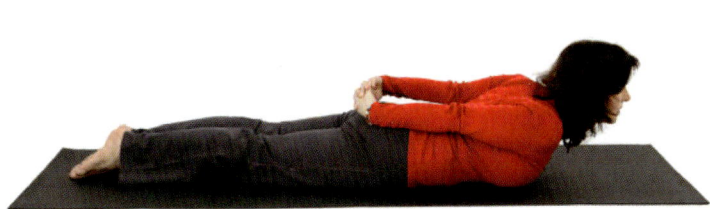

Variation 2 – Kobra
Die Kobra wird mit hinter dem Kopf verschränkten Händen ausgeführt.

6 Atemzüge

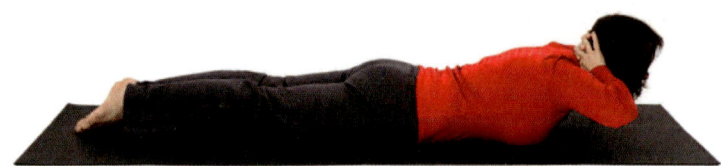

Ausgleich – Schildkröte leicht in der Rückenlage
1) *Vorbereitung:* In der Rückenlage werden die gebeugten Beine angehoben.

2) *Ausführung:* Die Knie gehen auseinander und die Füße kommen zusammen. Die Arme gehen durch die Beinöffnung hindurch und bekommen die Füße zu fassen.

Vorbereitung: 3 Atemzüge
Ausführung: 10 Atemzüge

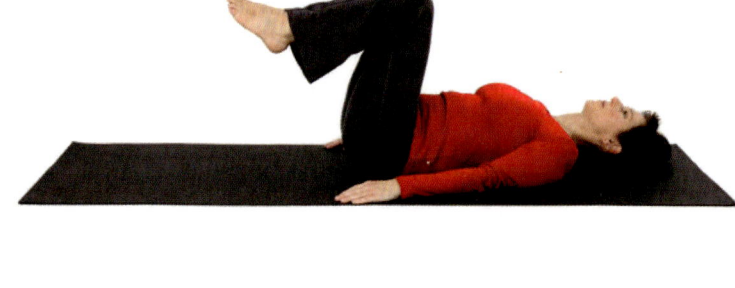

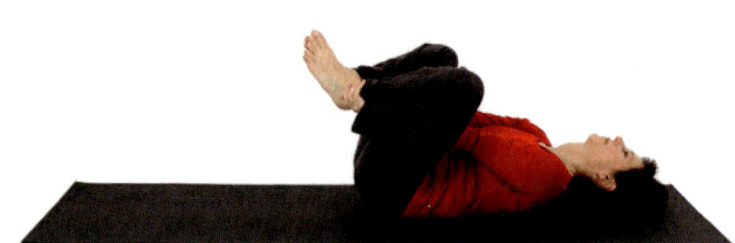

3) Entspannung: »Rückzug«

Einleitende Worte

Du liegst in der Rückenlage, spürst noch einmal die Wirkungen der Kobra nach ...
Du spürst den geöffneten Brustraum, die Wärme im Rücken ...
Nun rolle dich auf eine Seite ...
Ziehe dich zusammen wie ein Embryo ...
Deine Aufmerksamkeit geht nach innen ...
Du spürst, wie gut es tut, bei sich zu sein ...
Sich zurückzuziehen ....
Genieße diesen Zustand noch für eine kleine Weile ...

Rückkehr

Der liegende Held (Supta Virasana)

Diese Haltung, die aus dem Fersensitz heraus eingenommen wird, öffnet intensiv den Brustraum.

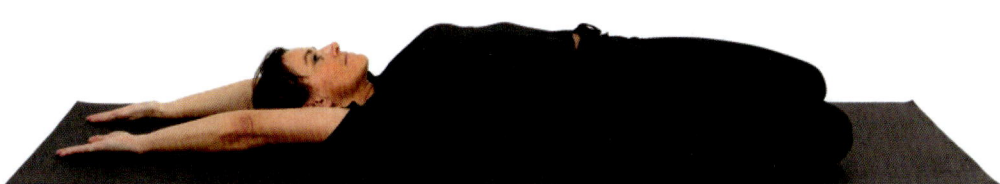

Wirkungen

Körperlich	Langfristig
• Dehnung der Oberschenkelvorderseite • Dehnung des Nackens • Dehnung der Leisten • Vertiefung der Atmung • Verstärkte Durchblutung der Bauchorgane • Öffnung des Brustraums • Mobilisation der Wirbelsäule	• Positiver Einfluss bei Atemwegserkrankungen • Positiver Einfluss bei Rückenbeschwerden (verstärkte Kyphose) • Steigerung der Vitalität

Kontraindikationen:
- Akute Probleme im unteren Rücken (Hexenschuss, Bandscheibenvorfall)
- Bei Entzündungen oder Brüchen im Bauchraum
- Nach Operationen im Bauchraum
- Mangelnde Dehnfähigkeit der Oberschenkel
- Akute Schmerzen an den Knien

Beschreibung der Haltung:
Vorbereitung: Im Fersensitz werden die Hände zu den Füßen gebracht. Bei kontrahierten Beckenbodenmuskulatur wird das Gewicht wird nach hinten verlagert und das Gewicht des Oberkörpers wird mit aufgestützten Unterarmen aufgefangen.
Ausführung: Der Rücken leitet die Rückneige ein, so dass die Schulterblätter aufgelegt werden können. Die Arme werden in Verlängerung des Rumpfes hinter dem Körper abgelegt.

In der Haltung: Der untere Rücken wird gestreckt gehalten. Der geöffnete Brustraum wird wahrgenommen.
Auflösen: Die Ellbogen stützen den Oberkörper wieder ab, wenn er sich aufrichtet. Der Fersensitz wird wieder eingenommen.

Variation: Damit die Knie nicht überlastet werden, kann ein dünnes Polster in die Kniekehlen geklemmt werden. Weiterhin kann eine Polsterrolle als Rückenunterlage zur Hilfe genommen werden.

Der Weg zum liegenden Helden

Die Haltung wird insbesondere durch Vordehnung der Oberschenkelvorderseite, Öffnung der Leisten und Mobilisation der Schultern vorbereitet. Zusätzlich wird der Rücken erwärmt, damit dieser in der Haltung gut rückgebeugt werden kann.

1) Meditation:

Einleitende Worte

Der Schwerpunkt der heutigen Einheit liegt in der Ausführung des liegenden Helden.
In dieser Haltung wird der Brustraum weit gedehnt.
Richte deine Aufmerksamkeit auf deinen Brustraum ...
Spüre dein Herz ...
Bei starker Konzentration kannst du deinen Herzschlag spüren ...
Lasse nun in dir das Gefühl der Liebe wachsen ...
Erinnere dich an eine Situation, in der du das Gefühl der Liebe wahrgenommen hast ...
Gehe diese Situation noch einmal in Zeitraffer durch, sehe die Bilder,
rekonstruiere eventuell gesprochene Worte, Blicke, nehme Gerüche wahr ...
Spüre nun das Gefühl der Liebe in deinem Brustraum ...
Versuche dieses Gefühl während der kommenden Atemzüge zu halten ...

Rückkehr

2) Körperübungen:

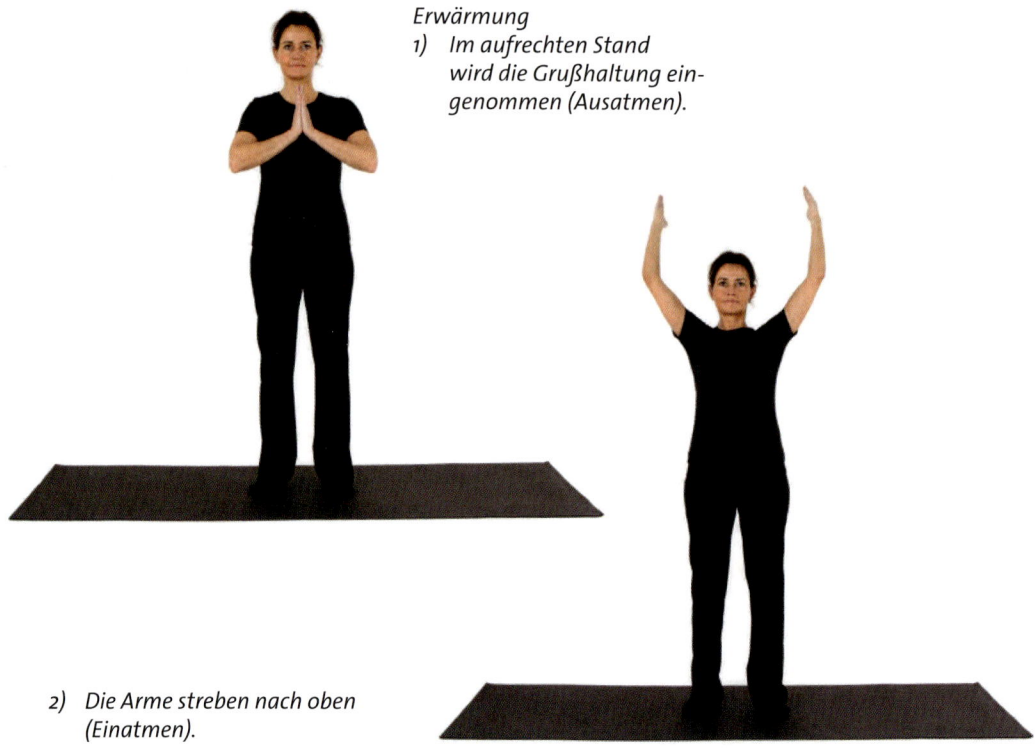

Erwärmung
1) *Im aufrechten Stand wird die Grußhaltung eingenommen (Ausatmen).*

2) *Die Arme streben nach oben (Einatmen).*

3) Der Oberkörper kommt in die tiefe Vorneige (Ausatmen).

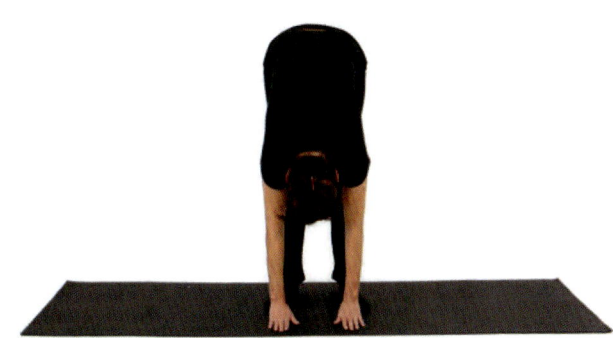

4) Die Beine werden gebeugt, der Kopf wird aufgerichtet (Einatmen).

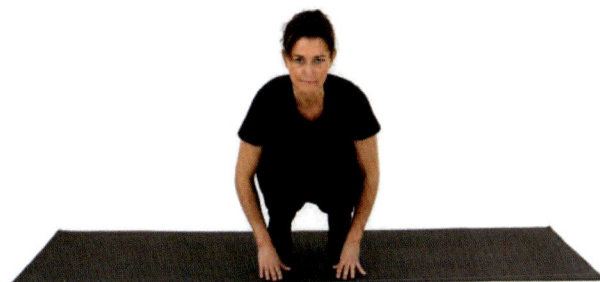

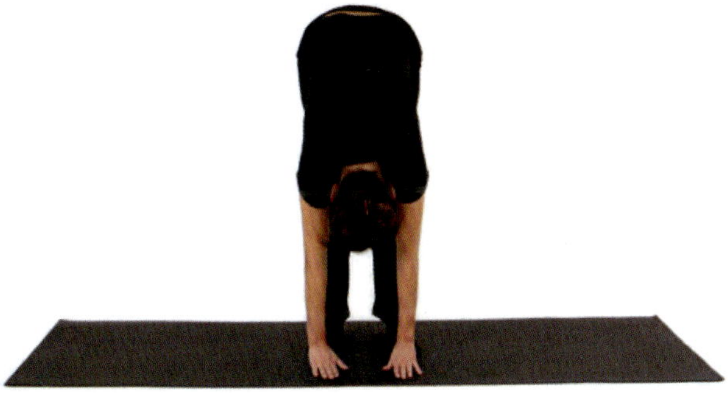

5) Die Beine werden gestreckt, der Kopf wird wieder entspannt (Ausatmen).

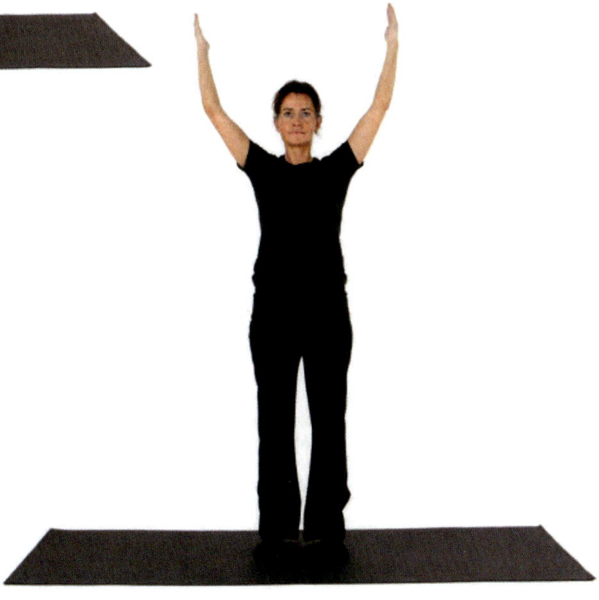

6) Im aufrechten Stand streben die Arme nach oben-hinten (Einatmen).

6 Wiederholungen

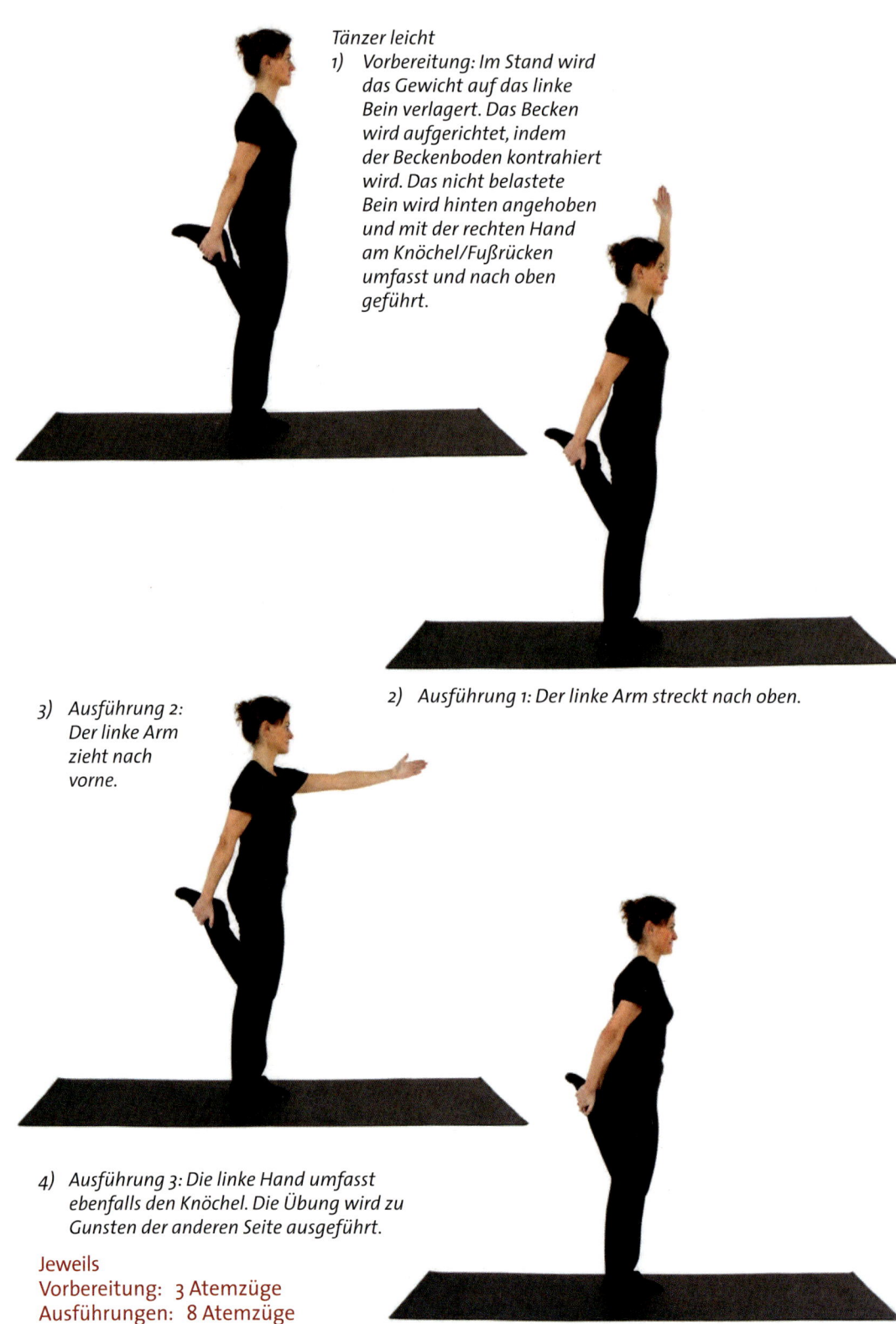

Tänzer leicht
1) Vorbereitung: Im Stand wird das Gewicht auf das linke Bein verlagert. Das Becken wird aufgerichtet, indem der Beckenboden kontrahiert wird. Das nicht belastete Bein wird hinten angehoben und mit der rechten Hand am Knöchel/Fußrücken umfasst und nach oben geführt.

2) Ausführung 1: Der linke Arm streckt nach oben.

3) Ausführung 2: Der linke Arm zieht nach vorne.

4) Ausführung 3: Die linke Hand umfasst ebenfalls den Knöchel. Die Übung wird zu Gunsten der anderen Seite ausgeführt.

Jeweils
Vorbereitung: 3 Atemzüge
Ausführungen: 8 Atemzüge

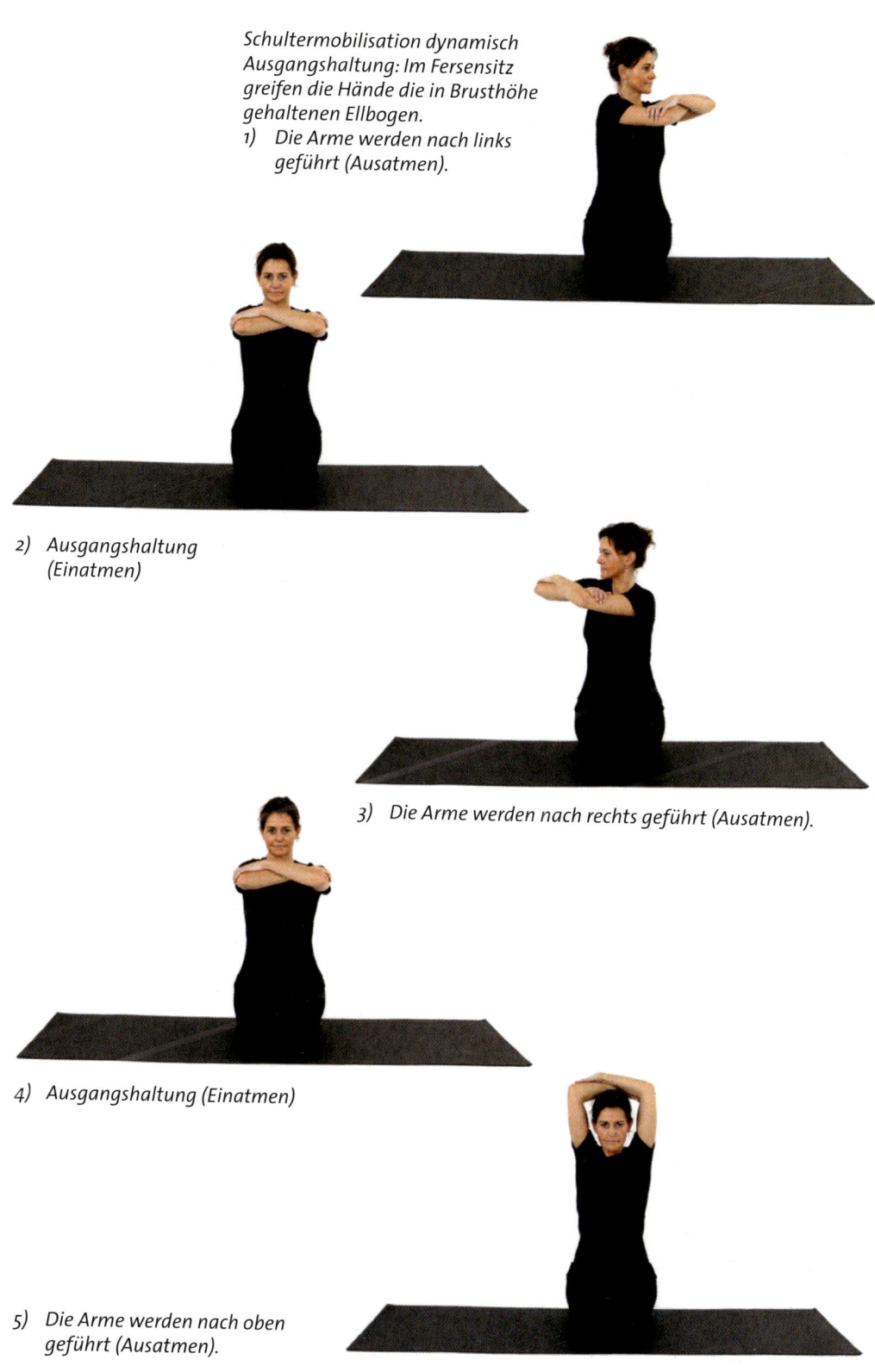

Schultermobilisation dynamisch
Ausgangshaltung: Im Fersensitz greifen die Hände die in Brusthöhe gehaltenen Ellbogen.

1) *Die Arme werden nach links geführt (Ausatmen).*
2) *Ausgangshaltung (Einatmen)*
3) *Die Arme werden nach rechts geführt (Ausatmen).*
4) *Ausgangshaltung (Einatmen)*
5) *Die Arme werden nach oben geführt (Ausatmen).*

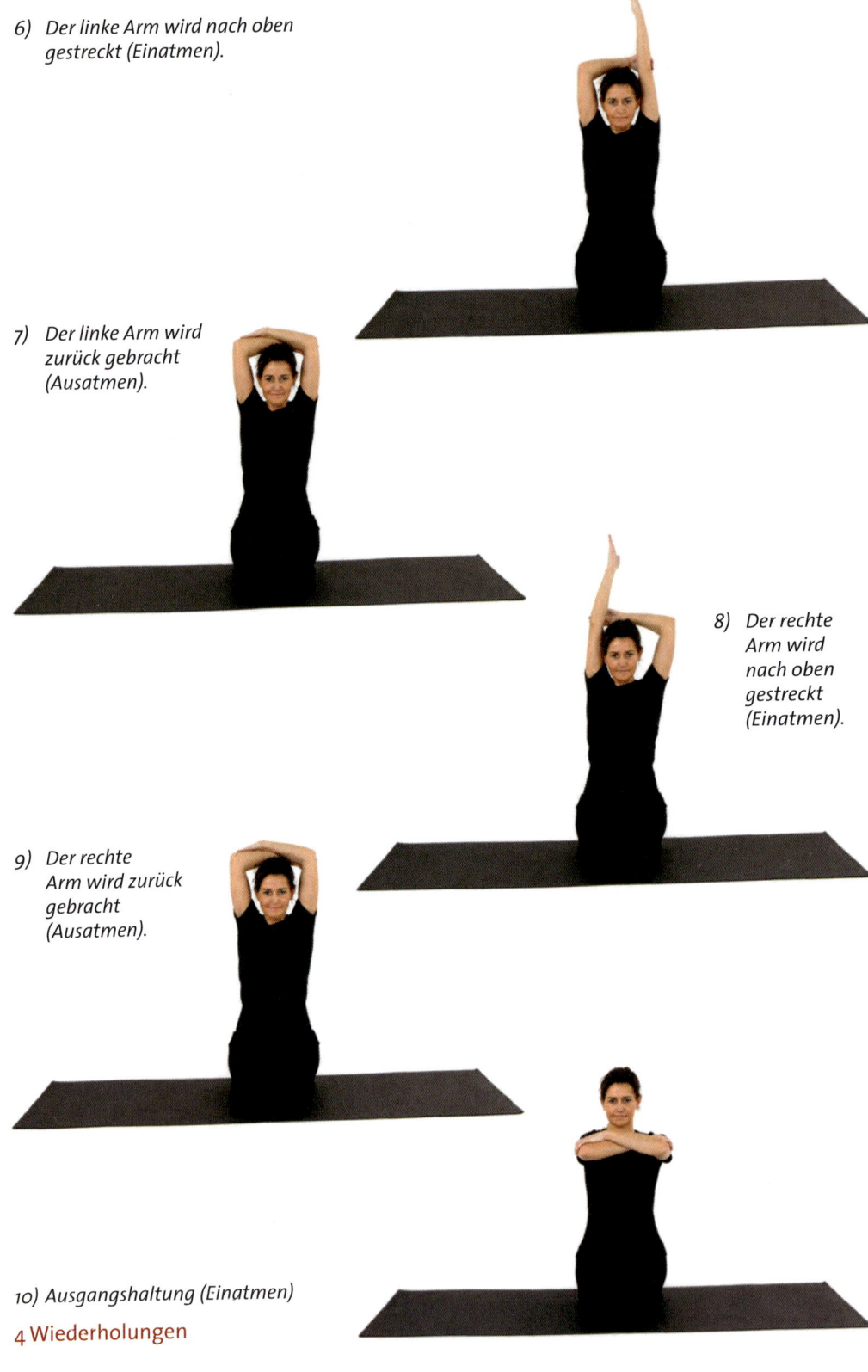

6) Der linke Arm wird nach oben gestreckt (Einatmen).

7) Der linke Arm wird zurück gebracht (Ausatmen).

8) Der rechte Arm wird nach oben gestreckt (Einatmen).

9) Der rechte Arm wird zurück gebracht (Ausatmen).

10) Ausgangshaltung (Einatmen)

4 Wiederholungen

*Stellung des Kindes/
Catstretch dynamisch
Ausgangshaltung:* Im Vierfüßlerstand mit aufgesetzten Knien wird
der Rücken gerade gehalten.
1) Die Stellung des Kindes mit weit
   nach vorn gestreckten Armen
   wird eingenommen (Ausatmen).

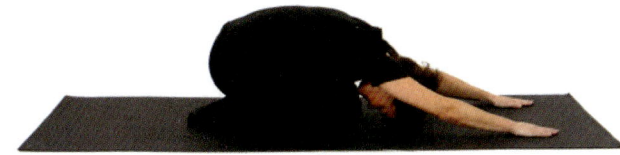

2) Ausgangshaltung (Einatmen)

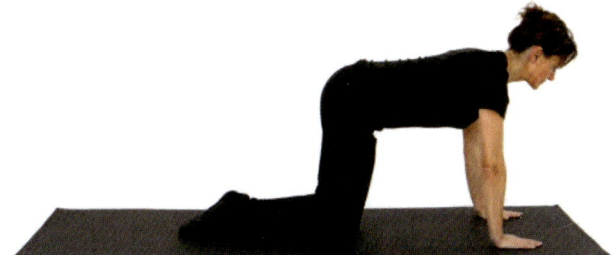

3) Der Oberkörper neigt sich vor.
   Die Stirn berührt den Boden.
   Die Arme werden weit am
   Boden nach vorne ausgestreckt
   (Ausatmen).

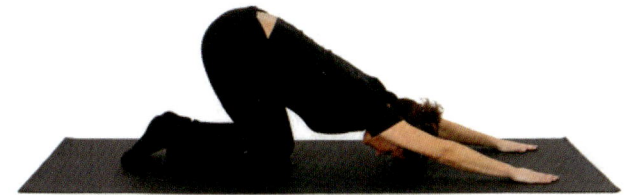

4) Ausgangshaltung (Einatmen).
   Die Übung wird in der Bauchlage
   nachgespürt.
   6 Wiederholungen

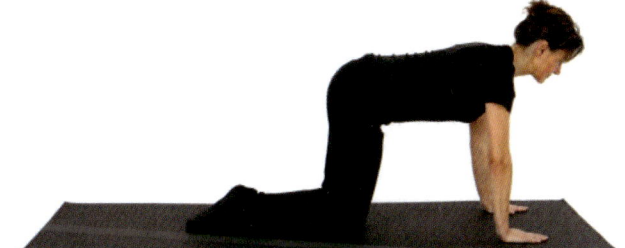

Halber Bogen
1) Vorbereitung: In der Bauchlage
   fasst die rechte Hand den rechten
   Fuß und zieht ihn zum Gesäß.
2) Ausführung: Der Beckenboden
   wird kontrahiert Der Körper richtet sich auf und kommt in die
   Rückneige. Der Rumpf wird
   leicht durch den aufgesetzten
   linken Unterarm abgestützt. Danach Seitenwechsel.

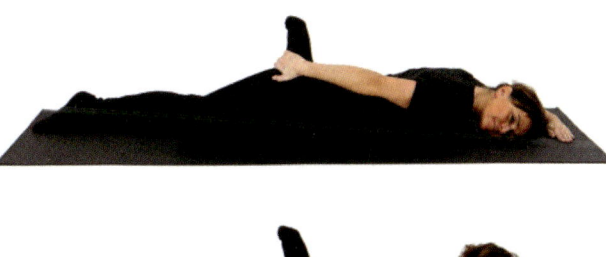

Jeweils
Vorbereitung: 5 Atemzüge
Ausführung: 6 Atemzüge

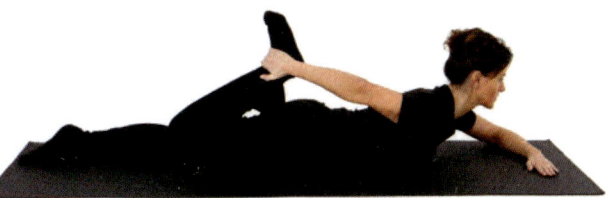

Liegender Held abgestützt

1) Vorbereitung: Im Fersensitz werden die Hände zu den Füßen gebracht. Hinter dem Körper liegt ein langes Polster. Bei kontrahierter Beckenbodenmuskulatur wird das Gewicht nach hinten verlagert und das Gewicht des Oberkörpers wird mit aufgestützten Unterarmen aufgefangen.

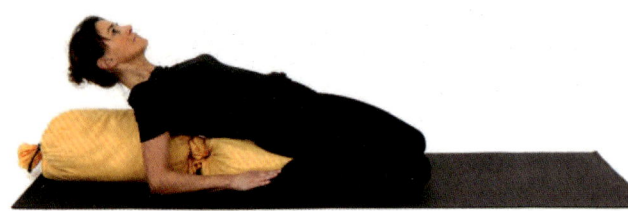

2) Ausführung: Der Rücken leitet die Rückneige ein, so dass der Rücken und eventuell der Kopf Kontakt zu dem Polster nehmen kann. Die Arme werden in Verlängerung des Rumpfes hinter dem Körper abgelegt ...

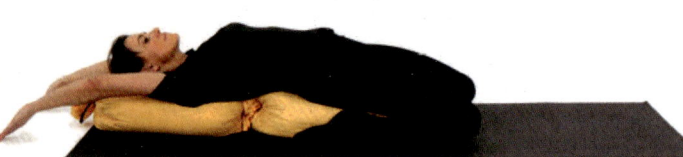

3) ... oder liegen neben dem Körper.

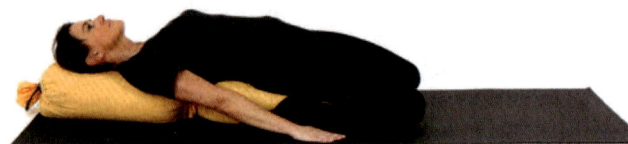

Vorbereitung: 5 Atemzüge
Ausführung: 10 Atemzüge

Variante – Liegender Held
Der liegende Held wird ohne Polster ausgeführt. Die Haltung wird in der Rückenlage nachgespürt.

10 Atemzüge

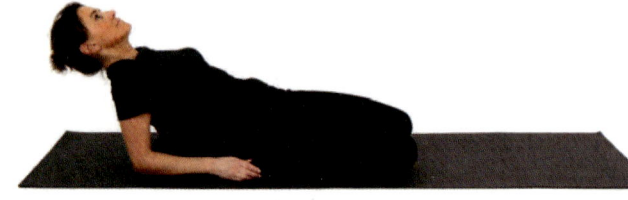

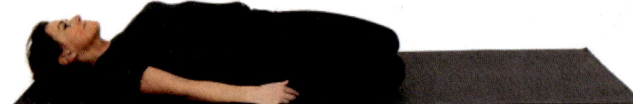

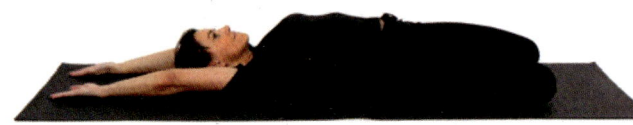

Ausgleich – »Giraffe«

1) *Vorbereitung:* Im Grätschstand fassen die Hände in die Ellbogenbeugen. Der Oberkörper neigt sich vor und der Kopf wird zwischen den Armen gehalten. Der Rücken ist möglichst flach.

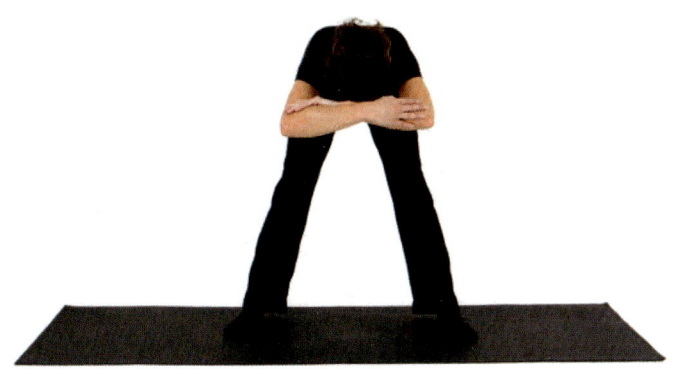

2) *Ausführung:* Der Rücken rundet sich und der Oberkörper kommt in die tiefe Vorneige.

Vorbereitung: 3 Atemzüge
Ausführung: 10 Atemzüge

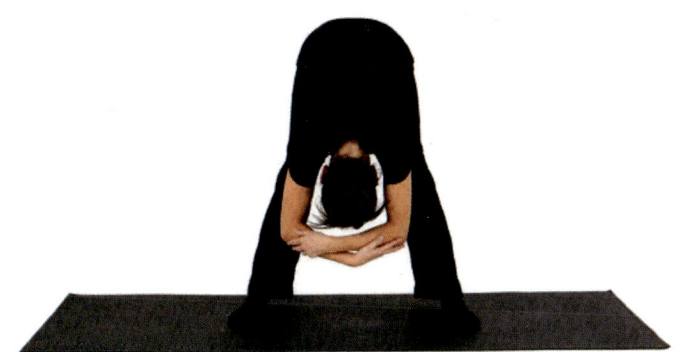

3) Entspannung: »Herzschlag«

Einleitende Worte

Du richtest deine Aufmerksamkeit auf deinen Brustraum ...
Du spürst die Weite ...
Du konzentrierst dich auf deinen Herzschlag ...
Dein Herz schlägt ganz ruhig und regelmäßig ...
Du richtest deine Aufmerksamkeit auf deinen Bauchraum ...
Bei starker Konzentration kannst du auch hier deinen Puls spüren ...
Du richtest deine Aufmerksamkeit auf deinen Hals ...
Bei starker Konzentration kannst du auch hier deinen Puls spüren ...
Deine Aufmerksamkeit geht wieder zurück zu deinem Herzen ...
Der Schlag deines Herzens beruhigt dich immer mehr ...
Deine Gedanken werden leicht ...
Diesen Zustand genießt du noch für eine kleine Weile ...

Rückkehr

Die Heuschrecke (Shalabhasana)

Die Heuschrecke ist eine Rückbeuge aus der Bauchlage heraus. Mit den gehobenen Beinen erinnert die Haltung an die nach oben weisenden Oberschenkel der Heuschrecke.

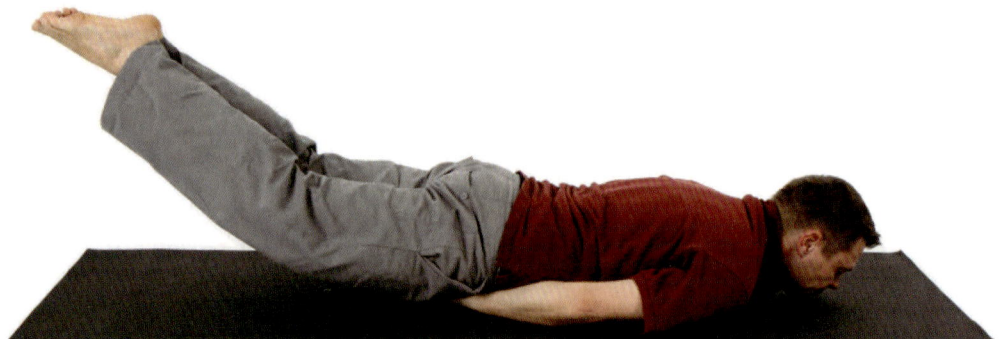

Wirkungen

Körperlich	Langfristig
• Kräftigung der tiefen, rumpfaufrichtenden Muskulatur • Kräftigung der Gesäß-, Schulter-, Arm- und hinteren Oberschenkelmuskulatur • Dehnung der Leisten • Verstärkte Durchblutung der Bauchorgane • Anregung der Schilddrüse	• Positiver Einfluss bei Verdauungsproblemen • Positiver Einfluss bei Rückenbeschwerden (verstärkte Kyphose) • Steigerung der Vitalität

Kontraindikationen:
- Akute Probleme im unteren Rücken (Hexenschuss, Bandscheibenvorfall)
- Bei Entzündungen oder Brüchen im Bauchraum
- Nach Operationen im Bauchraum
- nicht medikamentös eingestellte Schilddrüsenüberfunktion

Beschreibung der Haltung:
Vorbereitung: In der Bauchlage wird das Kinn aufgesetzt. Die Arme sind gestreckt, die Hände werden mit den Handinnenseiten nach unten unter die Oberschenkel geführt.
Ausführung: Die Beckenbodenmuskulatur wird kontrahiert und beide Beine werden aus den Hüftgelenken heraus gedehnt und strecken sich unter Zuhilfenahme des Drucks durch die Hände nach oben.

In der Haltung: In den Bauch wird eingeatmet und die Spannung wird im Beckenboden gehalten. Die sich ausbreitende Wärme im Körper wird wahrgenommen.
Auflösen: Die Beine werden behutsam in die Ausgangshaltung zurück gelegt. Der Kopf legt sich entspannt zur Seite.

Variation: Bei der halben Heuschrecke wird nur ein Bein gedehnt nach oben geführt.

▪ Der Weg zu der Heuschrecke

Damit die Beine in der Heuschrecke aus der Bauchlage heraus angehoben werden können. werden in den Vorübungen insbesondere die Beine gekräftigt. Durch Aktivierung des Beckenbodens wird zusätzlich auf die Haltung der Heuschrecke vorbereitet.

1) Meditation:

Einleitende Worte

Der Schwerpunkt dieser Einheit liegt in der Ausführung der Heuschrecke.
In dieser Haltung erfährt der Bauch eine besondere Beachtung und wird intensiv angeregt.
Spüre deinen Bauchraum ...
Nehme deine Bauchdecke wahr, die sich hebt und wieder senkt ...
Spüre, dass die Ausatmung eher passiv verläuft ...
Ziehe nun nach dem Ausatmen die Bauchdecke aktiv ein und lasse so auch
die Restluft aus deinem Körper entweichen ...
Atme in den Bauch ein, ohne dass der Brustkorb sich erweitert ...
Wiederhole diese Übung noch einige Atemzüge ...

Rückkehr

2) Körperübungen:

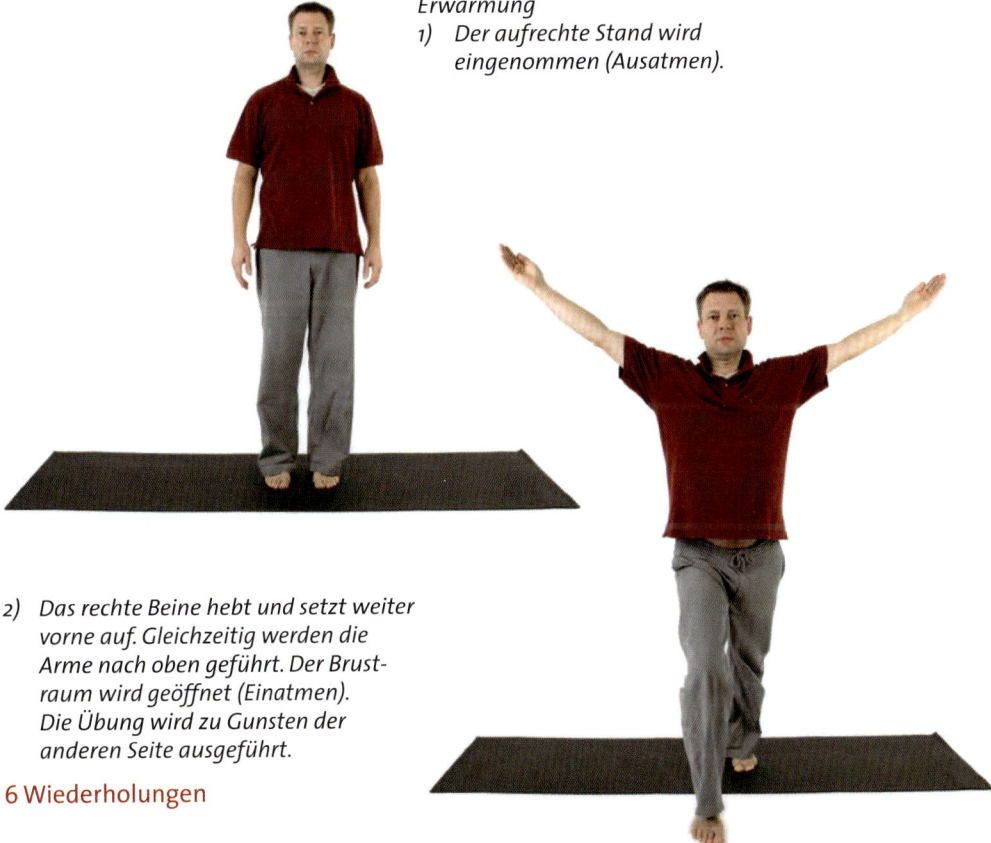

Erwärmung
1) Der aufrechte Stand wird eingenommen (Ausatmen).

2) Das rechte Beine hebt und setzt weiter vorne auf. Gleichzeitig werden die Arme nach oben geführt. Der Brustraum wird geöffnet (Einatmen). Die Übung wird zu Gunsten der anderen Seite ausgeführt.

6 Wiederholungen

Waage
1) Vorbereitung: Der Vierfüßlerstand mit aufgesetzten Knien wird ausgeführt.

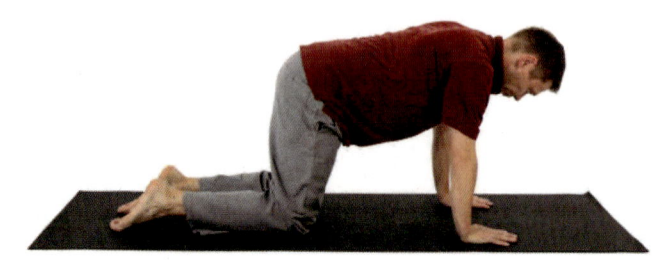

2) Ausführung: Das linke Bein und der rechte Arm heben an und werden gestreckt, parallel zum Boden gehalten. Danach Seitenwechsel.

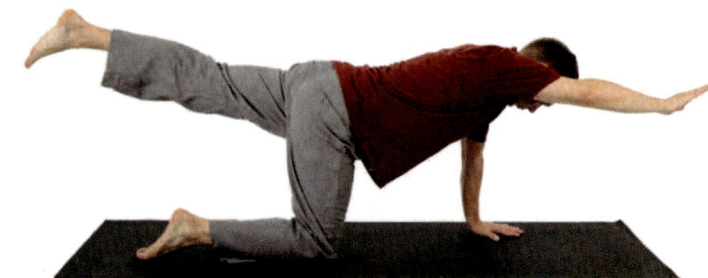

**Jeweils
Vorbereitung: 3 Atemzüge
Ausführung: 8 Atemzüge**

Waage dynamisch
Ausgangshaltung: Der Vierfüßlerstand mit aufgesetzten Knien wird ausgeführt.
1) Waage: linkes Bein/rechter Arm (Ausatmen)

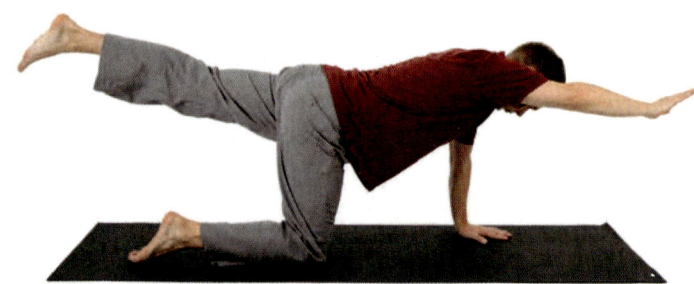

2) Ausgangshaltung (Einatmen)

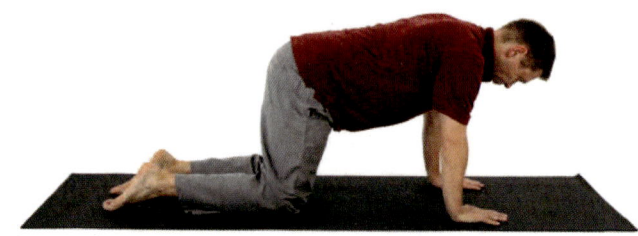

3) Waage: rechtes Bein/ linker Arm (Ausatmen)

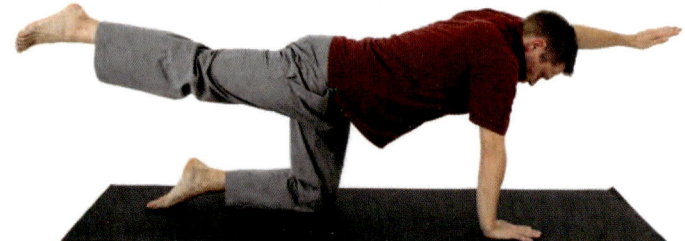

4) Ausgangshaltung
   (Einatmen)

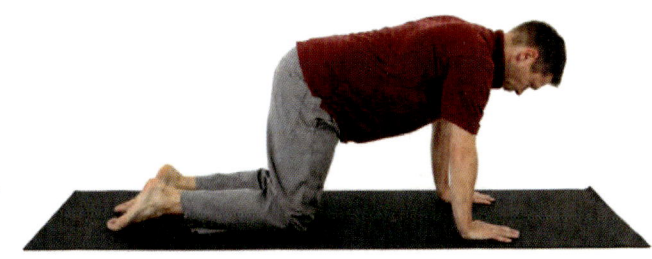

5) Waage: linkes Bein mit
   gebeugter Armhaltung
   (Ausatmen)

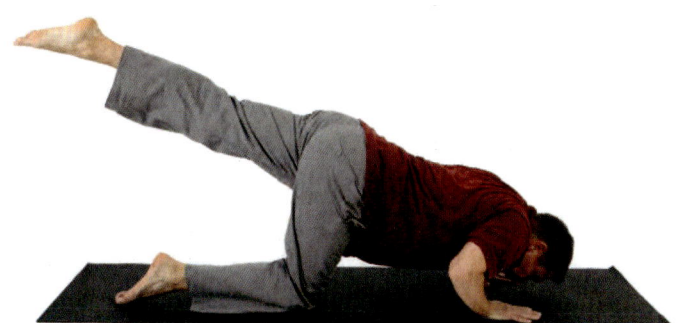

6) Ausgangshaltung
   (Einatmen)

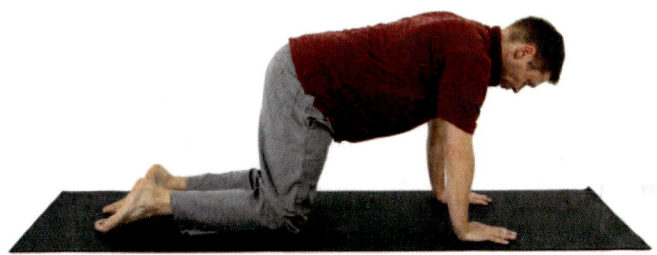

7) Waage: rechtes Bein mit
   gebeugter Armhaltung
   (Ausatmen)

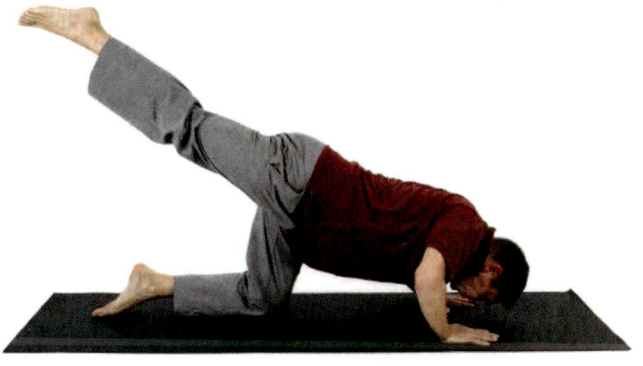

8) Ausgangshaltung
   (Einatmen) Die Übung
   wird im Sitz nachgespürt.

5 Wiederholungen

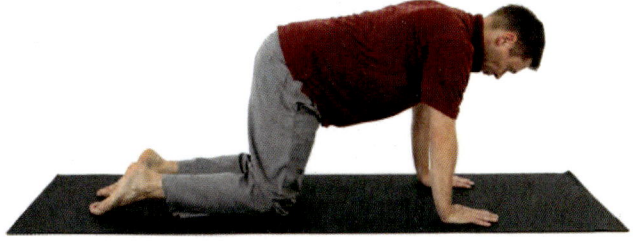

Boot leicht
1) **Vorbereitung:** Im Sitz mit aufgestellten Füßen fassen die Hände die Knie. Das Gewicht des Oberkörpers verlagert sich bei geradem Rücken nach hinten, ohne dass der Kontakt mit den Sitzknochen verloren geht. Die Arme werden hierbei langsam in Streckung gebracht.

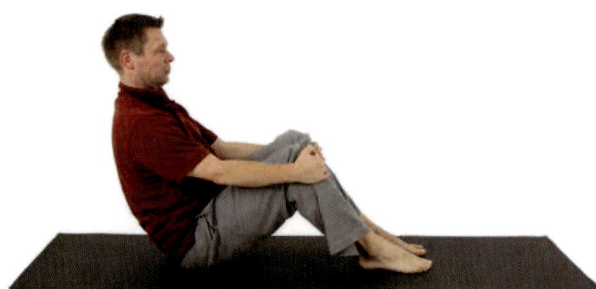

2) **Ausführung:** Die Füße lösen sich vom Boden, die Handfassung wird aufgelöst, wobei die Arme parallel zum Boden gehalten werden. Es wird ein rechter Winkel zwischen Rumpf und Oberschenkel angestrebt. Die Übung wird im Sitz nachgespürt.

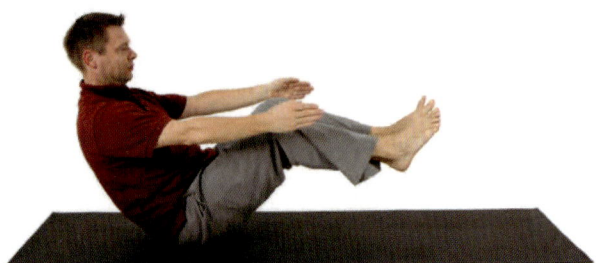

Vorbereitung: 5 Atemzüge
Ausführung: 5 Atemzüge

Autogene Rückenmassage
In der Rückenlage werden die gebeugten Beine zur Brust herangezogen. Durch eine Wiegebewegung um die Körperlängsachse wird der untere Rücken massiert.

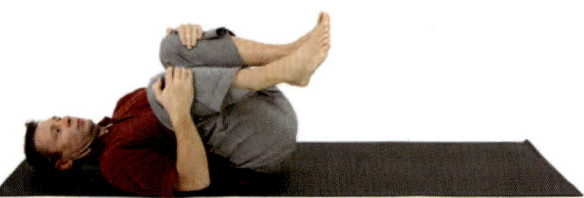

5 min

Heuschrecke leicht
1) **Vorbereitung:** In der Bauchlage liegen die Arme gebeugt vor dem Körper und stützen den Rumpf etwas ab.

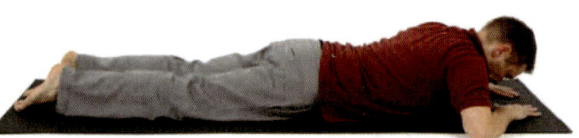

2) **Ausführung 1:** Unter Kontraktion des Beckenbodens wird das linke Bein gestreckt angehoben. Danach Seitenwechsel.

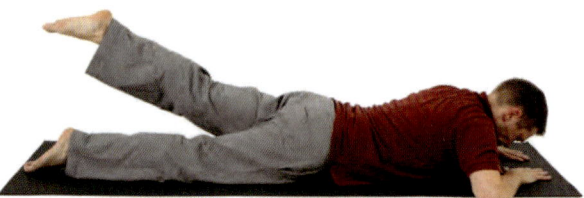

3) **Ausführung 2:** Unter Kontraktion des Beckenbodens werden das linke Bein und der rechte Arm angehoben. Danach Seitenwechsel.

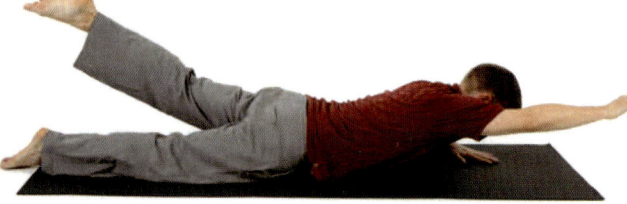

4) *Ausführung 3: Die Arme und Beine werden angehoben. Danach Seitenwechsel.*

Jeweils
Vorbereitung: 3 Atemzüge
Ausführungen: 6 Atemzüge

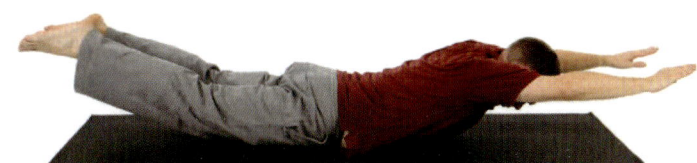

Heuschrecke
1) *Vorbereitung: In der Bauchlage wird das Kinn aufgesetzt. Die Arme sind gestreckt, die Hände werden mit den Handinnenseiten nach unten unter die Oberschenkel geführt.*
2) *Ausführung: Die Beckenbodenmuskulatur wird kontrahiert und beide Beine werden aus den Hüftgelenken heraus gedehnt und strecken sich unter Zuhilfenahme des Drucks durch die Hände nach oben. Die Haltung wird in der Bauchlage nachgespürt.*

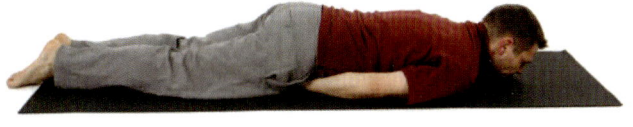

Vorbereitung: 3 Atemzüge
Ausführung: 10 Atemzüge

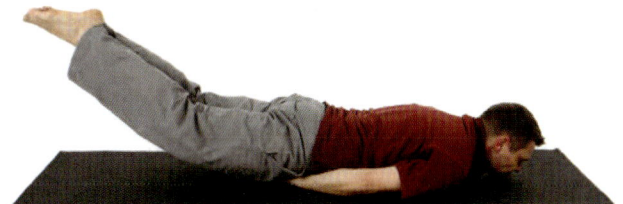

Ausgleich – Froschhaltung:
Aus dem Fersensitz heraus gehen die Knie weit auseinander. Der Oberkörper wird nach vorne geneigt. Die Arme legen sich gestreckt nach vorne ab.

2 min

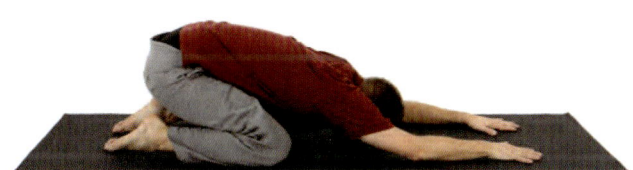

3) Entspannung: »Lichtwirbel«

Einleitende Worte

Du richtest deine Aufmerksamkeit auf deinen Bauchraum ...
Du spürst deinen Puls ...
Du spürst die Wärme ...
Du stellst dir einen gelben Lichtwirbel vor, der in etwas über dem Bauchnabel liegt ...
Du stellst dir vor, wie der Wirbel mit jedem Atemzug größer wird ...
Er erhellt deinen Bauchraum ...
Du genießt das wohltuende Gefühl noch für eine kleine Weile.

Rückkehr

Umkehrhaltungen – Veränderung

Umkehrhaltung haben ein besonderes Charakteristikum: Körperbereiche, die sonst »unten« sind, sind nun »oben«. Das heißt, die Abfolge von oben nach unten eines aufrecht stehenden Körpers ist nun ganz oder zum Teil vertauscht.

Die Umkehrhaltungen haben insbesondere Einfluss auf die Atmung. Durch die veränderte Schwerkraft und damit Druckverhältnisse im Körper verändert sich auch der Atem. Das Zwerchfell schwingt beim Einatmen gegen die Schwerkraft nach oben, während es beim Ausatmen mit der Schwerkraft nach unten geht. Dadurch wird die Ausatmung intensiver, welches auch auf das ganze Körpersystem reinigend wirkt.

Ebenfalls Auswirkungen haben die Umkehrhaltungen auf den Blutkreislauf. Das venöse Blut kann leichter zum Herzen zurückfließen. Menschen, die von Krampfadern betroffen sind und/oder zu Ödembildung neigen, profitieren gerne von der Entlastung, wenn die Beine über das Becken gehoben werden. Übertragen meint die Umkehrung die Erneuerung einer bereits vorhanden innewohnenden Beschaffenheit. Es geht darum, die eigenen Strukturen zu erkennen, zu reflektieren und, wenn nötig, umzuwandeln, um auf den eigenen »Erkenntnisweg« voranschreiten zu können. Umkehren bedeutet so nicht unbedingt, einen neuen Weg einzuschlagen, sondern vielmehr den Weg aus einer neuen Bewusstheit heraus fortzusetzen. Es ist erstrebenswert, sich selbst zu erkennen und sich immer wieder aufs Neue mit sich auseinander zu setzen.

Die Vorwärtsbeuge (Uttanasana)

In der Vorwärtsbeuge wird das Becken im Stand nach oben gedehnt, während der Oberkörper in die tiefe Vorbeuge kommt.

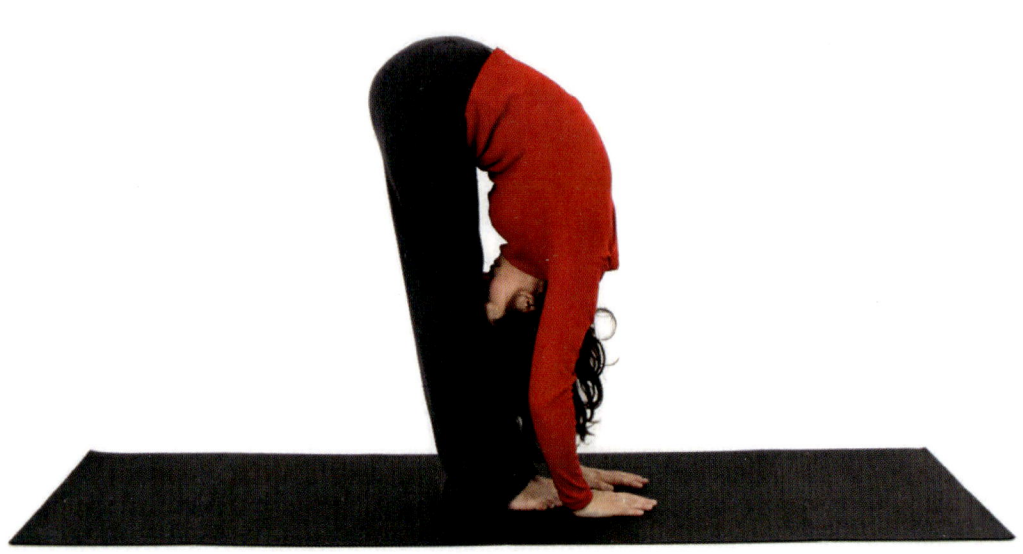

Wirkungen

Körperlich	Langfristig
• Dehnung der gesamten Rückseite des Körpers • Verstärkte Durchblutung des Kopfes • Anregung der Zwerchfellatmung • Positiver Einfluss bei Bronchitis	• Milderung von allgemeinen Konzentrationsschwächen • Positiver Einfluss bei Schilddrüsenunterfunktion • Positiver Einfluss bei Schlafstörungen

Kontraindikationen:
- Nicht medikamentös eingestellter Bluthochdruck
- Erhöhter Druck im Kopf (Augeninnendruck ...)
- Entzündliche Prozesse im Kopf
- Akute Reizung des Ischiasnervs
- Starker Schwindel

Beschreibung der Haltung:
Vorbereitung: Im Stand stehen die Füße hüftgelenksbreit nebeneinander. Die Arme streben nach oben, die Wirbelsäule wird gestreckt.
Ausführung: Der Oberkörper neigt sich zunächst bei gestreckter Beinhaltung in die Vorneige, der untere Rücken sollte hierbei gestreckt bleiben (Hinweis: »Bauchnabel zu den Oberschenkeln ziehen«). Der Oberkörper neigt sich tiefer und die Hände finden in Abhängigkeit der Dehnbarkeit einen Platz an den Schienbeinen, Knöcheln oder werden auf dem Boden aufgesetzt. Der Kopf wird entspannt gehalten.

In der Haltung: Mit jedem Ausatmen sinkt der Rumpf tiefer, mit jedem Einatmen wächst das Becken über die Sitzbeinhöcker nach oben heraus.
Auflösen: Die Beine werden gebeugt und der Körper kommt in eine Hockhaltung. Langsam richtet sich der Körper wieder nach oben in den aufrechten Stand aus.

■ Der Weg zu der Vorwärtsbeuge

Die Vorwärtsbeuge ist eine der leichteren Umkehrhaltungen, da sie im Stand ausgeführt werden kann. In den Vorübungen sollte dennoch die Beinrückseite vorgedehnt werden und der Rücken mobilisiert werden.

1) Meditation:

Einleitende Worte

Der Schwerpunkt der heutigen Einheit liegt in der Ausführung der Vorwärtsbeuge.
Diese Haltung, die vom Stand ausgeführt wird, gehört zu den Umkehrhaltungen,
da der Oberkörper sich in einer starken Vorneige befindet.
Die Vorwärtsbeuge wirkt nach außen wie eine Verbeugung, zeigt übertragen die Achtung vor uns
und die Dankbarkeit für unser Leben.
Gehe mit deinen Gedanken zu den schönen Seiten deines Lebens ...
Nehme mit diesen Gedanken das Gefühl der Dankbarkeit wahr ...
Versuche das Gefühl der Dankbarkeit während der kommenden Atemzüge zu halten ...

Rückkehr

2) Körperübungen:

Erwärmung:
»Kleiner Sonnengruß«
1) Die Grußhaltung im aufrechten Stand wird eingenommen (Ausatmen).

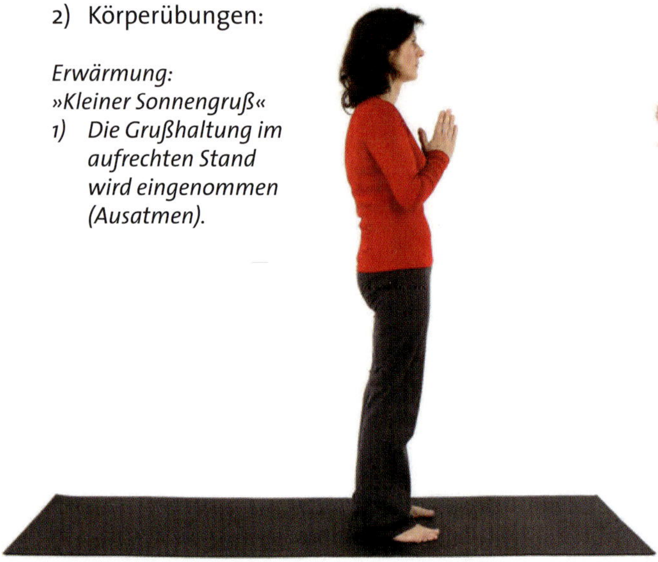

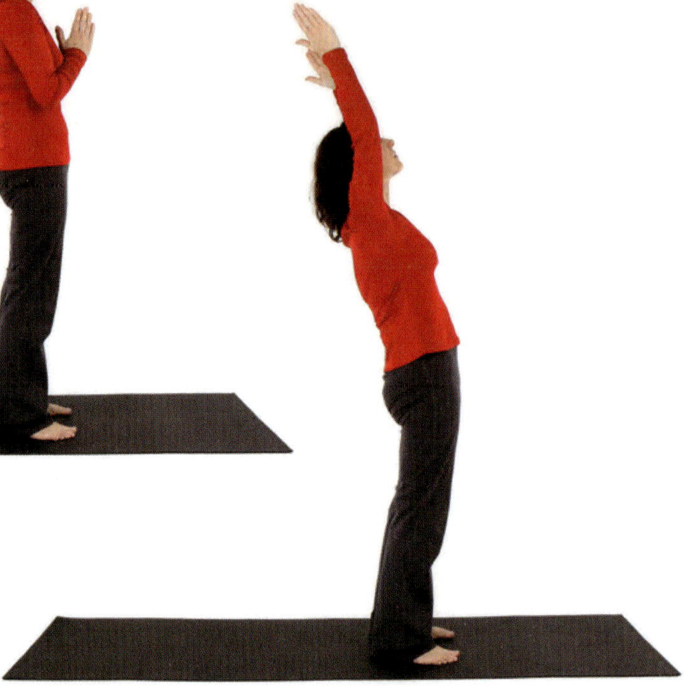

2) Die Arme strecken nach oben und der Oberkörper wird in eine leichte Rückneige gebracht (Einatmen).

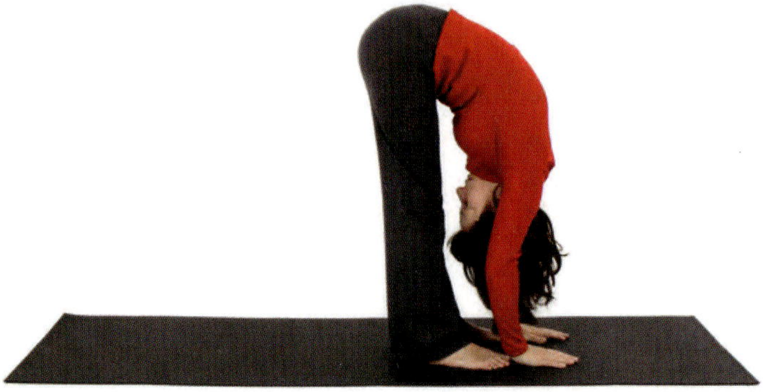

3) Bei gestreckter Beinhaltung wird der Oberkörper vorgeneigt (Ausatmen).

4) Die Beine werden angebeugt, die Hände setzen auf und das rechte Bein wird nach hinten heraus gestreckt. Das rechte Knie wird aufgesetzt und der Kopf leicht angehoben (Einatmen).

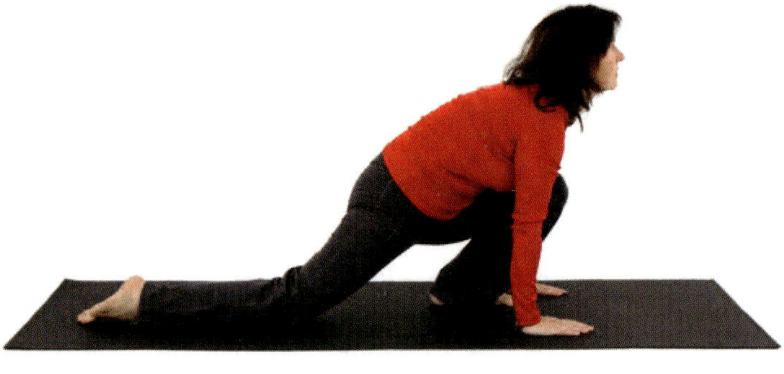

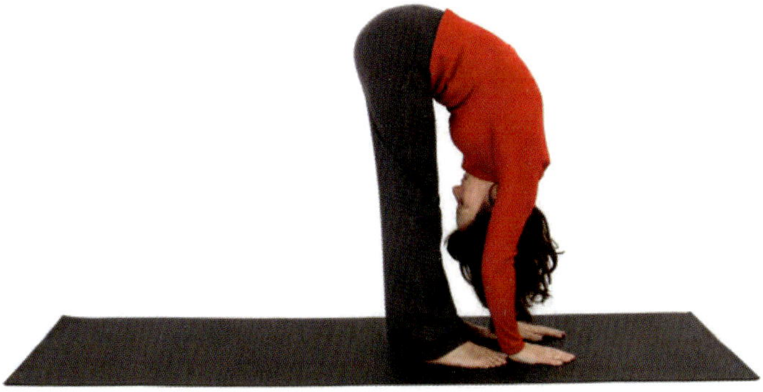

5) Der rechte Fuß setzt wieder neben den linken auf. Die Beine werden bei vorgeneigtem Oberkörper wieder gestreckt (Ausatmen).

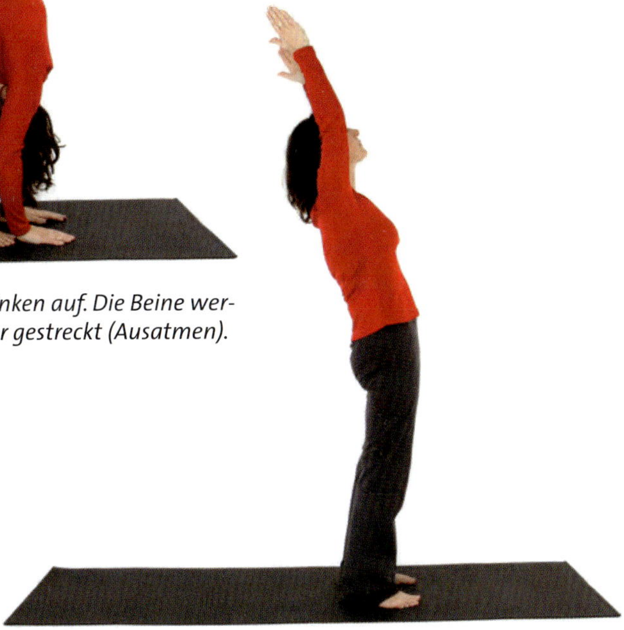

6) Der Oberkörper richtet sich nach oben-hinten aus (Einatmen). Die Übung wird zu Gunsten der anderen Seite ausgeführt.

6 Wiederholungen

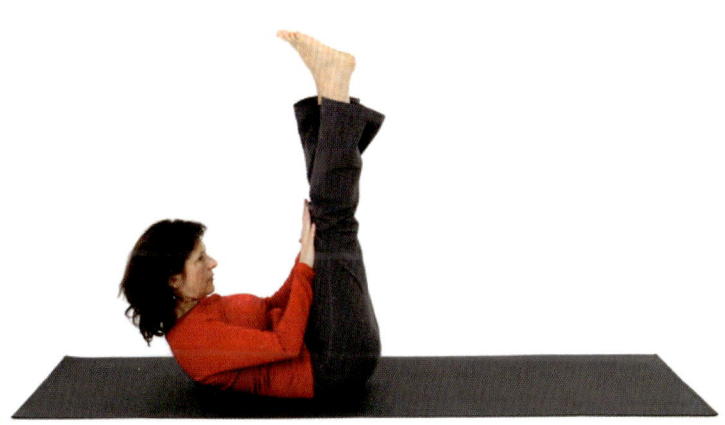

Bauchkräftigung dynamisch
Ausgangshaltung: In der Rückenlage werden die gebeugten Beine angehoben.
1) Die Beine strecken nach oben. Der Kopf und Schulter heben an und die Hände drücken gegen die Knie (Einatmen).

2) Ausgangshaltung (Ausatmen)

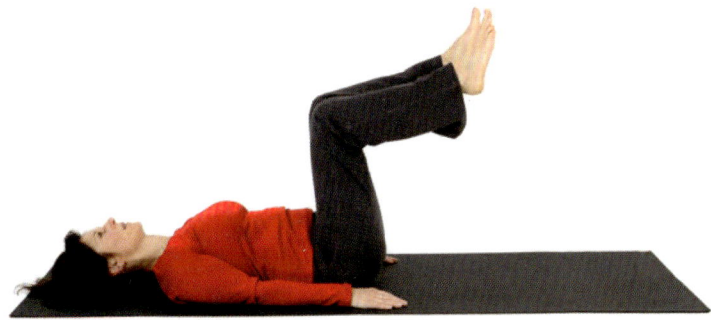

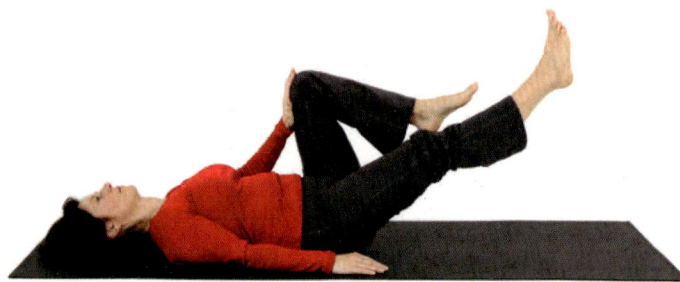

3) Das rechte Bein streckt nach oben und wird bis knapp über den Boden abgesenkt. Die linke Hand drückt gegen das linke Knie (Einatmen).

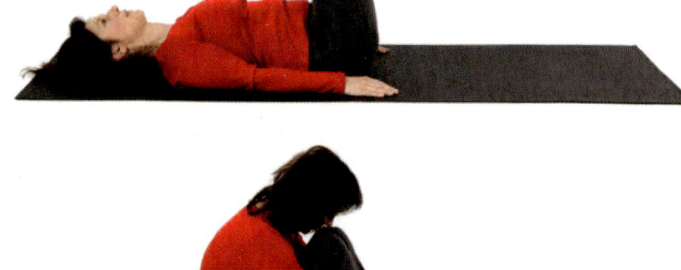

4) Ausgangshaltung (Ausatmen). Danach Seitenwechsel und die Abfolge in der Rückenlage nachspüren.

5 Wiederholungen

Zange leicht
1) Vorbereitung: Im Sitz werden die gebeugten Beine aufgestellt. Die Hände umfassen die Füße. Die Rumpfvorderseite schmiegt sich an die Oberschenkel.
2) Ausführung: Die Beine werden langsam so weit gestreckt, wie der Kontakt zu den Oberschenkeln aufrechterhalten werden kann. Die Haltung wird im Sitz nachgespürt.

Vorbereitung: 3 Atemzüge
Ausführung: 10 Atemzüge

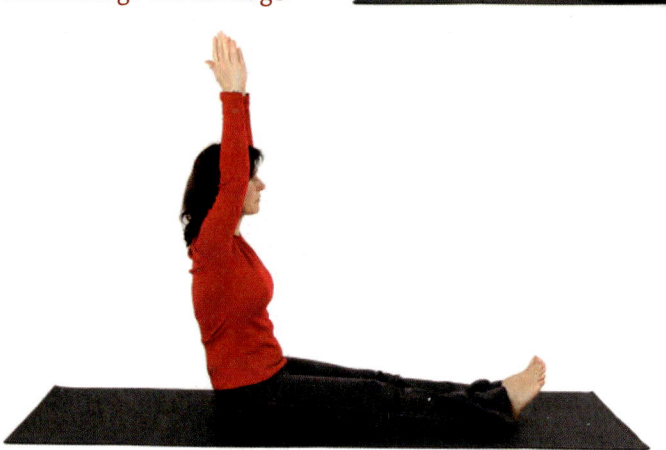

Zange
1) Vorbereitung: Im aufrechten Langsitz werden die Arme nach oben gestreckt.

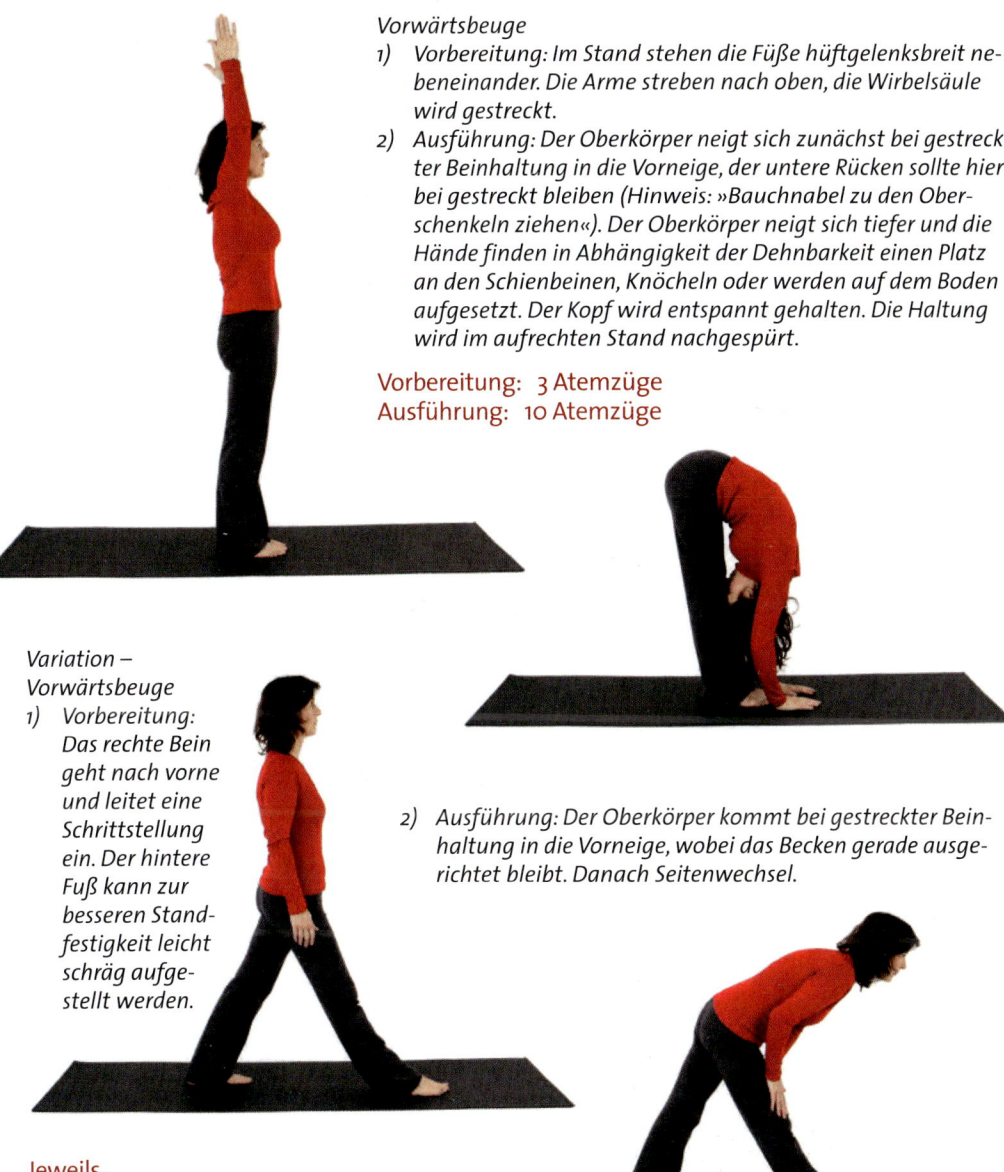

2) *Ausführung: Der Oberkörper neigt sich weit vor, wobei darauf geachtet wird, dass der untere Rücken gestreckt bleibt. Die Hände finden in Abhängigkeit der Dehnbarkeit einen Platz an den Schienbeinen oder fassen bei gebeugter Armhaltung die Füße.*

Vorbereitung: 3 Atemzüge
Ausführung: 10 Atemzüge

Vorwärtsbeuge
1) *Vorbereitung: Im Stand stehen die Füße hüftgelenksbreit nebeneinander. Die Arme streben nach oben, die Wirbelsäule wird gestreckt.*
2) *Ausführung: Der Oberkörper neigt sich zunächst bei gestreckter Beinhaltung in die Vorneige, der untere Rücken sollte hierbei gestreckt bleiben (Hinweis: »Bauchnabel zu den Oberschenkeln ziehen«). Der Oberkörper neigt sich tiefer und die Hände finden in Abhängigkeit der Dehnbarkeit einen Platz an den Schienbeinen, Knöcheln oder werden auf dem Boden aufgesetzt. Der Kopf wird entspannt gehalten. Die Haltung wird im aufrechten Stand nachgespürt.*

Vorbereitung: 3 Atemzüge
Ausführung: 10 Atemzüge

Variation – Vorwärtsbeuge
1) *Vorbereitung: Das rechte Bein geht nach vorne und leitet eine Schrittstellung ein. Der hintere Fuß kann zur besseren Standfestigkeit leicht schräg aufgestellt werden.*
2) *Ausführung: Der Oberkörper kommt bei gestreckter Beinhaltung in die Vorneige, wobei das Becken gerade ausgerichtet bleibt. Danach Seitenwechsel.*

Jeweils
Vorbereitung: 3 Atemzüge
Ausführung: 10 Atemzüge

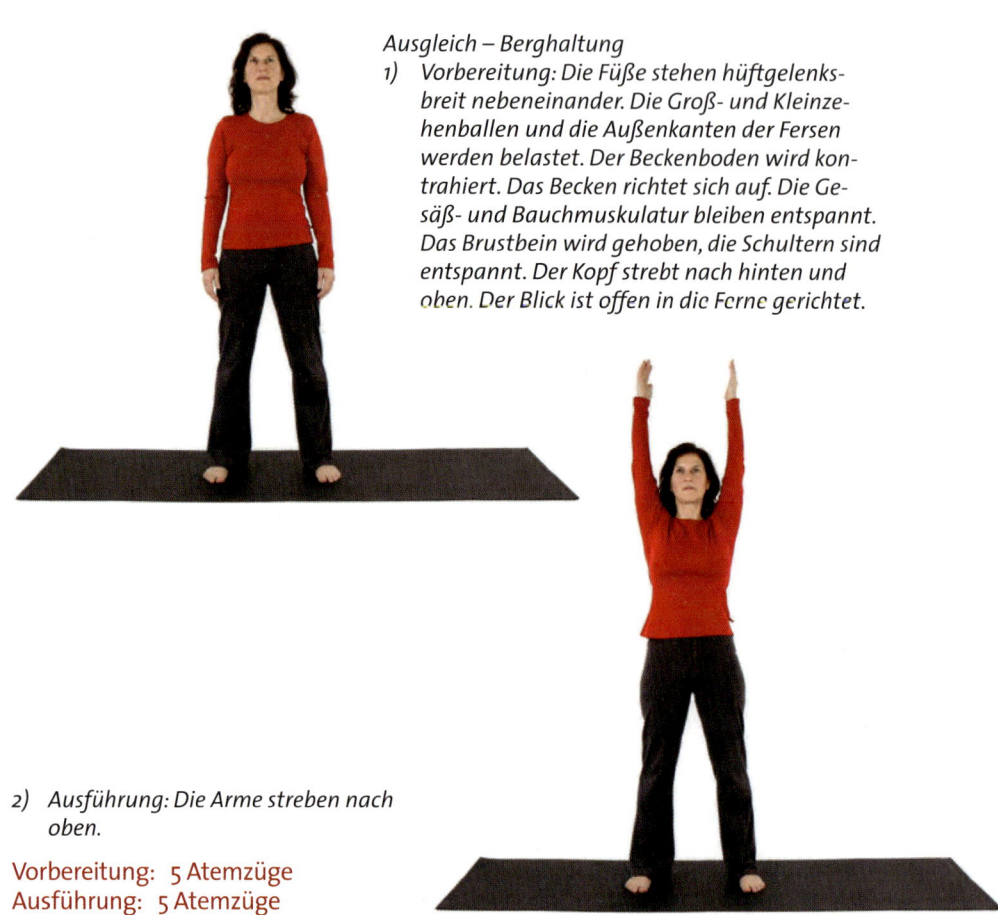

Ausgleich – Berghaltung
1) *Vorbereitung: Die Füße stehen hüftgelenksbreit nebeneinander. Die Groß- und Kleinzehenballen und die Außenkanten der Fersen werden belastet. Der Beckenboden wird kontrahiert. Das Becken richtet sich auf. Die Gesäß- und Bauchmuskulatur bleiben entspannt. Das Brustbein wird gehoben, die Schultern sind entspannt. Der Kopf strebt nach hinten und oben. Der Blick ist offen in die Ferne gerichtet.*

2) *Ausführung: Die Arme streben nach oben.*

Vorbereitung: 5 Atemzüge
Ausführung: 5 Atemzüge

3) Entspannung: »Gedanken loslassen«

Einleitende Worte

Du richtest deine Aufmerksamkeit auf dein Gesicht ...
Du ziehst deine Gesichtsmuskeln zusammen ...
Nun entspannst du dein Gesicht ...
Du kannst spüren, wie deine Züge weich werden ...
Du spürst dein Kinn, ... deine Nase, ... deine Wangen ...
Nun richtest du deine Aufmerksamkeit auf deinen Stirnraum ...
Du spürst die Entspannung ...
Die Entspannung geht tiefer ...
Erfasst auch deinen Geist, deine Gedanken ...
Sie werden leicht und ziehen dahin ...
Du kannst sie loslassen ...
Diesen Zustand genießt du noch für eine kleine Weile ...

Rückkehr

Der Hund (Adho Mukha svanasana)

Die Haltung weist äußerlich Ähnlichkeiten mit einem Hund auf, der nach einer Ruhepause seine Pfoten weit nach vorne streckt, sein Gesäß anhebt und seinen Rücken dehnt. Sie zeigt, wie man nach einer Ruhepause den Geist erfrischen und in dem Körper Energie und Kraft wecken kann.

Wirkungen

Körperlich	Langfristig
• Dehnung der Brustmuskulatur • Vertiefung der Atmung • Kräftigung der Schulter- und Armmuskulatur • Entstauchung und Entlastung der Lendenwirbelsäule • Dehnung der Rückseite der Beine	• Positiver Einfluss bei Rückenbeschwerden (insbesondere Kyphose) • Vorbeugende Übung gegen Organsenkung • Positiver Einfluss bei Verdauungsproblemen • Vorbeugende Übung gegen Steifheit in den Gelenken • Milderung von allgemeinen Konzentrationsschwächen • Positiver Einfluss bei Stimmungsschwankungen • Positiver Einfluss bei Fersensporn

Kontraindikationen:
- Erhöhter Druck im Kopf (Augeninnendruck …)
- Entzündliche Prozesse im Kopf
- Akute Reizung des Ischiasnervs
- Arterielle Verschlusskrankheiten

Beschreibung der Haltung:
Vorbereitung: Im Vierfüßlerstand mit aufgesetzten Knien wird der Rücken gerade gehalten.
Ausführung: Die Knie werden vom Boden abgehoben und die Beine werden durchgestreckt. Der Oberkörper kommt bei durchgestreckter Armhaltung in die Vorneige, bis der Kopf sich bei entspannter Nackenmuskulatur zwischen den Armen befindet. Arme und Rücken bilden somit eine kraftvolle Linie. Der Brustkorb weitet sich, die Fersen streben zum Boden.
In der Haltung: Der Fokus liegt auf dem Bauchnabel, indem versucht wird, diesen näher zum Oberschenkel heran zu bewegen. Der Atem geht ruhig und gleichmäßig.
Auflösen: Nach der Einnahme der Ausgangshaltung sinkt das Gesäß zu den Fersen und der Oberkörper wird aufgerichtet.

Variationen: In der Haltung kann ein Bein gestreckt nach oben geführt werden. Eine weitere Variation bietet sich an, indem in der Haltung im Wechsel ein Bein bei Beibehaltung des Bodenkontakts leicht angebeugt wird.

■ Der Weg zum Hund
Der Hund ist eine kraftvolle Umkehrhaltung, bei der das Gewicht gleichermaßen auf Händen und Füßen verteilt wird. Gerade die Belastung der Hand- und Schultergelenke wird durch die mobilisierenden Vorübungen vorbereitet. Zusätzlich werden im Verlauf des Programms die Beinrückseiten vorgedehnt, der untere Rücken auf die einzustellende Streckung vorbereitet und der Brustraum geöffnet.

1) Meditation:

Einleitende Worte

Der Schwerpunkt dieser Einheit liegt in der Ausführung des Hundes.
Zu diesem Thema gibt es ein indisches Märchen, welches hier verkürzt wiedergegeben wird:
»Ein Hund hatte vor dem Tempel der tausend Spiegel gehört.
Er wusste nicht, was Spiegel sind, aber er hatte eine große Sehnsucht, den Tempel zu besuchen.
Nach langer Wanderung kam er dort an. Er lief die Stufen hinauf.
Als er durch die Eingangstür gegangen war, blickten ihn aus tausend Spiegeln tausend Hunde an
und wedelten mit dem Schwanz. Er verließ den Tempel in dem Bewusstsein,
die Welt ist voller freundlicher Hunde ...«

Rückkehr

2) Körperübungen:

Erwärmung
1) Im aufrechten Stand streben die Arme nach oben (Einatmen).

2) Der Oberkörper neigt sich nach links (Ausatmen).

3) Der aufrechte Stand mit erhobenen Armen wird eingenommen (Einatmen).

4) Der Oberkörper neigt sich nach rechts (Ausatmen).

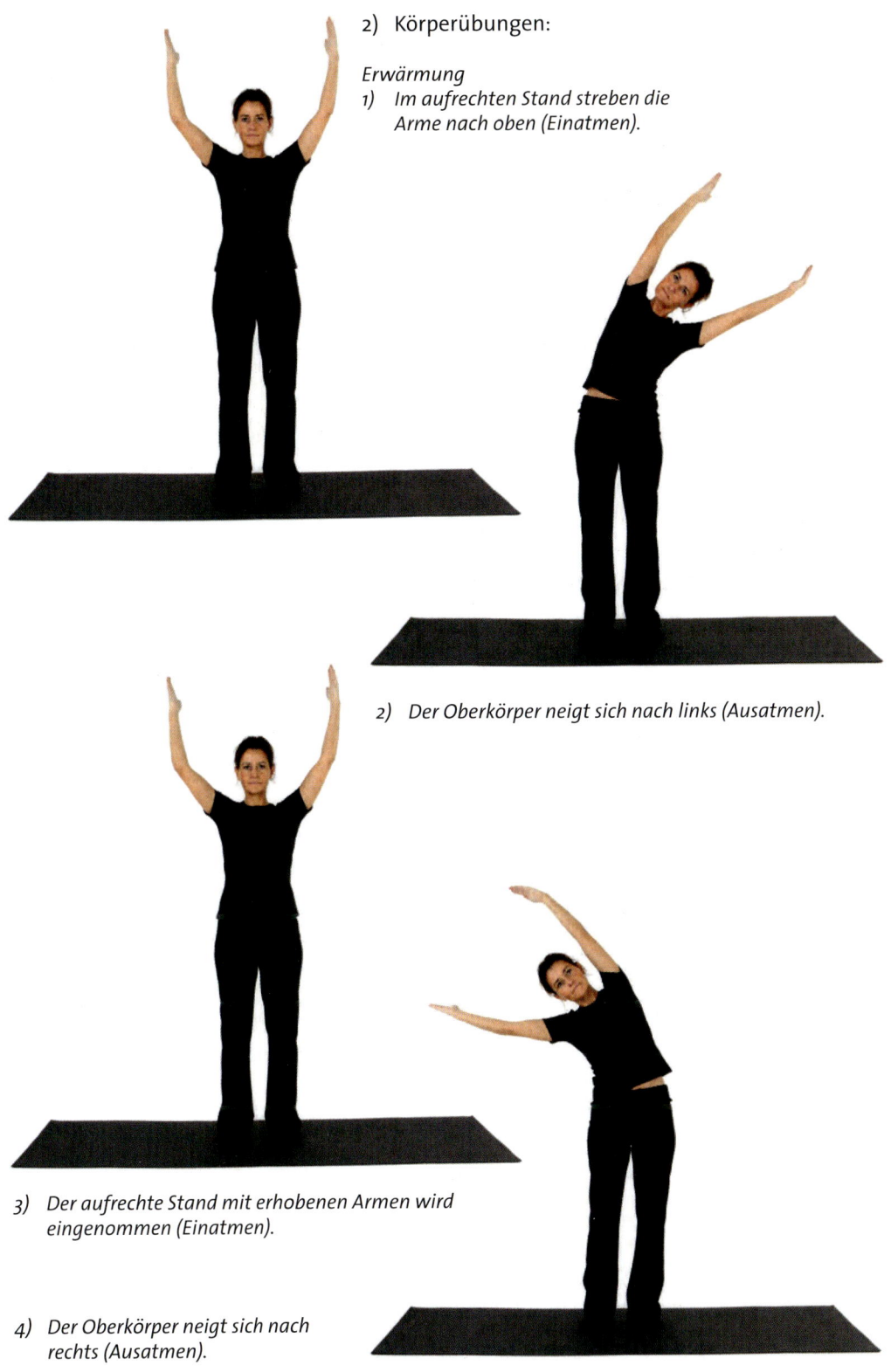

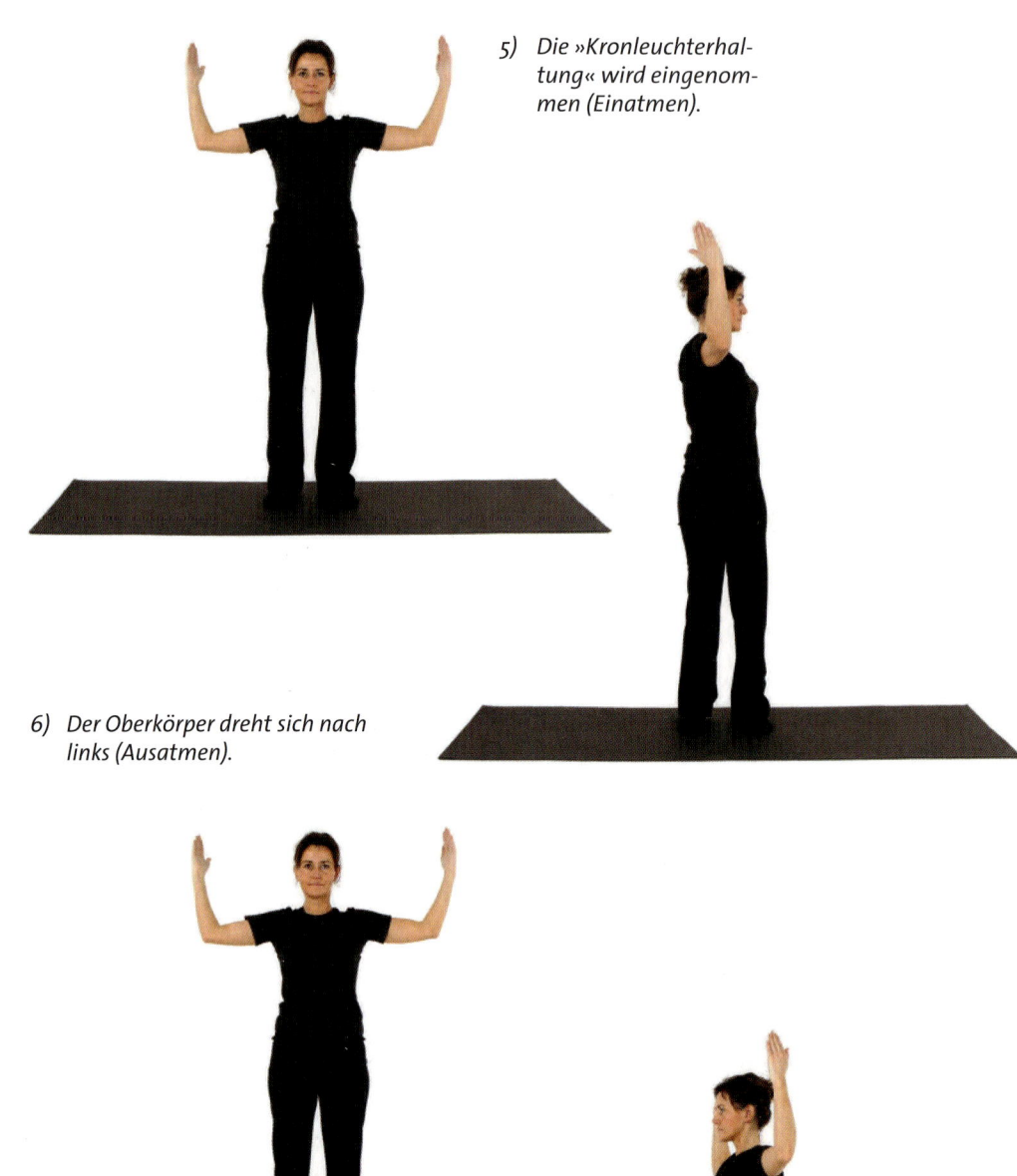

5) Die »Kronleuchterhaltung« wird eingenommen (Einatmen).

6) Der Oberkörper dreht sich nach links (Ausatmen).

7) Die »Kronleuchterhaltung« wird eingenommen (Einatmen).

8) Der Oberkörper dreht sich nach rechts (Ausatmen).

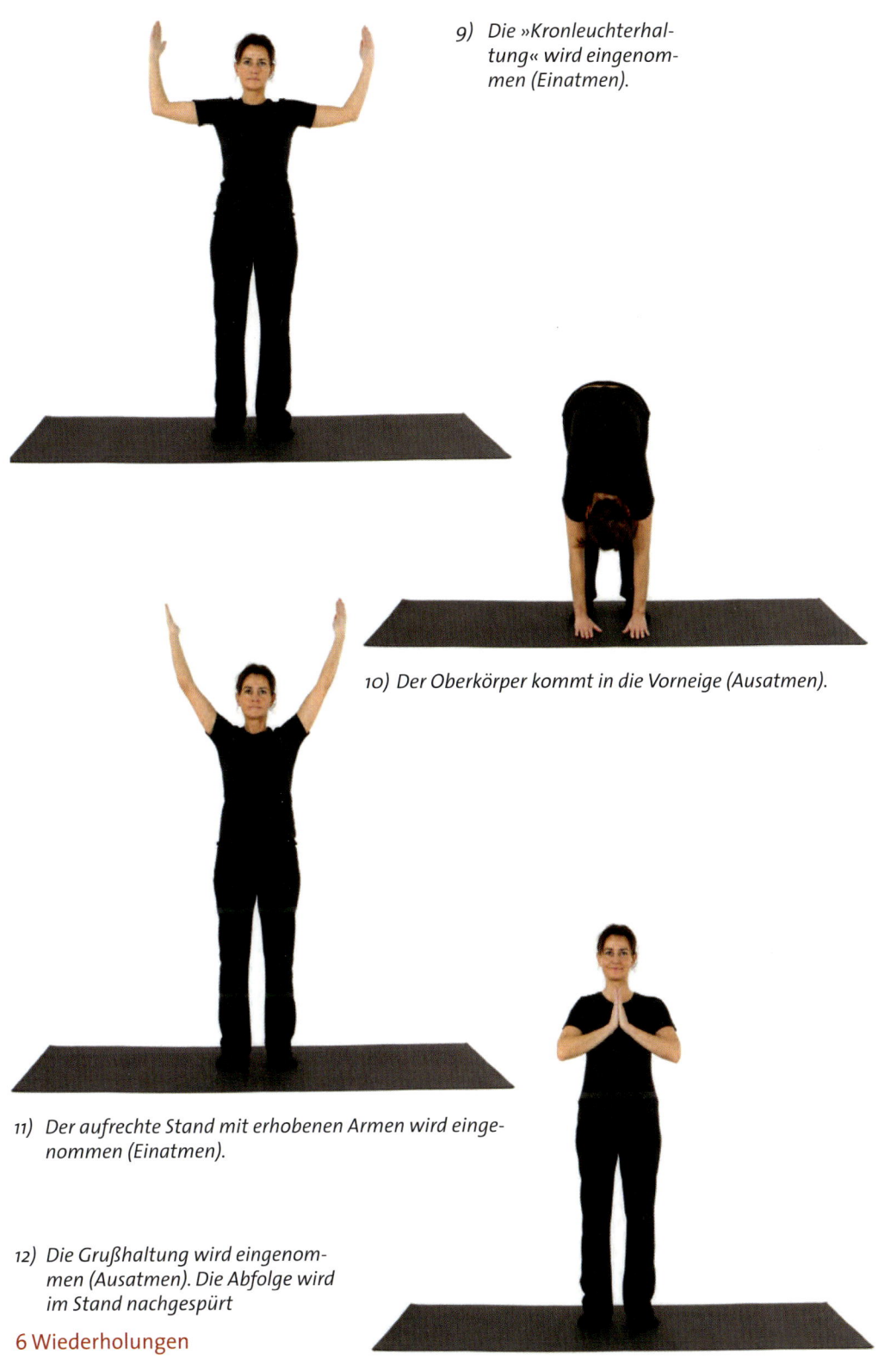

9) Die »Kronleuchterhaltung« wird eingenommen (Einatmen).

10) Der Oberkörper kommt in die Vorneige (Ausatmen).

11) Der aufrechte Stand mit erhobenen Armen wird eingenommen (Einatmen).

12) Die Grußhaltung wird eingenommen (Ausatmen). Die Abfolge wird im Stand nachgespürt

6 Wiederholungen

Waage dynamisch
1) Der Vierfüßlerstand mit aufgesetzten Knien wird eingenommen. Das linke Bein und der rechte Arm werden parallel zum Boden gestreckt (Einatmen).

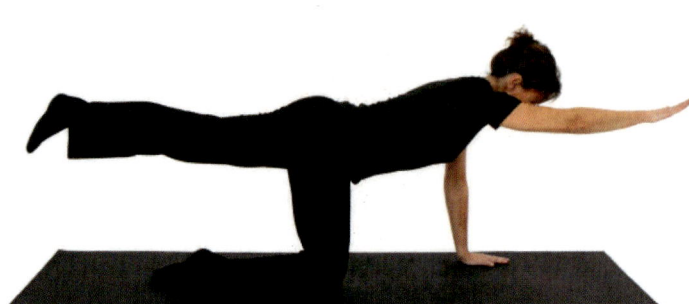

2) Die rechte Hand setzt zurück auf den Boden. Beide Arme werden gebeugt und das linke Bein strebt gestreckt in Verlängerung des Rumpfes nach oben (Ausatmen).

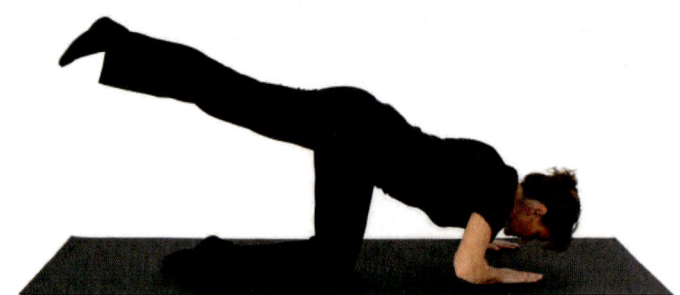

3) Die Arme werden wieder gestreckt und das Bein parallel zum Boden gehalten (Einatmen).

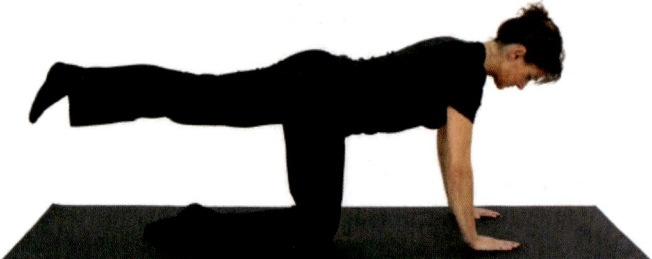

4) Der Vierfüßlerstand mit aufgesetzten Knien wird eingenommen (Ausatmen). Danach Seite wechseln und Abfolge in der Rückenlage nachspüren.

4 Wiederholungen

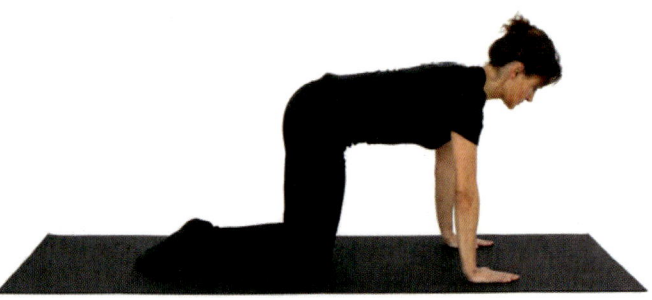

Die Yoga-Übungsprogramme

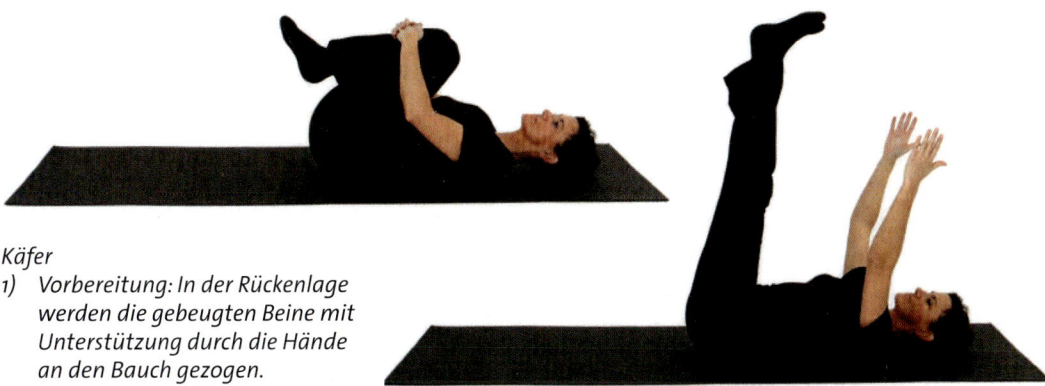

Käfer
1) Vorbereitung: In der Rückenlage werden die gebeugten Beine mit Unterstützung durch die Hände an den Bauch gezogen.
2) Ausführung 1: Arme und Beine strecken unter Kontraktion der Bauchmuskulatur parallel nach oben.

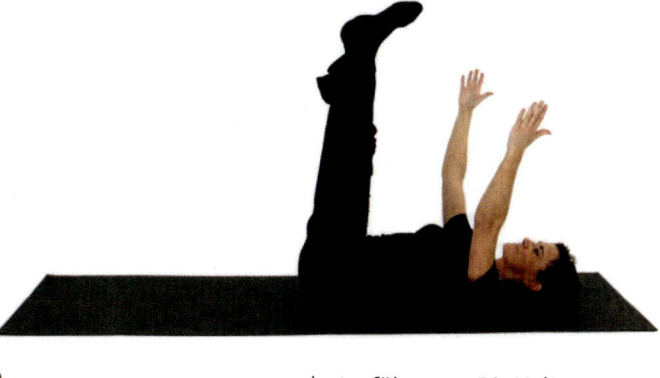

3) Ausführung 2: Arme und Beine strecken unter Kontraktion der Bauchmuskulatur nach oben, wobei die Beine in die Grätschhaltung gebracht werden.

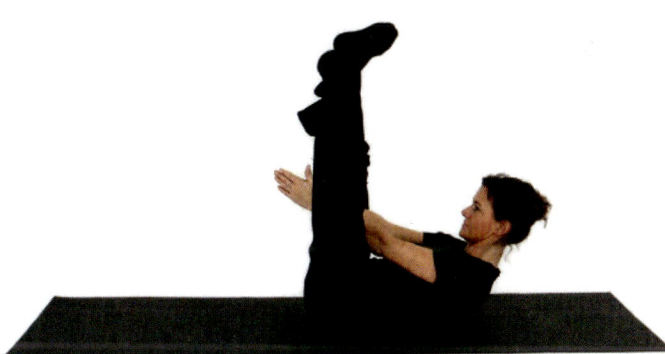

4) Ausführung 3: Die Haltung des Käfers (Ausführung 2) wird ausgeführt. Kopf und Nacken heben vom Boden ab. Die Hände werden aneinander gelegt und die Arme schieben durch die gegrätschten Beine hindurch.

Jeweils
Vorbereitung: 4 Atemzüge
Ausführungen: 8 Atemzüge

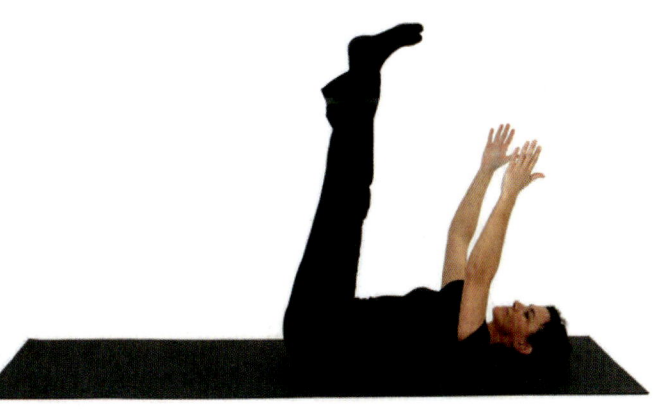

Käferhaltungen dynamisch
Ausgangshaltung: In der Rückenlage werden die gebeugten Beine mit Unterstützung durch die Hände an den Bauch gezogen.
1) Käfer 1 (Einatmen)

2) Ausgangshaltung (Ausatmen)

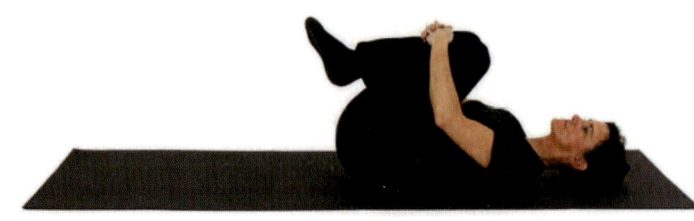

3) Käfer 2 (Einatmen)

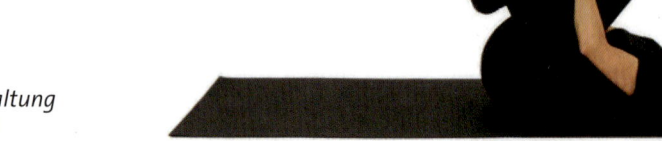

4) Ausgangshaltung (Ausatmen)

5) Käfer 3 (Einatmen)

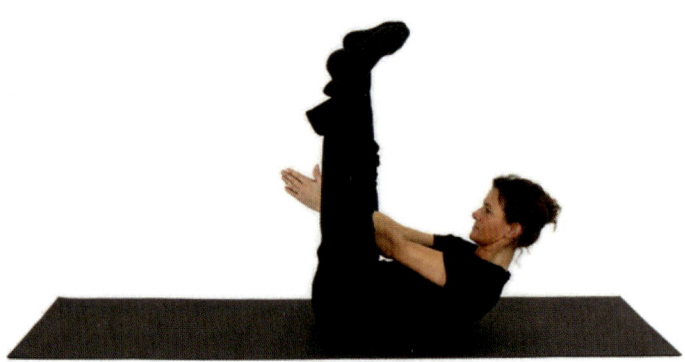

6) Ausgangshaltung (Ausatmen). Die Übung wird in der entspannten Rückenlage nachgespürt.

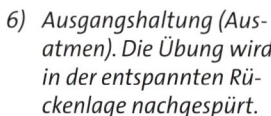

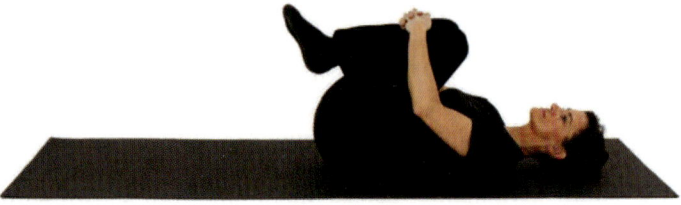

5 Wiederholungen

Oberschenkeldehnung
In der Rückenlage werden die Füße aufgesetzt. Ein Bein wird nach oben gestreckt und mit den Händen weiter in die Dehnung geführt. Danach Seitenwechsel.

Jeweils 10 Atemzüge

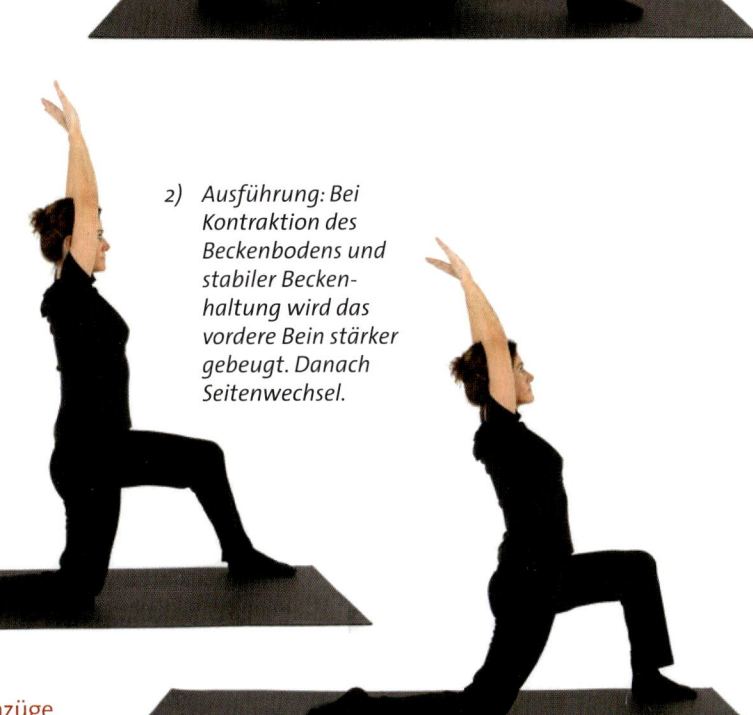

Halbmond leicht
1) Vorbereitung: Aus dem Kniestand heraus wird ein Bein weit vor dem Körper aufgesetzt. Der Fuß eine Fußbreite weiter nach außen verschoben. Die Arme werden nach oben geführt, die Daumen ineinander verhakt.

2) Ausführung: Bei Kontraktion des Beckenbodens und stabiler Beckenhaltung wird das vordere Bein stärker gebeugt. Danach Seitenwechsel.

Jeweils
Vorbereitung: 5 Atemzüge
Ausführung: 10 Atemzüge

Mobilisation der Handgelenke
1) Im Sitz kreisen die Fäuste bei gestreckter Armhaltung.
2) Die Finger werden im Wechsel nach oben und nach unten gezogen.

Jeweils 1 min

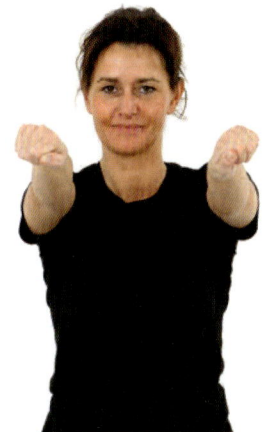 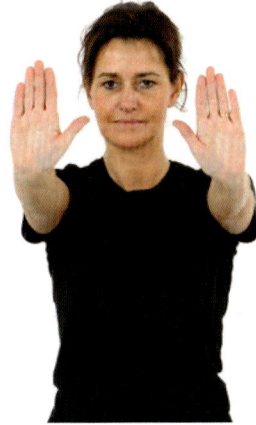

Mobilisation der Schulter
1) Im Sitz kreisen die Schultern vorwärts und rückwärts.

2) Die Schultern kreisen durch Führung der Ellbogen, wobei die Hände auf die Schultern gelegt werden.

Jeweils 1 min

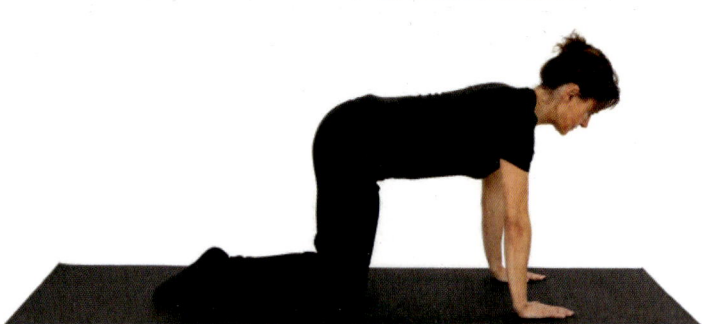

Hund
1) Vorbereitung: Im Vierfüßlerstand mit aufgesetzten Knien wird der Rücken gerade gehalten.
2) Ausführung: Die Knie werden vom Boden abgehoben und die Beine werden durchgestreckt. Der Oberkörper kommt bei durchgestreckter Armhaltung in die Vorneige, bis der Kopf sich bei entspannter Nackenmuskulatur zwischen den Armen befindet. Arme und Rücken bilden somit eine kraftvolle Linie. Der Brustkorb weitet sich, die Fersen streben zum Boden.

Vorbereitung: 3 Atemzüge
Ausführung: 10 Atemzüge

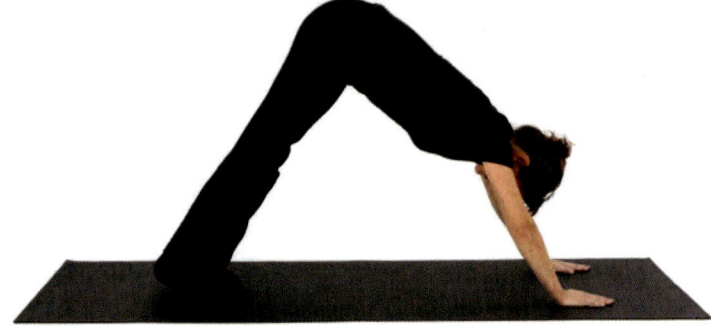

Variation 1 – Hund
In der Haltung des Hundes streckt ein Bein nach oben.

4 Atemzüge

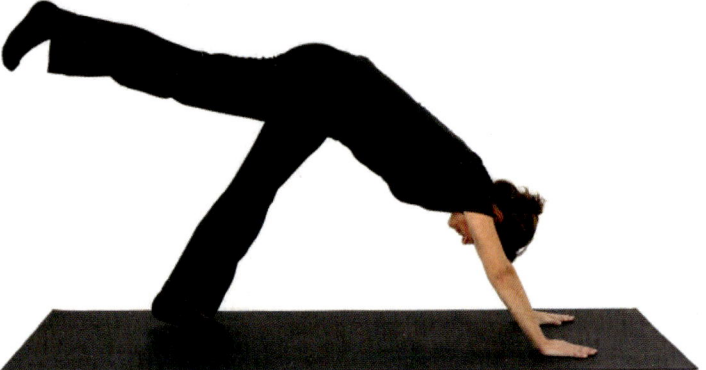

Variation 2 – Hund
In der Haltung des Hundes wird im Wechsel bei Beibehaltung des Bodenkontakts mit dem Ausatmen ein Bein gebeugt.

6 Atemzüge

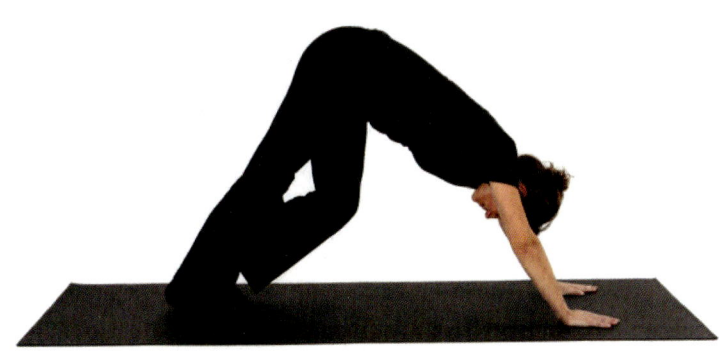

Ausgleich – Frosch
Aus dem Fersensitz heraus gehen die Knie weit auseinander. Der Oberkörper wird nach vorne geneigt. Die Stirn ruht auf dem Fäusteturm.

2 min

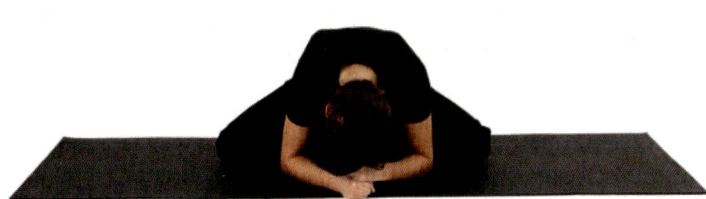

3) Entspannung: »Entspannung des Geistes«

Einleitende Worte

Im Alltag ist dein Geist stets aktiv …
Auch dein Geist braucht die Entspannung …
Du richtest deine Aufmerksamkeit auf deinen Stirnraum …
Du spürst deine Schläfen …
Du spürst deinen Hinterkopf …
Du richtest deine Aufmerksamkeit auf den Punkt zwischen deinen Augenbrauen …
Nun stelle dir vor, wie die Gedanken des Tages mit jedem Ausatmen
durch diesen Punkt nach außen strömen …
Mit jedem Ausatmen fühlst du dich leichter und unbeschwerter …
Diesen Zustand genießt du noch für eine kleine Weile …

Rückkehr

Die Dachhaltung (Pracchadanasana)

Die Dachhaltung ähnelt in der Grundstruktur der Haltung des Hundes, wird jedoch mit aufgestützten Unterarmen ausgeführt. Gerne wird die Dachhaltung als Vorübung zum Kopfstand ausgeführt.

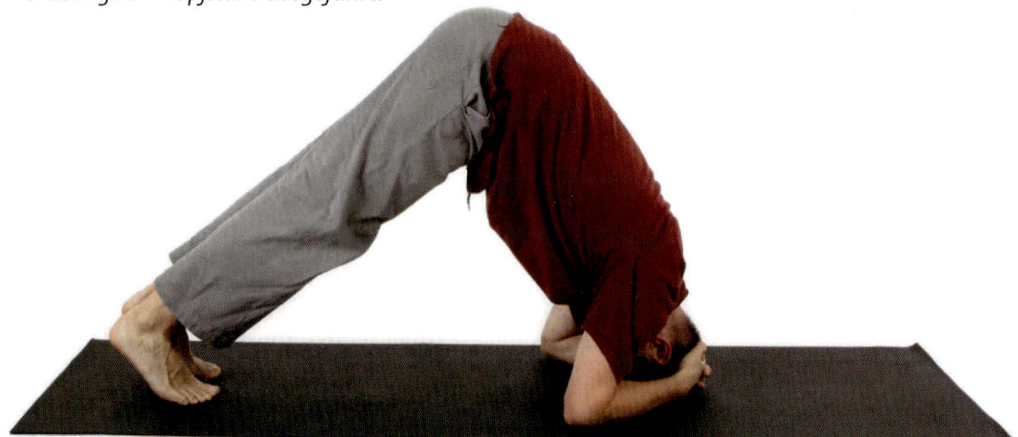

Wirkungen

Körperlich	Langfristig
• Kräftigung der Schulter-, Nacken- und Armmuskulatur • Dehnung der Beinrückseiten • Vertiefung der Atmung	• Vorbeugende Übung gegen Organsenkung • Positiver Einfluss bei Verdauungsproblemen • Milderung von allgemeinen Konzentrationsschwächen • Positiver Einfluss bei Stimmungsschwankungen

Kontraindikationen:
- Erhöhter Druck im Kopf (Augeninnendruck ...)
- Entzündliche Prozesse im Kopf
- Arterielle Verschlusskrankheiten
- Schmerzen im Nackenbereich

Beschreibung der Haltung:
Vorbereitung: Im Fersensitz werden die Finger ineinander verschränkt und die Unterarme in Form eines gleichseitigen Dreiecks auf den Boden aufgesetzt. Die Hände bilden eine Schale für den Kopf. Der Scheitel des Kopfs wird aufgesetzt und der Hinterkopf wird mit den Händen umfasst.

Ausführung: Das Gesäß wird angehoben und die Beine gestreckt. Der Brustkorb wird gedehnt. Das Gewicht des Oberkörpers wird von den Unterarmen getragen, so dass der Kopf weitestgehend unbelastet bleibt.
In der Haltung: Die Fersen streben zum Boden, der Bauchnabel zum Oberschenkel.

Auflösen: Die Beine werden wieder gebeugt und der Fersensitz wird eingenommen.

■ Der Weg zur Dachhaltung

Da in der Dachhaltung ein Teil des Gewichts auf den Unterarmen lastet, sollte die Schulter-, Arm und Brustmuskulatur vorbereitend gekräftigt und die betroffenen Gelenke mobilisiert werden. Ähnlich wie in der Haltung des Hundes wird zusätzlich die Beinrückseite gedehnt und der untere Rücken auf die Streckung vorbereitet.

1) Meditation:

Einleitende Worte

Der Schwerpunkt der heutigen Einheit liegt in der Ausführung der Dachhaltung.
Das Dach dient als Schutz. Darüber hinaus wird mit dem Begriff das Gefühl
der Sicherheit und Geborgenheit assoziiert.
Lasse vor deinem inneren Auge das Bild einer kleinen Hütte entstehen ...
Du befindest dich in dieser Hütte und lässt dich hier nieder ...
Draußen kannst du die Geräusche des Regens und des Windes wahrnehmen ...
Du fühlst dich sicher und geborgen ...
Versuche das Gefühl der Geborgenheit während der kommenden Atemzüge zu halten ...

Rückkehr

2) Körperübungen:

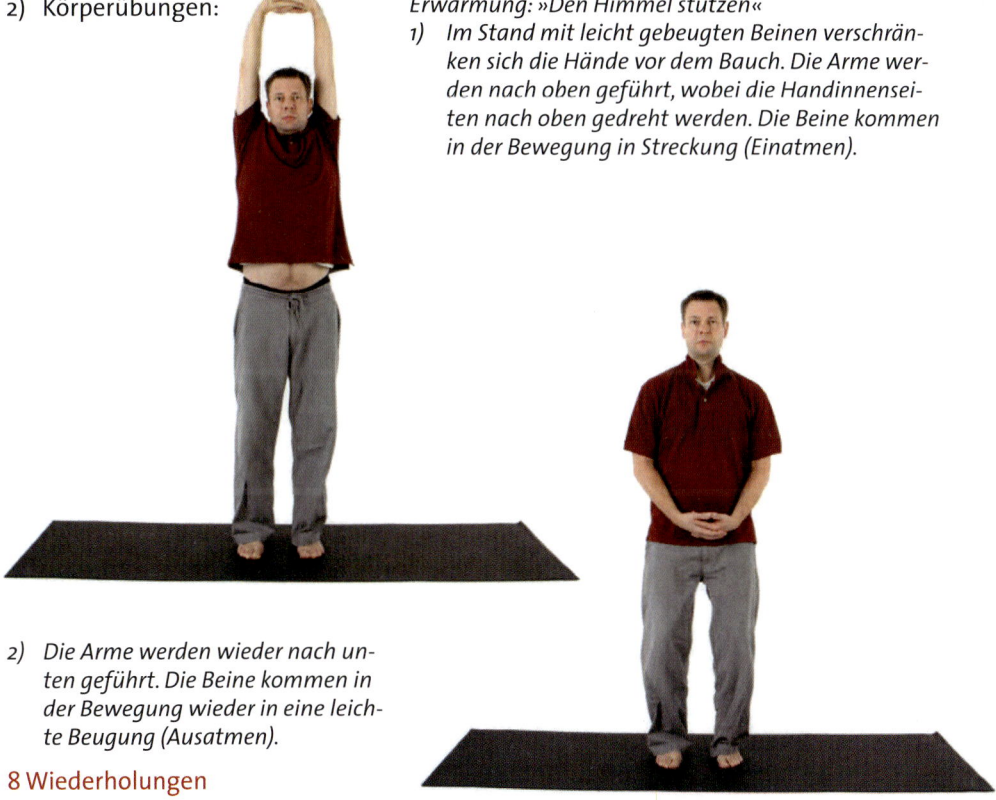

Erwärmung: »Den Himmel stützen«
1) *Im Stand mit leicht gebeugten Beinen verschränken sich die Hände vor dem Bauch. Die Arme werden nach oben geführt, wobei die Handinnenseiten nach oben gedreht werden. Die Beine kommen in der Bewegung in Streckung (Einatmen).*

2) *Die Arme werden wieder nach unten geführt. Die Beine kommen in der Bewegung wieder in eine leichte Beugung (Ausatmen).*

8 Wiederholungen

Tiefe Hocke
1) Vorbereitung: Die Fersen setzen auf einer Rolle (gerollte Unterlage/Handtuch) ab. Der Körper kommt in die Hockstellung.
2) Ausführung: Die Hände setzen verschränkt am Hinterkopf an. Die Ellbogen gehen nach vorne und ziehen den Nacken in die Dehnung. Die Haltung wird im Sitz nachgespürt.

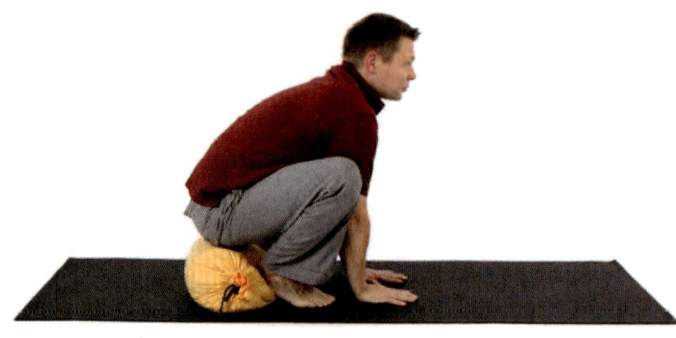

Vorbereitung: 3 Atemzüge
Ausführung: 10 Atemzüge

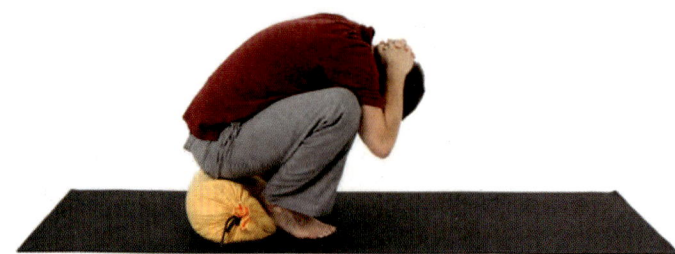

Schiefe Ebene
In der Bauchlage liegen die Hände unter den Schultergelenken. Die Zehen werden aufgestellt. Die Arme werden gestreckt.

8 Atemzüge

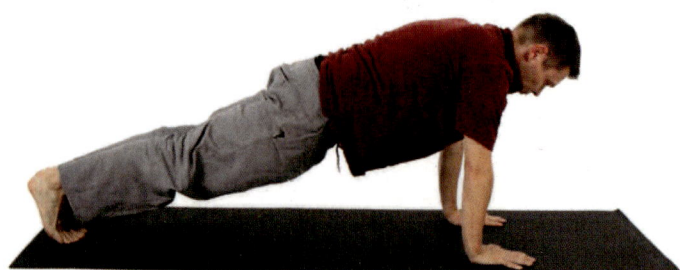

Variation – Schiefe Ebene
In der Haltung der schiefen Ebene wird ein Bein leicht angehoben. Die Haltung wird zu Gunsten der anderen Körperseite ausgeführt.

Jeweils 2 Atemzüge

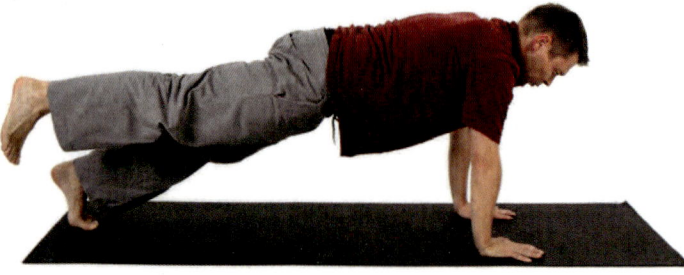

Boot leicht
1) Vorbereitung: Im Sitz mit aufgestellten Füßen fassen die Hände die Knie. Das Gewicht des Oberkörpers verlagert sich bei geradem Rücken nach hinten, ohne dass der Kontakt mit den Sitzknochen verloren geht. Die Arme werden hierbei langsam in Streckung gebracht.

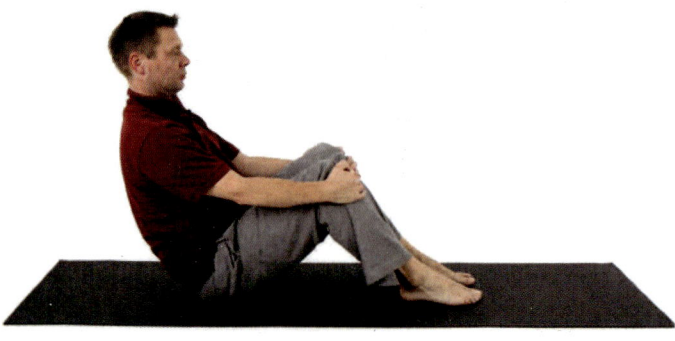

2) Ausführung: Die Füße lösen sich vom Boden, die Handfassung wird aufgelöst, wobei die Arme parallel zum Boden gehalten werden. Es wird ein rechter Winkel zwischen Rumpf und Oberschenkel angestrebt.

Vorbereitung: 3 Atemzüge
Ausführung: 8 Atemzüge

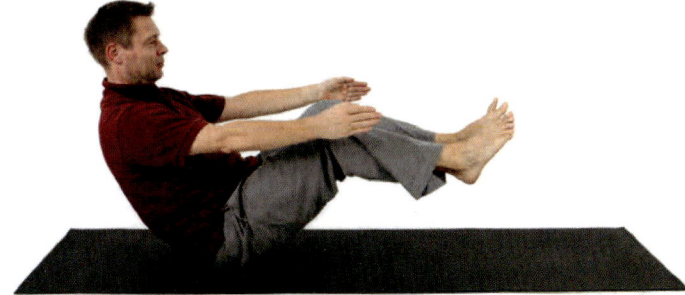

Mobilisation der Handgelenke
1) Im Sitz kreisen die Fäuste bei gestreckter Armhaltung.
2) Die Finger werden im Wechsel nach oben und nach unten gezogen.

Jeweils 1 min

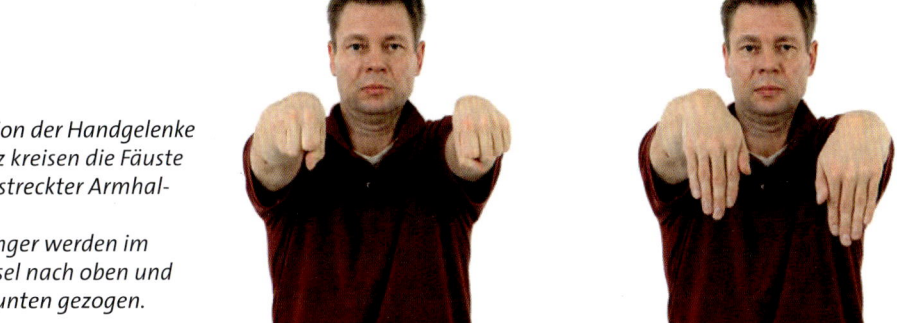

Schultermobilisation dynamisch
Ausgangshaltung: Im Fersensitz greifen die Hände die in Brusthöhe gehaltenen Ellbogen.
1) Die Arme werden nach links geführt (Ausatmen).

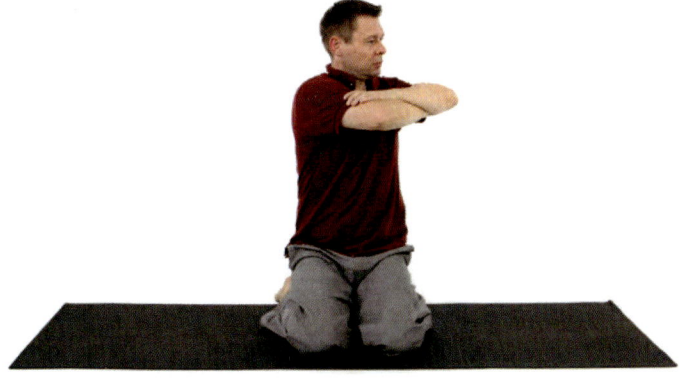

2) Ausgangshaltung (Einatmen)

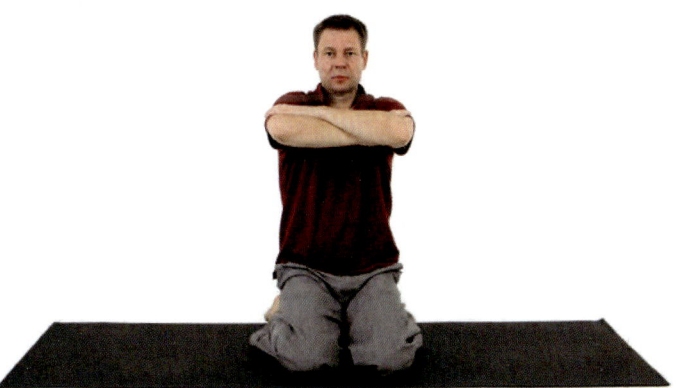

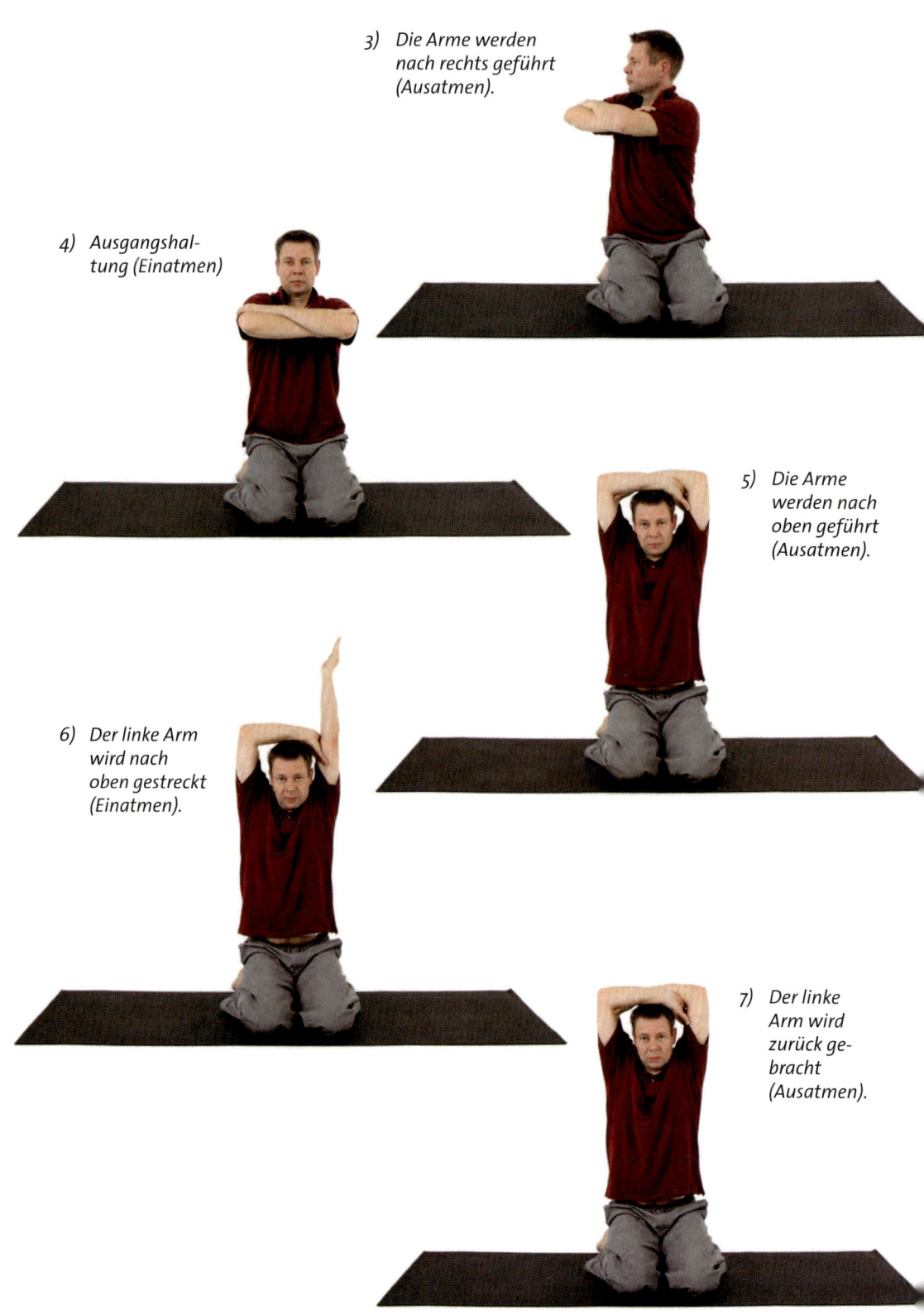

8) Der rechte Arm wird nach oben gestreckt (Einatmen).

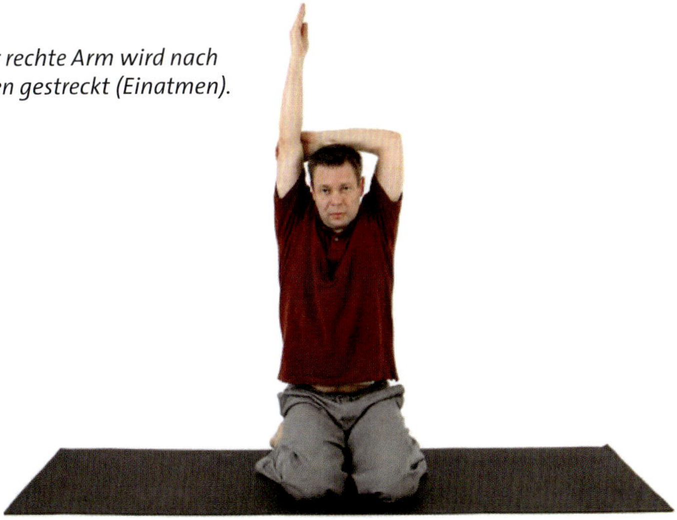

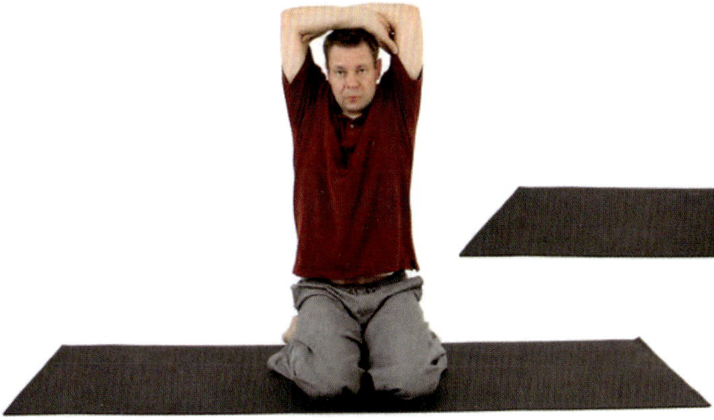

9) Der rechte Arm wird zurück gebracht (Ausatmen).

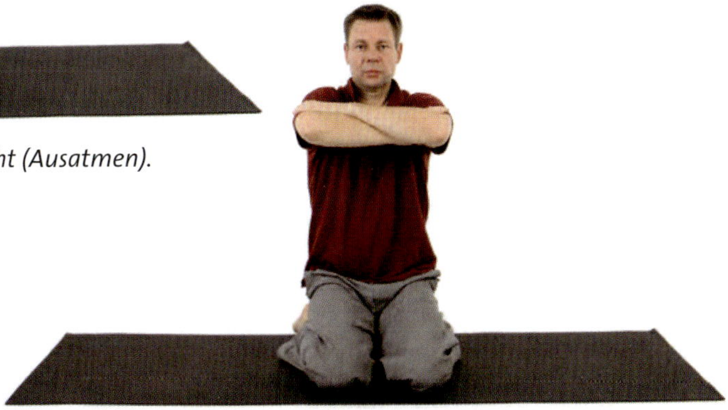

10) Ausgangshaltung (Einatmen)

4 Wiederholungen

Hund
1) Vorbereitung: Im Vierfüßlerstand mit aufgesetzten Knien wird der Rücken gerade gehalten.
2) Ausführung: Die Knie werden vom Boden abgehoben und die Beine werden durchgestreckt. Der Oberkörper kommt bei durchgestreckter Armhaltung in die Vorneige, bis der Kopf sich bei entspannter Nackenmuskulatur zwischen den Armen befindet. Arme und Rücken bilden somit eine kraftvolle Linie. Der Brustkorb weitet sich, die Fersen streben zum Boden. Die Haltung wird in der Stellung des Kindes nachgespürt

Vorbereitung: 3 Atemzüge
Ausführung: 10 Atemzüge

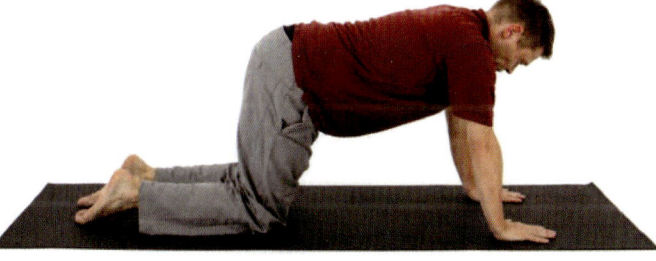

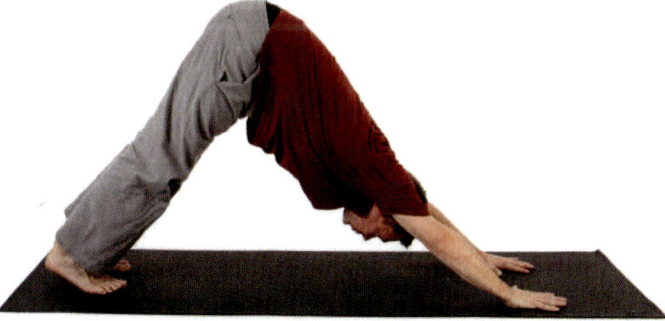

Dachhaltung
1) *Vorbereitung: Im Fersensitz werden die Finger ineinander verschränkt und die Unterarme in Form eines gleichseitigen Dreiecks auf den Boden aufgesetzt. Die Hände bilden eine Schale für den Kopf. Der Scheitel des Kopfs wird aufgesetzt und der Hinterkopf wird mit den Händen umfasst.*
2) *Ausführung: Das Gesäß wird angehoben und die Beine gestreckt. Der Brustkorb wird gedehnt. Das Gewicht des Oberkörpers wird von den Unterarmen getragen, so dass der Kopf weitestgehend unbelastet bleibt. Die Haltung wird in der Stellung des Kindes nachgespürt*

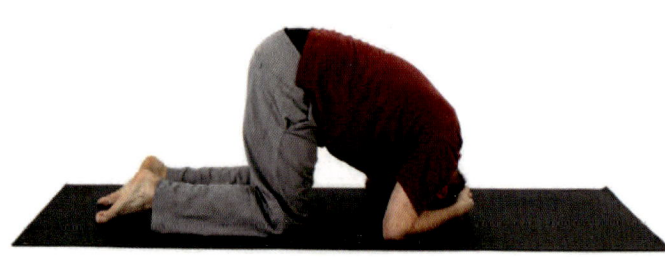

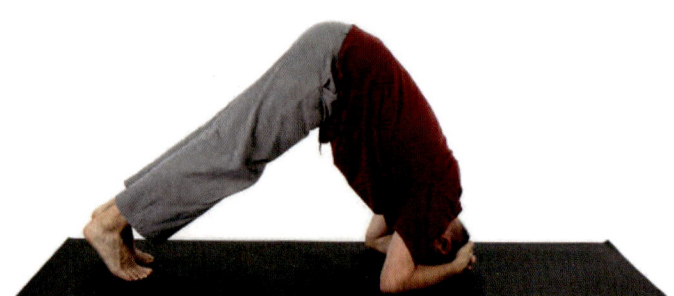

Vorbereitung: 5 Atemzüge
Ausführung: 7 Atemzüge

Ausgleich – Autogene Rückenmassage
In der Rückenlage werden die gebeugten Beine zur Brust herangezogen. Durch eine Wiegebewegung um die Körperlängsachse wird der untere Rücken massiert.

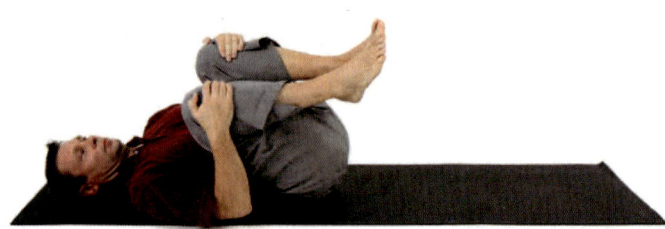

5 min

3) Entspannung: Fantasiereise »Schutz«

Einleitende Worte

Deine Gedanken gehen auf die Reise …
Du machst einen Spaziergang …
Vor deinem inneren Auge entsteht eine weite Wiesenlandschaft …
Du betrachtest die Umgebung …
Plötzlich spürst du erste Regentropfen auf deiner Haut …
Du findest Schutz in einer kleinen Hütte und lässt dich hier nieder …
Du hörst den Regen und den Wind …
Dir ist angenehm warm …
Du schließt deine Augen …
Du fühlst dich geborgen und sicher …
Dieses Gefühl der Geborgenheit kannst du noch für eine kleine Weile genießen …

Rückkehr

Der Kopfstand (Shirshasana)

Der Kopfstand wird wegen seiner zahlreichen geistigen und körperlichen Wirkungen häufig als »Königin der Asanas« genannt. In dieser Haltung ruhen mindestens 90% des Gewichts auf den Unterarmen, Kopf und Nacken bleiben weitestgehend unbelastet.

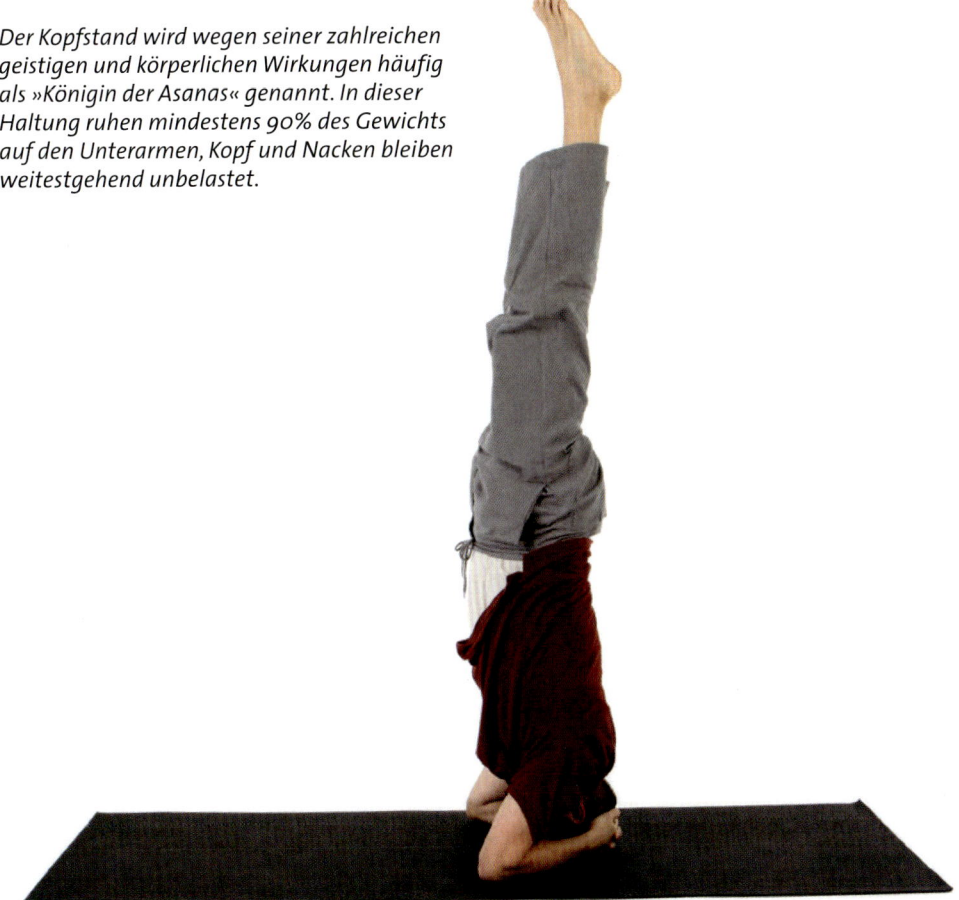

Beschreibung der Haltung:
Vorbereitung: Im Fersensitz werden die Finger ineinander verschränkt und die Unterarme in Form eines gleichseitigen Dreiecks auf den Boden aufgesetzt. Die Hände bilden eine Schale für den Kopf. Der Scheitel des Kopfs wird aufgesetzt und der Hinterkopf wird mit den Händen umfasst. Das Gesäß wird angehoben und die Beine gestreckt. Der Brustkorb wird gedehnt. Das Gewicht des Oberkörpers wird von den Unterarmen getragen, so dass der Kopf weitestgehend unbelastet bleibt.
Ausführung: Die Füße gehen näher zum Kopf heran, wodurch der Rücken sich nach oben aufrichtet. Die Knie werden gebeugt und die Füße können mit den Fersen nach oben, vom Boden abheben. Zum Kopfstand strecken sich die Knie und die Fußsohlen weisen zur Decke.
In der Haltung: Das Gewicht sollte von den Unterarmen gehalten werden. Die Atmung geht ruhig und gleichmäßig.
Auflösen: Die Knie werden gebeugt und die Füße setzten langsam kontrolliert auf.

Variationen: Variationen der Haltung können sich durch eine unterschiedliche Beinstellung ergeben. So ist es möglich, die Beine in die Grätsche oder in der Scherstellung zu halten.

Wirkungen

Körperlich	Langfristig
• Entlastung des Herzens, da die Schwerkraft den Rückstrom des venösen Blutes unterstützt • Entstauung der Beine • Vertiefung der Atmung • Kräftigung der Schulter- und Armmuskulatur • Entlastung der Bauchorgane	• Positiver Einfluss bei Krampfadern/Ödemen • Vorbeugende Übung gegen Organsenkung • Milderung von allgemeinen Konzentrationsschwächen • Positiver Einfluss bei Stimmungsschwankungen • Positiver Einfluss bei Schlafstörungen • Positiver Einfluss bei Kopfschmerzen • Vorbeugende Übung gegen Krampfadern

Kontraindikationen:
- Erhöhter Druck im Kopf (Augeninnendruck …)
- Entzündliche Prozesse im Kopf
- Schmerzen im Nackenbereich
- Schwindel
- Arterielle Verschlusskrankheiten
- Entzündliche Erscheinungen im Bereich der Halswirbelsäule
- Verstärkter Rundrücken
- Versteifung des Rückgrats
- Übergewicht

▋ Der Weg zum Kopfstand

Der Kopfstand, eine der anspruchvollsten Umkehrhaltungen, sollte nur dann ausgeführt werden, wenn die muskulären und koordinativen Voraussetzungen gegeben sind. Aber selbst dann sollte er gut vorbereitet werden. Im Vordergrund stehen hierbei die Erwärmung des Rückens, die Vordehnung der Beinrückseiten und insbesondere die Kräftigung der Arm-, Schulter- und Brustmuskulatur, damit das Gewicht des gesamten Körpers von den Unterarmen aufgefangen werden kann.

1) Meditation (es wird eine Kerze benötigt):

Einleitende Worte

Der Schwerpunkt dieser Einheit liegt in der Ausführung des Kopfstands.
Durch diese Umkehrhaltung erfährt der Kopf eine intensive Beachtung. Hierbei wird Einfluss genommen auf die geistigen Strukturen.
Der Geist muss klar und zentriert sein, damit Erkennen möglich wird.
Betrachte die Flamme der Kerze …
Halte deine Augen unzentriert offen …
Nun schließe deine Augen, konzentriere dich auf den Punkt zwischen deinen Augenbrauen …
Versuche die zu sehende Flamme zentriert zu halten …

Rückkehr

2) Körperübungen:

Atemübung – »Ha-Atmung«
Im aufrechten Stand werden die Arme nach oben gebracht. Mit dem Ausatmen schwingt der Rumpf kräftig nach vorn, wobei die Silbe »ha« intoniert wird.

10 Atemzüge

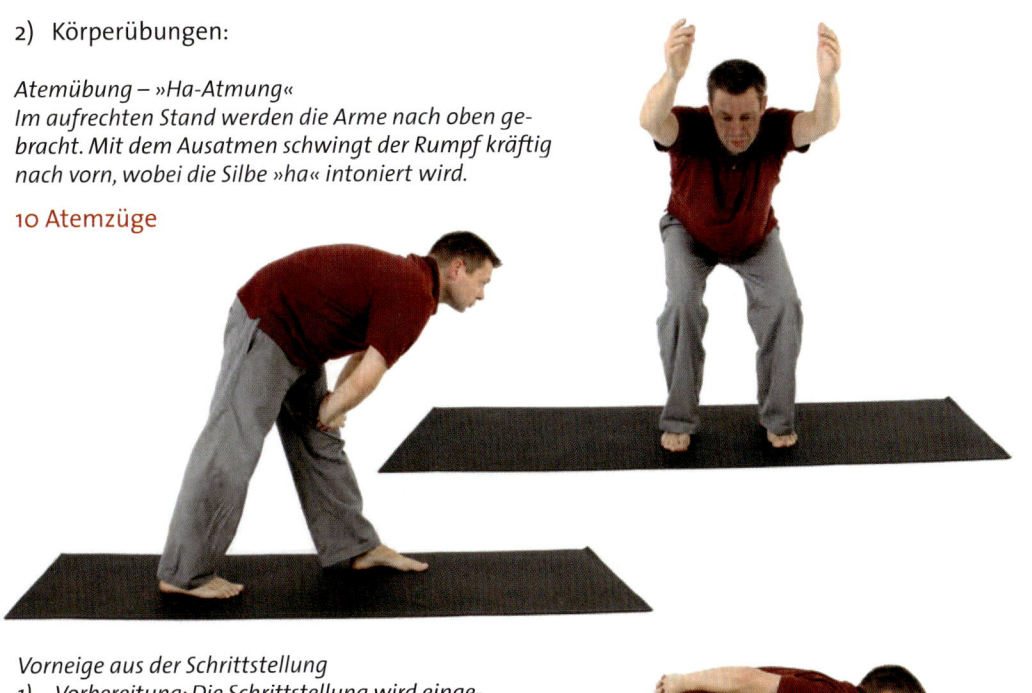

Vorneige aus der Schrittstellung
1) Vorbereitung: Die Schrittstellung wird eingenommen. Das Becken wird gerade ausgerichtet. Der Oberkörper neigt sich vor. Die Hände können sich am vorderen Oberschenkel abstützen.
2) Ausführung: Die Arme werden bei vorgeneigtem Oberkörper hinter den Rücken gebracht. Die Hände fassen zusammen. Danach Seite wechseln und die Übung in der Rückenlage nachspüren.

Jeweils
Vorbereitung: 3 Atemzüge
Ausführung: Jeweils 6 Atemzüge

Nackenmobilisation
Ausgangshaltung: In der Rückenlage werden die verschränkten Hände unter den Hinterkopf gelegt.
1) Die Ellbogen werden nach oben geführt und der Kopf wird vom Boden gelöst. Das Kinn nähert sich der Brust an (Ausatmen).

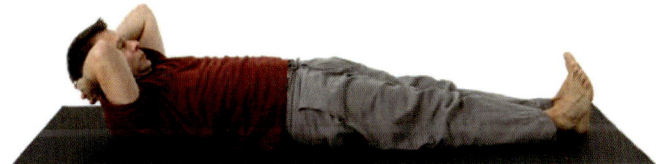

2) Ausgangshaltung (Einatmen)

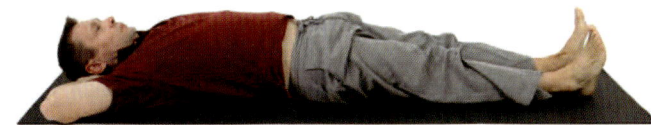

3) Der Kopf wird in der Handschale langsam in den Nacken gelegt, so dass die Kehle nach oben weist (Ausatmen).

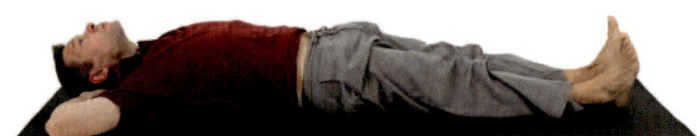

4) Ausgangshaltung (Einatmen). Die Übung wird in der Rückenlage nachgespürt.

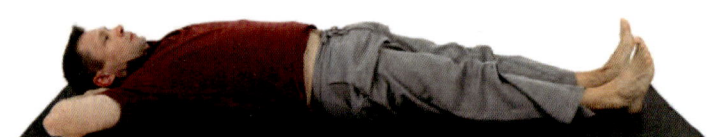

6 Wiederholungen

Hund/Schiefe Ebene/Stellung des Kindes dynamisch
Ausgangshaltung: Im Vierfüßlerstand mit aufgesetzten Knien werden die Hände eine Handlänge weiter vorne aufgesetzt.
1) Das Gesäß strebt zu den Fersen (Ausatmen).

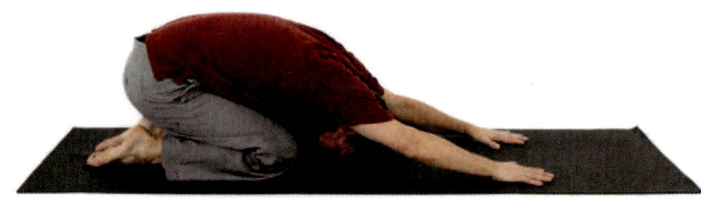

2) Ausgangshaltung (Einatmen)

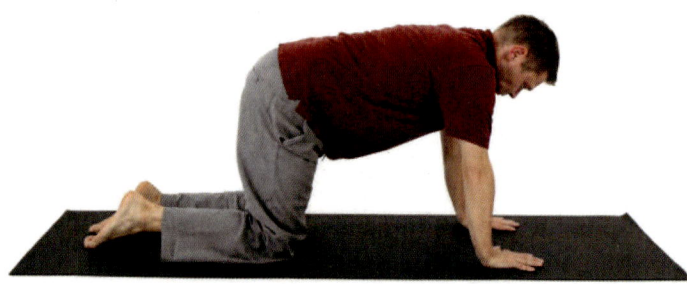

3) Die Knie lösen vom Boden und der Körper bildet eine kraftvolle schiefe Ebene (Ausatmen).

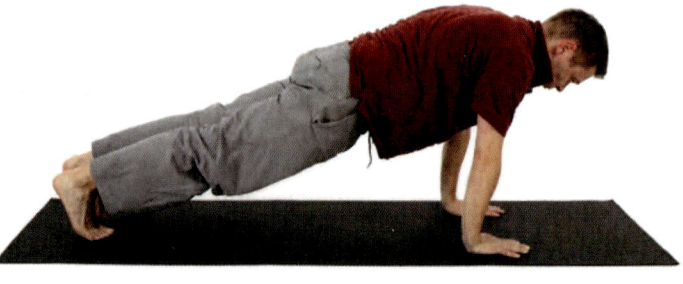

4) Ausgangshaltung
   (Einatmen)

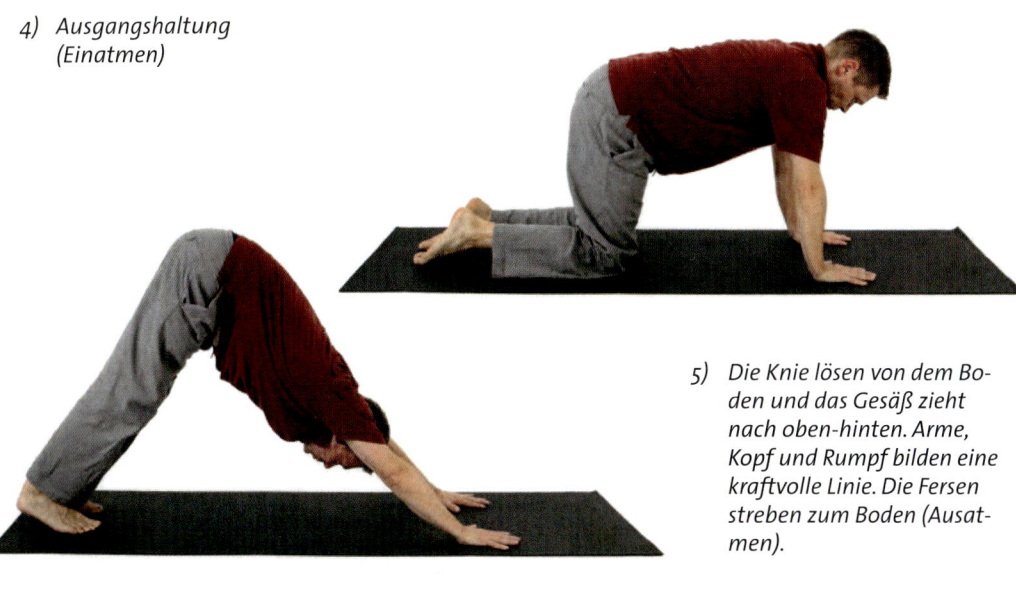

5) Die Knie lösen von dem Boden und das Gesäß zieht nach oben-hinten. Arme, Kopf und Rumpf bilden eine kraftvolle Linie. Die Fersen streben zum Boden (Ausatmen).

6) Ausgangshaltung
   (Einatmen)

5 Wiederholungen

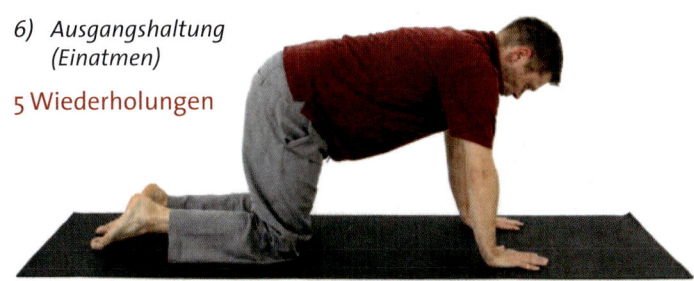

Dachhaltung
1) Vorbereitung: Im Fersensitz werden die Finger ineinander verschränkt und die Unterarme in Form eines gleichseitigen Dreiecks auf den Boden aufgesetzt. Die Hände bilden eine Schale für den Kopf. Der Scheitel des Kopfs wird aufgesetzt und der Hinterkopf wird mit den Händen umfasst.

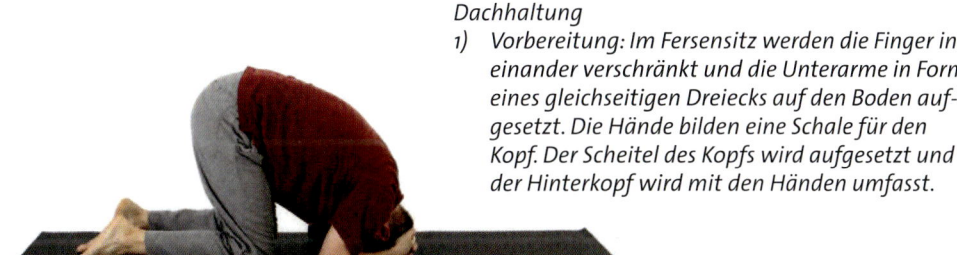

2) Ausführung: Das Gesäß wird angehoben und die Beine gestreckt. Der Brustkorb wird gedehnt. Das Gewicht des Oberkörpers wird von den Unterarmen getragen, so dass der Kopf weitestgehend unbelastet bleibt. Die Haltung wird in der Stellung des Kindes nachgespürt

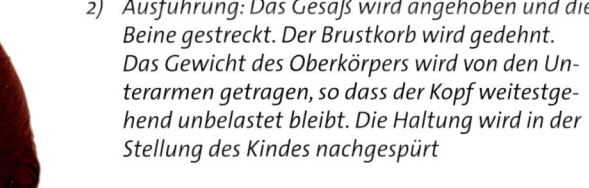

Vorbereitung: 5 Atemzüge
Ausführung: 7 Atemzüge

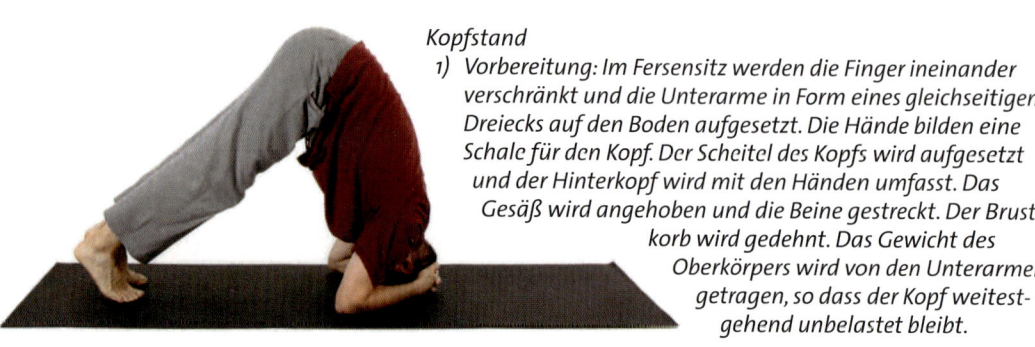

Kopfstand
1) *Vorbereitung:* Im Fersensitz werden die Finger ineinander verschränkt und die Unterarme in Form eines gleichseitigen Dreiecks auf den Boden aufgesetzt. Die Hände bilden eine Schale für den Kopf. Der Scheitel des Kopfs wird aufgesetzt und der Hinterkopf wird mit den Händen umfasst. Das Gesäß wird angehoben und die Beine gestreckt. Der Brustkorb wird gedehnt. Das Gewicht des Oberkörpers wird von den Unterarmen getragen, so dass der Kopf weitestgehend unbelastet bleibt.

2) *Ausführung:* Die Füße gehen näher zum Kopf heran, wodurch der Rücken sich nach oben aufrichtet. Die Knie werden gebeugt und die Füße können mit den Fersen nach oben, vom Boden abheben. Zum Kopfstand strecken sich die Knie und die Fußsohlen weisen zur Decke. Die Übung wird in der Rückenlage nachgespürt.

Vorbereitung: 5 Atemzüge
Ausführung: 7 Atemzüge

Variation – Kopfstand
In dem Kopfstand können die Beine im geschlossenen Winkel, Grätsch- oder Scherhaltung gehalten werden.

4 Atemzüge

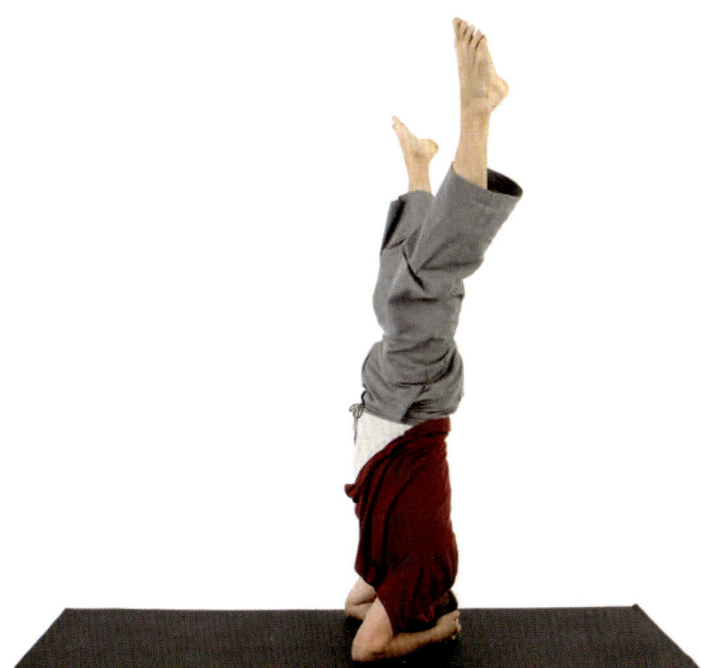

Ausgleich – Stellung des Kindes
Der Kopfstand wird in der Stellung des Kindes nachgespürt.

3 min

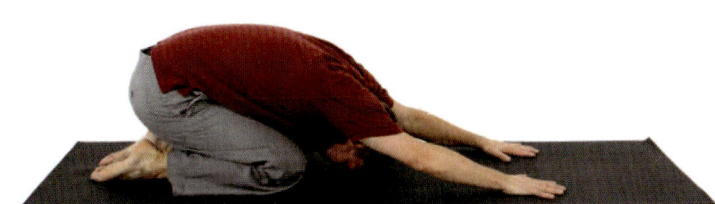

3) Entspannung: »Im Wasser«

Einleitende Worte

In deiner Vorstellung befindest du dich im Wasser …
Das Wasser ist angenehm warm …
Es trägt dich und du kannst unbesorgt deine Augen schließen …
Du fühlst dich schwerelos und schwebend …
Das Wasser ist so angenehm warm, dass du die Grenze deiner Haut nicht mehr wahrnehmen kannst …
Du hast das Gefühl, durchlässig zu werden für die heilende Energie des Wassers …
Du genießt das Gefühl der Schwerelosigkeit noch für eine kleine Weile …

Rückkehr

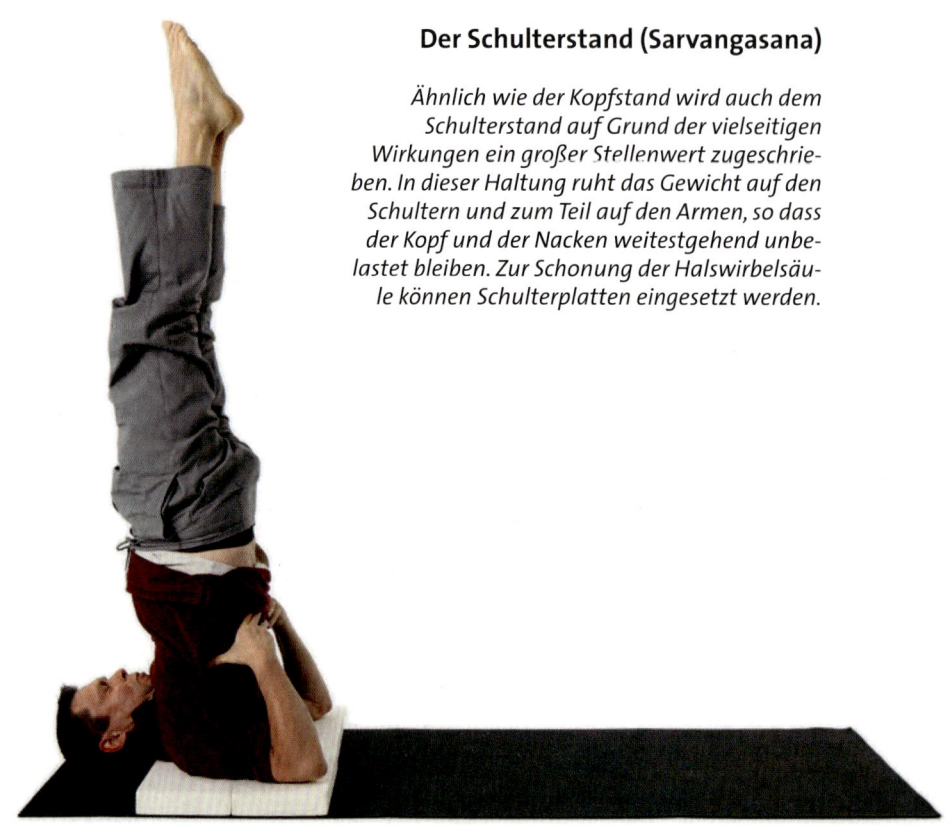

Der Schulterstand (Sarvangasana)

Ähnlich wie der Kopfstand wird auch dem Schulterstand auf Grund der vielseitigen Wirkungen ein großer Stellenwert zugeschrieben. In dieser Haltung ruht das Gewicht auf den Schultern und zum Teil auf den Armen, so dass der Kopf und der Nacken weitestgehend unbelastet bleiben. Zur Schonung der Halswirbelsäule können Schulterplatten eingesetzt werden.

Beschreibung der Haltung:
Vorbereitung: In der Rückenlage, bei der die Arme eng am Körper anliegen, streben die Beine nach oben. Mit Unterstützung durch den Druck der Arme kann sich das Gesäß anheben. Rumpf und Beine befinden sich in einem 90°-Winkel.
Ausführung: Das Becken wird mit den Händen abgestützt, die Ellbogen und Schulterblätter werden zusammen gezogen. Das Brustbein strebt zum Kinn, so dass der Nacken lang wird.
Das Becken und die Beine werden in die Senkrechte gebracht.
In der Haltung: Die Aufmerksamkeit geht nach innen. Bewusst wird in den Bauch ein- und ausgeatmet.
Auflösen: Die Beine werden wieder in die Schräge gebracht. Die Knie gehen zur Stirn und die Arme legen sich zurück auf den Boden. Langsam rollt der Rücken zurück in die Rückenlage.

Variationen: Variationen der Haltung können sich durch eine unterschiedliche Beinstellung ergeben. So ist es möglich, die Beine in die Grätsche oder in dem geschlossenen Winkel zu halten.

■ Der Weg zum Schulterstand

In der Vorbereitung zum Schulterstand liegt der Schwerpunkt auf der Erwärmung des Rückens und der Schulter. Zusätzlich erhält die Vordehnung des Nackens eine große Bedeutung, da im Schulterstand eine gewisse Belastung in diesem Bereich vorzufinden ist.

Wirkungen

Körperlich	Langfristig
• Entlastung des Herzens, da die Schwerkraft den Rückstrom des venösen Blutes unterstützt • Entstauung der Beine • Kräftigung der Schulter- und Armmuskulatur • Entlastung der Bauchorgane • Vertiefung der Bauchatmung • Vertiefung der Atmung	• Positiver Einfluss bei Krampfadern/Ödemen • Positiver Einfluss auf Schilddrüsenfunktion • Vorbeugende Übung gegen Organsenkung • Milderung von allgemeinen Konzentrationsschwächen • Positiver Einfluss bei Stimmungsschwankungen • Positiver Einfluss bei Schlafstörungen • Positiver Einfluss bei Kopfschmerzen • Vorbeugende Übung gegen Krampfadern

Kontraindikationen:
- Erhöhter Druck im Kopf (Augeninnendruck ...)
- Entzündliche Prozesse im Kopf
- Schmerzen im Nackenbereich
- Schwindel
- Arterielle Verschlusskrankheiten
- Entzündliche Erscheinungen im Bereich der Halswirbelsäule
- Verstärkter Rundrücken
- Versteifung des Rückgrats
- Übergewicht

1) Meditation:

Einleitende Worte

Der Schwerpunkt der heutigen Einheit liegt in der Ausführung des Schulterstands.
Der Schulterstand zeigt, zusammen mit dem Kopfstand, die Umkehrhaltung in deutlichster Form.
Umkehren meint in der Yoga-Praxis die Erneuerung eines bereits vorhandenen innewohnenden
Bewusstseins. Es geht darum, Hindernisse erkennen und umzuwandeln, Anhaftungen an das
Vergängliche zu erkennen und zu lösen, um auf den Entwicklungsweg voranschreiten zu können.
Du richtest deine Aufmerksamkeit auf deine Atmung ...
Konzentriere dich auf deinen Bauchraum ...
Spüre die Kraft, die in dir wohnt ...
Lasse sie mit jedem Einatmen heranwachsen ...
Spüre, wie sie sich mit jedem Ausatmen in dir ausbreitet ...

Rückkehr

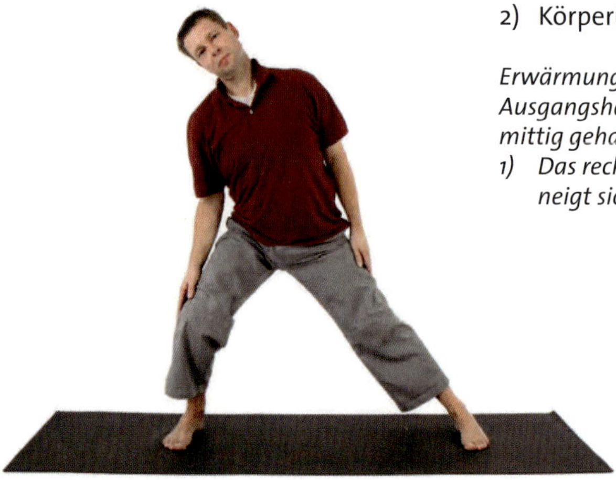

2) **Körperübungen:**

Erwärmung mit Nackendehnung
Ausgangshaltung: Im Grätschstand wird der Kopf mittig gehalten.
1) Das rechte Bein wird gebeugt und das rechte Ohr neigt sich zur rechten Schulter (Ausatmen).

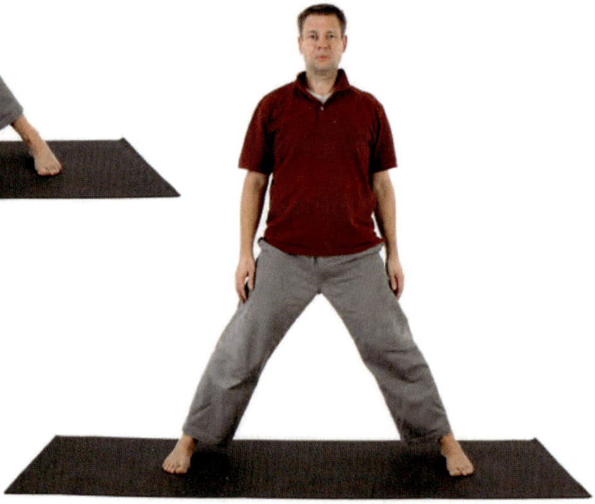

2) Ausgangshaltung (Einatmen)

3) Das linke Bein wird gebeugt und das linke Ohr neigt sich zur linken Schulter (Ausatmen).

4) Ausgangshaltung (Einatmen)

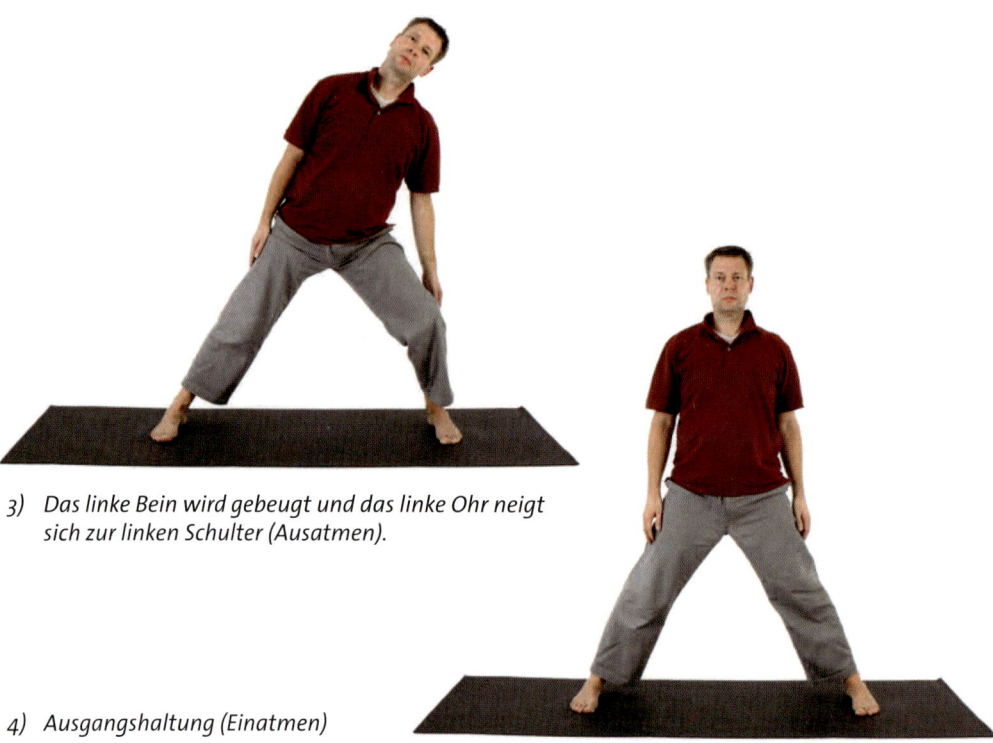

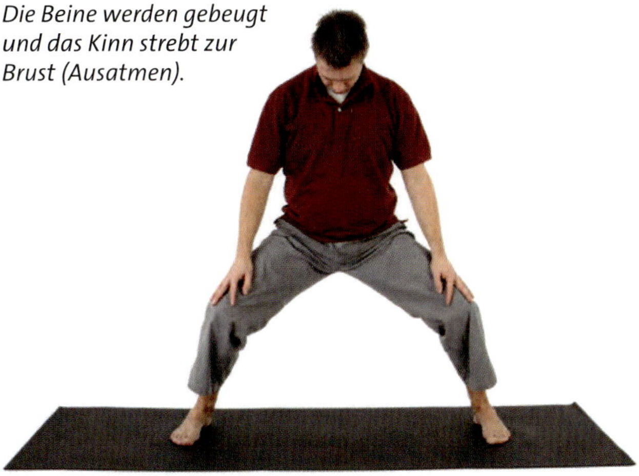

5) Die Beine werden gebeugt und das Kinn strebt zur Brust (Ausatmen).

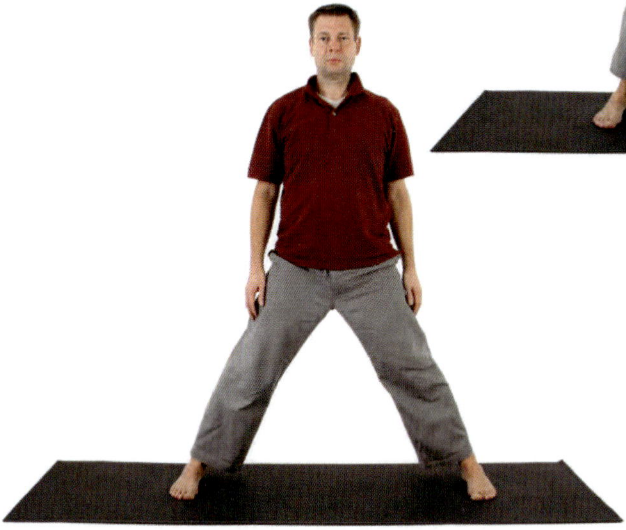

6) Ausgangshaltung (Einatmen)

5 Wiederholungen

Lang gedehnte Drehung
1) Vorbereitung: Im Vierfüßlerstand mit aufgesetzten Knien wird der Rücken gerade gehalten.
2) Ausführung: Die rechte Hand wird mit dem Handrücken nach unten zwischen Knien und linker Hand aufgesetzt. Die rechte Hand schiebt nun unter den linken Arm hindurch zur Seite. Der linke Arm wird dabei gebeugt und das rechte Ohr legt sich auf den Boden. Danach Seite wechseln.

Jeweils
Vorbereitung: 3 Atemzüge
Ausführung: 10 Atemzüge

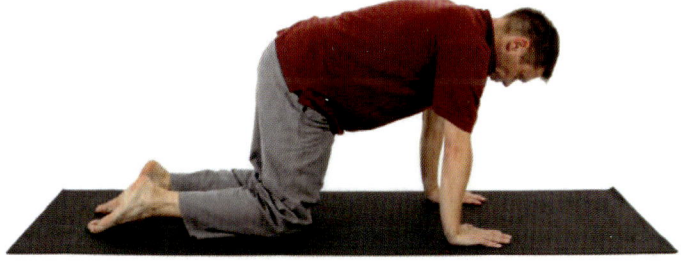

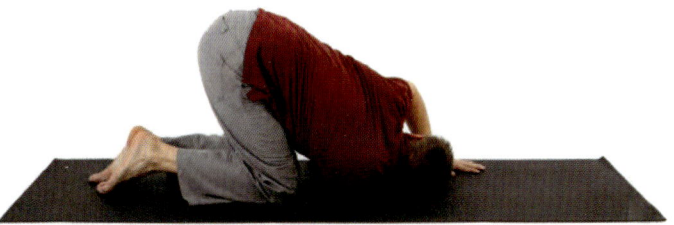

Lang gedehnte Drehung/Catstretch dynamisch

1) Ausgangshaltung: Im Vierfüßlerstand mit aufgesetzten Knien wird der Rücken gerade gehalten.

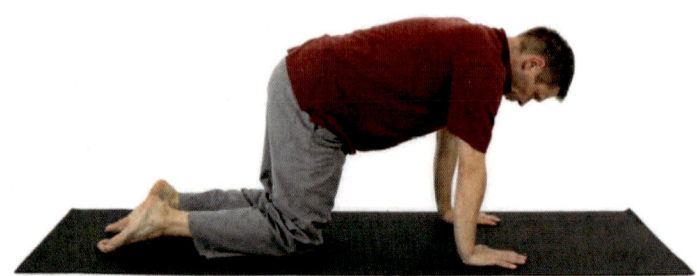

2) Lang gedehnte Drehung nach links (Ausatmen)

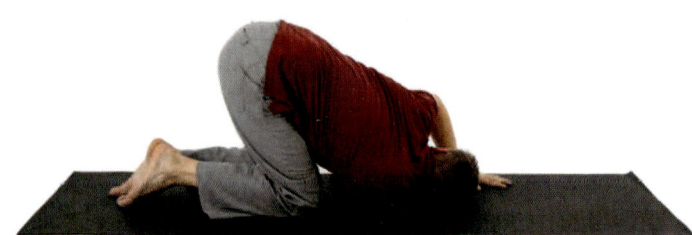

3) Ausgangshaltung (Einatmen)

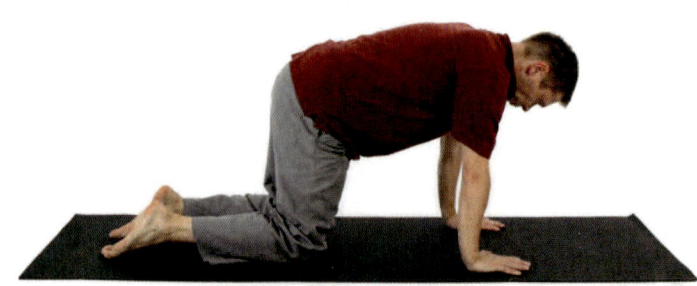

4) Lang gedehnte Drehung nach rechts (Ausatmen)

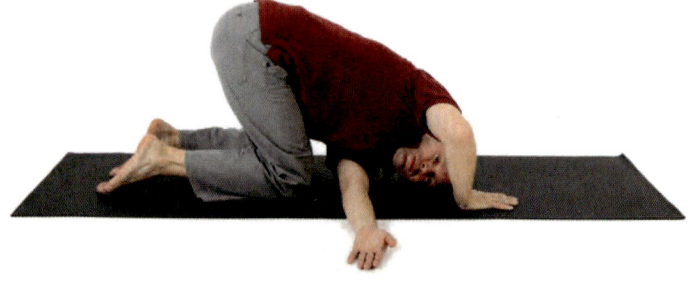

5) Ausgangshaltung (Einatmen)

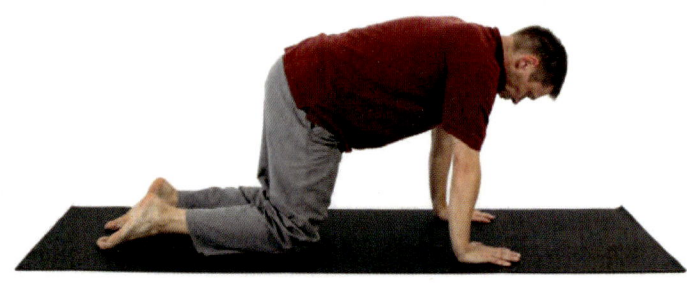

Die Yoga-Übungsprogramme

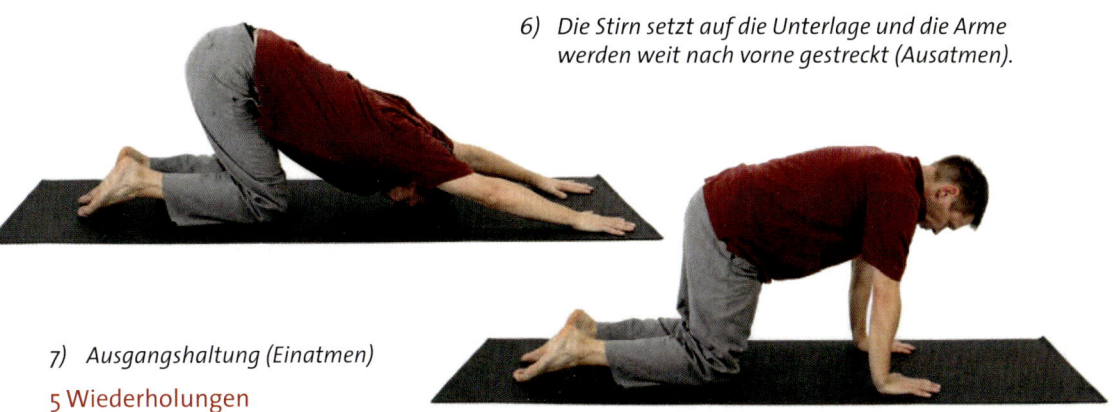

6) Die Stirn setzt auf die Unterlage und die Arme werden weit nach vorne gestreckt (Ausatmen).

7) Ausgangshaltung (Einatmen)

5 Wiederholungen

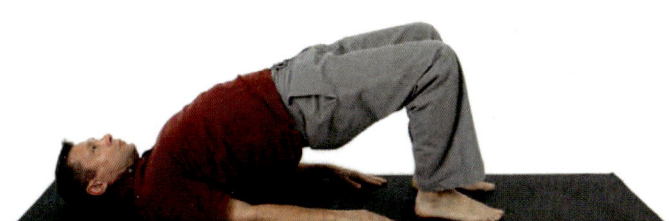

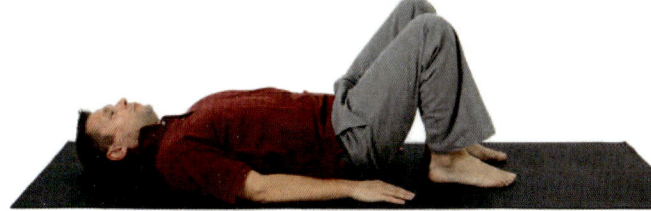

Schulterbrücke dynamisch
1) In der Rückenlage liegen die Arme neben dem Rumpf und die Füße werden nahe dem Gesäß aufgestellt. Der Beckenboden wird kontrahiert. Wirbel für Wirbel löst sich der Rücken vom Boden (Einatmen).
2) Wirbel für Wirbel wird der Rücken wieder abgerollt (Ausatmen). Die Übung wird in der Rückenlage nachgespürt.

10 Wiederholungen

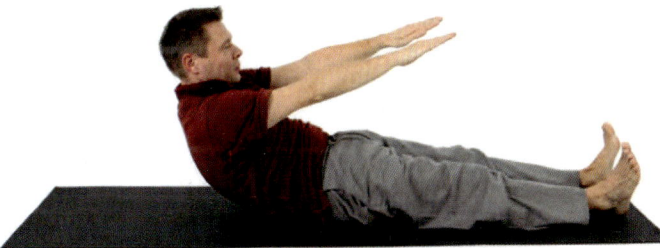

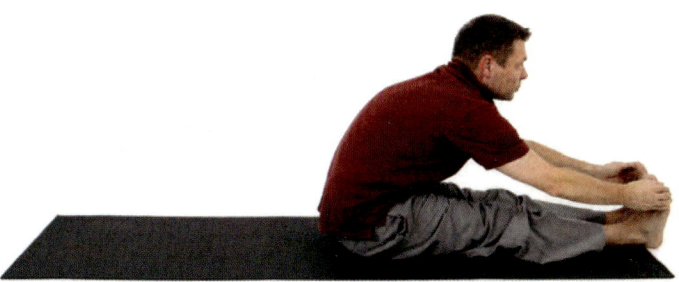

Bauchkräftigung/Zange dynamisch
1) In der Rückenlage werden die Arme in einem Bogen zu den Oberschenkeln geführt. Der Blick folgt den Händen. Hierbei hebt langsam erst der Kopf, dann wird der Rücken Wirbel für Wirbel hoch gerollt, bis der Oberkörper aufgerichtet ist. Die Hände gleiten an der Beinvorderseite in Abhängigkeit der Dehnbarkeit weiter nach vorne (Einatmen).

2) Der Rücken rollt zurück in die Rückenlage, wobei die Arme wieder gestreckt hinter dem Körper abgelegt werden (Ausatmen). Die Übung wird in der Rückenlage nachgespürt.

6 Wiederholungen

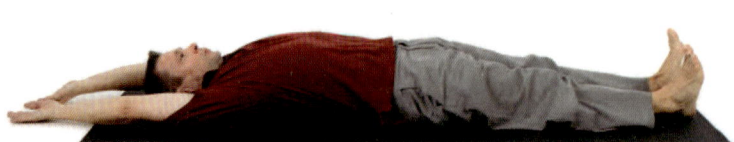

Schulterstand
1) Vorbereitung: In der Rückenlage, bei der die Arme eng am Körper anliegen, streben die Beine nach oben.

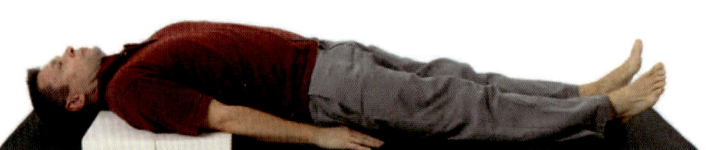

2) Durch Unterstützung durch den Druck der Arme kann sich das Gesäß anheben. Rumpf und Beine befinden sich in einem 90°-Winkel.

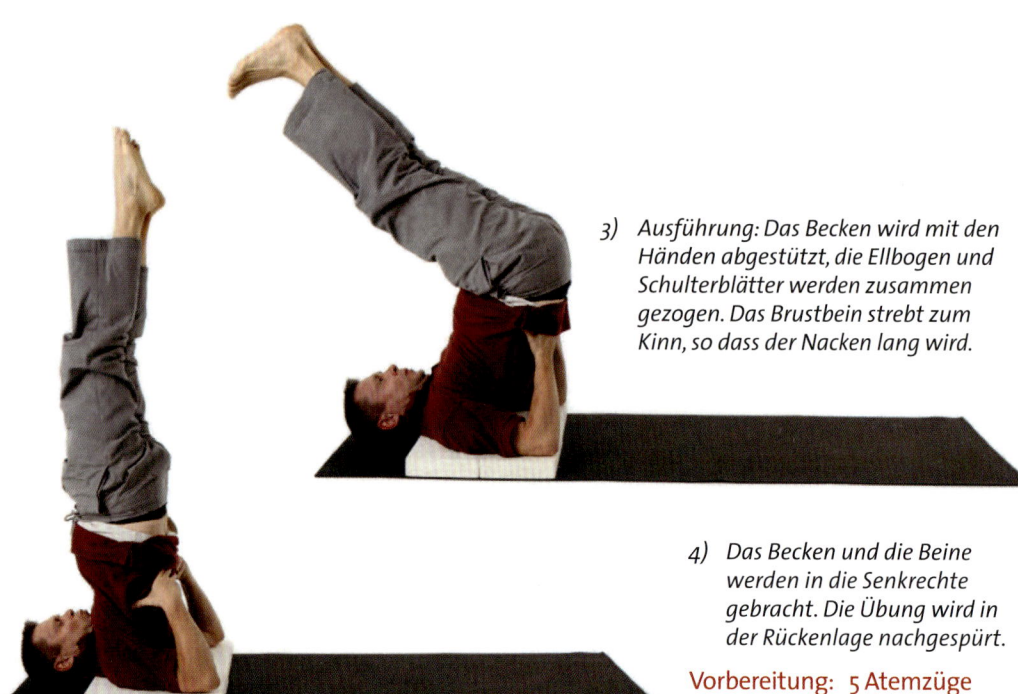

3) Ausführung: Das Becken wird mit den Händen abgestützt, die Ellbogen und Schulterblätter werden zusammen gezogen. Das Brustbein strebt zum Kinn, so dass der Nacken lang wird.

4) Das Becken und die Beine werden in die Senkrechte gebracht. Die Übung wird in der Rückenlage nachgespürt.

Vorbereitung: 5 Atemzüge
Ausführung: 8 Atemzüge

Die Yoga-Übungsprogramme

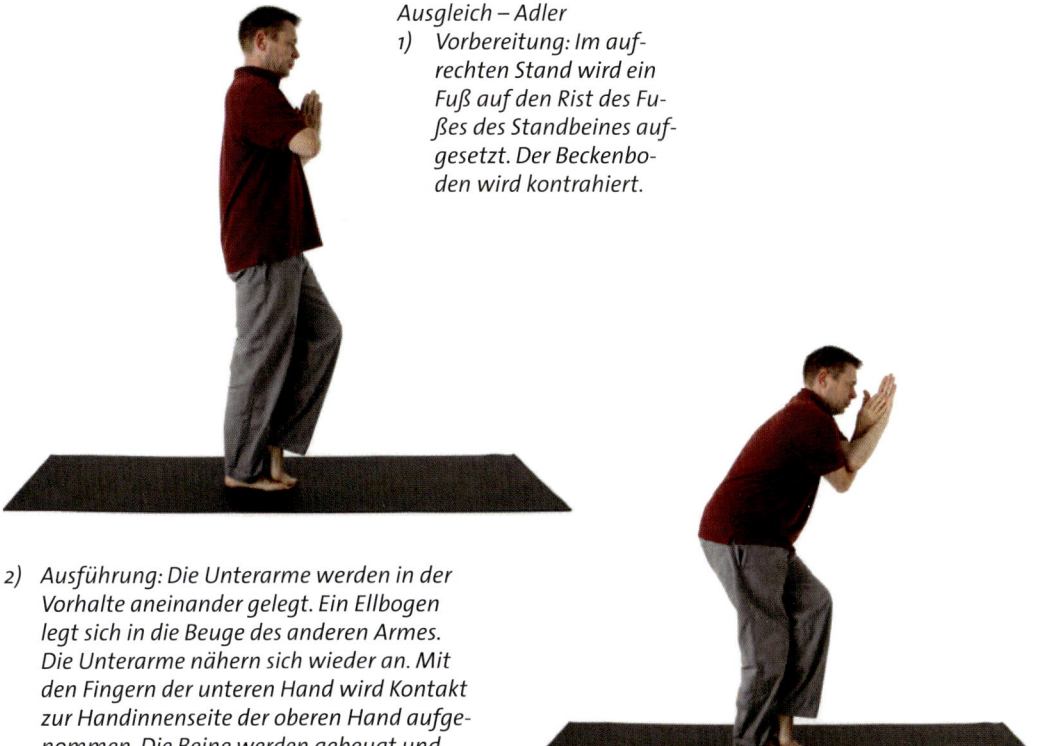

Ausgleich – Adler
1) Vorbereitung: Im aufrechten Stand wird ein Fuß auf den Rist des Fußes des Standbeines aufgesetzt. Der Beckenboden wird kontrahiert.

2) Ausführung: Die Unterarme werden in der Vorhalte aneinander gelegt. Ein Ellbogen legt sich in die Beuge des anderen Armes. Die Unterarme nähern sich wieder an. Mit den Fingern der unteren Hand wird Kontakt zur Handinnenseite der oberen Hand aufgenommen. Die Beine werden gebeugt und schmiegen sich aneinander an. Der Oberkörper kommt in eine leichte Vorneige. Danach Seitenwechsel und Haltung im aufrechten Stand nachspüren.

Jeweils Vorbereitung: 5 Atemzüge
Ausführung: 10 Atemzüge

3) Entspannung: »Lichtwirbel«

Einleitende Worte

Richte deine Aufmerksamkeit auf deine Halswirbelsäule ...
Du spürst deinen Nacken, ... deinen Hinterkopf ...
Richte deine Aufmerksamkeit nun auf deinen Scheitel ...
Du stellst dir an dem höchsten Punkt deines Kopfes einen kleinen Lichtwirbel vor ...
Er verbreitet ein kristallklares oder hellviolettes Licht ...
Du stellst dir vor, wie dieser Lichtwirbel mit jedem Einatmen größer wird ...
Mit jedem Ausatmen strahlt die heilende Energie in den Kopf und schließlich in den gesamten Körper ...
Er umhüllt deinen Körper ...
Du fühlst dich geborgen und sicher ...
Dieses Gefühl der Geborgenheit kannst du noch für eine kleine Weile genießen ...

Rückkehr

Die Pyramide (Parsvottonasana)

In der hier vorgestellten Umkehrhaltung formt der Körper die Umrisse einer Pyramide.

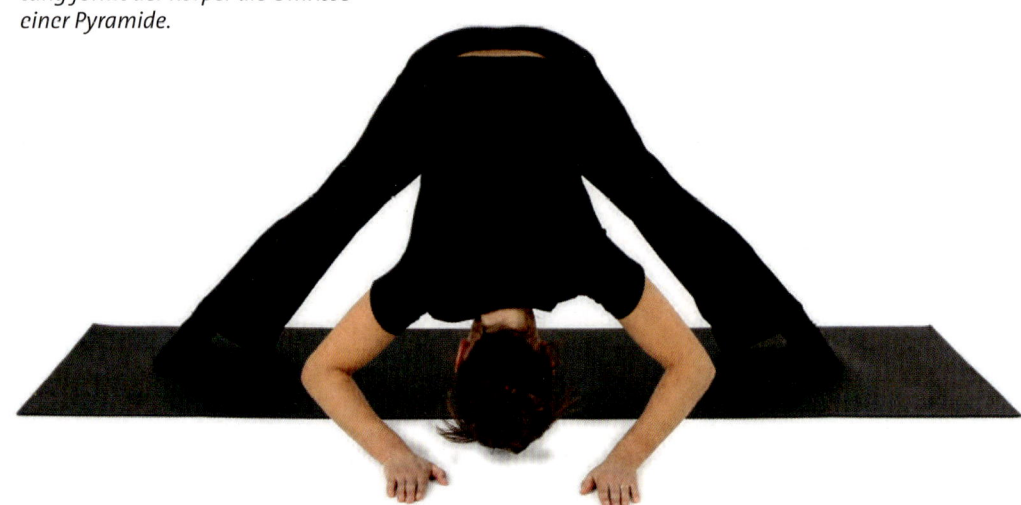

Wirkungen

Körperlich	Langfristig
• Dehnung der Rückseite und Innenseite der Beine • Mobilisation der Hüfte • Kräftigung der Schulter- und Armmuskulatur • Entstauchung und Entlastung der Lendenwirbelsäule	• Vorbeugende Übung gegen Organsenkung • Positiver Einfluss bei Verdauungsproblemen • Milderung von allgemeinen Konzentrationsschwächen • Positiver Einfluss bei Stimmungsschwankungen

Kontraindikationen:
- Erhöhter Druck im Kopf (Augeninnendruck ...)
- Entzündliche Prozesse im Kopf
- Arterielle Verschlusskrankheiten
- Schmerzen an den Knien/an der Hüfte

Beschreibung der Haltung:
Vorbereitung: Im Grätschstand kommt der Rumpf in die Vorneige. Die Hände werden zwischen den Füßen so aufgesetzt, dass der Kopf mittig aufgesetzt werden könnte.
Ausführung: Die Hände wandern etwa einen Meter nach vorne. Die Arme werden gebeugt und der Scheitel des Kopfes wird aufgesetzt. Das Gewicht wird von den Füßen und den Händen gleichermaßen aufgefangen. Kopf und Nacken bleiben unbelastet.
In der Haltung: Der Fokus liegt auf dem Bauchnabel, indem versucht wird, diesen näher zum Oberschenkel heran zu bewegen. Der Atem geht ruhig und gleichmäßig.
Auflösen: Die Arme werden wieder gestreckt und die Hände wandern wieder zurück, so dass das Gewicht wieder ausschließlich auf den Füßen ruht. Langsam richtet sich der Oberkörper wieder auf.

Der Weg zur Pyramide

Als Vorbereitung wird, vergleichbar mit den Vorübungen für die Dachhaltung und den Kopfstand die Arm-, Schulter- und Brustmuskulatur gekräftigt, damit ein Teil des Gewichts von den Armen getragen werden kann. Zusätzlich werden in den Vorübungen die Beininnenseiten gedehnt, da sich diese in der Haltung in der Grätschstellung befinden.

1) Meditation:

Einleitende Worte

Der Schwerpunkt der heutigen Einheit liegt in der Ausführung der Pyramide.
An nahezu allen Orten der Erde ist noch immer bei bestimmter Wetterlage folgendes Phänomen am Himmel zu beobachten: Wenn am Tage, besonders bei überwiegend wolkenbedecktem Himmel, sich ein Wolkenloch öffnet, so formen die nunmehr durchkommenden Sonnenstrahlen eine räumlich erscheinende Pyramide. Die Strahlen, die an einem Punkt zusammentreffen, verdeutlichen, ebenso wie die Körperhaltung der Pyramide, das Streben, die Mitte zu finden, sich dem Göttlichen zu nähern.
Vor deinem inneren Auge erscheint ein Himmel in abendlicher Stimmung ...
Es öffnet sich ein Wolkenloch und Sonnestrahlen werden sichtbar ...
Stelle dir vor, wie die Strahlen auch dich erhellen ...
Genieße diesen Moment noch für ein paar Atemzüge ...

Rückkehr

2) Körperübungen:

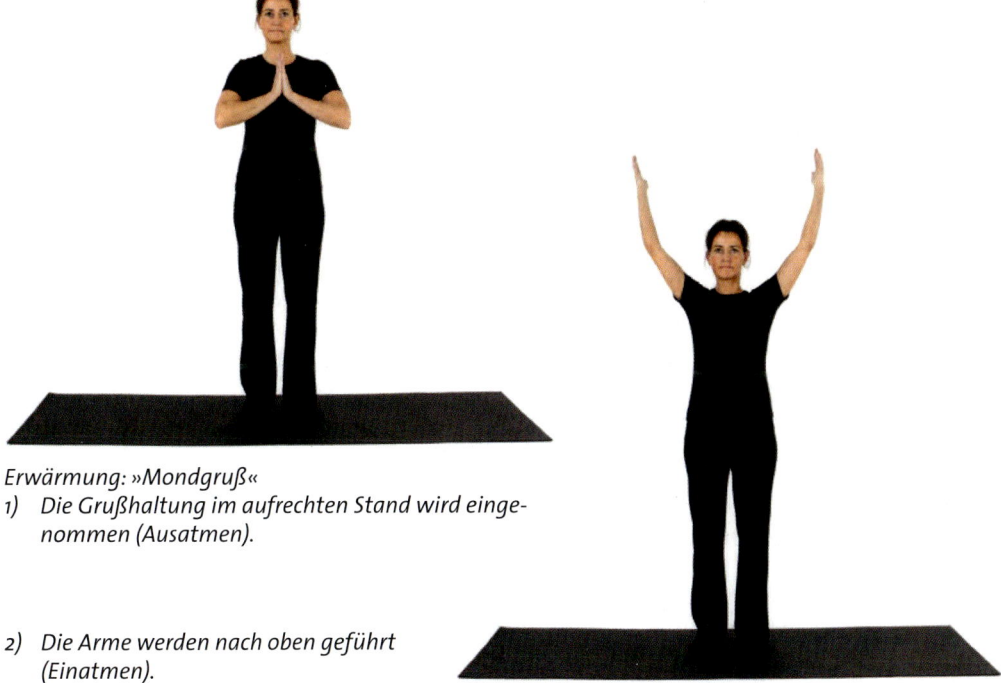

Erwärmung: »Mondgruß«
1) *Die Grußhaltung im aufrechten Stand wird eingenommen (Ausatmen).*

2) *Die Arme werden nach oben geführt (Einatmen).*

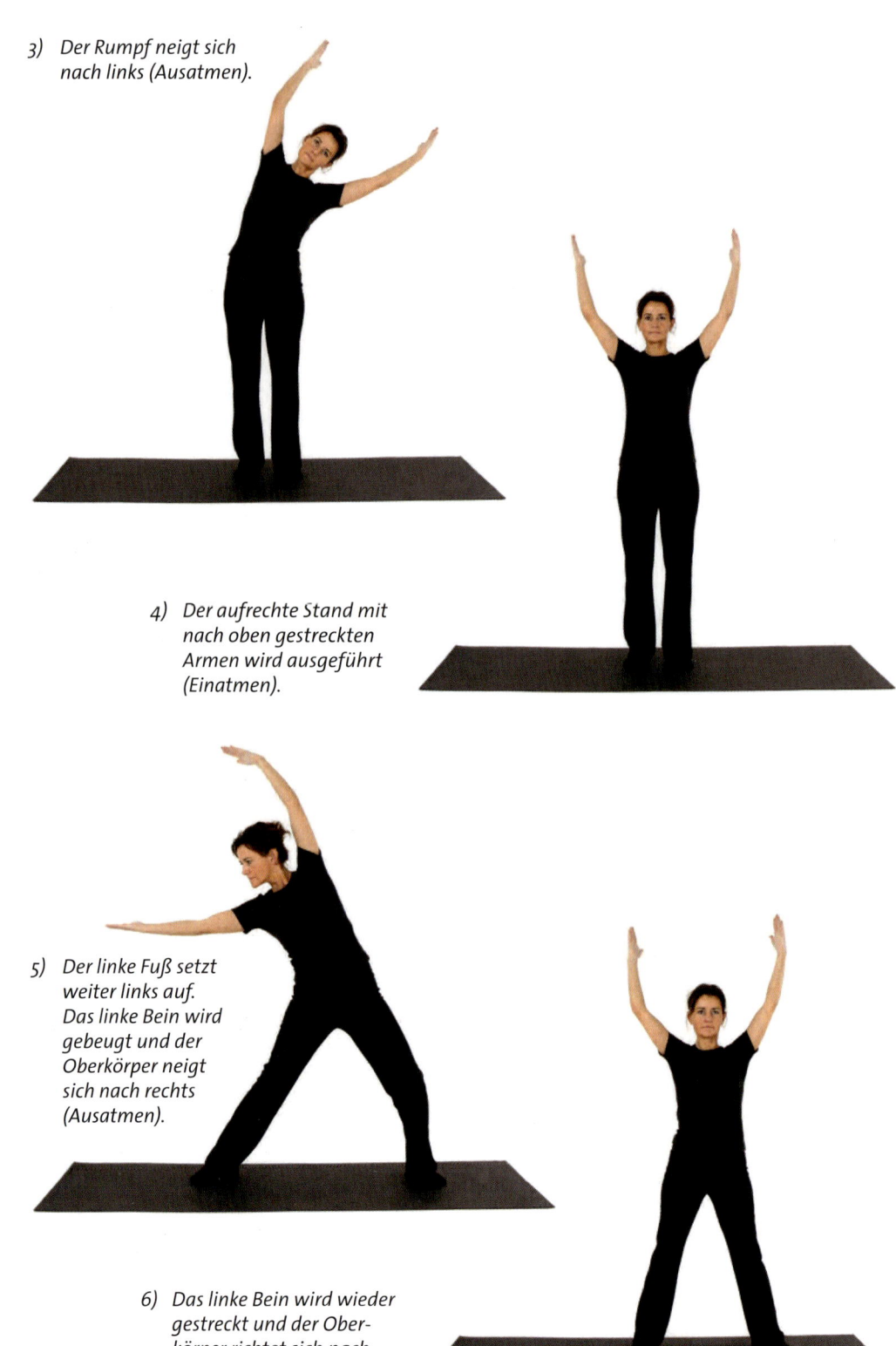

3) Der Rumpf neigt sich nach links (Ausatmen).

4) Der aufrechte Stand mit nach oben gestreckten Armen wird ausgeführt (Einatmen).

5) Der linke Fuß setzt weiter links auf. Das linke Bein wird gebeugt und der Oberkörper neigt sich nach rechts (Ausatmen).

6) Das linke Bein wird wieder gestreckt und der Oberkörper richtet sich nach oben aus (Einatmen).

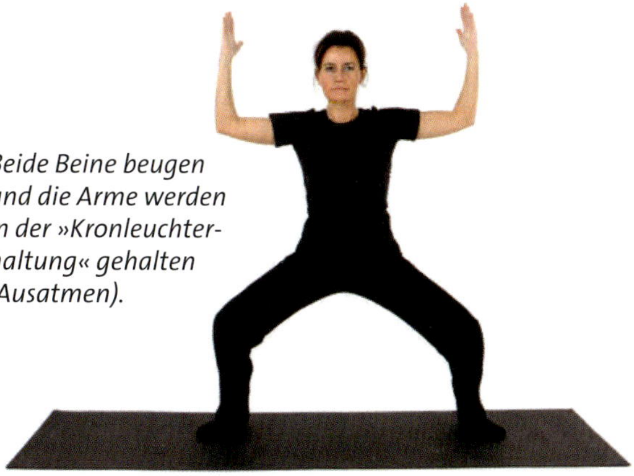

Die Yoga-Übungsprogramme

7) Beide Beine beugen und die Arme werden in der »Kronleuchterhaltung« gehalten (Ausatmen).

6 Wiederholungen

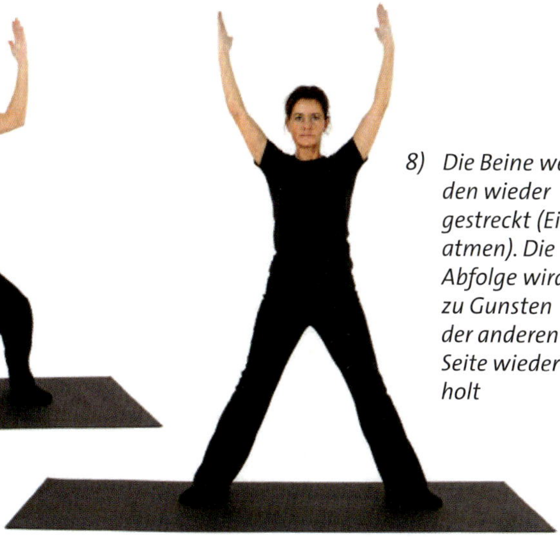

8) Die Beine werden wieder gestreckt (Einatmen). Die Abfolge wird zu Gunsten der anderen Seite wiederholt

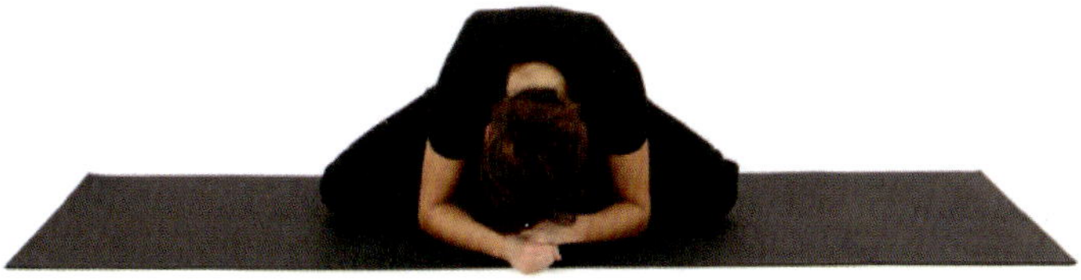

Frosch
Aus dem Fersensitz heraus gehen die Knie weit auseinander. Der Oberkörper wird nach vorne geneigt. Die Stirn legt sich auf den Fäusteturm.

2 min

Winkel in der Rückenlage
1) Vorbereitung: In der Rückenlage strecken die Beine nach oben.

2) Ausführung 1: Die Beine werden langsam gegrätscht.

3) Ausführung 2: Die Beine werden in dem geschlossenen Winkel gehalten.

Jeweils
Vorbereitung: 5 Atemzüge
Ausführungen: 5 Atemzüge

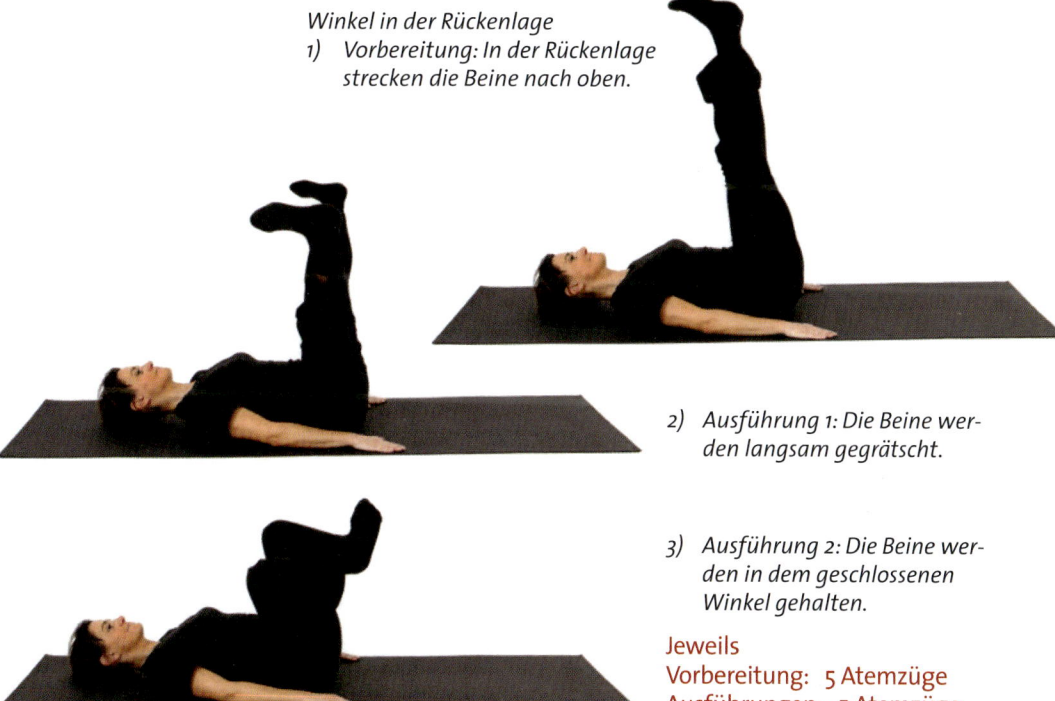

Schranke

1) Vorbereitung: Aus dem Kniestand heraus wird das rechte Bein seitlich abgespreizt. Der linke Arm streckt nach oben.

2) Ausführung: Der Oberkörper wird über das gestreckte Bein geneigt. Danach Seitenwechsel.

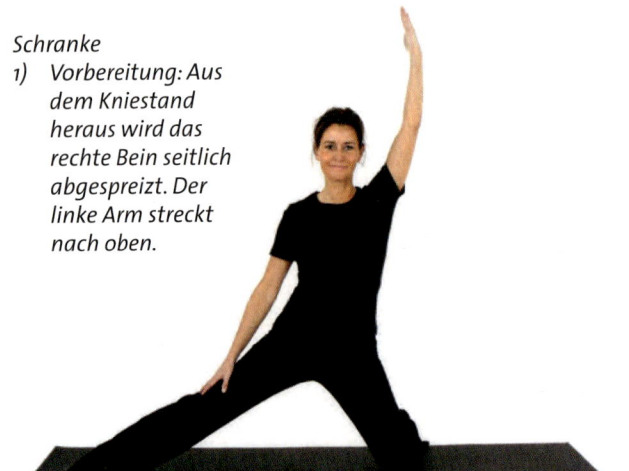

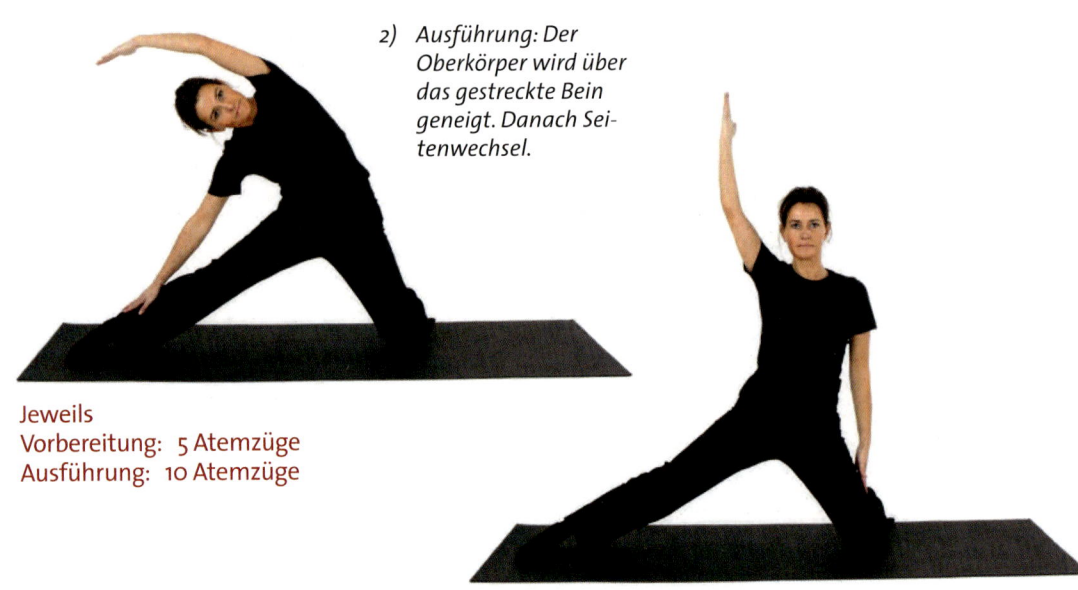

Jeweils
Vorbereitung: 5 Atemzüge
Ausführung: 10 Atemzüge

Brett

1) Vorbereitung: Aus dem Kniestand heraus wird das rechte Bein seitlich abgespreizt. Der linke Arm streckt nach oben.

2) Ausführung: Der Oberkörper neigt sich mit gestreckter Wirbelsäule nach links und wird durch die linke Hand abgestützt. Der rechte Arm zieht in Verlängerung des Rumpfes nach oben. Danach Seitenwechsel.

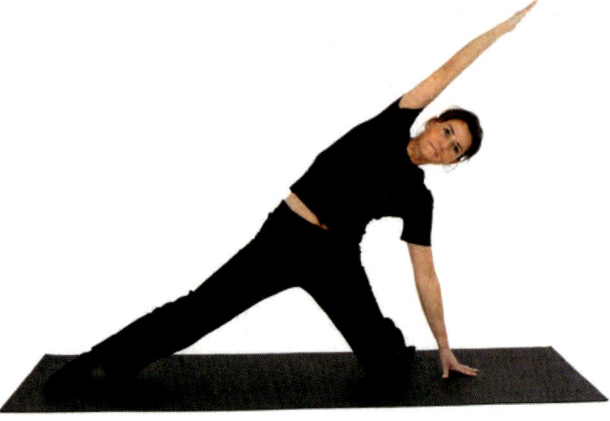

Jeweils
Vorbereitung: 5 Atemzüge
Ausführung: 10 Atemzüge

Die Yoga-Übungsprogramme 313

Schranke/Brett dynamisch
Ausgangshaltung: Aus dem
Kniestand heraus wird das
rechte Bein seitlich abgespreizt.
Die Arme streben nach oben.

1) Schranke (Ausatmen)

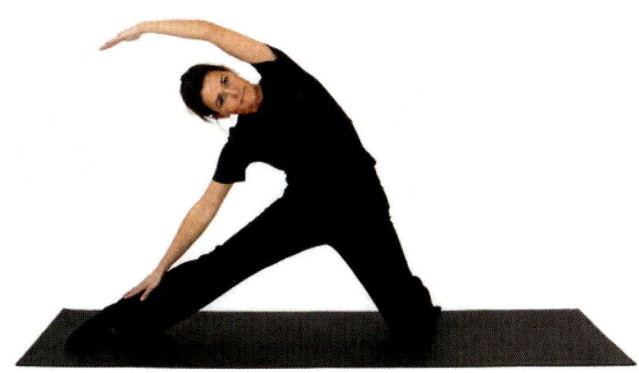

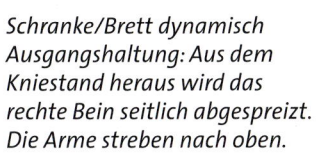

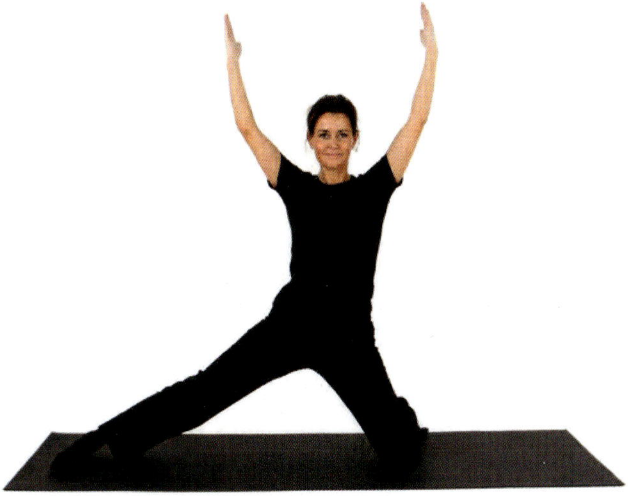

2) Ausgangshaltung (Einatmen)

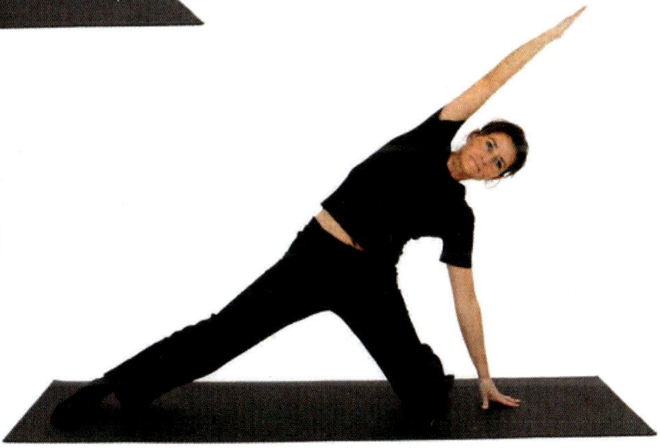

3) Brett (Ausatmen)

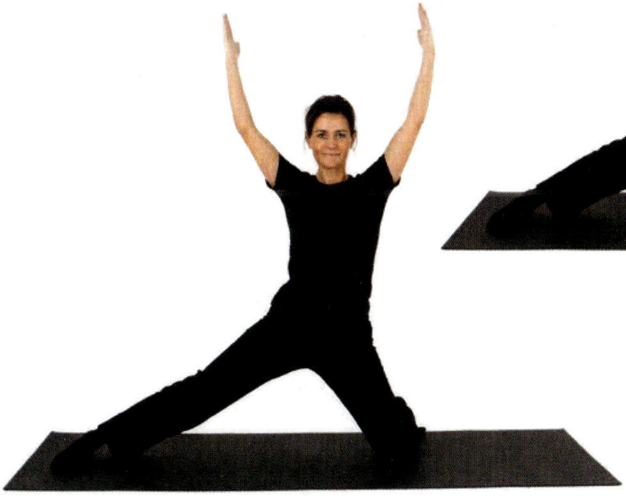

4) Ausgangshaltung (Einatmen).
   Danach Seitenwechsel und
   Übung in der Rückenlage nach-
   spüren.

Jeweils 5 Wiederholungen

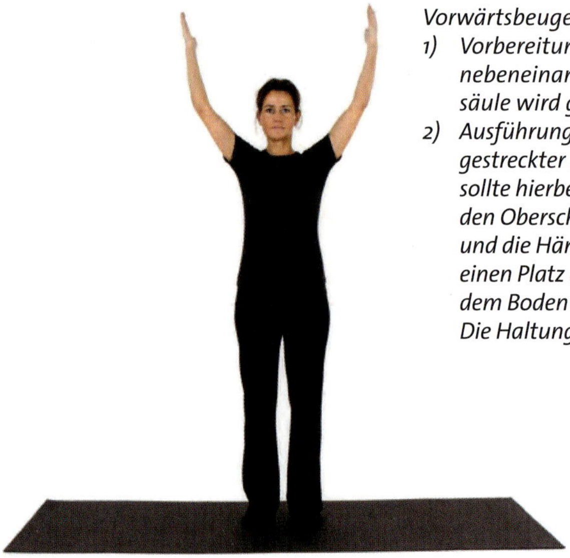

Vorwärtsbeuge
1) Vorbereitung: Im Stand stehen die Füße hüftgelenksbreit nebeneinander. Die Arme streben nach oben, die Wirbelsäule wird gestreckt.
2) Ausführung: Der Oberkörper neigt sich zunächst bei gestreckter Beinhaltung in die Vorneige, der untere Rücken sollte hierbei gestreckt bleiben (Hinweis: »Bauchnabel zu den Oberschenkeln ziehen«). Der Oberkörper neigt sich tiefer und die Hände finden in Abhängigkeit der Dehnbarkeit einen Platz an den Schienbeinen, Knöcheln oder werden auf dem Boden aufgesetzt. Der Kopf wird entspannt gehalten. Die Haltung wird im aufrechten Stand nachgespürt.

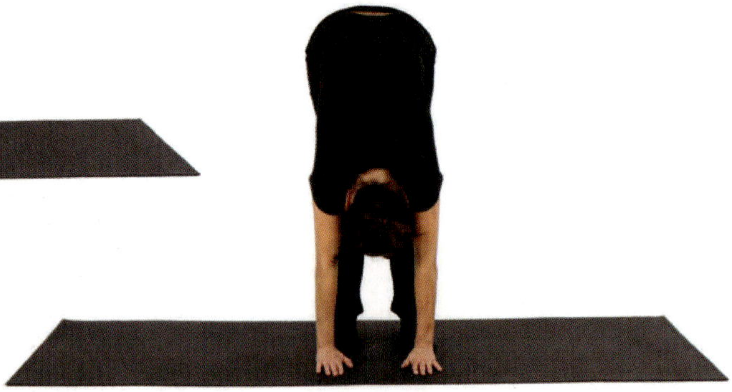

Vorbereitung: 3 Atemzüge
Ausführung: 10 Atemzüge

Giraffe
1) Vorbereitung: Im Grätschstand fassen die Hände in die Ellbogenbeugen. Der Oberkörper neigt sich vor und der Kopf wird zwischen den Armen gehalten. Der Rücken ist möglichst flach.

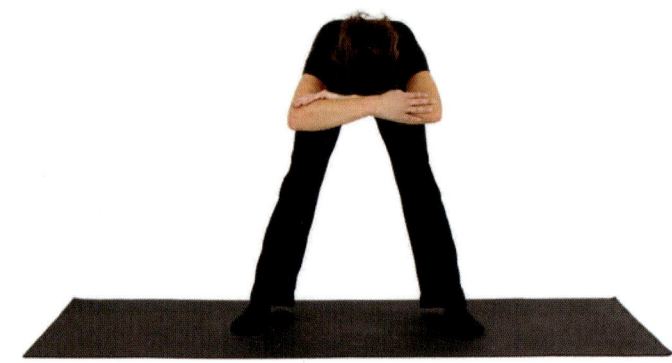

2) Ausführung: Der Rücken rundet sich und der Oberkörper kommt in die tiefe Vorneige.

Vorbereitung: 3 Atemzüge
Ausführung: 10 Atemzüge

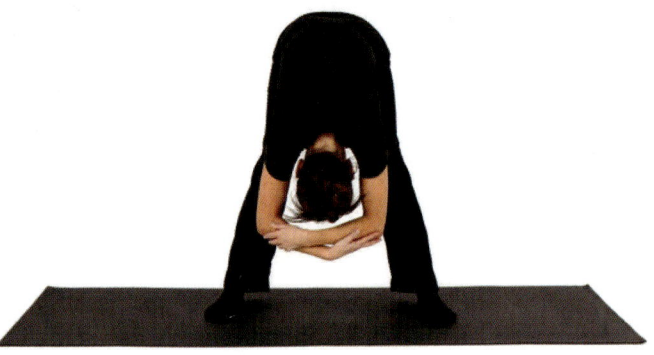

Pyramide
1) Vorbereitung: Im Grätschstand kommt der Rumpf in die Vorneige. Die Hände werden zwischen den Füßen so aufgesetzt, dass der Kopf mittig aufgesetzt werden könnte.
2) Ausführung: Die Hände wandern etwa einen Meter nach vorne. Die Arme werden gebeugt und der Scheitel des Kopfes wird aufgesetzt. Das Gewicht wird von den Füßen und den Händen gleichermaßen aufgefangen. Kopf und Nacken bleiben unbelastet. Die Haltung wird im aufrechten Stand nachgespürt.

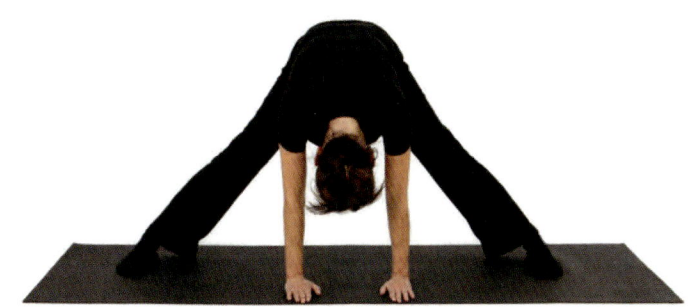

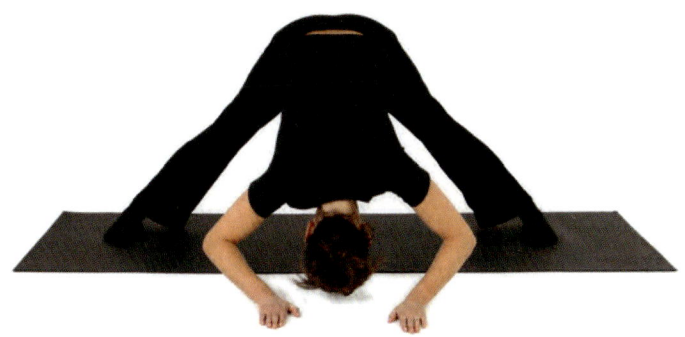

Vorbereitung: 5 Atemzüge
Ausführung: 5 Atemzüge

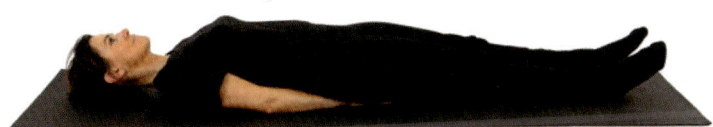

Ausgleich – Fisch
1) Vorbereitung: In der Rückenlage liegen die Hände bei gestreckter Armhaltung unter den Oberschenkeln.

2) Ausführung: Die Ellbogen werden angewinkelt und stemmen sich in den Boden. Der Oberkörper kann sich abgestützt hoch drücken. Der Kopf wird in den Nacken genommen und die Kopfoberseite nimmt Kontakt mit dem Boden auf, so dass der Brustraum weit wird. Das Gewicht bleibt hierbei auf den Armen.

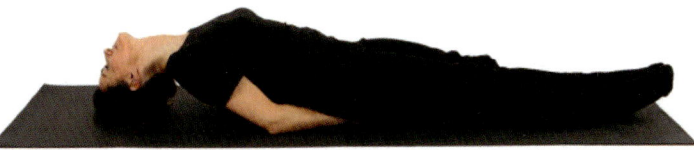

Vorbereitung: 3 Atemzüge
Ausführung: 8 Atemzüge

3) Entspannung: »Spannung ausatmen«

Einleitende Worte

Du richtest deine Aufmerksamkeit auf deine Beine ...
Du spürst hinein ...
Wenn du Spannungen spürst, lasse sie mit deinem Ausatmen heraus fließen ...
Du richtest deine Aufmerksamkeit auf deine Arme ...
Du spürst hinein ...
Wenn du Spannungen spürst, lasse sie mit deinem Ausatmen heraus fließen ...
Du richtest deine Aufmerksamkeit auf deine Schultern ...
Du spürst hinein ...
Wenn du Spannungen spürst, lasse sie mit deinem Ausatmen heraus fließen ...
Du richtest deine Aufmerksamkeit auf dein Gesicht ...
Du spürst hinein ...
Wenn du Spannungen spürst, lasse sie mit deinem Ausatmen heraus fließen ...
Dein Atem geht ruhig und gleichmäßig ...
Mit jedem Ausatmen wird er schwerer ...
Du genießt diesen Zustand der Entspannung noch für eine kleine Weile ...

Rückkehr

Literaturverzeichnis

BDY. Der Weg des Yoga. Handbuch für Übende und Lehrende. 5. Auflage 2007. Via Nova. Petersberg

Mehta, Silva, Mira, Shyam. Yoga Gymnastik für Entspannung, Energie und Wohlbefinden. 9. Auflage 2004. Christian Verlag. München

Petersen, Erling. Yoga. Das große Übungsbuch für Anfänger und Fortgeschrittene. 5. Auflage 2001. Heyne. München

Pfretschner, Helga. Yoga-Üben in Schritten. 2. Auflage 2004. Via Nova. Petersberg

Sivananda Yoga Vedanta Centre. Yoga für Körper und Seele. 2007. Bassermann. München

Trökes, Anna. Das große Yogabuch. Das moderne Standardwerk zum Hatha-Yoga. 2000. Gräfe und Unzer. München

Trökes, Anna. Grunert, Detlef. Das Yoga Gesundheitsbuch. Mit Yoga und Ayurveda gezielt Beschwerden heilen. 2007. Gräfe und Unzer. München

Vogel, Werner. Dorschner, Marlies. Yoga mit Heilwirkungen. Hatha-Yoga Übungsprogramm in 15 Lektionen. 11. Auflage 1996. Schnitzler. St. Georgen im Schwarzwald

Weitere lieferbare Titel:

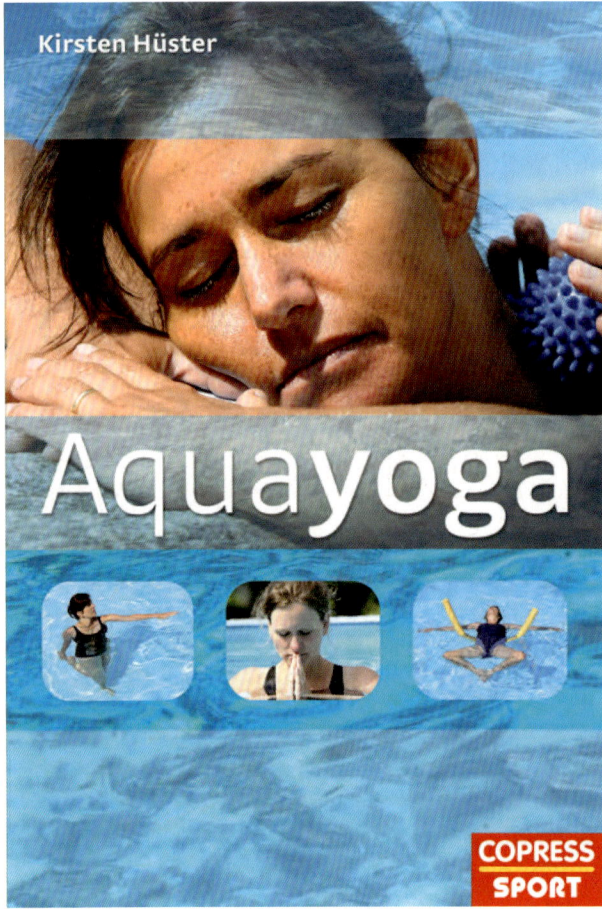

Kirsten Hüster

Aquayoga

144 Seiten, 80 Farbfotos
ISBN 978-3-7679-0986-1

Yoga erlangt mit dem ganzheitlichen Konzept aus körperlichen Übungen, Atemtechnik, Meditation und Entspannung eine immer größere Bedeutung. In vorliegendem Buch wird dieser Ansatz mit den positiven Wirkungen des Aqua-Trainings verknüpft: Durch Auftrieb, Wasserdruck und -widerstand können die Belastungen für den Körper beliebig dosiert und das Herz- Kreislauf- und Atemsystem individuell beansprucht werden. Zahlreiche Fotos und verständliche Anleitungen machen die Übungen für jeden leicht nachvollziehbar.

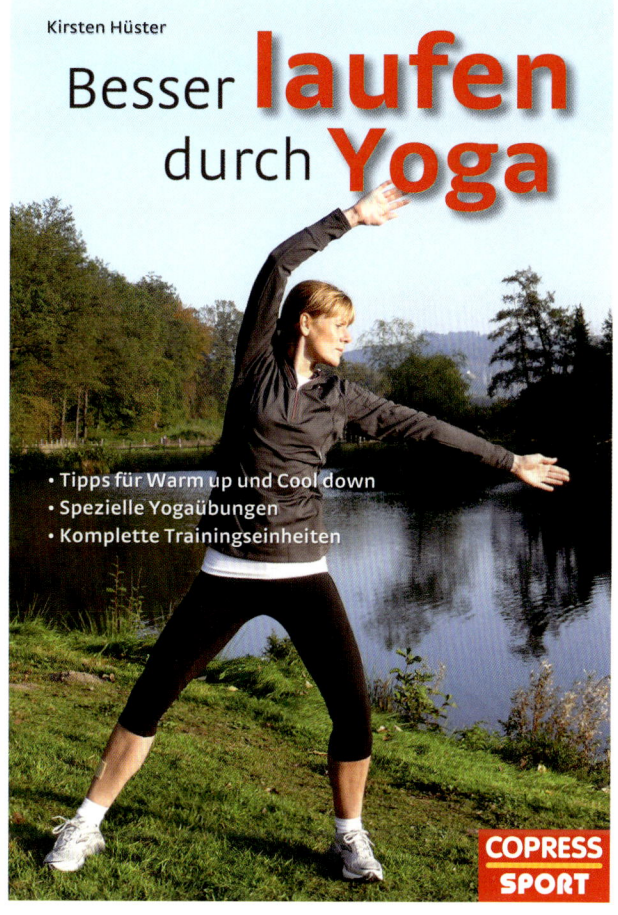

Kirsten Hüster

Besser laufen durch Yoga

240 Seiten, ca. 400 Farbfotos
ISBN 978-3-7679-1063-8

In vorliegendem Buch werden die Vorzüge des Yoga mit den Erfordernissen des Laufens kombiniert. Nach einer ausführlichen Darstellung der Wirkungen der eingesetzten Übungen werden Kurzprogramme vorgestellt, die direkt vor und nach dem Lauftraining eingesetzt werden können. Im Anschluss folgen längere Programme, die der Trainingsergänzung in Abhängigkeit des Leistungsvermögens dienen. Darüber hinaus werden spezielle Yogaübungen angeboten, die bei lauftypischen Problemen vorbeugend wirken sowie komplett ausgearbeitete Trainingspläne für Anfänger, 10-km-, Halbmarathon- und Marathonläufer vorgestellt.

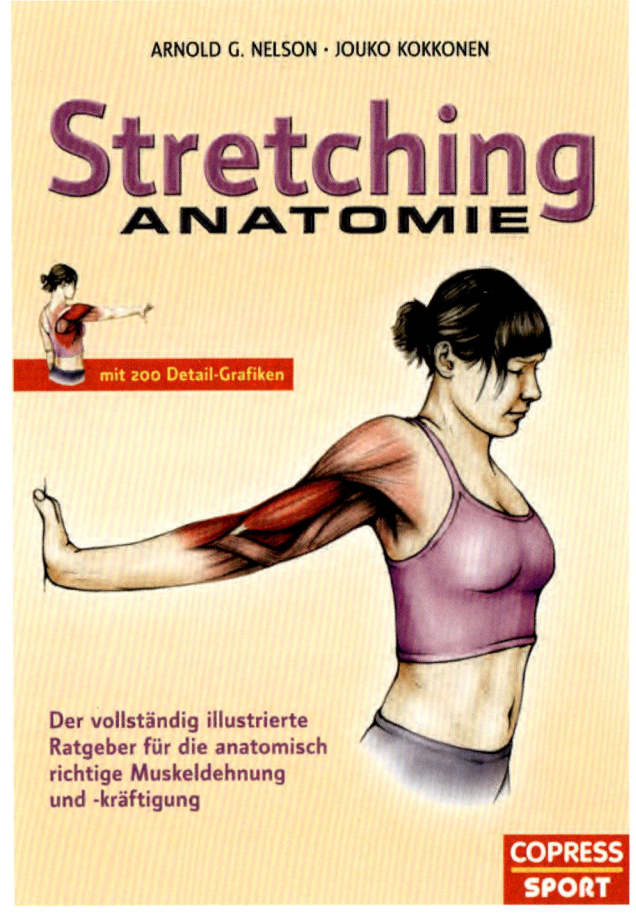

A. G. Nelson / J. Kokkonen

Stretching Anatomie

160 Seiten, 155 Abbildungen
ISBN 978-3-7679-1034-8

Richtiges Stretching erhöht die Beweglichkeit, verkürzt die Erholungszeit nach sportlicher Aktivität und kann vor Verletzungen schützten. Stretching Anatomie bietet erstmals einem detaillierten »Ein«-Blick in die Vorgänge des Stretching und liefert exakte anatomische Informationen über die beim Stretchen beteiligten Muskeln. Zu jeder Übung gibt das Buch genaue Anweisung wie und wann das Stretching erfolgen soll, welche Muskeln dabei im Vordergund stehen und welche Muskelgruppen darüber hinaus angesprochen werden. Alle wesentlichen Muskelgruppen werden berücksichtigt. Übungen zum Aufwärmen, zur Leistungssteigerung, zur Muskelentspannung und zur Rehabilitation nach Verletzungen ergänzen diesen informativen Band. Das Buch wendet sich an Leistungs- und Fitness-Sportler und ist gleichzeitig auch eine ideale Refenenz für Trainer.